CB030234

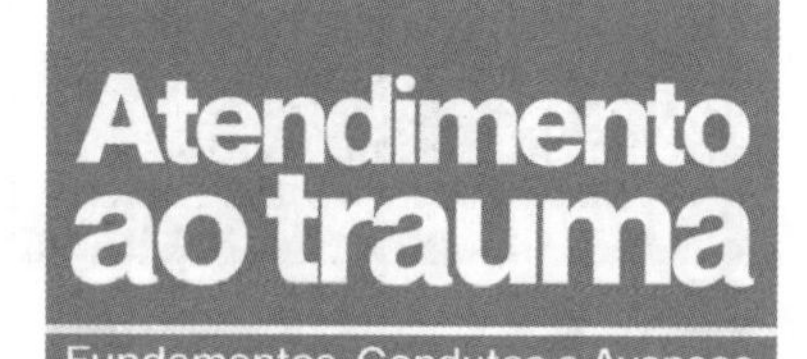
Atendimento
ao trauma
Fundamentos, Condutas e Avanços

Atendimento ao trauma

Fundamentos, Condutas e Avanços

Átila Velho

Rafael Alencastro Brandão Ostermann

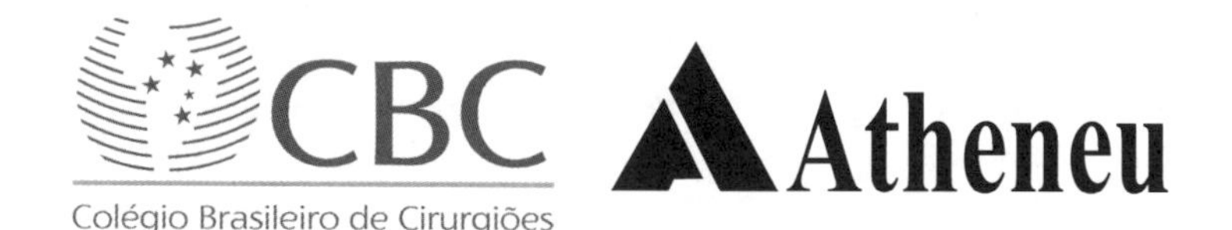

EDITORA ATHENEU

São Paulo —	*Rua Jesuíno Pascoal, 30* *Tel.: (11) 2858-8750* *Fax: (11) 2858-8766* *E-mail: atheneu@atheneu.com.br*
Rio de Janeiro —	*Rua Bambina, 74* *Tel.: (21)3094-1295* *Fax: (21)3094-1284* *E-mail: atheneu@atheneu.com.br*

CAPA: Equipe Atheneu

PRODUÇÃO EDITORIAL: Fernando Palermo - FP

CIP-BRASIL. CATALOGAÇÃO NA PUBLICAÇÃO
SINDICATO NACIONAL DOS EDITORES DE LIVROS, RJ

A885
Atendimento ao trauma : fundamentos, condutas e avanços / editores Átila Velho, Rafael Alencastro Brandão Ostermann ; colaboração Ana Celia Romeo ... [et al.]. - 1. ed. - Rio de Janeiro : Atheneu, 2019.

Inclui bibliografia
ISBN 978-85-388-0986-9

1. Traumatologia. 2. Ferimentos e lesões - Cirurgia. 3. Emergências cirúrgicas. I. Velho, Átila. II. Ostermann, Rafael Alencastro Brandão. III. Romeo, Ana Celia.

CDD: 617.1026
19-56120 CDU: 616-001.1

Leandra Felix da Cruz - Bibliotecária - CRB-7/6135

25/03/2019 25/03/2019

VELHO, A.; OSTERMANN, R. A. B.

Atendimento ao Trauma – Fundamentos, Condutas e Avanços

Editores

Átila Velho

Professor Adjunto de Medicina de Urgência e Trauma do Departamento de Cirurgia da Universidade Federal de Ciências da Saúde de Porto Alegre (UFCSPA)(1989-2015). Doutorado em Cirurgia pela Universidade Federal do Rio Grande do Sul (UFRGS). Mestrado em Gastroenterologia pela UFRGS. Especialista em Cirurgia Geral. State Faculty do Programa Advanced Trauma Life Support (ATLS) do American College of Surgeons (ACS). Fellow of ACS. Membro Titular do CBC e da Sociedade Brasileira de Atendimento Integrado ao Trauma (SBAIT).

Rafael Alencastro Brandão Ostermann

Professor de Cirurgia do Trauma da Faculdade de Medicina da Universidade do Extremo Sul Catarinense (UNESC). Mestrando do programa de pós-graduação em Ciências da Saúde da UNESC. Especialista em Cirurgia Geral. Instrutor do Programa Advanced Trauma Life Support (ATLS) do American College of Surgeons (ACS). Coordenador Técnico do Serviço de Endoscopia Digestiva e Videocirurgia do Hospital São Judas Tadeu, SC. Membro Titular do Colégio Brasileiro de Cirurgiões (CBC) e do Colégio Brasileiro de Cirurgia Digestiva (CBCD).

Colaboradores

Ana Celia Romeo

Professora Assistente de Clínica Cirúrgica da Escola Bahiana de Medicina, da Faculdade de Medicina da UNIME e da Universidade Federal da Bahia (UFBA). Mestrado em Gastroenterologia Cirúrgica pela Universidade Federal de São Paulo (UNIFESPE), Pós-Graduação em Cirurgia Geral e do Trauma pela Sackler Faculty of Medicine Tel Aviv University, Israel. Especialista em Cirurgia Geral e do Aparelho Digestivo. Membro Titular do CBC e da Sociedade Brasileira de Atendimento Integrado ao Traumatizado (SBAIT).

André Gusmão Cunha

Professor Adjunto de Cirurgia Abdominal e Urgência e Emergência da Universidade Federal da Bahia (UFBA). Professor Adjunto de Cirurgia da Escola Bahiana de Medicina. Professor Auxiliar de Clínica Cirúrgica da UNEB. Professor Adjunto de Medicina Pré-hospitalar da Universidade Salvador (UNIFACS). Mestre e Doutor em Imunologia pela UFBA. Fellow of American College of Surgeons (ACS), Membro Titular do Colégio Brasileiro de Cirurgiões (CBC) e da Sociedade Brasileira de Atendimento Integrado ao Traumatizado (SBAIT).

Angela Sauaia

Professor of public health and surgery at the University of Colorado, Anschutz Medical Campus, Aurora, CO, USA. PhD in Epidemiology, Department of Preventive Medicine and Biometrics, University of Colorado School of Medicine. Master's degree from the University of Sao Paulo (USP), Brazil.

Antonio C. Marttos Jr.

Assistant Professor of Surgery, Department of Surgery, Division of Trauma of the University of Miami, FL, USA. Director of global e-Health and Trauma Telemedicine at the William Lehman Injury Research Center of the University of Miami/Jackson Memorial Medical Center. International Honorary Member of Brazilian College of Surgeons (CBC), and Brazilian Society of Integrated Care for the Traumatized (SBAIT).

Augusto Cesar Baptista de Mesquita

Mestre em Cirurgia Abdominal pela Universidade Federal do Rio de Janeiro (UFRJ). Vice-Presidente do Colégio Brasileiro de Cirurgiões (CBC). Membro titular do CBC. Fellow of American College of Surgeons (ACS).

Carlos Henrique Durão

Especialista em Ortopedia, Traumatologia e Medicina Legal. Pós-Graduação em Avaliação do Dano Corporal pela Universidade do Porto, Portugal. Pós-Graduação em Antropologia Forense pela Universidade de Coimbra, Portugal. Perito Médico do Instituto Nacional de Medicina Legal e Ciências Forenses, Lisboa, Portugal. Vogal da Secção de Trauma e da Secção Médico Legal da Sociedade Portuguesa de Ortopedia e Traumatologia.

Daniel Fontana Pedrollo

Médico Emergencista pelo Hospital de Pronto Socorro de Porto Alegre (HPS). Médico Emergencista do Hospital de Clínicas de Porto Alegre (HCPA). Supervisor do Programa de Residência Médica em Emergência do HCPA. Coordenador do PICAP em Ultrassonografia Crítica do HCPA.

Daniel Roizblatt Krell

Associate Professor of the School of Medicine at the Andres Bello University, Santiago, Chile. Trauma Fellow of Montreal General Hospital, McGill University affiliated, Montreal, Canada. Surgeon of the Hospital del Trabajador, Santiago, Chile. Instructor of Advanced Trauma Life Support (ATLS) program from American College of Surgeons (ACS). Fellow of ACS.

Dario Birolini

Professor Emérito da Universidade de São Paulo (USP). Doutorado e Livre Docência pela USP. Fundador da Sociedade Brasileira de Atendimento Integrado ao Trauma (SBAIT). Foi Presidente da Sociedade Panamericana de Trauma (SPT) e da SBAIT, Vice-Presidente do Colégio Brasileiro de Cirurgiões (CBC) e Governador do Capítulo Brasileiro do American College of Surgeon (ACS). Membro Honorário do ACS. Membro Emérito do CBC e da SBAIT.

Domingos André Fernandes Drumond

Coordenador do Serviço de Cirurgia Geral 1 do Hospital Felício Rocho, BH, MG. Chefe do Serviço de Cirurgia Geral e do Trauma do Hospital João XXIII, BH, MG. State Faculty do American College of Surgeons (ACS) para o programa Advanced Trauma Life Support (ATLS). Membro Titular do CBC e da Sociedade Panamericana de Trauma (SPT). Membro Emérito da Sociedade Brasileira de Atendimento Integrado ao Traumatizado (SBAIT).

Edivaldo M. Utiyama

Professor Titular da Disciplina de Cirurgia Geral e Trauma do Departamento de Cirurgia da Faculdade de Medicina da Universidade de São Paulo (FMUSP). Doutorado e Livre Docência pela FMUSP. Diretor Técnico de Saúde II da Divisão de Clínica Cirúrgica III do Hospital das Clínicas da FMUSP. Vice-Presidente do Colégio Brasileiro de Cirurgiões (BC). Fellow of American College of Surgeons (ACS).

Ewerton Nunes Morais

Professor Adjunto da Universidade Federal de Santa Maria (UFSM). Doutorado em Medicina pela FMRP-USP. Mestrado em Medicina pela Faculdade de Medicina de Ribeirão Preto da Universidade de São Paulo (FMRP-USP). Instrutor do programa Advanced Trauma Life Support (ATLS) do American College of Surgeons (ACS).

Fabio Stiven Leonetti

Especialista em Cirurgia Geral. Cirurgião Geral do Hospital Municipal Souza Aguiar, Rio de Janeiro. Cirurgião Geral do Hospital Federal de Ipanema, Rio de Janeiro. Membro titular do Colégio Brasileiro de Cirurgiões (CBC).

Froilan Fernandez Sanchez

Trauma Fellow of the Boston Children's Hospital of Boston University Medical Campus, Boston, MA, USA. Senior Surgical Staff of Hospital del Trabajador, Santiago, Chile. Former Chief Emergency Services of the Hospital del Trabajador. Chairman for Chile of the Committee on Trauma of the American College of Surgeons (ACS). State Faculty of Advanced Trauma Life Support program of ACS. Instructor of Pre-Hospital Trauma Life Support of the National Association of Medical Technicians (NAEMT). Fellow of ACS.

Gustavo Andreazza Laporte

Mestrado em Ciências da Saúde pela Universidade Federal de Ciências da Saúde de Porto Alegre (UFCSPA). Especialista em Cirurgia Geral e Cirurgia Oncológica. Instrutor dos programas Pre-Hospital Trauma Life Support (PHTLS) e Advanced Medical Life Support (AMLS) da National Association of Emergency Medical Technicians (NAEMT) e Advanced Trauma Life Support (ATLS) do American College of Surgeons (ACS). Membro Titular da Sociedade Brasileira de Atendimento Integrado do Traumatizado (SBAIT).

Helio Machado Vieira Junior

Especialista em Cirurgia Geral pelo Colégio Brasileiro de Cirurgiões (CBC). Coordenador do Serviço de Cirurgia Geral do Hospital Israelita Albert Sabin, Rio de Janeiro. Instrutor do programa Advanced Trauma Life Support (ATLS) do American College of Surgeons (ACS). Membro Titular do CBC e da Sociedade Brasileira de Atendimento Integrado ao Traumatizado (SBAIT).

Izio Kowes

Especialista em Cirurgia Geral. Coordenador Médico do Instituto de Ensino e Simulação em Saúde (INESS) da Associação Bahiana de Medicina (ABM). State Faculty do American College of Surgeons (ACS) para o programa Advanced Trauma Life Support (ATLS). Membro Titular do Colégio Brasileiro de Cirurgiões (CBC). Membro Emérito da Sociedade Brasileira de Atendimento Integrado ao Traumatizado (SBAIT).

James W. Suliburk

Associate Professor of Surgery, Division of General Surgery, Baylor College of Medicine, Houston, TX, USA. Chief of Endocrine Surgery, Baylor College of Medicine. Endocrine Surgery Fellowship from Royal North Shore Hospital, University of Sydney Saint Leonards, Australia. Fellow of American College of Surgeons (ACS).

John B. Kortbeek

Professor of the Departments of Surgery, Anaesthesia and Critical Care at the University of Calgary, AL, Canada. Director for the Shock Trauma Air Rescue Society (STARS), Calgary, AL, Canada. Served as Head of the Department of Surgery for the University of Calgary and for the Calgary Zone, Alberta Health Services. Served as President of the Trauma Association of Canada, Governor of the American College of Surgeons, and Chair of the Advanced Trauma Life Support (ATLS) subcommittee of the American College of Surgeon's Committee on Trauma (COT-ACS).

Kenneth L. Mattox

Distinguished Service Professor of the Division of Cardiothoracic Surgery at the Baylor College of Medicine, Houston, TX, USA. Chief of Staff and Surgeon-in-Chief at the Ben Taub Hospital, Houston, TX, USA. Past President of the American Association for the Surgery of Trauma (AAST). International Honorary Member of Brazilian College of Surgeons (CBC) and Brazilian Society of Integrated Care to the Traumatized (SBAIT).

Levy D. Procter

Associate Professor of Surgery of the Department of Surgery Division of Acute Care Surgical Services at the Virginia Commonwealth University (VCU), Richmond, VA, USA. Post Graduation in Trauma and Critical Care at the Ryder Trauma Center of the Jackson Memorial Hospital, Miami, FL, USA. Fellow of American College of Surgeons (ACS).

Luciano Silveira Eifler

Professor de Cirurgia da Universidade Luterana do Brasil (ULBRA). Mestrado em Ciências da Saúde pela Universidade Federal do Rio Grande do Sul (UFRGS). Instrutor dos programas Advanced Trauma Life Support (ATLS) do American College of Surgeons (ACS) e PreHospital Trauma Life Support (PHTLS), da National Association of Emergency Medical Technicians (NAEMT). Médico do SAMU de Porto Alegre. Membro Titular do Colégio Brasileiro de Cirurgiões (CBC) e da Sociedade Brasileira de Atendimento Integrado ao Traumatizado (SBAIT).

Luiz Carlos Von Bahten

Professor Adjunto do Departamento de Cirurgia da Universidade Federal do Paraná (UFP). Professor Titular de Clínica Cirúrgica da Pontifícia Universidade Católica do Paraná (PUCPR). Doutorado em Cirurgia pela Universidade Estadual de Campinas (UNICAMP). Mestrado em Medicina pela UFP. Chefe do Serviço de Cirurgia Geral do Hospital Universitário Cajuru. Diretor do programa Advanced Trauma Life Support (ATLS) do American College of Surgeons (ACS). Membro Titular do Colégio Brasileiro de Cirurgiões (CBC) e Fellow do ACS.

Luiz Foernges

Board-certified as specialist in Trauma Critical Care. Medical Residency at the Geisinger Medical Center, Danville, PA, USA. Fellowship at MedStar Washington Hospital Center, Washington DC. Associated Member of American College of Surgeons (ACS).

Marcelo Haertel Miglioranza

Professor do Programa de Pós-Graduação e Coordenador do Laboratório de Pesquisa e Inovação em Imagem Cardiovascular do Instituto de Cardiologia- Fundação Universitária de Cardiologia (IC-FUC), Porto Alegre, RS. Doutorado e Mestrado em Cardiologia pelo IC-FUC. Fellow em Imagem Cardiovascular na Universidade de Padova, Itália. Cardiologista e Ecocardiografista do IC-FUC e da Prevencor do Hospital Mãe de Deus (HMD), Porto Alegre, RS.

Mariana F. Jucá Moscardi

Pesquisadora em Trauma e Telemedicina no Ryder Trauma Center of the Jackson Memorial Hospital at the University of Miami, FL, USA. Residência Médica em Cirurgia Geral no Hospital das Clínicas da Faculdade de Medicina da Universidade de São Paulo (FMUSP).

Michel B. Aboutanos

Professor and Chair, Department of Surgery Division of Acute Care Surgical Services at the Virginia Commonwealth University (VCU), Richmond, VA, USA. Medical Director of VCU Trauma Center. Medical Director of VCU Injury and Violence Prevention Program. Medical Director of VCU Trauma Network. Fellow of American College of Surgeons (ACS) and American Association for the Surgery of Trauma (AAST).

Miguel Júnior

Professor Adjunto de Cirurgia da Universidade Federal de Rio Grande (FURG). Doutorado em Medicina pela Universidade Federal do Rio Grande do Sul (UFRGS). Mestrado em Medicina pela UFRGS. Especialista em Cirurgia Geral e Cirurgia Torácica. Cirurgião Torácico do Hospital Universitário de Rio Grande (HU-FURG).

Paulo Corsi

Professor Responsável pela Disciplina de Técnica Cirúrgica da Faculdade de Ciências Médicas da Santa Casa de São Paulo (FCMSCSP). Doutorado e Mestrado em Medicina pela FCMSCSP. Especialista em Cirurgia Geral e do Aparelho Digestivo e Gastroenterologia. Presidente do Colégio Brasileiro de Cirurgiões (CBC)(Gestão 2016-2017). Membro Titular do Colégio Brasileiro de Cirurgia Digestiva (CBCD). Fellow of American College of Surgeons (ACS) and International Society of Diseases of the Esophagus (ISDE).

Peter T. Pons

Professor Emeritus of the Department of Emergency Medicine at the University of Colorado School of Medicine, Aurora, CO, USA. Served as Associate Director for Emergency Medicine at Denver Health Medical Center and Professor in the Division of Emergency Medicine in the Department of Surgery at the University of Colorado Health Sciences Center, Denver, CO, USA. Fellow of American College of Surgeons (ACS) and American College of Emergency Phisicians (ACEP).

Rao R. Ivatury

Professor Emeritus of Acute Care Surgical Services Division at the Virginia Commonwealth University (VCU), Richmond, VA, USA. Past President of Panamerican Trauma Society (PTS). Honorary Member of Brazilian College of Surgeons (CBC) and Brazilian Society of Integrated Care for the Traumatized (SBAIT). Fellow of American College of Surgeons (ACS).

Roberto Rasslan

Doutor em Medicina pela USP. Médico Assistente da Divisão de Clínica Cirúrgica III do Hospital das Clínicas da FMUSP. Especialista em Cirurgia Geral. Membro Titular do Colégio Brasileiro de Cirurgiões (CBC). Fellow do American College of Surgeons (ACS).

Roberto Saad Jr

Professor Titular da Disciplina de Cirurgia Torácica da Faculdade de Ciências Médicas da Santa Casa de São Paulo (FCMSCSP). Livre Docência, Doutorado e Mestrado em Medicina pela FCMSCSP. Presidente do Colégio Brasileiro de Cirurgiões (Gestões 2000-2001; 2004-2005).

Sami Abder Rahim Jbara El Jundi

Professor de Criminalística, Medicina Legal e Psicopatologia Criminal e do Programa de Pós-Graduação da Faculdade de Direito da Universidade Federal do Rio Grande do Sul (UFRGS). Mestre em Medicina Forense pela Universidade de Valencia, Espanha. Perito Criminal do Instituto Geral de Perícias do Rio Grande do Sul (IGP-RS). Pós-graduação em Toxicologia Forense pela FEEVALE, Novo Hamburgo, RS, e University of Florida, Gainsville, FL, USA.

Samir Rasslan

Professor Titular Sênior do Departamento de Cirurgia da Faculdade de Ciências Médicas da Santa Casa de São Paulo (FCMSCSP). Foi Professor Titular do Departamento de Cirurgia da Faculdade de Medicina da Universidade de São Paulo (FMSP) e Governador do Capítulo Brasileiro do American College of Surgeons (ACS). Presidente do Colégio Brasileiro de Cirurgiões (CBC)(Gestão 1995-1997). Membro Honorário do ACS. Membro Titular do CBC e da Sociedade Brasileira de Atendimento Integrado ao Trauma (SBAIT)

Samual R. Todd

Professor and Chief of the Section of Acute Care Surgery of Department of Surgery at the General Surgery Baylor College of Medicine, Houston, TX, USA. Chief of General Surgery at the Ben Taub Hospital, Houston, TX, USA. Director of the Ginni and Richard Mithoff Trauma Center at the Ben Taub Hospital. Fellow of American College of Surgeons (ACS) and American College of Critical Care Medicine (ACCM).

Savino Gasparini Neto

Vice-Presidente do Colégio Brasileiro de Cirurgiões (CBC)(Gestão 2018-2019). Cirurgião Geral do Hospital Municipal Miguel Couto, Rio de Janeiro. Láurea de Medico Chirurgo de la Facultad de Medicina de Verona, Itália. Governador do Capítulo Brasileiro do American College of Surgeons (ACS)(Gestão 2019-2021). Membro Emérito do CBC e da Sociedade Brasileira de Atendimento Integrado ao Traumatizado (SBAIT). Membro da Sociedade Pan-americana de Trauma (SPT). Membro da European Society for Trauma and Emergency Surgery (ESTES).

Stefan W. Leichtle

Assistant Professor of Surgery from Department of Surgery of the Division of Acute Care Surgical Services at the Virginia Commonwealth University (VCU), Richmond, VA, USA. Assistant Program Director of Surgical Critical Care Fellowship and Assistant Medical Director of Surgical Intensive Care Unit at the VCU. Fellow of American College of Surgeons (ACS).

Will Chapleau

Registered Nurse (RN). Emergency Medical Technician - Paramedic (EMT-PM). Director of Performance Improvement of the American College of Surgeons (ACS) Executive Services, Chicago, IL, USA. Former Manager of the ACS Advanced Trauma Life Support® program. Chairman of Prehospital Trauma Life Support Committee, National Association of Emergency Medical Technicians (NAEMT). Honorary Member of Brazilian Society of Integrated Care for the Traumatized (SBAIT).

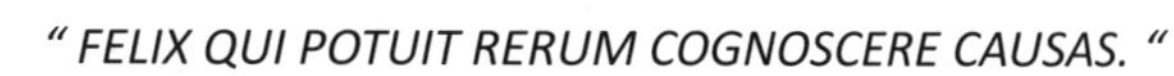
" FELIX QUI POTUIT RERUM COGNOSCERE CAUSAS. "

" Feliz aquele que é capaz de reconhecer as causas das coisas. "

Publius Vergilius Maro, " Virgílio "

GEÓRGICAS II

Agradecimentos

Quis o destino que esta obra não nascesse no curso de minha atividade na Escola que me fez médico e professor. Foram quatro décadas iniciadas pelo desejo de aprender, mas que deram curso ao gosto de ensinar. Dedico-a, pois, à *Universidade Federal de Ciências da Saúde de Porto Alegre – UFCSPA*, em particular aos colegas do Departamento de Cirurgia, cuja estima não se apagará.

Átila Velho

Aos mestres que de tantas formas fizeram parte da minha trajetória pessoal e profissional, em especial ao Professor Átila Velho, desde sempre mentor, mas hoje acima de tudo amigo, minha gratidão e lealdade.

Rafael Alencastro Brandão Ostermann

Agradecemos conjuntamente:

As nossas respectivas esposas e filhos, pelo suporte e incentivo.

Aos autores, amigos generosos que doaram seu conhecimento ao bem maior da ciência e da assistência às vítimas de trauma.

Ao CBC – Colégio Brasileiro de Cirurgiões –, pelas oportunidades de reconhecimento científico e pelo apoio.

Prefácio (em nome dos autores estrangeiros)

Livros didáticos sobre manejo do trauma há uma legião. Muitos com um formato tradicional de etiopagenia, diagnóstico e tratamento. Outros se destacam em conhecimentos básicos de ciência com pouca aplicação clínica. Outros, ainda, são carregados de tecnologia avançada. Raros são os livros que cobrem todos esses aspectos, tendo em conta os recursos disponíveis na maioria dos centros de emergência.

Este livro foi projetado para o leitor que valoriza os aspectos cotidianos do atendimento ao trauma. Os editores, Prof. Átila Velho e Prof. Rafael Alencastro Brandão Ostermann são cirurgiões de destaque e renomados educadores em trauma.

Tive o grande privilégio de conhecer o Dr. Átila em Porto Alegre, em 1991, e, posteriormente, o Dr. Rafael. Desde então, tenho o prazer de colaborar com eles com relativa frequência. Tenho grande admiração e respeito por seu talento e conhecimento. Não é de admirar que tenham produzido um trabalho que é uma destilação de muitos anos de experiência e inovações em educação clínica.

Este livro tem como objetivo, nas palavras dos editores, "transmitir os conceitos mais atualizados sobre trauma, direcionado a um público composto por Cirurgiões Gerais, Cirurgiões Especialistas, Médicos Emergencistas, Internistas, Intensivistas, Médicos Residentes e Acadêmicos, que trabalham ou têm interesse nessa área da medicina". Para esse objetivo, eles fazem um desvio do índice clássico e lançam seu livro com capítulos sobre a patogênese da lesão tecidual.

Detalham a epidemia do trauma em categorias etiológicas e impacto social, com ênfase em como é possível evitar suas sequelas catastróficas. Reconhecendo a importância de construir um futuro de experiência e conhecimento, eles também se concentram nos métodos disponíveis de educação de nossa próxima geração.

O restante deste livro, naturalmente, trata de controvérsias clínicas e de decisões cruciais para preparar a equipe de atendimento ao trauma, sejam eles médicos experientes ou estudantes no início de suas vivências clínicas. Todas as classes de centros, desde hospitais comunitários da linha de frente até instituições de ensino distinguidas, vão considerá-lo de grande valor.

Os editores fizeram um trabalho magnífico ao agrupar capítulos de colaboradores ilustres e experientes. Esses autores enriquecem o livro com seu talento e compreensão do que é verdadeiramente importante e transmitem-no ao leitor com ilustrações, algoritmos e pérolas relevantes, atraentes e facilmente assimiláveis. Uma valiosa característica adicional são os níveis de evidência fornecidos nos capítulos, analisados de acordo com as definições do ***Oxford Centre***. Não é por acaso que este trabalho conta com a chancela ilustre do Colégio Brasileiro de Cirurgiões.

Este livro oferece a todas as gerações futuras o armamentário necessário para combater o monstro sinistro chamado trauma.

Rao R. Ivatury MD, FACS, FCCM

Professor Emeritus in Surgery
Virginia Commonwealth University,
Richmond, Virgínia, EUA.

Prefácio (em nome dos autores brasileiros)

Prezados leitores,

Apesar de todos os esforços envidados nas últimas décadas no sentido de conscientizar a população leiga e os profissionais de saúde a respeito dos impactos sociais e econômicos do trauma, ele continua representando um desafio crítico não apenas no Brasil, mas no mundo.

Os dados disponíveis permitem concluir que a cada hora morrem, vítimas de trauma, quinze a vinte brasileiros em sua grande maioria jovens, de 15 a 40 anos de idade, e que, apesar de no Brasil não existirem dados numéricos confiáveis, seguramente muitos sobrevivem com sequelas definitivas que comprometem imensamente, e de forma definitiva, suas vidas.

As razões desta catástrofe são múltiplas. Obviamente, a mais importante é o próprio perfil cultural da população que não é motivada para a sua prevenção, seja por mecanismo intencional ou não.

Deve ser lembrado, entretanto, o impacto do trauma que não é apenas "uma" doença, mas sim um conjunto complexo de doenças de diferentes etiologias que afeta pessoas de qualquer idade, que ocasiona lesões críticas, não raramente acometendo simultaneamente múltiplos órgãos, e que determina consequências sistêmicas complexas e ainda não totalmente esclarecidas.

Na grande maioria dos casos, o dano ocorre de forma imprevisível e o atendimento necessário envolve etapas sucessivas, comumente realizadas por diferentes profissionais que, em geral, possuem experiência limitada, não se comunicam entre si de forma satisfatória e trabalham em condições precárias. Para complicar ainda mais o desafio, a assistência a esses pacientes implica em uma grande responsabilidade, sem retorno significativo, seja de natureza econômica ou profissional.

Cabe lembrar também, que o exercício da medicina nos dias atuais tem sofrido uma rápida e radical mudança que tem implicações significativas na assistência aos doentes em geral e nas vítimas de traumatismos. Algumas dessas mudanças, como os avanços nos métodos diagnósticos por imagem, a adoção de procedimentos minimamente invasivos e de procedimentos endovasculares, apresentam um impacto positivo na assistência às vítimas de lesões traumáticas.

Contudo, elas carreiam uma progressiva fragmentação do atendimento entre diferentes especialistas. Deve ser lembrado também que o médico que se dedica a esse tipo de atendimento é um profissional que trabalha em condições adversas, é mal remunerado, tem limitadas perspectivas de ascensão profissional e econômica e de reconhecimento por parte de colegas e pacientes. Outro aspecto a ser considerado é que, nos dias atuais, o currículo da maioria das escolas de medicina aborda a assistência ao trauma de forma precária, limitando-se a focalizar apenas o atendimento inicial.

Por todas estas razões, é importante que entidades como o CBC promovam iniciativas destinadas a minimizar o impacto destes problemas e a valorizar o papel do cirurgião. Ao analisar as diferentes partes deste livro e os capítulos que as compõem é surpreendente ver a excelência dos temas que são abordados, e talvez mais importante ainda, o perfil dos autores nacionais e internacionais que aceitaram contribuir para a elaboração do conteúdo. Entre eles existem ícones da assistência ao trauma, como é o caso de Kenneth Mattox e de Rao Ivatury, entre muitos outros. Realmente, em meu modo de ver, a divulgação desses conhecimentos pode não apenas contribuir de forma significativa para o aprimoramento da assistência, como para estimular os estudantes de medicina, os residentes e os jovens cirurgiões a dedicar-se ao atendimento correto ao trauma.

Por todas essas razões, os editores do livro, Prof. Átila Velho e Prof. Rafael Alencastro Brandão Ostermann, merecem nosso profundo agradecimento e o Colégio Brasileiro de Cirurgiões, nosso reconhecimento.

Dario Birolini

Professor Emérito de Cirurgia
Universidade de São Paulo,
São Paulo, São Paulo, Br.

Apresentação

Este livro nasceu e prosperou do desejo de deixar um legado novo àqueles profissionais e acadêmicos que se interessam e se dedicam a essa tão árdua quanto gratificante área da Medicina, o Trauma. Ele amadureceu durante muitos anos em nosso íntimo à busca de uma mensagem que, além de útil, carreasse um caráter inovador, diferente de tudo aquilo que tem sido escrito sobre o tema.

Além de juntar assuntos e teses relevantes e, principalmente, apresentar experiências de autoridades renomadas, de procedências diversas, o texto se desenvolve em um contexto de ideias de elevado alcance e com novos ângulos de visão, através de uma linguagem capaz de proporcionar uma leitura agradável e, ao mesmo tempo, aprofundar-se no conteúdo científico sem deixar escapar os aspectos essenciais da doença.

A intenção foi perscrutar tanto a assistência de alta complexidade quanto os procedimentos realizados no dia a dia, tendo em conta as perspectivas terapêuticas que se apresentam em locais onde um modelo de saúde problematizado e desigual exige do profissional a versatilidade de saber trabalhar ora com plenitude de recursos, ora na mais rotunda escassez de meios, situação em que, infelizmente, está mergulhado nosso sistema. Uma frase de Theodore Roosevelt, embora gestada no âmbito político, ilustra como poucas o que é esperado do médico que atua em nossos serviços de emergência: "Faça o que puder, com o que tiver, onde estiver."

Os autores que participam desta obra dedicaram suas vidas ao trauma, ajudaram a construir a história nesse campo da medicina e venceram muitas barreiras relativas à falta de conhecimento científico, à incompreensão que persegue os inovadores e à privação de recursos em tempos de escassez. Todas essas vivências resultaram em conhecimento acumulado que serviu de alicerce à construção de centros que servem de referência e exemplo.

Hoje, as lutas predominantes são outras, desafortunadamente não são menores, e se referem à falta de incentivos e investimento público, ao interesse exclusivo do capital privado em obter rentabilidade financeira – onde vidas não contam –, ao elevado custo da doença para o estado, à precarização das estratégias de prevenção e das políticas de educação, imperativas para a proteção de nossa sociedade, em especial de nossos jovens; situações que se agravam com a falta de investimento na formação profissional em uma esfera onde o despreparo pode levar à perda ou mutilação de vidas.

O trauma está presente na vida do homem desde tempos imemoriais e, diferentemente de outras doenças, viceja, cresce, foge do controle do estado como nenhuma outra em tempo algum. Sua presença é crescente, está por toda parte, e sua ocorrência se modifica e se amolda de acordo com as causas externas que lhe dão origem e que estão igualmente fora de controle.

Por último, ao apresentarmos este livro, gostaríamos de ressaltar o intuito de oferecer ao leitor uma leitura técnica com boa qualidade literária. Ao profissional, uma fonte rica e duradoura de conhecimento científico; ao especialista, uma versão atualizada e inovadora de conteúdos de caráter prático e teórico; e a todos, uma visão mais profunda do significado médico e sociológico de uma doença que desafia o tempo.

Os Editores

Apresentação (em nome do CBC)

O Colégio Brasileiro de Cirurgiões, cuja missão é "congregar e representar os cirurgiões brasileiros no âmbito científico e profissional, promovendo a excelência na educação e na prática médica, em benefício do paciente", sente-se honrado por chancelar este livro.

O trauma deve ser bastante estudado por sua mortalidade elevada, impacto social e consequentes transtornos causados à população. O tema gera imenso fascínio nos acadêmicos e jovens cirurgiões, sendo uma das principais áreas de atuação do Cirurgião-Geral.

Por não ser se tratar de uma doença nos moldes clássicos, apresenta algumas fronteiras de atuação mal definidas entre os diversos profissionais e especialistas médicos. Esse fato, é mais uma justificativa para a publicação desta importante obra.

Desde a década de 1980, os conhecimentos sobre trauma vêm sofrendo modificações revolucionárias, inclusive com a utilização de tecnologia avançada. Embora nem sempre a emergência permita uma boa história clínica, um exame físico completo e a manutenção do bom relacionamento médico-paciente-família devem ser preservados e ensinados.

Com base nesses princípios, os temas foram escolhidos de forma adequada e os professores convidados são reconhecidos por suas notáveis contribuições ao assunto, especialmente nos últimos anos. Um esforço adicional foi feito para assegurar uma representação internacional entre os colaboradores.

A experiência adquirida pelos autores, membros do CBC, no tratamento de muitos casos de trauma, confere ao trabalho um caráter clínico e científico de grande valor.

Este livro é completo, prático, didático e de leitura fácil. Traz informações relacionadas com os diversos aspectos envolvidos e indica os métodos mais apropriados para o tratamento das vítimas de trauma. Diante do número cada vez maior de informações médicas é necessário um livro para padronização do ensino e da assistência ao paciente traumatizado.

Um tributo especial aos editores, Dr. Átila Velho e Dr. Rafael Alencastro Brandão Ostermann, pelo excelente trabalho realizado em todas as etapas desta obra, enriquecendo o conhecimento para o atendimento ao trauma.

Paulo Corsi
Presidente do CBC
(Gestão 2016-2017)

Sumário

PARTE 1 – A DOENÇA TRAUMA

PARTE 2 – EDUCAÇÃO E TREINAMENTO

PARTE 3 – CONTROVÉRSIAS

PARTE 4 – SITUAÇÕES CRÍTICAS

PARTE 5 – AVANÇOS

PARTE 1

A DOENÇA TRAUMA

1

Impacto Social e Econômico

Edivaldo M. Utiyama
Dario Birolini

■ **Resumo**

O impacto do trauma na sociedade moderna é incalculável. Do ponto de vista econômico, há custos inerentes aos cuidados médicos e hospitalares às vítimas de trauma, mas há também dispêndio decorrente da perda de produção laboral e de dano a propriedades. É importante lembrar que os gastos da assistência à saúde representam menos de 20% dos custos totais envolvidos. Quanto ao impacto social, considerando que estes eventos representam a mais importante causa de morte na população jovem, dos 10 aos 39 anos, ocorre a perda de uma proporção significativa de anos de vida produtivos. Além disso, estima-se que para cada vítima fatal ocorram mais dois ou três casos com sequelas graves com repercussão significativa para a vida das vítimas e para a sociedade. Ainda que se trate de um grande desafio, existem medidas eficazes que podem minimizar tanto a violência intencional quanto a não intencional, mas que exigem um firme envolvimento da sociedade e do estado.

- **Descritores:** Trauma, Epidemiologia, Prevenção, Violência.
- **Nível de evidência científica predominante:** 2B.

Introdução

As próximas páginas trazem uma análise do impacto social e econômico do trauma. Por se tratar de um tema complexo, serão repetidos conceitos e argumentos já conhecidos por todos os envolvidos na atenção ao trauma, oferecendo novas interpretações e novos ângulos de visão.

Por essas razões, as considerações aqui apresentadas podem ser interpretadas como sugestões para minimizar o impacto da doença trauma. O intuito não é propor soluções fora de alcance, mas enfatizar a responsabilidade social na busca de soluções exequíveis, não apenas para países desenvolvidos, mas também para países em desenvolvimento. O presente capítulo se propõe a analisar o trauma urbano sem entrar em pormenores relativos ao impacto de desastres, catástrofes ou atentados, sejam eles convencionais ou não convencionais.

Cabe lembrar que o trauma se diferencia significativamente das demais doenças por uma série de razões, pois embora na maioria das vezes afete jovens hígidos, pode acometer obesos, gestantes e idosos. O uso de medicamentos, comum nos dias atuais, pode modificar a resposta do organismo à agressão, da mesma forma como o uso de álcool, de drogas ilícitas e a concomitância com trauma cranioencefálico ou raquimedular podem dificultar a avaliação clínica do traumatizado grave. Ademais, a vítima pode omitir informações intencionalmente.

O trauma pode ser devido a diferentes mecanismos que, às vezes, atuam simultaneamente. Ainda por cima, costuma ocorrer de maneira imprevista e, ao contrário do ato cirúrgico, agride a vítima "sem proteção" em um ambiente "hostil". Ocasiona lesões que não obedecem a padrões definidos e que, não raro, são complexas e afetam de forma simultânea diversas regiões do organismo. Pode causar hipovolemia, choque, isquemia e esmagamento de tecidos, além de resultar em profundas agressões secundárias como hipotermia e contaminação maciça. A consequência final é que, comumente, a situação clínica evolui para o aparecimento de síndromes inflamatórias sistêmicas que provocam deficiências imunológicas peculiares, predispondo à sepse e disfunções de órgãos. Tais complicações surgem com maior frequência quando o tratamento inicial ministrado às vítimas não é o mais adequado. São situações críticas que exigem longa permanência em unidade de terapia intensiva e consomem recursos expressivos na área da saúde.

Considerações históricas

Embora o trauma faça parte da evolução da espécie humana desde seus primórdios, foi nas últimas décadas que seu impacto se agravou enormemente. De fato, ocorreu um aumento exponencial das lesões traumáticas como subproduto dos progressivos avanços tecnológicos incorporados à vida do ser humano e em decorrência do aumento das desigualdades sociais.

Por outro lado, todo o enfoque assistencial do trauma foi influenciado de modo determinante quando, na década de 1960, ele foi conceituado como "a doença negligenciada da sociedade moderna" pela *National Academy of Sciences*[1]. A partir daí o trauma deixou de ser visto como consequência de "acidentes" e teve sua assistência aprimorada de maneira significativa. Mas foi nas décadas de 1970 e 1980 que o atendimento, que era precário e desorganizado, passou a merecer uma sistemática assistencial de alto nível, tanto na fase pré-hospitalar como na hospitalar.

Aliás, o que mais importa nessa definição é o conceito de trauma como doença e, como tal, merecedora de uma interpretação e de uma abordagem semelhantes às que se aplicam às outras afecções. Quando são analisadas as formas de controlar qualquer doença, existem alguns enfoques essenciais, como: prevenção primária, tratamento integral e reabilitação. Destes, o enfoque mais importante e eficaz, quando viável, é a prevenção primária. Entretanto, para que seja possível promovê-la, torna-se primordial entender a etiologia da doença em questão. Assim, a prevenção é um conceito fácil de ser entendido, mas difícil de ser implementado, em especial para uma doença na qual, ao lado de mecanismos etiológicos não intencionais, de controle relativamente simples, existem outros, intencionais, de controle bastante complexo.

Seja como for, no prefácio da publicação intitulada *Problems in General Surgery*[2], dedicada à avaliação dos problemas sociais e econômicos do trauma, Donald Stuart Gann, editor da obra, comenta, no prefácio, que os problemas socioeconômicos relacionados ao trauma são graves e comprometem o atendimento às vítimas mais do que a carência de avanços tecnológicos sofisticados, e afirma que, apesar de isso ser de amplo conhecimento, as iniciativas para superá-los têm sido insuficientes.

Impacto do trauma no mundo

Em 2007, os autores publicaram um capítulo a respeito das repercussões médicas e sociais do trauma no livro "Propedêutica Cirúrgica"[3] e, em 2008, foi publicado na revista do *American College of Surgeons* (ACS) um artigo no qual foi feita uma análise da doença trauma como um dos mais graves problemas médicos e sociais no mundo[3,4]. As considerações apresentadas a seguir foram extraídas, em parte, destes trabalhos.

Dados da Organização Mundial de Saúde (OMS)[5] demonstraram que as chamadas "causas externas" (CE)* se situam em quarto lugar entre as causas de morte, precedidas apenas pelas doenças cardiovasculares, pelas doenças infectocontagiosas e pelo câncer. As CE são as responsáveis por cerca de 10% das mortes que ocorrem anualmente em todas as regiões do mundo, ainda que as causas precedentes, ante-

---

***Nota do editor:** *Os acidentes e as violências correspondem às causas externas de morbidade e mortalidade, representadas no capítulo XX da Classificação Internacional de Doenças – CID-10. Os acidentes englobam as quedas, o envenenamento, o afogamento, as queimaduras, o acidente de trânsito, entre outros; já as violências são eventos considerados intencionais e compreendem a agressão, o homicídio, a violência sexual, a negligência/abandono, a violência psicológica, a lesão autoprovocada, entre outras. Disponível em: http://portalms.saude.gov.br/saude-de-a-z/acidentes-e-violencias.*

riormente mencionadas, possam ter prevalência diferente de região para região.

Se for realizada uma análise da etiologia da mortalidade por CE, verificar-se-á que, no mundo como um todo, os acidentes com veículos automotores (AVAM) constituem a primeira causa de morte por CE, seguida pelos suicídios, pelas violências intencionais de diferentes naturezas e por muitas outras causas.

No entanto, se for reproduzida essa análise etiológica focalizando as diversas regiões do planeta, constatar-se-á que, de região para região, este perfil se modifica substancialmente. As colisões devidas a veículos automotores representam a primeira causa de morte por CE em todas as regiões, à exceção da Europa. Na África, as causas intencionais em conjunto (homicídios e guerras) destacam-se acima das demais. Já nas Américas, os homicídios constituem a primeira causa de morte. No Mediterrâneo do Leste predominam as mortes por AVAM, enquanto as demais causas se distribuem equitativamente. Na Europa, no Sudeste da Ásia e em particular no Pacífico Oeste, os suicídios representam a causa predominante. É interessante assinalar que as quedas, mecanismo de trauma mais comum em pessoas de idade avançada, representam uma importante causa de morte em pelo menos três regiões do planeta: nas Américas, na Europa e no Pacífico Oeste, refletindo o perfil demográfico da população.

Constatação análoga pode ser feita quando são analisadas as taxas de morbimortalidade por CE nas principais regiões das Américas publicadas pela Organização Pan-americana de Saúde (OPAS)[6]. Na América do Norte se destacam os AVAM e os suicídios. Na Zona Andina e no Brasil, os homicídios. No Cone Sul, o coeficiente de mortalidade é baixo e as diferentes etiologias se distribuem de forma mais equilibrada.

Aliás, constatações semelhantes podem ser feitas também dentro de um mesmo país. Analisando as diferentes regiões de um país de grandes dimensões, como o Brasil, é possível verificar diversidade significativa tanto nos indicadores globais como nos que refletem as causas das lesões. Assim, de acordo a OPAS[6], o coeficiente de mortalidade por 100.000 habitantes no Brasil variou de 83,5 na região Centro-Oeste para 56,7 na região Norte. A mortalidade por AVAM e por suicídios foi mais elevada na região Sul e a taxa de homicídios se mostrou elevada em todo o país, particularmente nas regiões Sudeste, Norte e Nordeste.

Cumpre ressaltar, entretanto, que as estatísticas nem sempre são confiáveis, pois em alguns países existe um elevado nível de subnotificação que chega a mais de 20%. Além deste fato, encontra-se sistematicamente um contingente significativo de mortes de "causa ignorada" em países onde os dados são claramente inconfiáveis. A título de exemplo, em um determinado país da América Central, em 1980, mais de 60% das mortes por CE eram devidas a homicídios e as "ignoradas" eram menos de 10%. Passados 4 anos a situação se inverteu; os homicídios baixaram para 6% e as "ignoradas" subiram para 57%, o que leva à conclusão de que as informações epidemiológicas disponíveis devem ser analisadas com cautela.

Essa diversidade entre as diferentes regiões reflete o impacto de um intrincado conjunto de fatores de ordem demográfica, cultural, social, política, econômica e geográfica, que seguramente devem ser considerados no planejamento, tanto da prevenção primária quanto da assistência às vítimas. Por meio destes exemplos, é possível afirmar que as taxas de mortalidade por trauma e o perfil das causas das lesões traumáticas podem ser usados como indicadores para classificar o desenvolvimento da região ou do país e as características de sua população. Deve ser lembrado, ainda, que o perfil das mortes por CE, principalmente as intencionais, é diferente entre homens e mulheres e se modifica de acordo com a faixa etária. O certo é que o planejamento de medidas abrangentes e efetivas de prevenção e de atendimento pode ser uma tarefa árdua, pois o que parece ser uma medida eficaz em determinada região pode não ser em outra.

Para agravar mais ainda o desafio, um aspecto a ser considerado, e de grande importância para o futuro, vem a ser o impacto da globalização. Nas palavras do *World Report on Violence and Health* da OMS[5] "...os efeitos da globalização têm sido marcantemente desiguais". Em algumas partes do mundo a globalização acarretou um aumento das desigualdades dos proventos e contribuiu para destruir condições que protegiam contra a violência interpessoal, tais como a coesão social. As sociedades nas quais já existiam elevadas taxas de desigualdade e nas quais está ocorrendo um aumento da disparidade entre ricos e pobres, como decorrência da globalização, provavelmente irão testemunhar um aumento nas taxas de violência interpessoal".

De acordo com a OMS, no fim da década de 1980, cerca de 2% da população mundial estavam incapacitados por causa de violência intencional, que era responsável por 1/3 de todas as internações hospitalares e acarretava custos diretos e indiretos na ordem de 500 bilhões de dólares por ano. Pesquisas de Buvinic e Morrison[7] alertaram para o fato de que as violências intencionais consumiam cerca de 5% do Produto Interno Bruto (PIB) na Colômbia e aproximadamente 1,9% no Brasil.

Ou seja, os elementos disponíveis permitem prever que o trauma, que já é um grande problema de saúde pública, deverá agravar-se nos próximos anos, mesmo nos países mais desenvolvidos. Daí a necessidade de procurar caminhos para viabilizar a prevenção primária.

Impacto do trauma no Brasil

Quanto ao Brasil, números disponíveis através dos *sites* da OMS, PAHO (*Pan American Health Organization*) e Ministério da Saúde, estes últimos disponibilizados pela Rede Interagencial de Informações para a Saúde (RIPSA)[8] e divulgados nos Indicadores e Dados Básicos para a Saúde no Brasil (IBD)[9], ou ainda pela *homepage* do Sistema de Informações sobre Mortalidade (SIM)[10], da Secretaria de Vigilância em Saúde (SVS) do Ministério da Saúde (MS), permitem chegar a algumas conclusões. De acordo com o *site* do MS[11], o número absoluto de óbitos por CE aumentou de aproximadamente 65.000 em 1979 para mais de 150.000 em 2015. Na Tabela 1.1 é possível identificar o número de óbitos por CE no período de 1996 a 2015, distribuídos pelas regiões do Brasil.

É interessante, entretanto, analisar alguns números divulgados pela SVS[10], comparando a evolução do número de óbitos por doenças do aparelho circulatório, neoplasias e CE (Tabela 1.2).

Na Tabela 1.2, identifica-se um maior aumento do número de mortes por neoplasias em decorrência do envelhecimento da população, contudo, há também um expressivo aumento das mortes por CE, embora em menor grau. Mais contundentes, porém, são as estatísticas a respeito das alterações observadas no perfil etiológico dos óbitos por CE (Tabela 1.3).

Verifica-se que, embora tenha havido aumento do número absoluto de mortes por AVAM e suicídios, o percentual em relação ao número total de mortes por CE se manteve estável. No entanto, é possível identificar, como foi

Tabela 1.1. Mortes por causas externas no Brasil de acordo com a região

Região	*1996*	*2015*	*Aumento (%)*
Norte	5.851	14.337	145
Nordeste	23.382	49.214	110
Centro-Oeste	9.018	13.370	48
Sul	17.749	20.861	18
Sudeste	63.156	54.354	–14
Total	119.156	152.136	28

Fonte: Ministério da Saúde. Portal da Saúde. Disponível em: <http://www2.datasus.gov.br/DATASUS/index.php?area=0203>. Acessado em: 15 abr. 2018.

Tabela 1.2. Evolução das principais causas de óbito no Brasil

Tipo de doença	*1980*	*1996*	*2004*	*2011*	*2015*
Aparelho circulatório	189.215	249.613	285.543	335.213	349.642
Neoplasia	61.253	103.408	140.801	184.384	209.780
Causas externas	70.212	119.156	127.470	145.842	152.136

Fonte: Ministério da Saúde; Secretaria de Vigilância em Saúde; Sistema de Informações sobre Mortalidade (SIM). Disponível em: <www2.datasus.gov.br/DATASUS/index.php?area=0203&id=6926>. Acessado em: 12 abr. 2018.

Tabela 1.3. Mortes por causas externas no Brasil conforme a etiologia

Ano	*1980*	*1996*	*2004*	*2015*
Mortes por CE	70.212	119.156	127.470	152.136
Acidente de transporte	20.365 (29%)	35.545 (30%)	35.674 (28%)	39.543 (26%)
Acidente com motocicleta	—	725 (0,5%)	5.042 (4%)	12.066 (10%)
Suicídio	3.896 (5%)	6.743 (5%)	8.017 (6%)	11.178 (7%)

Fonte: Ministério da Saúde; Secretaria de Vigilância em Saúde; Sistema de Informações sobre Mortalidade (SIM). Disponível em: <www2.datasus.gov.br/DATASUS/index.php?area=0203&id=6926>. Acessado em: 12 abr. 2018.

alertado por Correa[12], um aumento exponencial das mortes envolvendo motocicletas.

Na Tabela 1.4, é possível identificar o que ocorreu neste mesmo período com as mortes por agressão interpessoal, ferimentos por arma de fogo e quedas.

Em números absolutos houve aumento das mortes pelas três causas apontadas e a porcentagem de mortes a elas relacionadas aumentou até duas ou três vezes. O aumento das mortes por quedas é esperado, pois reflete a mudança do perfil da população, cuja taxa de envelhecimento cresce progressivamente. Já o aumento das mortes devidas a agressões e por ferimentos por arma de fogo testemunha uma deterioração crítica no convívio social.

Outro aspecto que merece ser avaliado é a correlação entre as faixas etárias da população e as taxas de mortalidade por CE que até a quarta década de vida representam a maior causa de óbito, como pode ser verificado na análise comparativa entre as três principais causas de morte classificadas de acordo com a faixa etária, apresentada na Tabela 1.5.

Os dados revelam que entre 15 e 29 anos de idade as CE são responsáveis por uma mor-

Tabela 1.4. Mortes por causas externas no Brasil conforme a etiologia

Ano	*1980*	*1996*	*2004*	*2015*
Mortes por CE	70.212	119.156	127.470	152.136
Agressão	13.910 (20%)	38.894 (33%)	48.374 (38%)	58.138 (38%)
Arma de fogo	8.282 (12%)	26.481 (22%)	37.113 (29%)	43.909 (25%)
Queda	1.963 (3%)	4.349 (4%)	6.617 (5%)	10.788 (11%)

Fonte: Ministério da Saúde; Secretaria de Vigilância em Saúde; Sistema de Informações sobre Mortalidade (SIM). Disponível em: <www2.datasus.gov.br/DATASUS/index.php?area=0203&id=6926>. Acessado em: 12 abr. 2018.

Tabela 1.5. Principais causas de morte no Brasil distribuídas por faixa etária (valores absolutos)

Idade	*Doenças circulatórias*	*Neoplasias*	*Causas externas*
00-09	779	1.308	3.264
10-14	283	616	1.950
15-19	684	934	16.359
20-29	2.643	2.804	38.186
30-39	7.484	6.876	28.429
40-49	19.399	16.507	19.708
50-59	43.121	37.845	15.114
60-69	70.990	53.431	10.557
70-79	90.603	51.681	8.579
> 79	125.780	43.184	12.036

Fonte: Ministério da Saúde; Secretaria de Vigilância em Saúde; Sistema de Informações sobre Mortalidade (SIM). Disponível em: <www2.datasus.gov.br/DATASUS/index.php?area=0203&id=6926>. Acessado em: 12 abr. 2018.

talidade mais de dez vezes superior às duas outras causas examinadas. Entre os 30 e os 39 anos as mortes por CE apresentam uma taxa aproximadamente quatro vezes superior às demais. Cabe, então, uma breve avaliação da correlação entre as faixas etárias e as principais etiologias da causa externa responsável pelo óbito (Tabela 1.6).

Estes dados confirmam as observações anteriores chamando a atenção para as elevadas taxas de óbitos por AVAM também nas faixas de 0 a 14 anos e de 40 a 59 anos, as expressivas taxas de homicídio entre os 15 e os 39 anos e os altos índices de suicídio em várias categorias.

Segundo o Ministério da Saúde, em determinadas faixas etárias é possível concluir que os ferimentos por arma de fogo superam ou igualam em percentual o somatório de todas as demais mortes por CE[11].

Embora não caiba aqui uma avaliação pormenorizada dos principais fatores responsáveis por esta verdadeira epidemia e as formas de controlá-la, impõem-se algumas considerações atinentes a isso. Uma comparação a respeito das mortes no trânsito em diferentes países (Tabela 1.7) permite supor algumas das possíveis causas de sua incidência[13].

Os números sugerem que a reduzida renda *per capita* seja uma das causas das elevadas taxas de mortalidade por AVAM. Em apoio a essa hipótese, informações da OMS[14], analisando a porcentagem de mortes por CE, mostram que nos países ricos a taxa global de mortes por CE é mais baixa, bem como a taxa devida a causas intencionais.

Entretanto, uma publicação da OPAS[15], analisando todos os países das Américas, não permite estabelecer uma correlação precisa entre o coeficiente de mortalidade por 100.000 habitantes e o PIB, o gasto total em saúde e o número de médicos. Assim, os Estados Unidos da América (EUA), que têm o maior PIB, e a Guiana,

Tabela 1.6. Principais causas externas de mortalidade no ano de 2016 de acordo com a faixa etária (valores absolutos)

Idade	*AVAM*	*Homicídio*	*Suicídio*	*Quedas*
00-09	2.668	293	6	146
10-14	1.061	628	143	37
15-19	4.233	10.258	754	86
20-29	11.459	22.214	2.200	321
30-39	10.495	13.741	2.410	650
40-49	9.159	6.891	2.094	1.110
50-59	8.227	3.575	1.802	1.497
60-69	6.421	1.646	1.104	1.801
70-79	5.940	687	621	2.729
< 79	9.416	259	271	6.439
Total	69.482	61.143	11.433	14.832

Fonte: Ministério da Saúde; Secretaria de Vigilância em Saúde; Sistema de Informações sobre Mortalidade (SIM). Disponível em: <www2.datasus.gov.br/DATASUS/index.php?area=0203&id=6926>. Acessado em: 12 abr. 2018.

Tabela 1.7. Mortes no trânsito em países com diferentes características epidemiológicas

País	*Brasil*	*Portugal*	*Austrália*	*Suécia*	*Japão*
População (milhões)	191,8	10,6	20,7	9,1	127,9
Renda per capita (dólares)	5.910	18.950	35.960	46.060	37.670
Mortes por milhão de habitantes	183	80	77	52	52
Mortes por 100.000 habitantes	19	8	8	5	6,5

Fonte: World Health Organization (WHO). The World Health Report 2004 Changing history. Disponível em: <www.who.int/whr/2004/en/>. Acessado em: 19 abr. 2018.

que tem o mais baixo, possuem taxas semelhantes de mortalidade. Da mesma forma, os índices são semelhantes entre os EUA e o Peru apesar das claras diferenças nos investimentos em saúde. O mesmo diga-se em relação ao número de médicos, como demonstra a comparação entre Cuba, que possui o maior número de profissionais, e a Nicarágua. Também chama a atenção a posição da Colômbia, que tem a maior taxa de mortalidade e a da Jamaica, que tem a mais baixa. Tais achados levam a crer que variáveis como o perfil social e cultural da população podem ter um grande significado.

Em apoio a essa tese, há publicações do SIM[10], PRO-AIM (Programa de Aprimoramento das Informações de Mortalidade)[16] e IBGE[17], que demonstram uma evidente correlação entre a taxa de urbanização e o coeficiente de mortalidade por CE. Além disso, como evidencia uma pesquisa feita pelo IBD[9], nas regiões com maiores taxas de fecundidade, mortalidade infantil, analfabetismo e baixa renda, a mortalidade por CE é nitidamente mais elevada. Dados da OPAS[6] ilustram o impacto das características da população sobre a incidência de CE em diferentes países (Tabela 1.8).

O impacto econômico do trauma pode ser avaliado por duas vertentes. De um lado, existem os custos inerentes ao atendimento às vítimas e, por outro, os custos sociais. De fato, de acordo com o Instituto de Pesquisa Econômica Aplicada (IPEA)[18], os custos relativos aos acidentes de trânsito incluem não apenas o custo médico-hospitalar, seja em nível pré-hospitalar ou hospitalar, mas também outros custos como os decorrentes da perda de produção e dos danos à propriedade. Os custos médico-hospitalares, embora elevados, não chegam a 20% do total. Em 2003, o IPEA publicou os números que estão apresentados na Tabela 1.9.

Tabela 1.9. Impacto socioeconômico dos acidentes de trânsito em aglomerações urbanas brasileiras. Custo médio por paciente (em reais)

Severidade dos acidentes	*Pacientes não internados*	*Pacientes internados*
Acidentes leves	493,00	—
Acidentes moderados	814,00	14.938,00
Acidentes graves	2.849,00	92.314,00
Custo médio	645,00	47.588,00

Fonte: IPEA[18].

Ainda de acordo com o IPEA, em 2014 houve 170 mil acidentes em rodovias, que custaram cerca de 40 bilhões de reais.

Os custos sociais também podem ser divididos em duas categorias: os anos de vida perdidos e o impacto das sequelas. Como visto, ainda que possam atingir todas as faixas etárias, as CE predominam na população jovem e, por este motivo, é inevitável que ocorra uma perda significativa de anos potenciais de vida por parte das vítimas. Considerando que a maioria das mortes por CE ocorre entre os 20 e os 39 anos de idade e que a expectativa de vida ao nascer no Brasil é de mais de 70 anos, o impacto da perda de anos de vida por trauma é bastante significativo.

Em relação às sequelas, embora não existam dados conclusivos no Brasil, estima-se, com base em informações de outros países, que para cada vítima fatal outras três apresentem danos permanentes. Incluem-se, nessa categoria, pacientes com lesões cranioencefálicas e raquimedulares graves, com perda de visão, com amputações de membros, com lesões pelviperineais complexas e vítimas de queimaduras

Tabela 1.8. Mortes por causas externas em diferentes regiões (óbitos por 100.000 habitantes)

Mortalidade	*Global*	*Andes*	*Brasil*	*México*	*Cone Sul*	*EUA*
Causas externas	64,2	93,4	82,5	63,4	48,9	46,7
AVAM	16,7	20,8	20,0	16,2	11,2	15,2
Homicídios	17,8	45,4	31,0	10,9	7,4	5,9
Suicídios	7,5	5,2	4,8	4,2	8,8	10,7
Outras CE	—	5,5	13,7	2,0	7,6	1,2

Fonte: OPAS[6].

térmicas, elétricas ou químicas, entre outras. Evidentemente, não se pode estimar as consequências econômicas resultantes, mas é possível depreender que os custos sociais e pessoais são muito elevados.

Aspectos relativos à prevenção primária

No programa de prevenção do trauma do Colégio Americano de Cirurgiões[19] afirma-se, com justa razão, que "A prevenção é a vacina para a doença trauma". De um modo geral, a prevenção primária da mortalidade e da morbidade por AVAM, lesões de trabalho, quedas, afogamentos, queimaduras e outras CE não intencionais pode ser planejada e implementada de forma razoavelmente simples. Depende, essencialmente, da adoção de medidas como educação, elaboração e aplicação de uma legislação adequada, fiscalização e investimentos para criação de ambientes seguros e saudáveis, temas que serão abordados no Capítulo 7 deste livro.

Nessa categoria, é possível enfatizar a necessidade de promover campanhas de esclarecimento junto ao grande público, particularmente para alertar quanto aos riscos de determinados hábitos que, ainda que sejam claramente perigosos, acabam sendo banalizados e amplamente difundidos, cujo exemplo mais contundente é a propaganda de bebidas alcoólicas. De acordo com Gazal-Carvalho e cols.[20], do serviço de emergência do Hospital das Clínicas da Faculdade de Medicina da Universidade de São Paulo (FMUSP), 30 a 40% das vítimas de agressões, a maior parte jovens do sexo masculino, apresentam alcoolemia acima do limite legal estabelecido. Resultados semelhantes foram divulgados em estudos realizados por Dinh-Zarr e cols.[21] e por Mascarenhas e cols.[22].

O grande desafio da prevenção é representado pelos traumas intencionais, e, principalmente, pelos homicídios, cuja frequência está em franca ascensão e que decorrem de uma problemática social complexa. Quando são analisados dados disponíveis, observam-se fortes evidências correlacionando à mortalidade por CE em geral e a prevalência de homicídios em especial, com o coeficiente de crescimento da população e de fecundidade, e com o aumento dos índices de urbanização, de analfabetismo e de pobreza. Apenas para exemplificar isso, foram utilizadas fontes relativas a algumas regiões das Américas. Na região Andina e no Brasil, zonas nas quais as taxas percentuais de crescimento da população, de analfabetismo, de pobreza e de urbanização são elevadas, as CE como um todo, e em destaque os homicídios, estão acima dos níveis médios observados nas Américas. Análise semelhante, realizada nas diferentes regiões do Brasil, confirma o impacto dessas variáveis na prevalência de óbitos por CE.

Para exemplificar mais incisivamente a correlação entre violência intencional e condições precárias de subsistência, cabe mencionar um trabalho realizado por Donohue e Levitt[23]. Nele, os autores analisam o impacto da legalização do aborto sobre as taxas de criminalidade em alguns estados americanos e concluem que, passados 20 anos após a legalização do aborto, ocorreu uma redução da ordem de 15 a 25% das taxas de criminalidade, incluindo homicídios e crimes violentos, com uma estimativa de redução anual dos custos a ela inerentes da ordem de 30 bilhões de dólares.

Portanto, trata-se de assunto polêmico que, devido ao impacto crítico da epidemia de trauma que assola o planeta, merecia ser mais discutido, principalmente tendo em vista os comentários finais destes autores, onde assinalam que medidas alternativas, como controle de natalidade ou oferta de condições de vida mais adequadas, podem trazer resultados equivalentes.

Todas essas informações permitem vislumbrar caminhos a serem seguidos para a prevenção primária, mas deixam claro que são desafios que exigem participação maciça dos órgãos públicos e implicam investimentos vultosos com expectativa de resultados de longo prazo. Infelizmente, não há vacina antitrauma. Lesões por CE não são evitadas com biologia molecular nem corrigidas com engenharia genética. Tentar definir uma única estratégia para alcançar o objetivo de prevenir o trauma é uma tarefa obviamente equivocada. O que se pode propor é a adoção de campanhas para sensibilizar a sociedade e seus representantes, considerando que o problema continua banalizado.

Nesse sentido, várias iniciativas ocorreram no Brasil dos anos 1980 e 1990, entre elas a criação da Sociedade Brasileira de Atendimento Integrado ao Traumatizado

(SBAIT)[24], em 1982. Em fins da década de 1990, uma campanha de âmbito nacional, a "Semana do Trauma", foi realizada com apoio de diversas sociedades médicas, do corpo de bombeiros e do Ministério da Saúde. O projeto consistiu na promoção de simulações, cursos de suporte de vida, apresentações em escolas e sessões sobre álcool e violência, entre outras iniciativas. Talvez a medida de maior impacto tenha sido a iniciativa de cravar mais de cem mil cruzes na Esplanada dos Ministérios em Brasília, em homenagem às vítimas da violência. Em decorrência dessa campanha foram produzidos manuais voltados ao atendimento e triagem das vítimas de desastres.

Cabe mencionar iniciativas mais recentes destinadas à população leiga a fim de despertar a atenção para medidas simples, mas eficazes, como o programa "Criança Segura"[25], o projeto "Casa Segura"[26], o programa PARTY (*Prevent Alcohol and Risk-Related Trauma in Youth*), com origem no Canadá, e o programa Maio Amarelo, que visa alertar a sociedade para o alto índice de mortes e lesões no trânsito, estes dois últimos promovidos pela SBAIT.

Pois bem, apesar dos ingentes esforços, as repercussões foram limitadas. Fazendo um balanço entre resultados alcançados e dificuldades em angariar apoio para iniciativas desta natureza, percebe-se que pouco adianta um esforço ocasional para modificar aspectos culturais arraigados em uma população.

De qualquer forma, é possível afirmar que as armas mais eficientes para a prevenção primária do trauma são educação e justiça. Educação para as CE não intencionais e justiça para as intencionais.

Aspectos relativos à prevenção secundária

Considerando que a prevenção primária, por mais que nela se invista, não tem condições de ser totalmente resolutiva, torna-se necessário minimizar as consequências do trauma através de um atendimento rápido e eficiente. É o que se entende por "prevenção secundária". Cabe, preliminarmente, ressaltar alguns aspectos da história recente do atendimento ao traumatizado e lembrar as peculiaridades da doença trauma e de suas vítimas.

Como já foi citado, a história do trauma se confunde com a própria história do *Homo sapiens*, seja ele consequência de acontecimentos intencionais ou não, faz parte da história da humanidade e da seleção natural da espécie. Ainda que responsável por mortes, sequelas e sofrimentos, o trauma contribuiu para a lenta, mas inexorável, incorporação ao patrimônio genético da espécie humana de características favoráveis a sua própria defesa e sobrevivência. Não foi por acaso que, ao longo dos milênios, o ser humano adquiriu a capacidade de reagir de modo eficaz à agressão, através de uma série de mecanismos fisiológicos de adaptação, de âmbito hemodinâmico, endócrino e metabólico.

Tal capacidade foi reconhecida e descrita inicialmente por Walter Bradford Cannon, como *fight-or-flight reaction*, ou seja, reação de luta ou de fuga. Este conceito foi ampliado 10 anos mais tarde por Hans Hugo Bruno Selye (1907-1982), que elaborou a teoria da síndrome da adaptação. Porém, foi Francis Daniels Moore que, em 1959, através de seu monumental texto *Metabolic Care of the Surgical Patient*[27], contribuiu para ampliar estes conhecimentos e os incorporou definitivamente à prática da cirurgia, modificando substancialmente o atendimento ao doente cirúrgico em geral e ao traumatizado em especial.

De fato, até a década de 1960, o cirurgião era, em sua essência, um técnico possuidor de sólidos conhecimentos de anatomia e dotado de uma incomum habilidade manual. Era capaz de, em poucos minutos, extrair uma vesícula ou realizar uma gastrectomia. Naquela época, dedicavam-se longas horas a discutir qual a melhor técnica para tratar uma determinada afecção ou qual o melhor instrumento para executar um procedimento. No atendimento ao trauma, até pelas características da doença e do doente, a presença de um profissional habilitado que obedecesse a este perfil era considerada essencial, ainda que sua atuação se limitasse à correção das lesões, quando sua natureza o permitia.

Pois bem, graças à verdadeira revolução que ocorreu nos anos 1960 e 1970, devida em grande parte aos mestres acima assinalados, este cirurgião-anatomista-operador foi progressivamente sendo substituído pelo cirurgião-médico-intensivista. Este novo profissional, a par de dominar princípios fundamentais de técnica cirúrgica, passou a incorporar à assistência que prestava as bases fisiopatológicas das doenças cirúrgicas, de seu tratamento e de suas complicações, proporcionando ao doente um tratamento mais integral.

Foi essa a base sobre a qual foi construído e lançado nos EUA o *Advanced Trauma Life Support* (ATLS)[28], no fim da década de 1970, programa de ensino voltado para o atendimento inicial ao traumatizado, que foi iniciado no Brasil em 1989, na FMUSP, com participação dos autores deste capítulo como instrutores.

Aspectos relativos à assistência

Apesar da complexidade do desafio terapêutico, enquanto a prevenção primária enfrenta as dificuldades locorregionais acima mencionadas, a definição estratégica do tratamento inicial é mais simples, pois obedece a princípios comuns. O *Homo sapiens* é o mesmo em todo o planeta, possui a mesma anatomia e fisiologia e, como tal, beneficia-se dos mesmos cuidados. O problema está em conseguir definir com clareza e segurança quais os cuidados básicos fundamentais para um bom atendimento definitivo e em planejar sua execução em obediência a uma escala adequada de prioridades, levando em conta tanto os mecanismos de trauma como as características da vítima, assim como a disponibilidade de recursos. Na realidade, propor protocolos universais rígidos equivaleria a pretender tratar toda "infecção" com um único antibiótico ou todo "câncer" com um único quimioterápico. Por outro lado, torna-se inviável a possibilidade de realizar estudos prospectivos, randomizados e duplo-cegos, com intuito de uniformizar medidas terapêuticas seguras e padronizadas, até mesmo pelas possíveis implicações éticas.

Para ilustrar melhor o desafio, há diversas referências na literatura que demonstram uma correlação linear entre a taxa de mortalidade por trauma e a disponibilidade econômica do país. A título de exemplo, se forem analisadas as taxas de mortalidade de pacientes portadores de lesões graves, mas passíveis de tratamento, verificar-se-á que elas sobem de 6% nos EUA para 36% em Gana. Evidentemente, tais informações podem ter interpretações várias, mas não deixam de merecer atenção. No Brasil, dados oficiais do Ministério da Saúde[9] e da OPAS[6] mostram que, em 2004, o PIB *per capita* foi de R$ 9.729,00 e o gasto público anual com saúde *per capita* de R$ 359,00. Isso se torna preocupante à luz de alguns trabalhos publicados em outros países. Estudo feito na Nova Zelândia por Phillips e cols.[29] concluiu que o custo médio hospitalar para o atendimento ao trauma era da ordem de 3 mil dólares por paciente. Em 1995, o custo médio do atendimento de vítimas de ferimentos por arma de fogo em um hospital universitário norte-americano foi calculado em cerca de 14 mil dólares[30]. Em 1997, na Alemanha[31], o custo assistencial do atendimento a vítimas de trauma grave foi calculado em 3 mil dólares/dia.

Vista sob esta ótica, a definição do que fazer e do que não fazer no atendimento ao trauma torna-se ainda mais difícil, pois pretender tratar todo tipo de trauma em obediência a protocolos estabelecidos em centros de trauma de países altamente desenvolvidos é inviável. Considerações análogas podem ser feitas dentro de um mesmo país, principalmente quando ele tem uma grande extensão territorial. Na verdade, de nada adiantam algoritmos teóricos que não oferecem alternativas compatíveis com os recursos efetivamente existentes.

Conforme já mencionado, em decorrência da complexidade da doença trauma, até poucas décadas o fator central que definia as condutas e os resultados era o cirurgião responsável pelo atendimento. Em vários países, a partir dos anos 1960 e 1970, momento no qual o atendimento ao trauma sofreu uma verdadeira revolução em termos assistenciais, trabalhar com o trauma transformou-se em uma atividade valorizada e de alta procura pelas perspectivas que oferecia em termos de realização pessoal e profissional. Muitos cirurgiões que se dedicavam ao atendimento ao trauma foram mestres altamente qualificados e influenciaram gerações de jovens cirurgiões. Eles se dedicavam não somente ao atendimento estritamente operatório, mas também aos cuidados pós-operatórios. Esta geração ilustra as palavras de Benjamin Eiseman, pronunciadas no Congresso de 1993 do ACS: "Embora o cirurgião que se dedica ao atendimento do trauma enfrente desafios físicos, intelectuais e emocionais, ele se beneficia de uma recompensa de inestimável valor: salvar vidas e minimizar o impacto negativo das lesões".

Com o passar dos anos, o panorama se modificou progressivamente. Nos dias atuais, tudo indica que a disponibilidade de cirurgiões voltados prioritariamente ao atendimento do trauma está em pleno decréscimo. Os fatos que contribuíram para este novo panorama são amplamente conhecidos e, entre outros, destacam-se os seguintes: 1) a fragmentação progressiva da cirurgia geral e a participação crescente de especialistas em várias áreas da cirurgia; 2) o incremento do divórcio entre cirurgia do trauma e cirurgia geral; 3) o impacto negativo no padrão de vida dos cirurgiões que se dedicam ao trauma; 4) a baixa remuneração a que os cirurgiões do trauma fazem jus em oposição aos elevados riscos do atendimento aos traumatizados; 5) o aperfeiçoamento dos métodos diagnósticos de alta resolutividade, com destaque para a tomografia computadorizada; 6) o uso crescente de técnicas de radiologia intervencionista; 7) a adoção universal de tratamento não operatório; 8) as dificuldades para o treinamento de residentes; 9) a evolução rápida da medicina intensiva, aliada à crescente complexidade dos cuidados intensivos e 10) a mudança do perfil, tanto do trauma como das vítimas.

Em resumo, muita demanda com pouco retorno. Por essas razões, nos últimos 10 a 15 anos tem havido um número crescente de trabalhos publicados na literatura focalizando as dificuldades para a motivação do profissional para a especialidade e testemunhando a evasão do cirurgião do trauma para outras áreas. Em resumo, ainda que o atendimento ao trauma constitua motivo de grande satisfação de ordem pessoal, tudo faz prever que, em futuro próximo, a crise de disponibilidade de profissionais para atuar nessa atividade se agrave irremediavelmente.

Daí a necessidade de encontrar caminhos alternativos, pois tentar reviver o cirurgião do trauma do passado, voltado essencialmente para este tipo de atendimento e altamente qualificado em termos técnicos, é uma cruzada destinada ao insucesso. Por outro lado, transferir a responsabilidade do atendimento a médicos com formação exclusivamente clínica, em terapia intensiva ou numa área restrita da cirurgia não parece ser uma solução razoável. Talvez a alternativa mais adequada seja a proposta pela *American Association for the Surgery of Trauma* (AAST)[32], de acordo com a qual "... trauma e cirurgia geral devem juntos criar um especialista que tenha um amplo treinamento em cirurgia eletiva e de emergência, cirurgia de trauma e cuidados intensivos". Em outras palavras seria interessante criar um especialista que reunisse conhecimentos e qualificações, tanto na vertente técnica como na vertente fisiológica, para atender de forma mais integral pacientes portadores de doenças cirúrgicas eletivas e de emergência. Este tem sido o modelo que muitos países latino-americanos adotaram ao longo dos anos.*

É importante assinalar que esta alternativa abre a possibilidade de estabelecer uma progressão na carreira do cirurgião que assume a responsabilidade de atender as vítimas do trauma. Sua formação inicial seria a de um cirurgião geral devidamente qualificado para tratar de maneira integral tanto doentes portadores de doenças cirúrgicas de prevalência mais elevada, quanto casos de emergência traumática e não traumática. Com este preparo, em uma fase inicial de sua vida, ele poderia se dedicar ao atendimento preferencial às emergências e especificamente ao trauma, ainda que mantendo sua prática em cirurgia geral. Com o passar dos anos, a prática da cirurgia geral eletiva passaria a assumir um papel preponderante em sua atuação e o atendimento às emergências seria assumido por cirurgiões mais jovens.

Seja como for, a baixa disponibilidade de recursos humanos qualificados torna-se particularmente significativa, uma vez que a presença de um cirurgião experiente, que acompanhe o doente de forma integral e sequencial, é de fundamental importância. Aliás, esta é a forma inteligente de ter os melhores resultados com menores custos.

Não seria sensato desmerecer a importância de recursos avançados atualmente disponíveis, entretanto, para que a tecnologia surta efeito, continua sendo necessária a presença de um profissional qualificado para indicar seu uso e interpretar os resultados corretamente. O uso abusivo da tecnologia avançada pode levar a condutas desnecessárias ou, até mesmo, prejudiciais, além de aumentar catastroficamente os custos do atendimento sem contribuir para a melhora dos resultados. O que precisa ser enfatizado é que os ingredientes essenciais para a boa prática cirúrgica em qualquer setor continuam sendo um cérebro devidamente treinado

---

***Nota do Editor:** *O modelo proposto pela AAST recebeu o nome de Acute Care Surgery e permanece em constante evolução nos EUA. O assunto é mais profundamente abordado no Capítulo 9 deste livro.*

e motivado e um exame clínico competente, em mãos hábeis e qualificadas.

Analisando sob este ângulo, os autores creditam a mudança de paradigmas observada nos últimos anos, ao menos em parte, à supervalorização da tecnologia em detrimento da valorização dos profissionais. Talvez isso seja explicado pelo impressionante poder da indústria farmacêutica e de equipamentos e da tímida presença das sociedades médicas. A equação desta distorção pode ser simples e óbvia: a indústria movimenta o fator que move o mundo atual, os recursos econômicos. Quantias astronômicas são investidas visando ganhar mais e o poder financeiro é usado para influenciar o setor político, a administração pública, a mídia e, porque não, os próprios médicos. A avaliação clínica é substituída por sofisticados exames em vez de andar a seu lado e as iniciativas elementares de prevenção e tratamento são substituídas por medicamentos supostamente eficientes, mas seguramente caros.

A opinião pública, influenciada pela divulgação e valorização casuística do novo, passa a exigi-lo exercendo um poder imenso junto aos profissionais de saúde, que se veem forçados a aceitar estas condições de trabalho e adaptar-se a essa prática.

O processo de fragmentação acima mencionado tem aumentado em proporção geométrica, fazendo com que o atendimento prestado até poucos anos por um único médico, passasse a ser feito por uma miríade de profissionais que pouco conversam entre si, o que os leva a focar mais a doença e menos o doente. Desta forma, deixa-se de "fazer" diagnósticos e passa-se a "excluí-los", priorizando a tecnologia diagnóstica e as terapêuticas sofisticadas, trabalhando em equipe e exorbitando os custos da assistência, o que beneficia a indústria. Como consequência, há um aumento crescente da aplicação equivocada dos achados de imagem, os assim denominados BARF (*Brainless Application of Radiologic Findings*), gerando uma nova categoria de pacientes, os VOMIT (*Victims of Medical Image Technology*). Em síntese, quanto mais fragmentada for a assistência, mais fácil será inserir equipamentos sofisticados e promover o uso de medicamentos de última geração sem aprimorar o atendimento. Fecha-se, então, um círculo vicioso.

Aspectos relativos à formação profissional

Toda esta crise torna-se particularmente contundente diante da lembrança de que, infelizmente, apesar de existirem excelentes programas dirigidos a estudantes de medicina, como o *Trauma Evaluation And Management* (TEAM)[33], do Colégio Americano de Cirurgiões, muitas escolas médicas se omitem e limitam o ensino do trauma à transmissão de conceitos básicos insuficientes para conscientizar o acadêmico a respeito do significado do problema. Ademais, em muitos países, como no Brasil, nem todos os programas de residência conseguem propiciar um treinamento adequado nesta área.

Existem algumas medidas que podem minimizar este problema, ainda que temporariamente, de forma paliativa e parcial. É o caso de cursos compactos extracurriculares destinados a transmitir os fundamentos necessários para garantir um bom atendimento. O exemplo mais ilustrativo é o programa ATLS[28], embora haja outros, como o *Pre-Hospital Trauma Life Support* (PHTLS)[34] e *o Advanced Trauma Care for Nurses* (ATCN)[35], todos chancelados pelo Comitê de Trauma Brasileiro do Colégio Americano de Cirurgiões.

O programa ATLS causou um impacto gigantesco em todos os continentes, contribuindo substancialmente para o aprimoramento da assistência ao trauma. O seu sucesso é motivado por várias razões, entre elas a objetividade e a exequibilidade das medidas propostas, mesmo em ambientes providos de recursos básicos. Além disso, um importante resultado destes cursos foi o de conscientizar os profissionais a respeito do significado da doença trauma.

Verificam-se, contudo, três problemas que comprometem sua eficiência: o elevado custo, a tendência progressiva à sofisticação tecnológica, reduzindo seu alcance em regiões mais desprovidas de recursos, e o fato de se limitar ao atendimento inicial, deixando em segundo plano o tratamento definitivo. Por esta razão, a análise do impacto resultante de sua implantação, em termos de redução global de mortalidade e morbidade por trauma, fica dificultada[36].

Evidência interessante neste sentido é o trabalho publicado por Marson e Thomson[37] demonstrando que após a implantação do atendimento pré-hospitalar em uma cidade do sul do Brasil a taxa global de mortalidade devida a AVAM se manteve inalterada. O que se modificou foram o local e o momento dos óbitos, que passaram a ocorrer mais tardiamente, no Hospital. Tal mudança pode obedecer a várias justificativas, todavia, os dados apresentados sugerem a necessidade de investir num atendimento mais global ao traumatizado.

Por essas razões, têm surgido várias iniciativas para complementar os ensinamentos do ATLS através de programas de treinamento mais abrangentes, mantendo o caráter condensado e objetivo, mas levando em conta a disponibilidade real de recursos locais e a possibilidade de serem oferecidos a custos aceitáveis.

Ferramentas educacionais, como o programa de treinamento proposto pela *World Health Organization*, em colaboração com a *International Association for the Surgery of Trauma and Surgical Intensive Care* (IATSIC) e com a *International Society of Surgery* (ISS), denominado *Guidelines for Essential Trauma Care*[38], são abrangentes e propõem uma sistemática de atendimento completa e compacta, facilmente assimilável e exequível. Dentro desta mesma perspectiva educacional está o curso *Advanced Trauma Operative Management* (ATOM), desenvolvido no *Hartford Hospital and Connecticut University*, com a participação de membros do Comitê de Trauma do ACS, desenvolvido com o objetivo de ensinar a diagnosticar e tratar lesões penetrantes do tórax e abdome, coordenado pelo Dr. Lenworth M. Jacobs[39,40]. Entretanto, persistem os problemas relacionados ao número limitado de treinandos, à complexidade logística que demanda e ao custo financeiro envolvido.

Outra alternativa é a tecnologia aplicada ao ensino, com maior capacidade de universalizar o conhecimento de maneira eficiente e acessível. Programas de ensino como o "Homem Virtual", desenvolvido por professores da disciplina de Informática Médica da Faculdade de Medicina da Universidade de São Paulo[41], com imagens em 3D, ajudam a ilustrar melhor os procedimentos cirúrgicos e as manobras mais importantes na reanimação inicial e no tratamento definitivo das vítimas.

Qualquer um destes programas poderia ser aprimorado, ampliado, atualizado periodicamente e oferecido através de cursos condensados, com alguns dias de duração. Sua adoção não viria competir com os programas já existentes ou desmerecer as iniciativas de sociedades voltadas especificamente ao aprimoramento do atendimento ao trauma, de elaborar diretrizes específicas. Também não impediriam que pesquisadores, interessados em se aprofundar na compreensão da fisiopatologia do trauma e no desenvolvimento de novos métodos diagnósticos e terapêuticos, continuassem suas pesquisas e propusessem alternativas.

Desta forma, seria possível propiciar aos profissionais a perspectiva de adotar regras mais claras e atualizadas na prática de sua profissão. Conforme dito anteriormente, a medicina é uma ciência de verdades ou sugestões transitórias e um número significativo de publicações médicas apresenta e defende informações que, com o tempo, revelam-se incorretas. Um programa de atualização, repetido periodicamente, garantiria qualidade com custos aceitáveis.

Conclusão

Para encerrar, são apresentadas algumas considerações de Leppaniemi[42] que, ao analisar o futuro da assistência às emergências nos EUA, alerta para o fato de que a assistência pré-hospitalar é falha, os serviços de emergência estão sobrecarregados, a disponibilidade de médicos experientes é baixa e existem dificuldades para oferecer um cuidado integral aos pacientes após o atendimento inicial.

Evidentemente, o desafio é complexo. Imaginar que o problema possa ser erradicado em curto prazo é ilusório. No entanto, o combate à ignorância, à pobreza e à discriminação, o controle da natalidade, a abertura de oportunidades e outras medidas do gênero deveriam ser discutidas e, quem sabe, implementadas.

Outras iniciativas prometem ser mais viáveis em curto prazo. Entenda-as, o leitor, como uma contribuição dos autores à discussão:

1. Organizar programas de ensino voltados para alunos de cursos básicos de escolas públicas e privadas, com o intuito de sensibilizá-los e treiná-los em medidas de prevenção e de socorro básico, e elaborar e distribuir guias voltados ao grande público, com os mesmos objetivos.
2. Incitar a mídia a divulgar programas educacionais dirigidos à população lei-

ga, com o apoio de órgãos públicos e da iniciativa privada, para conscientizá-la a respeito do problema e das formas de minimizar seu impacto.

3. Estabelecer medidas que motivem as escolas médicas a oferecer noções básicas de atendimento ao traumatizado a seus alunos (através de programas como o TEAM) e uma formação básica para o atendimento integral ao traumatizado a seus residentes, em especial de cirurgia geral.
4. Incluir nos programas de residência em cirurgia geral estágios de treinamento no atendimento ao trauma e em terapia intensiva.
5. Facilitar a difusão de cursos já consagrados, como o ATLS, e promover a elaboração e a divulgação de programas como *o Guidelines for Essential Trauma Care* e o ATOM, particularmente entre profissionais que atuam em condições mais precárias.
6. Investir no desenvolvimento de instrumentos didáticos de baixo custo e alta eficácia, como o "Homem Virtual", e disseminar a adoção de programas de aprimoramento e reciclagem através do uso de Telemedicina e Telessaúde em geral, para facilitar a divulgação rápida dos conhecimentos para regiões mais remotas.
7. Promover a criação de Institutos do Trauma, à semelhança do que ocorre com as doenças cardiovasculares e com o câncer, a fim de manter canais de comunicação abertos com instituições de ensino superior, instituições assistenciais e instituições de apoio à pesquisa.
8. Incentivar a integração das principais sociedades médicas, nacionais e internacionais, para constituir uma frente única capaz de levar em conta as múltiplas variáveis do atendimento ao trauma em diferentes realidades, à procura de soluções práticas, com a finalidade de oferecer assessoria técnica aos serviços públicos tanto para a definição de metas consistentes com a realidade do país, como para o planejamento dos investimentos necessários, com o intuito de aumentar a eficácia e evitar desperdícios.

■ Referências bibliográficas

1. National Academy of Sciences (US) and National Research Council (US) Committee on Trauma; National Academy of Sciences (US) and National Research Council (US) Committee on Shock. Accidental death and disability: the neglected disease of modern society. Washington DC: The National Academies Press; 1966.
2. Gann DS. Problems in General Surgery – social and economic problems in trauma care. Philadelphia: Lippincott; 1990.
3. Birolini D. Trauma: Um problema médico e social. In: Utiyama EM, Otoch JP, Rasslan S, Birolini D. Propedêutica Cirúrgica. 2ª ed. Barueri: Manole; 2007. p. 202-15.
4. Birolini D. Trauma: a social and medical challenge. J Am Coll Surg. 2008;207(1):01-06.
5. World Health Organization (WHO). World Report on Violence and Health. Disponível em: <www.who.int>. Acessado em: 12 abr. 2018.
6. Pan American Health Organization (PAHO). Organização Pan-americana de Saúde (OPAS). Health situation in the Americas. Basic indicators. Disponível em: <www.paho.org>. Acessado em: 12 abr. 2018.
7. Buvinic M, Morrison A. Violence as an obstacle to development. Disponível em: <https://publications.iadb.org/en/publication/11628/violence-obstacle-development>. Acessado em: 15 abr. 2018.
8. RIPSA – Rede Interagencial de Informações para a Saúde. Indicadores e dados básicos para a Saúde no Brasil. Disponível em: <ripsa.org.br>. Acessado em: 12 abr. 2018.
9. Instituto Brasileiro de Desenvolvimento (IBD). Disponível em: <www.desenvolve.org.br/>. Acessado em: 15 abr. 2018.
10. Ministério da Saúde; Secretaria de Vigilância em Saúde; Sistema de Informações sobre Mortalidade (SIM). Disponível em: <www2.datasus.gov.br/DATASUS/index.php?area=0203&id=6926>. Acessado em: 12 abr. 2018.
11. Ministério da Saúde. Portal da Saúde. Disponível em: <http://www2.datasus.gov.br/DATASUS/index.php?area=0203>. Acessado em: 15 abr. 2018.
12. Corrêa JP. 20 anos de lições de trânsito: desafios e conquistas do trânsito brasileiro de 1987 a 2007. Curitiba: Infolio Editorial; 2009.
13. World Health Organization (WHO). Global status report on road safety 2015. Disponível em: <www.who.int/violence_injury_prevention/road_safety_status>. Acessado em: 18 abr. 2018.
14. World Health Organization (WHO). The World Health Report 2004 Changing history. Disponível em: <www.who.int/whr/2004/en/>. Acessado em: 19 abr. 2018.
15. Pan American Health Organization (PAHO). Health conditions in the Americas. Disponível em: <http://iris.paho.org/xmlui/handle/123456789/28371?show=full>. Acessado em: 12 abr. 2018.
16. Programa de Aprimoramento das Informações de Mortalidade (PRO-AIM); Secretaria Municipal de Saúde

de São Paulo. Disponível em: <www.prefeitura.sp.gov.br/cidade/secretarias/saude/epidemiologia_e_informacao/mortalidade/>. Acessado em: 19 abr. 2018.

17. Instituto Brasileiro de Geografia e Estatística (IBGE). Disponível em: <www.ibge.gov.br/estatisticas-novoportal/sociais/saude/9056-conta-satelite-de-saude.html?edicao=10623&t=o-que-e>. Acessado em: 19 abr. 2018.
18. Instituto de Pesquisa Econômica Aplicada (IPEA). Disponível em: <www.ipea.gov.br/>. Acessado em: 15 abr. 2018.
19. American College of Surgeons (ACS). Disponível em: <www.facs.org>. Acessado em: 22 abr. 2018.
20. Gazal-Carvalho C, Carlini-Cotrim B, Silva OA, Sauaia N. Prevalência de alcoolemia em vítimas de causas externas admitidas em centro urbano de atenção ao trauma. Rev Saúde Pública. 2002;36(1):47-54.
21. Dinh-Zarr TB, Goss C, Heitman E, Roberts I, DiGuiseppi C. Interventions for preventing injuries in problem drinkers. Cochrane Database Syst Rev. 2004;(3):CD001857.
22. Mascarenhas MDM, Malta DC, Silva MMA, Gazal Carvalho C, Monteiro RA, Morais Neto OL. Consumo de álcool entre vítimas de acidentes e violências atendidas em serviços de emergência no Brasil, 2006 e 2007. Ciência & Saúde Coletiva. 2009;14(5):1789-96.
23. Donohue III JJ, Levitt SD. The impact of legalized abortion on crime. Disponível em: <www.nber.org/papers/w8004.int/>. Acessado em: 18 abr. 2018.
24. Sociedade Brasileira de Atendimento Integrado ao Traumatizado (SBAIT). Disponível em:< www.sbait.org.br/>. Acessado em: 22 abr. 2018.
25. Criança Segura. Disponível em: <www.criancasegura.org.br>. Acessado em: 22 abr. 2018.
26. Casa Segura. Disponível em: <www.programacasasegura.org>. Acessado em: 19 abr. 2018.
27. Moore FD. Metabolic care of the surgical patient. Philadelphia: Saunders; 1959.
28. American College of Surgeons; Committee of Trauma. Advanced Trauma Life Support for Doctors (ATLS). Student Course Manual. 9ª ed. Chicago, IL: American College of Surgeons; 2012.
29. Phillips DE, Langley JD, Marshall SW. Injury: the medical and related costs in New Zealand 1990. N Z Med J. 1993;106(957):215-17.
30. Kizer KW, Vassar MJ, Harry RL, Layton KD. Hospitalization charges, costs, and income for firearm-related injuries at a university trauma center. JAMA. 1995;273(22):1768-73.
31. Obertacke U, Neudeck F, Wihs HJ, Schmit-Neuerburg KP. Cost analysis of primary care and intensive care treatment of multiple trauma patients. Unfallchirurg. 1997;100(1):44-49.
32. American Association for the Surgery of Trauma (AAST). Disponível em: <www.aast.org>. Acessado em: 15 abr. 2018.
33. American College of Surgeons (ACS). TEAM Trauma Evaluation and Management. Student Manual. Chicago, Ill: American College of Surgeons. Disponível em: <www.facs.org/quality-programs/trauma/atls/team>. Acessado em: 22 abr. 2018.
34. National Association of Emergency Medical Technicians (NAEMT), American College of Surgeons (ACS); Committee on Trauma. Prehospital Trauma Life Support (PHTLS). 8ª ed. Porto Alegre: Artmed; 2016.
35. Society of Trauma Nurses (STN). Advanced Trauma Care for Nurses (ATCN) Manual. Chicago, Ill: American College of Surgeons, 2016.
36. Jayaraman S, Sethi D. Advanced trauma life support training for hospital. Update of Cochrane Database Syst Rev. 2009;15;(2):CD004173.
37. Marson AC, Thomson JC. The influence of prehospital trauma care on motor vehicle crash mortality. J Trauma. 2001;50(5):917-20.
38. World Health Organization (WHO), Department of Violence and Injury Prevention; International Society of Surgery; Societe Internationale de Chirurgie. International Association for the Surgery of Trauma and Surgical Intensive Care. Guidelines for Essential Trauma Care. Geneva: World Health Organization; 2004.
39. American College of Surgeons (ACS), Committee of Trauma. Advanced Trauma Operative Management (ATOM). Bulletin of the American College of Surgeons. 2005;90(6):08-14.
40. Jacobs LM, Burns KJ, Kaban JM, Gross RI, Cortes V, Brautigam RT, et al. Development and evaluation of the Advanced Trauma Operative Management Course. J Trauma. 2003 Sep;55(3):471-79.
41. Wen CL, Bohm GM, Zagatto CG. Projeto Homem Virtual. Disponível em: <www.projetohomemvirtual.com.br>. Acessado em: 12 abr. 2018.
42. Leppaniemi AK. Update on global trends in trauma. Trauma. 2009;11(1):37-47.

2

Alterações Metabólicas após Trauma

O Estado da Arte

Angela Sauaia
Dario Birolini

Resumo

Este capítulo contempla uma revisão do tema focalizando, inicialmente, algumas etapas históricas de grande importância na identificação e na compreensão das diferentes fases das respostas neuroendócrinas e hormonais que decorrem do trauma e suas implicações nos aspectos clínicos, equilíbrio hidroeletrolítico e metabolismo orgânico dos pacientes. São analisadas, ainda, as principais respostas imunológicas às agressões e suas significativas implicações tanto para a defesa do organismo como para a possível ocorrência de infecções sistêmicas, sepse e insuficiências orgânicas. A seguir, são discutidas algumas perspectivas que visam ampliar a compreensão da resposta sistêmica ao trauma e possibilitar a adoção de medidas terapêuticas capazes de minimizar as consequências prejudiciais à saúde dos pacientes. Com este objetivo são abordados de forma incipiente o papel do *Genome Wide Association Study* (*GWAS*), estudo que tem por objetivo definir o perfil genômico dos pacientes, e o papel da metabolômica, que contribui para a compreensão da resposta individual dos pacientes aos traumas e outras agressões. Finalmente, são feitos alguns comentários a respeito do impacto da *Glue Grant*, iniciativa que permite a integração de numerosos centros de pesquisa experimental e clínica com o intuito de compartilhar experiências e acelerar o avanço científico.

- **Descritores:** Metabolismo, Ferimentos e Lesões, Complicações.
- **Nível de evidência científica predominante:** 2A.

Introdução

Trata-se de um tema extremamente complexo, a respeito do qual continuam existindo inúmeras questões não resolvidas. Tendo em vista o grande número de trabalhos publicados com relação a este assunto e considerando a diversidade dos temas abordados, julgamos recomendável iniciar com uma breve revisão histórica do tema através da análise de capítulos de livros publicados para, a seguir, tecer nossas considerações a respeito do presente e das perspectivas futuras. Deve ficar claro, no entanto, que o principal intuito dos autores, neste texto, é salientar as dificuldades inerentes à abordagem diagnóstica e terapêutica das alterações metabólicas pós-trauma e incentivá-los a basear suas decisões no estudo profundo das informações disponíveis.

Análise histórica

O trauma, *lato sensu*, faz parte da vida do homem desde os seus primórdios. À procura de condições essenciais para sua sobrevivência, o *Homo sapiens*, assim como as espécies que o precederam, foi obrigado a enfrentar ambientes hostis e condições climáticas adversas. Os indivíduos cujo genoma era capaz de favorecê-los nesta luta pela sobrevivência conseguiram multiplicar-se, o que fundamenta a teoria sobre a seleção natural e a origem das espécies de Charles Darwin (1809-1882). Há mais de dois séculos, muito antes da criação dos conceitos de meio interno e homeostase, John Hunter (1728-1793) foi o pioneiro em lançar a hipótese de que a resposta fisiológica local às lesões era importante para promover a cura.

O primeiro passo dado no sentido de compreender as bases bioquímicas e fisiológicas da vida foi dado por Claude Bernard (1813-1878), que lançou o conceito de meio interno e, em 1865, escreveu sua memorável obra "Introdução ao Estudo da Medicina Experimental". Implícito ao conceito de meio interno estava outro, que viria a ser desenhado com grande clareza décadas mais tarde: o de que o corpo humano é, na realidade, um conjunto multicelular hierarquizado que se encarrega de sua nutrição e sobrevivência através da captação, distribuição e fornecimento de substratos energéticos e oxigênio, do transporte e eliminação de escórias e de inúmeras outras funções de sustentação e de proteção. Walter Bradford Cannon (1871-1945) aprofundou os conceitos vigentes na época descrevendo o que denominou homeostase, ou seja, um conjunto de processos fisiológicos que se encarregariam de manter a estabilidade do meio interno através da participação harmônica dos mais diferentes órgãos do corpo humano. Evidentemente, a conscientização destes mecanismos intrínsecos de defesa foi despertando a atenção e o interesse de numerosos cientistas. Assim, David Cuthbertson (1900-1989) conduziu, na década de 1930, as primeiras investigações chamando a atenção para a resposta integral, holística, às agressões por parte de todo o organismo. Foi ele o primeiro a dividir a resposta metabólica às lesões em duas etapas: uma precoce (*ebb* ou *shock*) e outra mais tardia (*flow*). A ele se sucederam vários outros cientistas, entre os quais desejamos destacar Hans Selye (1907-1982), que lançou o conceito da "Síndrome Geral de Adaptação", publicado em 1946, e Henry Laborit (1914-1995), que descreveu a "Flutuação Pós-Traumática do Metabolismo" nos anos 1950.

Em realidade, a metabologia moderna e a real compreensão da resposta à agressão e das possíveis aplicações práticas nos cuidados aos doentes cirúrgicos encontram um marco histórico nos trabalhos de Francis Daniels Moore (1913-2001), nos anos 1950 e 1960. Este autor, lançando mão de tecnologia avançada para o estudo dos compartimentos orgânicos, através do uso de radioisótopos e por meio de sofisticado balanço metabólico, conseguiu definir a composição corpórea normal e as modificações ocasionadas pelos vários agentes que participam da doença e da agressão cirúrgica. Identificou, ainda, os principais mediadores capazes de desencadear a resposta metabólica ao trauma e descreveu sua evolução temporal começando pela fase aguda da agressão, continuando por um ponto de viragem metabólica, prosseguindo com a recuperação da força muscular e completando-se com a reposição da gordura perdida. Em seu memorável livro intitulado *Metabolic Care of the Surgical Patient*[1], publicado em 1959, ele analisou as respostas adrenocorticais após o trauma, o impacto do hormônio antidiurético (ADH), as modificações da função da tireoide e das gônadas. Discutiu as repercussões metabólicas no balanço nitrogenado, nas alterações dos eletrólitos, na participação dos carboidratos e das gorduras e no papel do fígado e do intestino. Além disso, descreveu as fases metabólicas no pós-operatório incluindo:

1. Fase catabólica (3 a 5 dias):
   - ativação neuroendócrina;
   - balanços calórico e nitrogenado negativos;
   - balanço negativo de potássio;
   - balanço positivo de cloro e água.
2. Fase de equilíbrio (1 a 2 dias):
   - diminuição da atuação de catecolaminas e corticosteroides;
   - estabilização do balanço nitrogenado;
   - início da eliminação do edema traumático;
   - retorno do apetite.
3. Fase de anabolismo proteico (dias a semanas):
   - predomínio de hormônios anabolizantes;
   - balanço positivo de potássio e nitrogênio;

- aumento da resistência da cicatriz operatória;
- retorno às atividades;
- restauração da gordura (semanas e meses);
- volta ao peso corporal habitual;
- normalização da vida sexual e da libido;
- remodelação tardia da cicatriz cirúrgica.

Ressaltou, também, as possíveis ameaças à vida que podem ocorrer na fase inicial após agressões, alertando para a necessidade de assegurar a permeabilidade das vias aéreas, controlar a hemorragia maciça, avaliar as possíveis lesões neurológicas, proceder um exame clínico integral e adotar as medidas diagnósticas e terapêuticas necessárias.

Lançou, por assim dizer, os princípios do *Advanced Trauma Life Support* (ATLS), programa iniciado pelo Colégio Americano de Cirurgiões no final da década de 1970. Lembrou que exames complementares (radiografias, exames de sangue, exames de urina) poderiam ser realizados após a estabilização e que o uso de medicamentos deveria ser feito com ponderação. Comentou a indicação precoce de antibióticos e da profilaxia antitetânica e discutiu a estratégia a ser adotada para a indicação e a realização do tratamento cirúrgico. Terminou comentando os cuidados pós-operatórios, a importância de avaliar eventuais problemas nutricionais e o possível, ainda que questionável, uso de hormônios.

Outro cientista que não pode deixar de ser citado é John Hardesty Bland (1917-2007) que publicou, em 1963, o livro *Clinical Metabolism of Body Water and Electrolytes*, no qual consta um capítulo escrito por Kinney e Moore[2]. Neste trabalho, os autores salientam que a resposta do corpo humano às lesões é um tema fascinante no qual os conhecimentos são relativamente avançados em algumas áreas, mas totalmente rudimentares em outras, e alertam para o fato de que é fundamental lembrar que para cada paciente as informações referentes à sua história clínica, ao exame físico e alguns exames laboratoriais básicos podem ter um papel fundamental para definir a conduta específica a ser adotada.

Dão ênfase, ainda, para o fato de que o uso indiscriminado de exames laboratoriais costuma ser desnecessário, aumenta os custos e não substitui a avaliação clínica, e que o tratamento ao doente pode ser oferecido na maioria dos casos sem o apoio laboratorial. Assinalam, finalmente, que não existem dois seres humanos idênticos e que, portanto, a adoção de protótipos deve ser feita com cuidado. De acordo com os autores, a resposta metabólica ao trauma depende da natureza do trauma, de sua gravidade e do estado de saúde do paciente e se processa em três etapas: catabolismo, anabolismo precoce e anabolismo tardio. Enfatizam o papel importante dos hormônios liberados pelo organismo na fase de catabolismo (catecolaminas, corticoides e aldosterona), que desencadeiam alterações hidroeletrolíticas e metabólicas importantes. Chamam a atenção para a ocorrência de perda de nitrogênio e potássio e retenção de sódio na fase aguda e analisam a evolução das alterações ao longo dos dias após o trauma. Inferem que a etapa de anabolismo precoce começa 7 a 10 dias após o trauma, com o retorno à normalidade por parte da função adrenocortical. Terminam admitindo que a fase de anabolismo tardio não é ainda entendida do ponto de vista endocrinológico, mas é caracterizada por uma restauração tanto de proteínas (mais precoce) como de lipídeos (mais tardia).

Nos traumas moderados ocorreria uma perda mais acentuada de componentes celulares (proteínas, eletrólitos intracelulares, glicogênio) e uma expansão dos componentes extracelulares (água e sódio). Em vítimas de trauma grave a descarga adrenocortical aumentaria, haveria uma demanda maior de energia e ocorreria uma excreção aumentada de nitrogênio e um agravamento nas alterações de excreção de água e eletrólitos; em caso de sepse, a resposta se agravaria. Ainda de acordo com os autores, a sobrevida dos pacientes dependerá da manutenção funcional de alguns órgãos-chaves como o coração, o cérebro, os rins e os pulmões, órgãos que teriam sido dotados, pela evolução natural, de uma reserva funcional significativa.

Ainda em 1963, Moore e cols. publicaram o livro *The Body Cell Mass and Its Suporting Environment*[3], no qual discutiram o grave impacto da combinação de catabolismo pós-traumático com inanição séptica que ocorre com frequência em traumas abertos e em casos graves de abdome agudo. É interessante notar que os únicos exames laboratoriais recomendados costumavam ser os seguintes: hemograma completo, ureia, glicemia, sódio, potássio e cloro. Apenas ocasionalmente outros eram solicitados.

Cabe, aqui, mencionar também o livro de George Thomas Shires (1925-2007), *Care of the Trauma Patient*, publicado em 1966, no qual Perry[4] escreve um capítulo dedicado à resposta metabólica ao trauma. O autor inicia chamando a atenção para o fato de que a resposta metabólica varia de acordo com a gravidade e a natureza do trauma e com o perfil do paciente. A seguir analisa a participação das glândulas endócrinas e sua importância na resposta metabólica. De acordo com o autor, a resposta clínica inicial é devida a uma descarga simpático-adrenérgica e manifesta-se clinicamente por taquicardia, vasoconstrição e transpiração intensa. A liberação de epinefrina e norepinefrina resulta em hiperglicemia, por mobilizar o glicogênio hepático. Existe um aumento dos ácidos graxos não esterificados. Com o passar dos dias, as alterações metabólicas e endócrinas se acentuam e ocorre um aumento nas necessidades calóricas e no catabolismo proteico. Com a interrupção da alimentação as demandas energéticas são supridas pela utilização das proteínas e gorduras corpóreas. Desde que não ocorram complicações essas alterações se normalizam progressivamente ao longo do tempo.

Em 1978, Hugh Edward Stephenson Jr. (1922-2012) foi o editor do livro *Immediate Care of the Acute Ill and Injured.* No capítulo terceiro, Keitzer e Nichols[5] discutem a resposta metabólica ao trauma e afirmam que a reação do organismo é caracterizada por vasoconstrição mediada pelo sistema simpático que ajuda na hemostasia e na manutenção da função cardíaca e redistribui o débito cardíaco para órgãos-chaves, como o próprio coração e o cérebro; por outro lado, pode contribuir para o desenvolvimento de choque irreversível e insuficiência renal aguda. Por estas razões, afirmam ser importante lembrar que pode ocorrer uma alteração radical na evolução, de uma resposta vital para uma resposta letal. Cabe aqui enfatizar que foram necessários vários anos para reconhecer o efeito letal da norepinefrina como agente terapêutico no choque.

Após analisar a resposta fisiológica ao trauma (manutenção do volume sanguíneo, modificações nas proteínas, carboidratos e gordura), os autores discutem os fatores responsáveis pelo desencadeamento da resposta metabólica no trauma. Identificam dois grupos: os fatores endógenos e os exógenos. Entre os endógenos, realçam a importância da redução do volume sanguíneo tanto por hemorragias como por sequestro. Entre os exógenos, ressaltam a presença de dor e de agentes farmacológicos e salientam o impacto crucial da infecção e da sepse. As drogas podem ser fatores importantes tanto para a indução da resposta metabólica como para sua duração. Entre as drogas, lembram a importância do ciclopropano, anestésico inalatório, da reserpina, alcaloide que reduz as reservas de catecolaminas e serotonina, da clorpromazina, psicotrópico, além de diuréticos e de drogas que atuam no sistema nervoso central e que podem modificar a resposta fisiológica da neuro-hipófise.

Em 1983, Stanley John Dudrik, considerado o *Pai da Nutrição Parenteral*, então Coordenador do Subcomitê de Cuidados Pré e Pós-operatórios do Colégio Americano de Cirurgiões, promoveu a publicação da terceira edição do *Manual of Preoperative and Postoperative Care.* Constam deste manual dois capítulos, um escrito por Kinney e Gump sob o título *Injuries, Metabolic Response*[6] e outro, *Enteral Nutrition,* escrito por Randall[7]. Após uma breve revisão histórica, os autores analisam a resposta neuroendócrina ao trauma. Rememoram que a história do metabolismo cirúrgico sofreu uma transição de um enfoque voltado ao metabolismo hidroeletrolítico para um alerta à importância do metabolismo orgânico e do papel da nutrição.

De acordo com os autores, em síntese, as catecolaminas dominam as etapas iniciais. A seguir, outros hormônios passam a participar do processo. As catecolaminas estimulam a produção de hormônio adrenocorticotrófico (ACTH), aumentando assim a produção de cortisona a partir das suprarrenais. As catecolaminas inibem a produção de insulina e resultam em aumento da liberação de glucagon. Em decorrência, ocorre uma rápida gliconeogênese hepática a partir dos aminoácidos. De alguma forma, os músculos servem como fornecedores de aminoácidos para a produção de glicose, para a resolução das feridas e para a produção hepática de fatores de coagulação e de proteínas para combater a infecção. Obviamente, a depleção de proteínas é prejudicial ao organismo, razão pela qual a oferta nutricional é importante. Por estas razões, advertem para o fato de que o papel fundamental do cirurgião é o de tomar todas as iniciativas necessárias (drenar abscessos, imobilizar fraturas, cuidar das feridas) para interromper os estímulos neuroendócrinos associados ao trauma e à infecção. Em síntese, propõem que o trauma e a sepse induzem as seguintes alterações:

1. aumento significativo das necessidades energéticas;
2. elevação da glicemia e elevação simultânea da insulina, o que aumenta a utilização da glicose (ao menos no início do processo);
3. aumento da gliconeogênese a partir das proteínas e perda acelerada de massa celular corpórea;
4. redução da síntese proteica, particularmente na sepse, com redução da competência imune.

Em 1988, Mattox, Moore e Feliciano publicam o livro *Trauma*. No texto, há um capítulo escrito por Cerra[8] que aborda o suporte metabólico e nutricional do traumatizado. O autor destaca o fato de que as diferenças entre o suporte nutricional a ser oferecido a um paciente desnutrido e o suporte indicado para uma vítima de trauma se devem à resposta metabólica que ocorre nesta última. O sistema neuroendócrino modula todo o conjunto responsável pelo fluxo e consumo de substratos metabólicos como a glicose, a gordura e os aminoácidos, e tal consumo obedece a um perfil peculiar em situações como o trauma, a sepse precoce e a sepse tardia. No trauma, ocorre aumento da proteólise, da oxidação de aminoácidos, da ureogênese e da gliconeogênese e o suporte metabólico deve focalizar, entre outros itens, a prevenção das insuficiências orgânicas, o que exige o uso de medidas específicas de suporte.

De acordo com os autores, a resposta metabólica ao trauma é um processo dinâmico que depende tanto da gravidade do trauma como da ocorrência de complicações e é mediada por um sistema integrado por três componentes: o sistema nervoso central, o sistema endócrino e a mediação intercelular. A participação destes componentes pode ser avaliada por meio de medidas laboratoriais (glicemia, lactato plasmático, relação glucagon/insulina) e pela avaliação do consumo de oxigênio e da excreção urinária de nitrogênio. Por essas avaliações, pode ser estabelecido um suporte metabólico correto, focalizando o total de calorias, de calorias não proteicas e a quantidade de aminoácidos a serem oferecidos. Evidentemente, a determinação final, tanto quantitativa como qualitativa, depende de uma série de fatores como o perfil e a gravidade do trauma, a ocorrência de complicações, o perfil nutricional do paciente e o intervalo de tempo, entre outras coisas. A partir da avaliação global destes componentes poderão ser estabelecidas as necessidades de glicose, gordura, proteína, eletrólitos e vitaminas. Outro fator a ser considerado é a via de acesso para a administração do suporte nutricional (enteral ou parenteral), e a decisão final dependerá tanto das características do paciente como da experiência e preferência do profissional.

Em 1996, Kimball Maull, Aurelio Rodriguez e Charles Wiles publicaram o livro *Complications in Trauma and Critical Care*, no qual Daly, Fleiszer e Rosenberg[9] discutem a resposta metabólica ao trauma. Assinalam que, após um evento traumático, impulsos neurais através de caminhos espinotalâmicos ativam o tronco cerebral e os centros talâmicos e corticais que, por sua vez, estimulam o hipotálamo. Em decorrência, ocorre uma descarga combinada endócrina e neural. Há uma liberação de noradrenalina das terminações dos nervos simpáticos, de adrenalina da medula da adrenal, de aldosterona da cortical da adrenal, de ADH da pituitária posterior, de insulina e glucagon do pâncreas, de ACTH, de TSH (hormônio tireoestimulante) e hormônios do crescimento da pituitária anterior. Como consequência, ocorre aumento dos níveis de cortisona, hormônio tireoidiano e somatomedina e, em consequência, são observadas as seguintes alterações no doente traumatizado:

- lipólise periférica pela ativação sinérgica da lipoproteína lipase por glucagon, adrenalina, cortisona e hormônio da tireoide;
- aumento da utilização de lipídios para poupar glicose;
- aceleração do catabolismo pelo aumento da proteólise muscular estimulado pela cortisona;
- aumento da produção de glicose pelo fígado e redução do consumo de glicose pela resistência à insulina, desencadeada pela adrenalina e pelo hormônio de crescimento, o que acarreta intolerância à glicose no traumatizado grave;

- retenção de sódio e água pelos rins em decorrência dos efeitos do ADH e da aldosterona.

Tudo indicando que as necessidades energéticas aumentam após o trauma, assim como o consumo de oxigênio, reafirmando os conceitos de Cuthbertson, de que as alterações metabólicas que ocorrem após o trauma são divididas em duas etapas: *ebb* e *flow*. A fase *ebb*, que ocorre nas horas iniciais, é caracterizada por redução do gasto energético, hiperglicemia e restauração do volume sanguíneo. Já a fase *flow*, que ocorre após a restauração da perfusão tecidual, é caracterizada pelo hipermetabolismo, pelo balanço negativo de nitrogênio e pela hiperglicemia, e pode durar dias ou semanas. A fase inicial da fase *flow* é catabólica e a tardia, anabólica. A fase catabólica persiste mesmo se houver controle da dor, da hipovolemia, da infecção e da carência de oxigênio. A fase tardia ou anabólica, mais demorada que a fase catabólica, está associada à restauração das proteínas e, a seguir, dos lipídeos.

Em 2006, no "Manual do Trauma", publicado por Moore, Mattox e Feliciano[10], onde é discutida a resposta imune ao trauma, os autores afirmam que a complexa interação entre inflamação e infecção (que leva a Insuficiência de Múltiplos Órgãos e Sistemas – IMOS) continua a ser o principal problema após o trauma. As causas são a necrose tecidual extensa, o choque hemorrágico prolongado e as alterações das citoquinas, prostaglandinas e fatores de coagulação. As lesões graves resultam em disfunção dos mecanismos de defesa como consequência da resposta inflamatória excessiva e falência da resposta imune celular. Em realidade, ocorre uma complexa série de eventos que ainda não são completamente compreendidos. Por um lado, existe um aumento de interleucina 6 (IL-6) e outras citoquinas pró-inflamatórias, por outro aparecem fatores imunossupressores circulantes (incluindo células T supressoras). O resultado é que o sistema imune pode se tornar autodestrutivo.

São citados estudos que sugerem que a função imune após trauma grave seja influenciada negativamente por esteroides sexuais masculinos, enquanto os esteroides sexuais femininos parecem ter influência benéfica. A ativação dos neutrófilos é desencadeada pela exposição a antígenos ou a citoquinas pró-inflamatórias e a outros fatores, e tem um papel importante. Existe um amplo espectro de desordens imunológicas desencadeadas por choque, trauma, queimaduras e mesmo por procedimentos cirúrgicos extensos, induzidas por ativação de macrófagos, inibição da medula óssea e mudanças no sistema imune específico e inespecífico. Em decorrência tem sido proposto o uso de imunoterapia após traumas graves. No entanto, os resultados são questionáveis, pois existem várias dificuldades para entender a resposta imune e os pacientes diferem em sua resposta imune individual. Um dos aspectos interessantes e que tem merecido frequentes abordagens na literatura tem sido o papel do suporte nutricional no trauma.

Em 1997, Wiles e Escallon[11] analisaram o tema e concluíram que o suporte metabólico por meio de nutrientes específicos tem um papel importante no cuidado com as vítimas de trauma e é interessante que seja programado de forma individualizada, de acordo com a resposta inflamatória e suas implicações metabólicas. Mais recentemente, em 2009, Moore e Moore[12] reforçaram a importância do suporte nutricional na prevenção das insuficiências orgânicas e propuseram a utilização de nutrição enteral precoce, considerando que o intestino desempenha um papel imunológico importante. A nutrição enteral precoce poderia contribuir para favorecer a imunomodulação e para reduzir os impactos da resposta inflamatória sistêmica.

Na literatura nacional cabe aqui mencionar alguns livros que possuem capítulos voltados para as alterações metabólicas em trauma. Em ordem cronológica, as principais publicações são as seguintes:

- "Manual de Pré e Pós-Operatório", de Joel Faintuch, Marcel Cerqueira Machado e Arrigo Antônio Raia, publicado em 1978, no qual Joel Faintuch[13] escreve um capítulo sobre alterações metabólicas no pós-operatório.
- "Cirurgia do Trauma", de Dario Birolini e Mario Ramos de Oliveira, publicado em 1985, no qual há um capítulo sobre endocrinologia do trauma de autoria de Frederico Aun e Dario Birolini[14].
- "Controle Clínico do Paciente Cirúrgico", de Hélio Barbosa, publicado em 1992, no qual Ruy Geraldo Bevilacqua analisa as repercussões sistêmicas do trauma cirúrgico[15].

- "Metabolismo na Prática Cirúrgica", de Ernesto Lima Gonçalvez e Dan Linetzky Waitzberg, publicado em 1993, com a participação de Mariza D´Agostino Dias como autora de um capítulo sobre alterações metabólicas no choque[16].
- "Trauma, A Doença dos Séculos", de Evandro Freire, publicado em 2001, no qual existem três capítulos voltados para a resposta endócrina e metabólica ao trauma. Raul Coimbra, Ricardo Portieri e Samir Rasslan[17] são autores de um deles cujo título é "Resposta endócrino-metabólica ao trauma"; Dario Birolini[18] aborda o tema "Repercussões imunológicas do trauma"; Álvaro Antonio Bandeira Ferraz e Edmundo Machado Ferraz[19] abordam o tema "Biologia Molecular no Trauma".
- "Cirurgia do Trauma", publicado em 2003 por Hamilton Petry de Souza, Ricardo Breigeron e Gémerson Gabiatti, no qual há um capítulo escrito pelos próprios autores, que analisa a nutrição no trauma[20].
- "Controvérsias e Iatrogenias na Cirurgia do Trauma"[21], publicado em 2007, por Mario Mantovani, no qual há um capítulo que aborda as controvérsias na nutrição.
- "Cirurgia de Emergência", de autoria de Edivaldo Massazo Utiyama, Eliana Steinman e Dario Birolini, publicado em 2012, no qual há capítulo de autoria de Dario Birolini[22] voltado para a "Resposta Sistêmica ao Trauma".
- "Doença Trauma", de autoria de Hamilton Petry de Souza, Ricardo Breigeiron, Daniel W. Vilhordo e Raul Coimbra, publicado em 2015, no qual há um capítulo voltado para a resposta neuroendócrina ao choque, de autoria de Marcus Vinicius Andrade, Daniel Nogueira Vilela, Sandro Baleotti Rizoli e João Baptista de Rezende Neto[23].

Pelo fato de serem publicações de acesso mais fácil e por apresentarem, em sua maioria, conteúdo baseado essencialmente em revisões de literatura, não serão analisadas neste texto.

Em síntese, o trauma e suas consequências, entre as quais se destacam a hipovolemia e a contaminação maciça, desencadeiam uma sucessão de efeitos sistêmicos importantes que levam a uma resposta neuroendócrina e hormonal acentuada que, associada às lesões teciduais e celulares, determina a liberação de citoquinas, de proteínas de fase aguda e fatores do complemento, além de mediadores hormonais e metabólitos do ácido araquidônico, e desencadeia a resposta metabólica. Esta, por sua vez, induz um estado de deficiência imune e resulta em uma grave resposta inflamatória sistêmica que leva a insuficiências orgânicas e sepse[24].

A sepse, além de determinar altas taxas de mortalidade, resulta em custos assistenciais extremamente elevados[25]. De acordo com Remick[26], a literatura ilustra a inexistência de uma cadeia única de mediadores e patógenos que permita definir a fisiopatologia da sepse. Vários autores, entre os quais Gentile e cols.[27] afirmam que as causas e os mecanismos que determinam uma disfunção imunológica persistente após o trauma permanecem sem explicação e que muitos dos cuidados terapêuticos adotados contribuem apenas para facilitar a instalação de insuficiências orgânicas e da *Persistent Inflammatory, Immunosuppressed, Catabolic Syndrome* – PICS (Síndrome de Inflamação, Imunossupressão e Catabolismo Persistente)[28].

Seja como for, conforme afirmam Sauaia, Moore e Moore (2017)[29], embora as falências orgânicas fruto de desequilíbrios imunológicos tenham diminuído nos últimos anos, graças à adoção de uma série de medidas incluindo a reanimação hemostática com o uso equilibrado e judicioso de transfusões, a ventilação com baixo volume, a nutrição adequada e precoce, o controle da glicemia, o diagnóstico e o tratamento de insuficiência adrenal, os procedimentos conhecidos como *damage control* e *staged procedures*, entre outros avanços no tratamento do trauma severo, elas continuam representando um grande desafio. São responsáveis por elevadas taxas de mortalidade e implicam gastos econômicos elevados. É importante assinalar que ao longo dos anos a atenção dos pesquisadores, que era voltada inicialmente, nas décadas de 1950 e 1960, para os distúrbios hidroeletrolíticos, migrou progressivamente para as repercussões do trauma no metabolismo orgânico e para a necessidade de um suporte nutricional adequado. Nos últimos 20 anos a resposta imune à agressão concentrou cada vez mais a atenção dos pesquisadores, assim como o papel das infecções e da resposta inflamatória sistêmica.

Os dados de literatura permitem concluir que, apesar do inquestionável progresso na compreensão da resposta metabólica ao trauma e intervenções cirúrgicas, continuam existindo dúvidas, particularmente quanto a sua origem e quanto às medidas terapêuticas capazes de modificá-las e de diminuir as taxas de morbidade e mortalidade. Em outras palavras, entendem-se cada vez mais as consequências da agressão, mas não estão claras suas origens em nível celular. Uma conclusão que é mencionada em diferentes textos, entretanto, é que as respostas metabólica e imunológica ao trauma, ainda que possam processar-se de acordo com uma sequência padronizada, em muitos aspectos são individualizadas e obedecem ao perfil próprio do paciente.

Perspectivas

■ *Genome-Wide Association Study* – GWAS

Nas últimas duas décadas começaram a surgir novas perspectivas com o objetivo de passar a compreender, de forma mais profunda, as alterações celulares responsáveis pelos distúrbios metabólicos inerentes aos traumas. Numerosas tecnologias, e particularmente o estudo da sequência genômica, tiveram uma repercussão extremamente significativa para explorar como o genoma e o proteoma do corpo humano reagem a agressões graves e potencialmente letais. A compreensão dessas repercussões poderia levar à descoberta de medidas farmacológicas e outras capazes de aprimorar a resposta do organismo aos traumas e suas consequências, como as infecções graves.

Em 1990, surgiu, nos Estados Unidos, o Projeto GWAS, que tinha a finalidade de identificar cada um dos 100 mil genes através de um processo chamado mapeamento genético humano e avaliar as características genéticas de diferentes indivíduos para detectar se uma determinada variante genômica está associada a alguma tendência específica. Embora um consenso de geneticistas da época concluísse que o projeto era inviável em curto prazo, em pouco mais de uma década se conseguiu definir o primeiro esboço da sequência do genoma humano. Em poucos anos, um dos mais importantes achados do projeto foi a determinação da diversidade de DNA existente entre diferentes indivíduos. Cada pessoa que já existiu no planeta, com exceção de gêmeos idênticos, possui um genoma único e, mesmo que dois genomas sejam 99,9% idênticos, isso ainda deixa milhões de diferenças entre os 3,2 bilhões de pares de bases de nucleotídeos que compõem o genoma. O GWAS passou a ser um instrumento poderoso para a investigação da arquitetura genética das doenças humanas, explorando as possíveis relações entre variações no genoma e predisposição para determinadas doenças.

De acordo com Xiao e cols.[30], a sobrevivência humana a uma lesão traumática exige uma resposta inflamatória e uma resposta imune adequadas. Os autores estudaram situações de agressões graves (traumas, queimaduras e infecções) e demonstraram que elas podem desencadear uma verdadeira tempestade genômica que afeta significativamente as funções celulares, assim como a sequência do processo de resposta à agressão. Além disso, estes autores contrariam o paradigma que atribuía as complicações de traumatismos graves a uma resposta pró-inflamatória sistêmica excessiva (Síndrome da Resposta Inflamatória Sistêmica – SRIS ou SIRS) seguida por uma resposta compensatória anti-inflamatória (Síndrome da Resposta Anti-Inflamatória Compensatória – CARS) e pela supressão da resposta imunitária. Neste novo modelo os autores propõem que haveria uma ativação rápida e simultânea de genes inatos pró e anti-inflamatórios e uma supressão de genes responsáveis pela imunidade, onde o desequilíbrio resultaria em um estado prolongado de desregulação imunoinflamatória. O modelo de respostas sucessivas (primeiro SIRS e depois CARS) foi então substituído pela hipótese atual em que as duas respostas, SIRS e CARS (agora renomeada SARS: *Systemic Anti-inflammatory Response Syndrome*) ocorrem simultaneamente. Essas reações antagônicas são ambas necessárias. A SIRS se encarrega da defesa contra patógenos que invadem o organismo devido à ruptura de barreiras naturais (em especial a mucosa intestinal), assim como de componentes tóxicos intracelulares liberados pela destruição de tecidos e rompimento de membranas celulares. A SARS é necessária para promover a cicatrização dos ferimentos. Agressões subsequentes podem afetar o precário equilíbrio entre SIRS e SARS, assim como a intensidade de cada uma delas, resultando em disfunções orgânicas.

Para complicar mais um pouco, deve ser lembrado, também, que a resposta do organismo a qualquer droga é controlada, pelo menos em parte, por nosso genoma, o que explica a grande variabilidade nos efeitos dos medicamentos, tanto em termos de sua eficácia como no que diz respeito aos possíveis efeitos colaterais. As dificuldades em prever os efeitos positivos e negativos das drogas é provavelmente resultado da seleção natural do *Homo sapiens*, pois a evolução da espécie humana em resposta a várias doenças ocorreu ao longo de centenas de milhares de anos, enquanto a resposta à exposição às drogas é um fenômeno recente.

■ Metabolômica

Outras abordagens a este tema complexo foram estudos dos assim denominados *omics*, incluindo os *genomics*, os *transcriptomics* e os *proteomics*[31-33]. O termo *omics* é um neologismo do idioma inglês usado para estudar, caracterizar e quantificar as moléculas biológicas que participam da estrutura e da função de um organismo e o *metabolomics* é o estudo dos metabólitos presentes em amostras de urina, saliva e plasma, principalmente. O número de metabólitos humanos é desconhecido, mas seguramente chega a vários milhares. Trata-se de abordagens complexas e sofisticadas que focalizam o comportamento das pequenas moléculas envolvidas nos diferentes campos do genoma, que refletem as características genéticas e são influenciadas pelas interações com o meio ambiente, pelo padrão de vida, pelos hábitos alimentares e pelo uso de medicamentos, entre outros fatores. O uso desta tecnologia pode permitir avaliar a predisposição de um indivíduo à aquisição de uma doença, assim como sua resposta a um determinado tratamento, e deverá contribuir futuramente para a adoção de uma medicina personalizada. De fato, a noção de que o impacto de cada doença seja o mesmo em todos os pacientes está se tornando cada vez mais obsoleta.

O transcriptoma ou transcritoma, por exemplo, refere-se ao conjunto completo de transcritos (RNA) de um dado organismo, órgão, tecido ou linhagem celular. Já o metaboloma, descrito na década de 1970 por Linus Pauling (1901-1994), considerado o *Pai da Biologia Molecular*, pode ser definido como uma avaliação global ou parcial dos metabólitos celulares, teciduais ou holísticos de um ser vivo. No trauma, o princípio do *metabolomics* se refere ao estudo dos processos químicos envolvendo metabólitos após traumatismos, permitindo demonstrar que cada paciente traumatizado tem uma resposta individual, própria, que pode fugir do padrão esperado, o que dificulta a adoção irrestrita de medidas terapêuticas baseadas em evidências. As análises metabolômicas podem identificar e quantificar todos os metabólitos presentes em uma determinada amostra, incluindo centenas a milhares de metabólitos. Assim, através desta abordagem pode ser possível reconhecer os pacientes que não respondem da forma esperada à abordagem convencional e, deste modo, permite adotar condutas terapêuticas mais eficazes. De fato, a análise dos metabólitos pode oferecer não somente uma análise imediata do estado fisiológico do paciente, mas também interpretar a resposta do genoma à agressão. Este pode vir a se constituir um instrumento confiável para caracterizar as alterações metabólicas pós-traumáticas e, desta forma, tornar possível definir as medidas diagnósticas e terapêuticas mais adequadas a serem adotadas para cada paciente. Entre os milhares de metabólitos que podem ser avaliados incluem-se a niacinamida, a biotina, a colina, o adenilsuccinato, a citidina, a serina, a leucina, a isoleucina, a taurina, a creatinina, os aminoácidos e vários hormônios.

Cada tecido e cada célula possui um perfil metabólico único que pode fornecer informações específicas. A cromatografia gasosa, particularmente quando associada à espectrometria de massa, é um dos métodos mais comumente usados para realizar uma análise metabolômica. É importante enfatizar que a combinação dos *omics* acima mencionados pode permitir uma abordagem diagnóstica e terapêutica mais precisa da sepse.

Cabe assinalar, entretanto, que existe um grupo denominado *OMICS Publishing Group*, fundado em 2007, por Srinubabu Gedela, que publica trabalhos de livre acesso sobre o tema, mas que não é considerado confiável. Os trabalhos deste grupo não são aceitos e publicados nos Estados Unidos e não constam da relação de publicações da *PubMed Central*. Por esta razão, e por tratar-se de um enfoque diagnóstico recente, as informações disponíveis na literatura devem ser analisadas cuidadosamente, a fim de evitar repercussões negativas seja em nível assistencial, por comprometer a interpretação biológica dos dados, seja em nível social, por acarretar custos elevados.

■ *Glue Grant*

Impõem-se alguns breves comentários a respeito da *Glue Grant*, iniciativa montada em 2010 pelos *National Institutes of Health* (NIH) dos Estados Unidos para criar uma vinculação entre centros de pesquisa clínica, centros de pesquisa científica básica e instituições médicas com a finalidade de permitir um intercâmbio aberto e acessível entre ciências clínicas e ciências básicas. Um de seus objetivos era estudar as fases iniciais das disfunções orgânicas associadas à resposta inflamatória sistêmica (SIRS) seguida pela resposta anti-inflamatória (SARS), criar métodos para avaliar o prognóstico dos pacientes e identificar possíveis alvos que pudessem ser abordados farmacologicamente.

O programa *Inflammation and the Host Response to Injury* é um dos *Glue Grants* e conta com a colaboração de numerosas instituições e com o apoio dos NIH dos Estados Unidos. De fato, os investigadores ligados aos NIH concordaram que pesquisas voltadas para esclarecer a real natureza da resposta inflamatória e seus componentes responsáveis por desencadear as graves repercussões sistêmicas poderiam permitir a definição de estratégias diagnósticas e terapêuticas de impacto. Um dos focos mais importantes desse programa é o aprimoramento de informações genômicas e proteômicas que permitam compreender os mecanismos implícitos ao desenvolvimento de insuficiências orgânicas e desenvolver estratégias terapêuticas eficientes. Um dos resultados principais desta iniciativa foi o *Trauma Related Database* (TRDB), que armazena informações clínicas, proteômicas, biológicas e genéticas originadas de vítimas de trauma e lesões térmicas. Pesquisadores do mundo todo podem apresentar propostas de pesquisa que, se forem aprovadas, permitem acessar estes dados gratuitamente na Internet. As contribuições são submetidas a um rígido processo de validação e disponibilizadas através do PubMed.

Cumpre lembrar, entretanto, conforme assinalam Rising[34], Ioannidis[35] e muitos outros pesquisadores, que a participação de grupos numerosos representando diferentes instituições pode resultar em desafios quantitativos e qualitativos e contribuir para gerar mais dúvidas pois, não raramente, as informações divulgadas pela literatura científica são incompletas e distorcidas. Vale dizer que os centros de atendimento ao trauma envolvidos no *Glue Grant* desenvolveram e adotaram protocolos de tratamento baseados em sólidas evidências científicas para diminuir a heterogeneidade entre os diversos hospitais. Embora a adesão a esses protocolos não tenha sido 100%, muitos deles continuam sendo adotados mundialmente como *state-of-the-art* no atendimento ao traumatizado[36].

Conclusão

Ao analisar todas as considerações anteriormente apresentadas, fica evidente que a compreensão integral da resposta metabólica ao trauma é um tema extremamente complexo e que, apesar dos avanços ocorridos nas últimas décadas, longe está de ser esclarecido e continuará exigindo grandes investimentos em pesquisas clínicas e experimentais. Por essas razões, paradigmas, protocolos e *guidelines,* ainda que possam ser adotados, devem ser encarados como orientações genéricas e dificilmente poderão oferecer uma solução segura e confiável, tanto do ponto de visa diagnóstico como terapêutico, uma vez que não levam em conta o perfil genômico individual das vítimas.

Ao longo das últimas décadas, pesquisas indicam que alterações metabólicas e a *genomic storm* ocorrem instantes após o traumatismo. A agressão inicial desperta reações gravadas no corpo humano desde tempos ancestrais, como forma de aumentar a probabilidade de sobrevivência. Respostas opostas, pró e anti-inflamatórias, ocorrem simultânea e imediatamente, e são destinadas a combater infecções, estimular a coagulação para conter hemorragias e reconstituir ou cicatrizar tecidos. No passado recente, o tratamento da vítima de trauma se concentrou em modificar separadamente uma ou outra destas respostas. Mais recentemente, ficou claro que o ideal é promover um balanço adequado destas respostas poderosas e antagônicas. O trauma demanda uma homeostase alternativa, apropriada para permitir a sobrevivência na situação de emergência.

Outra descoberta importante é que a resposta ao trauma é específica e individual. Cada tipo e combinação de ferimentos determina um tipo de reação. Estas reações também variam de acordo com um número substancial de fatores, que incluem, mas não se limitam a: 1) condições ambientais em que o acidente e o atendimento pré-hospitalar e hospitalar ocorrem; 2) constituição genética do paciente; 3) condições biopsicossociais imediatas e passadas do paciente, incluindo medicações, dieta, doenças, predisposições, etc.

Assim como o tratamento do câncer evoluiu para a terapêutica individualizada, definida através de marcadores genéticos e fenotípicos, também o atendimento ao traumatismo será personalizado. Passaremos a pesquisar perfis metabólicos e proteicos, imunológicos e inflamatórios, genéticos e ambientais que nos permitam definir o melhor tratamento para o momento, os ferimentos, as condições pregressas e atuais de um paciente. Estes perfis também deverão guiar a definição e quantificação dos riscos aos quais o paciente está mais propenso para que se possa prevenir complicações.

A despeito do destaque que alguns trabalhos científicos dão a algumas substâncias em particular, como o succinato e o glutamato, para citar alguns exemplos, é duvidoso que um ou dois fatores possam ter influência tão decisiva. De fato, nenhum estudo conseguiu demonstrar efeito de alguma substância em particular. É muito mais provável que perfis combinando várias moléculas e compostos, conjuntamente com a composição genética e fenotípica do indivíduo, sejam usados no futuro para determinar diagnósticos e tratamentos.

Há vários desafios nesta importante etapa do tratamento individualizado às vítimas de trauma. Entre ele se incluem a necessidade de obter amostras de fluidos e tecidos biológicos ou iniciar intervenções experimentais o mais cedo possível em relação à agressão inicial e continuar a amostragem durante a reanimação. Além das enormes dificuldades logísticas destes procedimentos há também os dilemas éticos, uma vez que a pesquisa em situações de emergência esbarra na necessidade do consentimento expresso, nem sempre possível na situação caótica e potencialmente perigosa do atendimento pré-hospitalar.

Finalmente, dada a heterogeneidade da população vítima de trauma, é absolutamente crucial que tenhamos estudos com amostras volumosas, com um número e uma diversidade de pacientes e ferimentos suficiente para que se possa fazer análises mais definitivas. Devido aos altos custos, os estudos em *omics* são feitos, em sua maioria, com grupos pequenos de pacientes, cujos resultados não podem ser generalizados e, com frequência, são contraditórios. Amostras maiores e diversificadas só poderão ser conseguidas com a integração internacional de bancos de dados científicos. A proposta de disponibilizar e integrar os dados obtidos nos mais diversos estudos clínicos é uma realidade bem-vinda que respeita e honra o legado e os sacrifícios feitos pelos pacientes incluídos em pesquisas científicas[37-40].

Concluímos citando as palavras de Adam Smith (1723-1790), um grande gênio da humanidade, que afirmou que "a ciência é o grande antídoto do veneno do entusiasmo e da superstição" e de Enrico Fermi (1901-1954) que comentou a apresentação de um colega dizendo: "estava confuso, mas depois de sua apresentação continuo confuso, mas em nível mais elevado".

Referências bibliográficas

1. Moore FD. Metabolic care of the surgical patient. Philadelphia: Saunders; 1959.
2. Kinney JM, Moore FD. Surgical metabolism in metabolism of body fluids. In: Bland JH. Clinical metabolism of body water and electrolytes. Philadelphia: Saunders; 1963. p. 337-59.
3. Moore FD, Olesen KH, McMurrey JD, Parker HV, Ball MR, Boyden CM. The body cell mass and its supporting environment. Philadelphia: Saunders; 1963. p. 225-77.
4. Perry MO. Metabolic response to trauma. In: Shires GT. Care of the trauma patient. New York: McGraw-Hill; 1966. p. 57-72.
5. Keitzer WF, Nichols WK. Metabolic response to trauma. In: Stephenson HE. Immediate care of the acute ill and injured. Saint Louis: Mosby; 1978. p. 25-32.
6. Kinney JM, Gump FE. Injuries, metabolic response. In: Dudrik SJ (Chairman), Committee on Pre and Postoperative Care – American College of Surgeons. Manual of preoperative and postoperative care. Philadelphia: Saunders; 1983. p. 15-37.
7. Randall HT. Enteral nutrition. In: Dudrik SJ (Chairman), Committee on Pre and Postoperative Care – American College of Surgeons. Manual of preoperative and postoperative care. Philadelphia: Saunders; 1983. p. 68-85.
8. Cerra FB. Nutritional and metabolic support. In: Mattox KL, Moore EE, Feliciano DV. Trauma. Norwalk: Appleton & Lange; 1988. p. 869-71.
9. Daly D, Fleiszer D, Rosenberg L. Metabolic responses to trauma. In: Maull KI, Rodriguez A, Wiles III CE.

Complications in trauma and critical care. Philadelphia: Saunders; 1996. p. 13-19.
10. Moore EE, Mattox KL, Feliciano DV. Suporte nutricional, resposta imune, falência de múltiplos órgãos. In: Moore EE, Mattox KL, Feliciano DV. Manual do trauma. Porto Alegre: Artmed; 2006. p. 599-14.
11. Wiles III CE, Escallon J. Nutrición y apoyo metabólico. In: Rodriguez A, Ferrada R. Trauma. Bogotá: Sociedade Panamericana de Trauma; 1997. p. 535-39.
12. Moore FA, Moore EE. The evolving rationale for early enteral nutrition based on paradigms of multiple organ failure: A person journey. Nutr Clin Pract. 2009;24(3):297-04.
13. Faintuch J. Alterações metabólicas no pós-operatório. In: Faintuch J, Machado MM, Raia AA. Manual de pré e pós-operatório. São Paulo: Manole; 1978. p. 297-10.
14. Aun F, Birolini D. Endocrinologia do Trauma. Birolini D, Oliveira MR. Cirurgia do trauma. Rio de Janeiro: Atheneu; 1985. p. 09-16.
15. Bevilacqua RG. O trauma cirúrgico. In: Barbosa H. Controle clínico do paciente cirúrgico. São Paulo: Atheneu; 1992. p. 11-23.
16. D´Agostino Dias M. Alterações metabólicas no choque. In: Lima Gonçalvez E, Waitzberg DL. Metabolismo na prática cirúrgica. São Paulo: Sarvier; 1993. p. 105.
17. Coimbra RSM, Portieri R, Rasslan S. Resposta endócrino-metabólica ao trauma. In: Freire E. Trauma, a doença dos séculos. São Paulo: Atheneu; 2001. p. 187-96.
18. Birolini D. Repercussões imunológicas do trauma. In: Freire E. Trauma, a doença dos séculos. São Paulo: Atheneu; 2001. p. 247-54.
19. Ferraz AAB, Ferraz EM. Biologia molecular no trauma. In: Freire E. Trauma, a doença dos séculos. São Paulo: Atheneu; 2001. p. 261-68.
20. Breigeron R, Gabiatti G, Petry de Souza H. Nutrição no trauma. In: Petry de Souza H, Breigeron R, Gabiatti G. Cirurgia do trauma – condutas diagnósticas e terapêuticas. São Paulo: Atheneu; 2003. p. 379-86.
21. Mantovani M. Controvérsias na nutrição. In: Mantovani M. Controvérsias e iatrogenias na cirurgia do trauma. São Paulo: Atheneu; 2007. p. 151-62.
22. Birolini D. Resposta sistêmica ao trauma. In: Utiyama EM, Steinman E, Birolini D. Cirurgia de emergência. São Paulo: Atheneu; 2012. p. 217-24.
23. Andrade VM, Vilela DN, Rizoli BR, Rezende-Neto, JBB. Fisiopatogenia do choque. In: Petry de Souza H, Breigeron R, Vilhordo DW, Coimbra R. Doença Trauma. São Paulo: Atheneu; 2015. p. 89-96.
24. Keel M, Trentz O. Pathophysiology of polytrauma. Injury. 2005;36(6):691-09.
25. Martin GS, Mannino DM, Eaton S, Moss M. The epidemiology of sepsis in the United States from 1979 through 2000. N Eng J Med, 2003;348(16):1546-54.
26. Remick DG. Pathophysiology of sepsis. Am J Pathol. 2007;170(5):1435-44.
27. Gentile LF, Cuenca AG, Efron PA, Ang D, Bihorac A, McKinley BA, et al. Persistent inflammation and immunosuppression: a common syndrome and new horizon for surgical intensive care. J Trauma Acute Care Surg. 2012;72(6):1491-01.
28. Rosenthal MD, Moore FA. Persistent inflammatory, immunosuppressed, catabolic syndrome (PICS): A new phenotype of multiple organ failure. J Adv Nutr Hum Metab. 2015 April 26;1(1):e784.
29. Sauaia A, Moore FA, Moore EE. Postinjury inflammation and organ dysfunction. Crit Care Clin. 2017;33(1):167-91.
30. Zang T, Broszczak DA, Broadbent JA, Cuttle L, Lu H, Parker TJ. The biochemistry of blister fluid from pediatric burn injuries: proteomics and metabolomics aspects. Expert Rev Proteomics. 2016;13(1):35-53.
31. Hazeldine J, Hampson P, Lord JM. The diagnostic and prognostic value of systems biology research in major traumatic and thermal injuries: a review. Burns Trauma. 2016;4:33.
32. Wolahan SM, Hirt D, Braas D, Glenn TC. Role of metabolomics in traumatic brain injury research. Neurosurg Clin N Am. 2016;27(4):465-72.
33. Xiao W, Mindrinos MN, Seok J, Cuschieri J, Cuenca AG, Gao H et al. Inflammation and Host Response to Injury Large-Scale Collaborative Research Program. A genomic storm in critically injured humans. J Exp Med. 2011;208(13):2581-90.
34. Rising K, Bacchetti P, Bero L. Reporting bias in drug trials submitted to the Food and Drug Administration: review of publication and presentation. PLOS Med. 2008;5(11):e217.
35. Ioannidis JP. Contradicted and initially stronger effects in highly cited clinical research. JAMA. 2005;294(2):218-28.
36. Clinical protocols. Disponível em: <http://www.gluegrant.org/clinical-protocols.htm>. Acessado em: 15 jun. 2017.
37. Taichman DB, Sahni P, Pinborg A, Peiperl L, Laine C, James A, et al. Data sharing statements for clinical trials – A requirement of the International Committee of Medical Journal Editors. N Engl J Med. 2017 Jun 8;376(23):2277-79. doi: 10.1056/NEJMe1705439.
38. Taichman DB, Sahni P, Pinborg A, Peiperl L, Laine C, James A, et al. Data sharing statements for clinical trials: A requirement of the International Committee of Medical Journal Editors. JAMA. 2017 Jun 5. doi: 10.1001/jama.2017.6514.
39. Taichman DB, Sahni P, Pinborg A, Peiperl L, Laine C, James A, et al. Data sharing statements for clinical trials: a requirement of the International Committee of Medical Journal Editors. Lancet. 2017 Jun 5. pii: S0140-6736(17)31282-85.
40. Taichman DB, Sahni P, Pinborg A, Peiperl L, Laine C, James A, et al. Data sharing statements for clinical trials: a requirement of the International Committee of Medical Journal Editors. PLOS Med. 2017 Jun 5;14(6):e1002315.

3

Características das Lesões por Colisão Veicular

Luiz Foernges

■ Resumo

O trauma está no DNA da humanidade e acompanha a evolução do homem, requerendo sempre novas alternativas de assistência por se tratar de uma doença multiforme. O desenvolvimento de veículos automotores trouxe consigo novos tipos de ocorrências traumáticas e maior morbimortalidade civil, fazendo com que avanços médicos, muitas vezes, decorram da contínua metamorfose das lesões produzidas. Para um melhor entendimento das consequências das colisões veiculares é importante compreender certas leis da física que ajudam a explicar os resultados deste ou daquele tipo de evento, pois as forças envolvidas e o modo como agem permitem prever com certa margem de segurança os danos que podem ser encontrados em cada tipo de ocorrência. A maior parte dos traumatismos cranianos, por exemplo, é causada por acidentes automobilísticos e constitui a principal causa de morte entre adultos jovens e crianças com menos de 1 ano. Entre pacientes com trauma comprovado da coluna cervical, mais de 50% desenvolvem lesão isolada de medula. Outro exemplo é o das lesões torácicas que se devem, predominantemente, à ação de forças perpendiculares sobre o tórax, produzidas por compressão anteroposterior do esterno e arcos costais. Em alguns segmentos da população os chamados "acidentes automobilísticos" são fonte prevalente de doença, esse é o caso das gestantes, em quem traumas produzidos por automóveis constituem 50% de todos os traumas que ocorrem durante a gravidez. Portanto, conhecer os detalhes de como se deu o evento, as posições das vítimas no veículo, o grau de energia envolvido, entre outros elementos, pode ser de grande utilidade na avaliação inicial desses pacientes. Neste capítulo, o autor procura avaliar as principais características dos traumatismos ocasionados por colisão de automóveis.

- **Descritores:** Acidente de Trânsito, Fenômenos Biomecânicos, Feridas e Lesões, Trauma Contuso.
- **Nível de evidência científica predominante:** 2B.

Introdução

O trauma afeta a espécie humana desde a sua origem, na África, há cerca de 600 mil anos[1]. Até a domesticação dos cavalos há 5 mil anos, na Ásia Central, a velocidade atingida pelo homem não passava de 25 km/h, e a máxima energia transferida ao corpo humano durante acidentes, excluindo quedas de altura, permanecia estável. Tardaria até o início do século XX para que a velocidade de 50 km/h, possibilitada por cavalos adestrados, fosse suplantada pelos automóveis. O desenvolvimento dos automotores foi acompanhado de um acréscimo na mortalidade, pois o corpo do *sapiens* não estava preparado para a grande energia dissipada durante os acidentes veiculares. Esse aumento das mortes fez com que fossem produzidos os primeiros dispositivos de segurança, tais como os freios hidráulicos (1920) e vidros temperados (1930) que, no entanto, só foram padronizados após os anos 1950. Nos EUA, leis regulamentando o uso de cinto de segurança só entraram em vigor no final dos anos 1980 e, paulatinamente, outros recursos foram sendo desenvolvidos e incorporados. Assim como os automóveis, o tratamento ao "acidentado" evoluiu bastante nesse período. A criação da cirurgia do trauma e o desenvolvimento de unidades de terapia intensiva, ventilação mecânica, reanimação e o desenvolvimento de programas como o *Advanced Trauma Life Support* (ATLS), nos anos 1970, melhoraram os índices de mortalidade relacionados a acidentes automobilísticos.

Os traumatismos contusos devidos a acidentes veiculares seguem um padrão, e lesões semelhantes podem ser encontradas em colisões frontais, laterais, traseiras, rotacionais e capotamentos. É notório que os passageiros ejetados dos veículos apresentam um índice de mortalidade mais elevado do que aqueles que permanecem no interior do veículo. Informações sobre a velocidade do veículo durante o acidente, o tipo de colisão, a posição dos ocupantes, a presença de intrusão na cabine, danos em partes internas do automóvel, uso de cinto de segurança e ativamento de *airbags* são de vital importância para o entendimento das lesões que cada ocupante pode apresentar.

Os acidentes automobilísticos representam mais do que uma simples colisão do veículo contra outros veículos ou anteparos. Devido à interação entre os ocupantes e o veículo, as colisões podem ser subdivididas em três fases. Na primeira fase a colisão ocorre entre o veículo e um objeto físico. Na segunda etapa, a inércia faz com que os ocupantes continuem se deslocando de encontro ao interior do veículo e de outros passageiros. O uso correto do cinto de segurança e de *airbag* protege os ocupantes contra esse segundo impacto[2]. A terceira etapa é aquela em que os órgãos internos colidem com o revestimento corporal e suas estruturas ósseas.

É sempre bom lembrar que, apesar de a maior parte dos traumas veiculares ser contusa, não é raro que coexistam queimaduras, térmicas ou químicas, e ferimentos penetrantes produzidos por partes veiculares ou outros objetos.

As lesões causadas por acidentes automobilísticos seguem a lei da conservação de energia e as leis do movimento de Newton. A primeira reza que "a energia não pode ser criada nem destruída; a energia pode apenas transformar-se". Esta premissa pode ser ilustrada pelo caso da energia que é transferida do automóvel deformado durante a colisão para os tecidos corporais, causando lesão.

Conforme a primeira lei de Newton, também conhecida como lei da inércia, "todo corpo permanece em estado de repouso ou movimento retilíneo uniforme, a menos que tenha seu estado alterado pela ação de forças externas aplicadas sobre ele". Situação que pode ser exemplificada com o motorista de um automóvel que tem seu curso interrompido subitamente por um anteparo fixo. Seu corpo continuará se movimentando na mesma velocidade do automóvel até ser parado pelo cinto de segurança, pelo *airbag*, pelo para-brisa ou pelo volante do veículo. De acordo com a segunda lei de Newton, que define força como o produto da massa de um corpo pela aceleração por ele adquirida ($F = m \times a$), "a mudança de movimento é proporcional à força motora imprimida, e é produzida na direção em que aquela força é aplicada". A terceira lei de Newton, cujo enunciado diz que "para toda ação há sempre uma reação de igual intensidade e direção, mas com sentido contrário", pode ser caracterizada pela força transmitida pelo choque do tórax do motorista de encontro à coluna de direção, que será transmitida de volta ao tórax da vítima.

As forças de tensão capazes de produzir lesão quando aplicadas sobre o tecido humano podem ser divididas em: força de tração, que ocorre quando a força axial aplicada a um corpo estiver atuando de forma perpendicular a sua superfície, no sentido do exterior do corpo (de dentro para fora), podendo levar a ruptura; força de constrição, que se dá por ação circular da força e pode reduzir a circunferência de um corpo; força de compressão, presente quando a força axial aplicada a um corpo estiver atuando de forma perpendicular, no sentido do interior do corpo (de fora para dentro), sendo capaz de produzir deformações; e força tangencial, de cisalhamento ou de corte, caracterizada por forças aplicadas em direções semelhantes e sentidos opostos, como, por exemplo, as hastes de uma tesoura[3].

Características das lesões

■ Trauma craniano

A maior parte dos traumatismos cranianos é causada por acidentes automobilísticos e, mundialmente, o trauma de crânio é a principal causa de morte entre adultos jovens e crianças menores de 1 ano de idade. Nesse caso, informações sobre a cena do acidente, incluindo intrusão na cabine do automóvel, uso de cinto de segurança, ativação de *airbags*, deformidade no painel e na coluna de direção e estilhaçamento do para-brisa, ajudam a presumir e identificar as lesões que serão encontradas no paciente. A Escala de Coma de Glasgow (ECG) medida na cena do acidente e na chegada ao hospital auxilia na avaliação do prognóstico neurológico.

Em impactos de baixa energia as concussões cerebrais são os traumatismos mais frequentes. Eventos que resultam de alta energia, envolvendo impactos frontais de alta velocidade contra superfícies rígidas, estão comumente associados a fraturas cranianas e hematomas subdurais, epidurais e intracerebrais (Figura 3.1). As contusões cerebrais costumam ter origem em impacto direto e causam compressão do tecido cerebral contra a parte interna do crânio. O componente indireto desse mecanismo acontece do lado oposto quando o cérebro se choca novamente contra o crânio, na chamada lesão de contragolpe[4]. Lesões axonais difusas são explicadas por forças tangenciais sobre os axônios causando tração e ruptura dos axônios. Outra hipótese é de que ondas de energia se formam e se propagam na concavidade do crânio, causando danos no local de sua confluência[5,6].

■ Trauma de face

Os acidentes de trânsito são a principal causa de traumatismos de face, sendo os adultos do sexo masculino, na faixa dos 30 anos, os mais afetados. Essas lesões sofrem mecanismo de ação similar ao das de crânio, onde a face recebe impacto direto sobre as superfícies rígidas do painel, para-brisa e coluna de direção do veículo, sendo os ocupantes dianteiros os mais afetados. O trauma de face pode variar desde danos em tecidos moles e perdas dentárias a fraturas craniofaciais complexas (Figura 3.2).

As fraturas de face estão associadas a uma maior incidência de fraturas cervicais e lesões cerebrovasculares. Pacientes sem tratamento apropriado poderão apresentar cicatrizes e sofrer de deformidade facial grave. Fraturas da lâmina crivosa do etmoide estão associadas com fístulas cefalorraquidianas, enquanto fraturas envolvendo o osso temporal estão associadas a trauma de carótida e perdas auditivas[7]. Os traumas oculares aumentam com o uso de *airbag*,

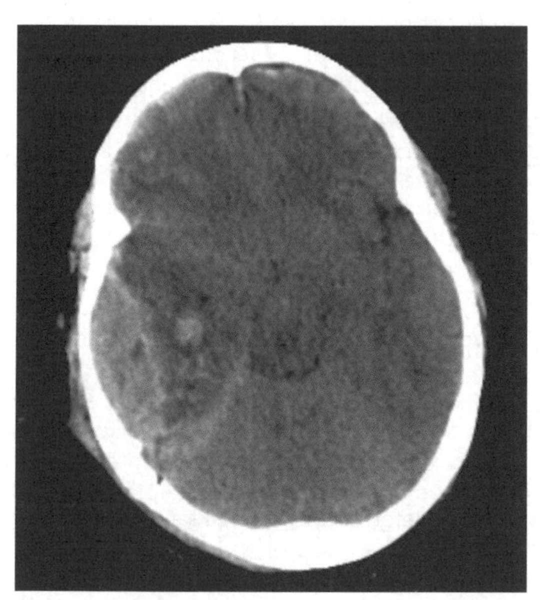

Figura 3.1. Hematoma epidural secundário a lesão da artéria meníngea média (Fonte: Arquivos do autor).

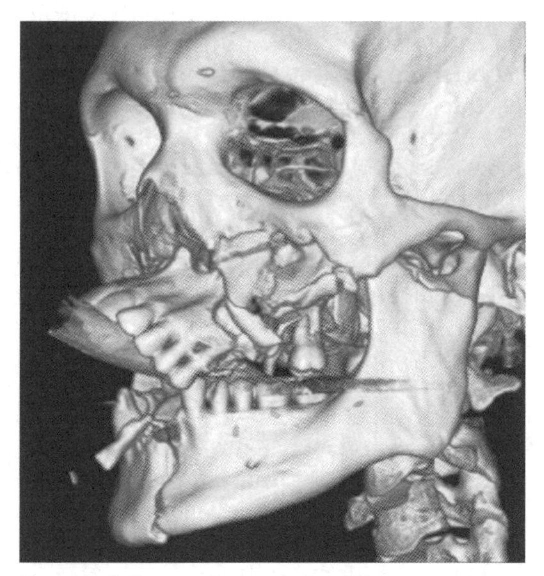

Figura 3.2. Fratura do tipo Lefort I (fratura transversa envolvendo a maxila) e fratura de mandíbula (Fonte: Arquivos do autor).

especialmente quando a vítima usa óculos. A incidência de comprometimento ocular em acidentes automobilísticos é de 0,3% e as lesões mais comuns são: ruptura ocular, deslocamento de cristalino e descolamento de retina, que podem ocasionar a perda da visão[8].

■ Trauma cervical

Nos EUA, a incidência anual de lesão medular é de cerca de 12.000 casos e 42% deles estão relacionados com acidentes veiculares. Mais de 50% dos pacientes acometidos têm lesão isolada de medula, enquanto 25% têm concomitância com traumatismos cerebrais, torácicos e de extremidades. O pico de incidência ocorre entre adolescentes e adultos jovens. O trauma raquimedular é mais comum em áreas de maior mobilidade, com predomínio da coluna cervical, onde ocorrem 50% dos casos. Entre as fraturas cervicais está o deslocamento atlanto-occipital, causado por flexão severa associada à distração, que costuma ocorrer em colisões frontais. Esse tipo de fratura está associado a elevada mortalidade devido ao envolvimento do tronco cerebral, que pode causar apneia.

As fraturas de C1 (fratura de Jefferson) são causadas por compressão axial, como acontece quando o crânio sofre impacto contra o para-brisas, e merecem muito cuidado, uma vez que geralmente são fraturas instáveis. As fraturas de C2, entre as quais está a chamada fratura do enforcado, são causadas por hiperextensão cervical e, portanto, costumam decorrer de colisões traseiras. As fraturas de C5 são as mais comuns e se devem à grande mobilidade da coluna cervical durante a flexão e a extensão (efeito chicote). Pacientes com estenose prévia do canal medular que sofrem o efeito chicote são mais propensos a desenvolver síndrome central da medula, onde o déficit motor é desproporcionalmente maior nos membros superiores do que nos membros inferiores. A fisiopatogenia da síndrome ainda não está bem esclarecida, mas é provável que se deva a comprometimento vascular, uma vez que a raque permanece intacta. As fraturas envolvendo deslocamento de facetas articulares estão mais frequentemente relacionadas com lesão medular (Figura 3.3).

As chamadas lesões cerebrovasculares cervicais consecutivas a trauma cervical contuso se devem à colisão de veículos em 50% dos casos. Há predomínio da contusão em artéria carótida interna e artérias vertebrais. Fraturas cervicais estão presentes em 31% dos casos e fraturas da face em 48%, quando se trata de trauma contuso, em particular envolvendo o forame transverso. Essas lesões se devem à hiperextensão, hiperflexão, distração e deslocamento de facetas articulares, sendo a maioria dos pacientes diagnosticados após apresentarem sintomas isquêmicos. Traumatismos da carótida e tronco tireocervical podem ser resultado de compressão cervical pelo cinto de segurança. A fim de otimizar o diagnóstico precoce das alterações vasculares, é recomendável realizar angiotomografia computadorizada nos pacientes com ECG abaixo de 8, fratura da porção petrosa do osso temporal, lesão axonal difusa, fraturas do tipo Lefort e fraturas cervicais[9-11].

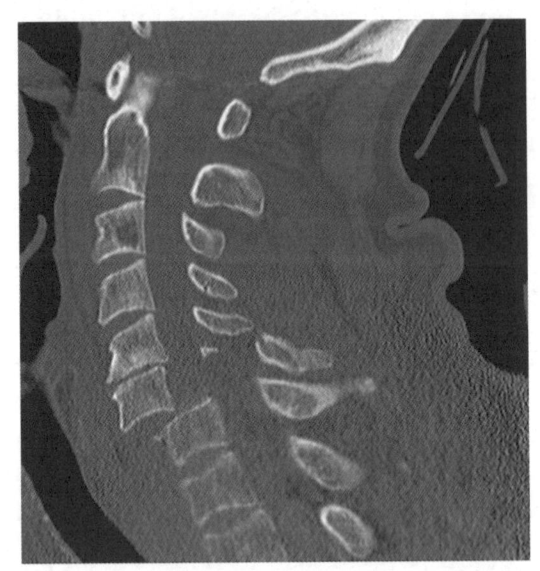

Figura 3.3. Fratura luxação cervical no nível C6-C7 (Fonte: Arquivos do autor).

Um impacto direto sobre a traqueia pode provocar sua ruptura, e os sinais e sintomas mais comuns são o extenso enfisema subcutâneo e a dispneia, que demandam intubação em caráter de urgência. Nesses casos, deve ser tomado muito cuidado durante a intubação para não tornar uma ruptura parcial em completa levando a perda da via aérea. Como medida de cautela o paciente deve ser avaliado com broncoscopia após a intubação. Lesões contusas do esôfago cervical são incomuns.

Trauma torácico

O trauma torácico acontece quando uma força perpendicular é aplicada sobre a superfície do tórax causando deslocamento interno (de fora para dentro) do osso esterno e arcos costais. As fraturas costais decorrem da tensão aplicada sobre a superfície externa e compressão do arco costal. Fraturas indiretas são decorrência de estresse nas partes lateral e posterolateral do arco costal, como consequência de uma intensa compressão anteroposterior ou de arcos costais enrijecidos. Já as fraturas costais posteriores são produzidas quando o processo transverso torácico serve de fulcro em relação ao arco costal, num movimento de alavanca[12]. As lesões musculoesqueléticas dependem da quantidade de energia aplicada sobre o tórax e da elasticidade dos arcos costais. Em idosos, devido à calcificação e à diminuição da flexibilidade dos arcos costais, traumas com mínima energia podem causar múltiplas fraturas. Devido à proteção muscular da parte superior do tórax, fraturas do primeiro e segundo arcos costais e da escápula são incomuns, sendo necessária grande energia para que ocorram.

A compressão do tecido pulmonar pode acarretar aumento da pressão intra-alveolar e levar à ruptura tecidual e pneumotórax. As lesões resultantes podem ser consequência apenas de compressão, mas também da penetração de arcos costais fraturados no parênquima pulmonar, o que pode levar também a hemotórax. A compressão do tecido pulmonar pode não ser suficiente para determinar uma laceração, mas capaz de produzir áreas de contusão pulmonar clinicamente significativas.

Contusões cardíacas são, em geral, causadas por acidentes veiculares e estão relacionadas a fraturas de esterno devido à desaceleração súbita e associadas a taquicardia[13]. Elas podem variar desde contusão miocárdica até ruptura de câmara cardíaca e de músculo papilar, septal, atrial ou ventricular. As rupturas contusas do coração são incomuns, decorrem de impacto direto do coração contra o arcabouço torácico ou de desacelerações, estão associadas a grande incidência de tamponamento cardíaco e elevados índices de mortalidade, e são mais comuns nesta ordem: ventrículo direito, átrio direito, ventrículo esquerdo e átrio esquerdo. Esse tipo de lesão se deve a intensa compressão cardíaca, pois quando o diâmetro do coração é reduzido pela metade a pressão no interior das câmaras duplica, aumentando as chances de ruptura. As lesões valvulares devem ser suspeitadas em presença de sopro, frêmito, edema pulmonar, insuficiência cardíaca e choque cardiogênico pós-traumáticos. Traumas de vasos coronarianos não são frequentes e ocorrem devido a comprometimento da íntima, disseção e trombose arterial. As rupturas pericárdicas por mecanismo contundente também são raras e, em geral, paralelas ao nervo frênico ou à superfície pleural do diafragma, podendo resultar em herniação cardíaca.

Traumatismos vasculares e brônquicos são causados por forças tangenciais entre pontos fixos e móveis dessas estruturas no tórax. Esse tipo de lesão ocorre em caso de desaceleração súbita, quando o arco aórtico móvel continua a se mover, causando ruptura da aorta próximo ao seu ponto fixo junto ao ligamento arterioso (Figura 3.4). As alterações variam desde laceração da íntima, que necessita apenas controle clínico, até ruptura de aorta torácica, que demanda reparo emergencial endovascular[14]. Lesões brônquicas ocorrem devido a mecanismo semelhante, em que a traqueia, mais fixa no mediastino, sofre tração quando os pulmões, que são relativamente móveis, continuam a se movimentar dentro do tórax em sentido anterior, causando tração e rompimento brônquico. Por consequência deste mecanismo, a maioria das rupturas brônquicas ocorre a 2 cm da carina.

As lacerações diafragmáticas são mais comuns no lado esquerdo, já que o lado direito é relativamente protegido pelo fígado. A maioria das rupturas diafragmáticas ocorre em decorrência do aumento súbito da pressão intra-ab-

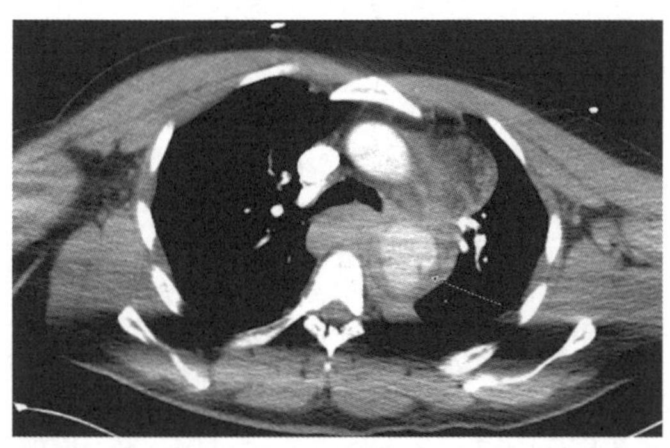

Figura 3.4. Ruptura traumática da aorta torácica no nível da artéria subclávia esquerda (Fonte: Arquivos do autor).

dominal durante trauma contuso e está associada a lesões em outros órgãos[15]. Avulsão diafragmática é mais comum em impactos laterais e lacerações diafragmáticas são, em geral, radiais.

■ Trauma abdominal

Os órgãos intra-abdominais são mais propensos a trauma devido à falta de proteção óssea da caixa torácica. Apesar de o cinto de segurança evitar que os ocupantes do veículo se choquem contra a coluna de direção, painel e para-brisa, a força de retenção gerada pelo impacto do corpo aumenta consideravelmente as chances de lesão intra-abdominal. A presença de contusões, equimoses ou abrasões produzidas pelo cinto de segurança ("marcas do cinto") está diretamente relacionada com danos à parede abdominal e às vísceras, e surgimento de hérnias traumáticas. Essas lesões são devidas ao cinto de segurança, que retém com maior intensidade o compartimento abdominal quando partes mais rígidas, como o tórax e os membros, deslocam-se em sentido anterior (para frente), e podem causar fraturas com grandes deslocamentos (p. ex., fratura toracolombar de Chance – Figura 3.5). Forças tangenciais verticais, devidas ao cinto de segurança, podem causar ruptura de músculos abdominais e lacerações de mesentério, enquanto forças de compressão podem levar à ruptura visceral.

A maioria das lacerações hepáticas ocorre devido à ação direta de forças sobre o sobre o parênquima. Devido a sua elasticidade, as artérias hepáticas são menos propensas a ruptura, enquanto os vasos portais e hepáticos, menos flexíveis, são mais comumente lesados. Fraturas do parênquima hepático geralmente acompanham as cissuras segmentares, já as lesões por desaceleração costumam ocorrer junto ao ligamento falciforme em consequência de rotação hepática anterior[16,17]. Traumatismos junto aos ligamentos triangulares também estão relacionados com desaceleração súbita.

O baço é o órgão mais frequentemente acometido durante colisões automobilísticas e, assim como no fígado, as lacerações esplênicas ocorrem por ação direta da energia sobre os tecidos (Figura 3.6). As lesões do hilo esplênico decorrem de forças tangenciais entre a cauda do pâncreas, fixo em sua posição no retroperitônio, e o baço, parcialmente móvel[18]. Lacerações esplênicas por desaceleração têm origem no descolamento da cápsula esplênica devido a tração de aderências ou dos ligamentos entre o órgão e o diafragma ou intestino grosso (ligamentos frenoesplênico e esplenocólico, respectivamente).

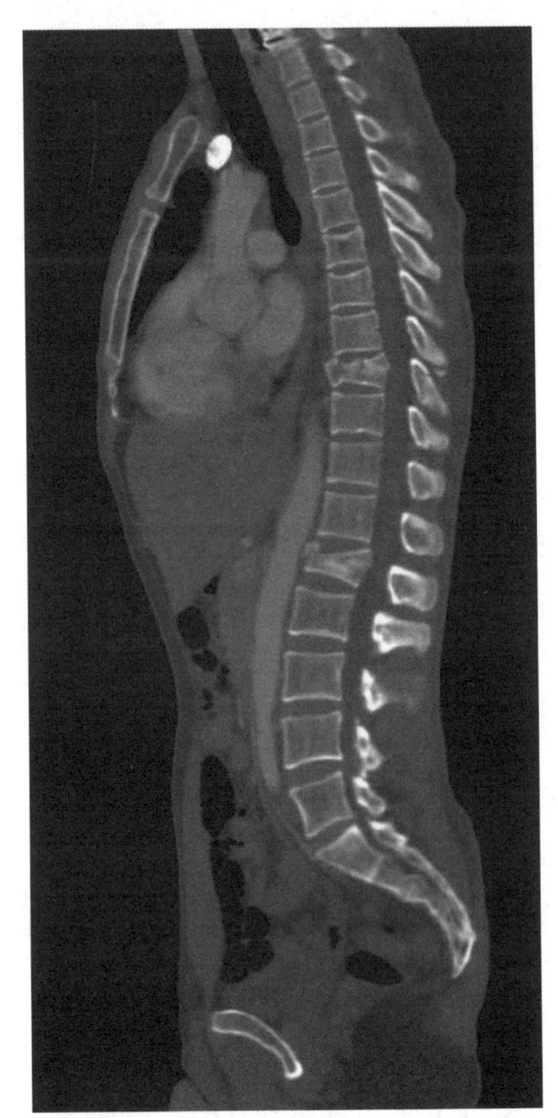

Figura 3.5. Fratura de Chance em T9 e L1, secundária a desaceleração, causando flexão-distração da coluna durante acidente automobilístico (Fonte: Arquivos do autor).

O trauma pancreático é mais comum em crianças e adultos jovens, devido à falta de proteção dada pela gordura retroperitoneal e a localização mais frequente é na junção entre o corpo e a cauda[19]. As fraturas lombares estão associadas a uma maior incidência de lesões pancreáticas, uma vez que a maior parte delas

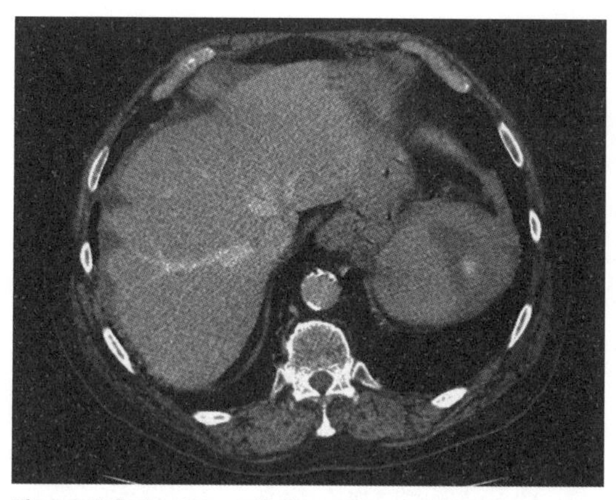

Figura 3.6. Lesão esplênica, com extravasamento de contraste (laceração esplênica com sangramento arterial) (Fonte: Arquivos do autor).

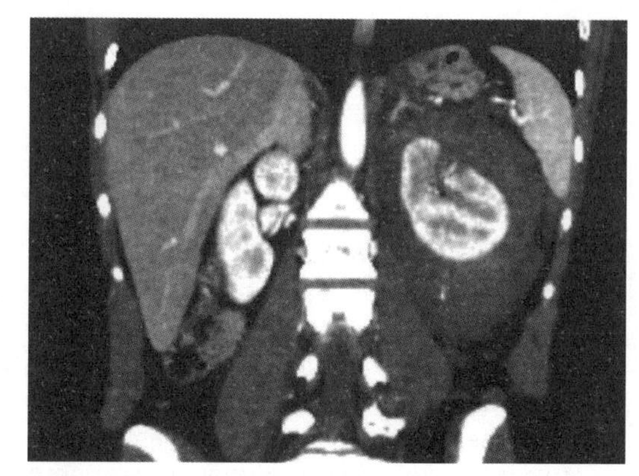

Figura 3.7. Laceração renal esquerda com hematoma perirrenal (Fonte: Arquivos do autor).

decorre da compressão do tecido pancreático contra a coluna lombar.

A principal causa de trauma renal contuso é a desaceleração brusca de velocidade relacionada a acidentes automobilísticos. Devido a sua localização retroperitoneal e à proteção dada pela gordura perirrenal e a fáscia de Gerota, é necessário um impacto de forte intensidade para produzir lesão renal (Figura 3.7). Essa grande desaceleração pode comprometer os vasos renais e gerar até avulsão do pedículo renal. Pode, ainda, ocorrer trombose vascular por ruptura da íntima, que se deve tanto à contusão direta como ao "alongamento" dos vasos renais[20]. Lacerações renais costumam ser decorrência de trauma lombar, de flanco e fraturas dos arcos costais inferiores. Rupturas de bexiga costumam guardar relação com forças de compressão que atuam sobre um órgão repleto de urina e estão intimamente ligadas a fraturas da pelve. Lesões da uretra posterior não são comuns e podem ocorrer em traumas de maior intensidade, onde há dissipação de energia superior à usual.

Rupturas intestinais são causadas por compressão do intestino contra a coluna lombar ou diretamente sobre as alças intestinais, devido ao aumento repentino da pressão intraluminal. A maioria das perfurações ocorre nos 30 cm distais ao ligamento de Treitz ou 30 cm proximais à válvula ileocecal. Devido à sua localização retroperitoneal fixa, o duodeno também é suscetível de perfuração decorrente de aumento súbito da pressão intraluminal[21]. As lesões mesentéricas se devem a forças tangenciais geradas durante desaceleração súbita de alças intestinais móveis sobre o mesentério fixo, o que pode levar a traumas vasculares com posterior ruptura intestinal isquêmica[22,23].

As fraturas pélvicas decorrem do impacto com dissipação de grande energia, consequentes a forças que agem produzindo compressão anteroposterior, lateral ou tangencial vertical sobre o corpo humano. Cerca de 20% dos pacientes apresentam lesões torácicas associadas, 8% do fígado ou baço e 8% têm duas ou mais fraturas associadas. Traumatismos em órgãos pélvicos, diretamente associados a fraturas, são frequentes e devem ser pesquisados: ruptura da bexiga; lesão de uretra; lesão de vasos ilíacos; lesão de reto e intestino grosso; lesão de vagina e períneo (musculatura e genitais); e le-

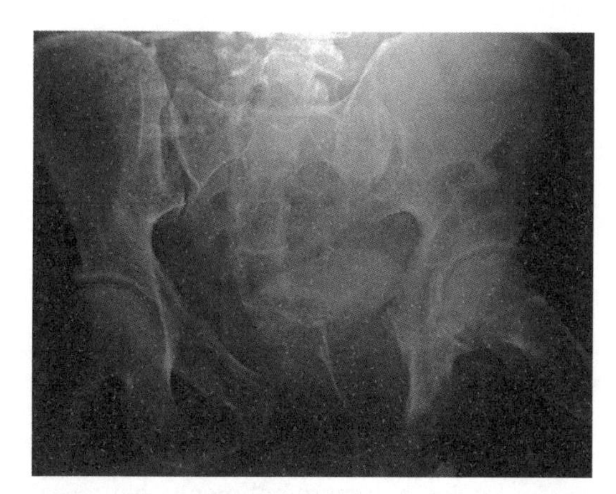

Figura 3.8. Fraturas múltiplas da pelve em ramos isquiopúbico e iliopúbico bilateral, diástase da sínfise púbica e luxação sacroilíaca (Fonte: Arquivos do autor).

sões nervosas. A grande perda sanguínea que pode acompanhar esses casos está relacionada a sangramento do plexo venoso lombar retroperitoneal (maior causa), lesão arterial pélvica (em torno de 10%), osso esponjoso e aumento do volume da pelve (Figura 3.8). A elevada mortalidade se deve ao quadro de choque que se estabelece apesar dos avanços no diagnóstico e no manejo dessas fraturas. As fraturas pélvicas abertas têm maior mortalidade devido à ausência de contenção do sangramento pelos tecidos de revestimento e pela fáscia muscular. O tratamento das fraturas pélvicas requer atendimento multidisciplinar, incluindo cirurgião do trauma, radiologista intervencionista e ortopedista[24].

As lesões de Morel-Lavallée (desenluvamento fechado) representam um raro trauma de partes moles com considerável morbidade e são produzidas por forças tangenciais entre o tecido subcutâneo e a fáscia profunda, que causam ruptura da rede capilar. A cavidade gerada é preenchida por sangue, linfa e tecido gorduroso necrótico e representa um grande risco de infecções necróticas de partes moles[25].

Trauma contuso da aorta abdominal é um acontecimento raro e o mecanismo está associado a forças diretas e indiretas sobre a artéria, que está fixa entre a coluna e as vísceras abdominais. Essas forças causam lesão da íntima e, dependendo da intensidade, podem ocasionar a transecção da aorta. As localizações mais frequentes são no nível da artéria mesentérica inferior, seguida pelas artérias renais, e entre a artéria mesentérica inferior e a bifurcação da aorta[26].

■ Trauma de extremidades

Os traumatismos musculoesqueléticos são os mais comumente associados a acidentes veiculares. Fraturas de extremidades em geral não são lesões fatais, mas na maioria dos casos requerem cirurgia e longo período de reabilitação. Os tipos de dano musculoesquelético dependem, principalmente, da quantidade de energia dissipada durante a colisão. Eventos envolvendo maior energia estão associados a fraturas cominutivas, acometimento grave de tecidos moles e comprometimento neurovascular[3]. Nas colisões frontais, as extremidades inferiores são as primeiras a sofrer o impacto, devido à súbita desaceleração, e fraturas de tornozelo, tíbia e fíbula são frequentes. Quando os joelhos sofrem impacto frontal contra o painel, além de fraturas podem ocorrer lesões ligamentares dessa articulação e, no caso de a energia ser transmitida axialmente, pode ocorrer fratura de fêmur e de acetábulo. Já as colisões laterais estão mais associadas a fraturas de acetábulo, pelve e úmero[27].

■ Trauma na gravidez

Colisões automobilísticas são responsáveis por 50% dos traumas durante a gravidez. Um tipo de ocorrência comum nesses casos é o descolamento de placenta, que decorre da ação de forças tangenciais entre o miométrio elástico e a placenta relativamente inelástica. A vascularização pélvica hipertrofiada durante gravidez aumenta o risco de sangramento em casos de fratura pélvica que, por sua vez, podem levar a trauma de crânio do feto, quando ocorrem no final da gravidez[28,29].

Conclusão

Para compreender os danos relacionados a colisões veiculares é importante ter em mente algumas leis básicas da física, que ajudam a explicar os mecanismos de lesão envolvidos e presumir suas consequências e repercussão clínica. A equipe que atende a sala de emergência deve estar atenta e familiarizada com a cinemática deste tipo de evento, o que permite prever potenciais consequências e realizar um atendimento sistematizado. Portanto, conhecer os detalhes da cena pode ser bastante útil na avaliação inicial desses pacientes. Nesse sentido, reconhecer o uso ou não de dispositivos de segurança torna-se imperioso, pois além de minimizar o impacto sobre o corpo eles podem produzir lesões específicas que devem ser identificadas e avaliadas.

As forças de tensão capazes de produzir lesão quando aplicadas sobre os tecidos humanos (tração, constrição, compressão e tangencial) promovem alterações que são características, próprias do tipo de força que as gerou. Embora a maior parte dos traumas veiculares seja contuso, é bom não esquecer que outros tipos de morbidades, como queimaduras e ferimentos penetrantes, podem, ocasionalmente, estar presentes.

Os traumatismos oriundos de colisões veiculares tendem a ocasionar múltiplas lesões, com diferentes graus de intensidade e de sintomas, o que pode comprometer a avaliação clínica (p. ex., *distraction pain*). O trauma de crânio merece cuidado especial nesse contexto, uma vez que se trata da maior causa de morte por colisão veicular, entretanto, os traumas torácico e abdominal devem ser rigorosamente avaliados e tratados, pois além do potencial ofensivo próprio podem agravar sobremaneira o *status* neurológico do paciente.

▪ Referências bibliográficas

1. Wood B. Wiley-Blackwell Encyclopedia of Human Evolution. 1st ed. Oxford, OX: Blackwell Publishing Ltd; 2011.
2. Wallis L, Greaves I. Injuries associated with airbag deployment. Emerg Med J. 2002;19(6):490-93.
3. Mattox KL Feliciano DV, Moore, EE. Trauma. 8th ed. New York, NY: McGraw-Hill Medical; 2008.
4. Garvin R, Venkatasubramanian C, Lumba-Brown A, Miller CM. Emergency Neurological Life Support: Traumatic Brain Injury. Neurocrit Care. 2015;23(2):S143-54.
5. Oeur RA, Karton C, Post A, Rousseau P, Hoshizaki TB, Marshall S, et al. A comparison of head dynamic response and brain tissue stress and strain using accident reconstructions for concussions, concussion with persistent postconcussive symptoms, and subdural hematoma. J Neurosurg. 2015;123(2):415-22.
6. Su E, Bell M. Diffuse Axonal Injury. In: Laskowitz D, Grant G, editors. Translational Research in Traumatic Brain Injury. Boca Raton (FL): CRC Press/Taylor and Francis Group. 2016, Chapter 3.
7. Kühnel TS, Reichert TE. Trauma of the midface. GMS Current Topics in Otorhinolaryngology, Head and Neck Surgery. 2015;14:06.
8. Wallis L, Greaves I. Injuries associated with airbag deployment. Emerg Med J. 2002;19(6):490-93.
9. Desouza RM, Crocker MJ, Haliasos N, Rennie A, Saxena A. Blunt traumatic vertebral artery injury: a clinical review. Eur Spine J. 2011;20(9):1405-16.
10. Stein DM, Pineda JA, Roddy V, Knight WA 4th. Emergency Neurological Life Support: Traumatic Spine Injury. Neurocrit Care. 2015;23(2):S155-64.
11. Bromberg WJ, Collier BC, Diebel LN, Dwyer KM, Holevar MR, Jacobs DG, et al. Blunt cerebrovascular injury practice management guidelines: the Eastern Association for the Surgery of Trauma. J Trauma. 2010;68(2):471-77.
12. Forman J, Perry B, Henderson K, Gjolaj JP, Heltzel S, Lessley D, et al. Blunt impacts to the back: Biomechanical response for model development. J Biomech. 2015;48(12):3219-26.
13. Alborzi Z, Zangouri V, Paydar S, Ghahramani Z, Shafa M, Ziaeian B, et al. Diagnosing Myocardial Contusion after Blunt Chest Trauma. J Tehran Heart Cent. 2016;11(2):49-54.
14. Trust MD, Teixeira PGR. Blunt Trauma of the Aorta, Current Guidelines. Cardiol Clin. 2017;35(3):441-51.
15. Bosanquet D, Farboud A, Luckraza H. A review of diaphragmatic injury. Respiratory Medicine CME. 2009;2(1):01-06.
16. Scollay JM, Beard D, Smith R, McKeown D, Garden OJ, Parks R. Eleven Years of Liver Trauma: the Scottish experience. World J Surg. 2005;29(6):744-09.
17. Shao Y, Zou D, Li Z, Wan L, Qin Z, Liu N, et al. Blunt Liver Injury with Intact Ribs under Impacts on the Abdomen: A Biomechanical Investigation. PLoS One. 2013;8(1):e52366.
18. Yorkgitis BK. Primary Care of the Blunt Splenic Injured Adult. Am J Med. 2017;130(3):365.e1-365.e5.
19. Debi U, Kaur R, Prasad KK, Sinha SK, Sinha A, Singh K. Pancreatic trauma: A concise review. World J Gastroenterol. 2013;19(47):9003-11.
20. Burns J, Brown M, Assi ZI, Ferguson EJ. Five-Year Retrospective Review of Blunt Renal Injuries at a Level I Trauma Center. Am Surg. 2017;83(2):148-56.
21. Dauterive AH, Flancbaum L, Cox EF. Blunt Intestinal Trauma. A modern-day review. Ann Surg. 1985;201(2):198-03.
22. Kordzadeh A, Melchionda V, Rhodes KM, Fletcher EO, Panayiotopolous YP. Blunt abdominal trauma and mesenteric avulsion: a systematic review. Eur J Trauma Emerg Surg. 2016;42(3):311-15.
23. Al-Ozaibi L, Adnan J, Hassan B, Al-Mazroui A, Al-Badri F. Seat belt syndrome: Delayed or missed intestinal injuries, a case report and review of literature. Int J Surg Case Rep. 2016;20:74-76.
24. Costantini TW, Coimbra R, Holcomb JB, Podbielski JM, Catalano RD, Blackburn A, et al. Pelvic fracture pattern predicts the need for hemorrhage control intervention — Results of an AAST multi-institutional study. J Trauma Acute Care Surg. 2017;82(6):1030-38.
25. Bomela LN, Basson H, Motsitsi NS. Morel-Lavallée lesion: A review. SA Orthop J. 2008;7(2):34-37.
26. Shalhub S, Starnes BW, Tran NT, Hatsukami TS, Lundgren RS, Davis CW, et al. Blunt abdominal aortic injury. J Vasc Surg. 2012;55(5):1277-85.
27. Page Y, Cuny S, Hermitte T. A comprehensive overview of the frequency and the severity injuries sustained by car occupants and subsequente implications in terms of injury prevention. Ann Adv Automot Med. 2012;56:165-74.
28. Mendez-Figueroa H, Dahlke JD, Vrees RA, Rouse DJ. Trauma in pregnancy: an updated systematic review. Am J Obstet Gynecol. 2013;209(1):01-10.
29. Brown S, Mozurkewich E. Trauma During Pregnacy. Obstet Gynecol Clin North Am. 2013;40(1):47-57.

4

Características dos Ferimentos por Arma Branca

Rafael Alencastro Brandão Ostermann

■ Resumo

Mesmo não possuindo o mesmo espectro de destruição tecidual dos ferimentos causados pelos projetis de armas de fogo, as lesões por arma branca possuem grande relevância clínica, relativa ao seu grau de ofensividade, implicação legal e indicação terapêutica. As feridas resultantes da ação de armas brancas são comuns no cotidiano das cidades, em particular onde a circulação de armas de fogo é mais controlada, ou em zonas de menor nível sócio-econômico-cultural, situações que condicionam o seu emprego. As feridas cortantes ou incisas e as feridas perfurocortantes ou pérfuro-incisas, próprias da ação desses agentes, podem apresentar características diferentes entre si de acordo com o tipo de objeto utilizado, seu gume, sua extremidade e o mecanismo de ação predominante (pressão ou deslizamento), gerando padrões biomecânicos específicos relacionados à vetorização e profundidade da lesão. Embora a cinemática seja simples e previsível na maioria dos casos, o diagnóstico dessas lesões é frequentemente desafiador exigindo atendimento ágil e conduta terapêutica precoce. Dessa forma, o profissional que atua no serviço de emergência e o cirurgião do trauma devem estar familiarizados com todos esses detalhes, o que permite antever a gravidade dos ferimentos e otimizar a abordagem terapêutica de acordo com o caso.

- **Descritores:** Arma Branca, Ferimentos e Lesões, Trauma Penetrante.
- **Nível de evidência científica predominante:** 2B

Introdução

A utilização de objetos pontiagudos em situações de conflito interpessoal confunde-se com o surgimento da humanidade, onde a luta por alimento e território era a tônica das disputas de poder nas civilizações antigas. Numerosos relatos de ferimentos cortantes são descritos desde o velho testamento e permeiam o desenvolvimento das sociedades e as grandes guerras travadas ao longo dos tempos[1].

Embora menos frequentes que os traumas provocados por acidentes automobilísticos e armas de fogo, os ferimentos por arma branca respondem por incidência e índices de morbimortalidade consideráveis, relacionados com o crescimento populacional, níveis de pobreza e crimes passionais, devido a mais fácil acessibilidade a esse tipo de agente[2].

As características dos ferimentos causados por arma branca possuem grande relevância epidemiológica e assistencial. As equipes que atuam na sala de emergência devem estar atentas a padrões biomecânicos e achados clínicos que ajudam a identificar sua motivação, indicam lesões internas e definir a conduta terapêutica.

Revisão de literatura

■ Perfil epidemiológico

Diversos estudos realizados em diferentes países evidenciam um índice crescente nas taxas de homicídios[3,4]. A participação masculina é preponderante para essa estatística, respondendo por cerca de 93% dos casos. Nesse grupo, a taxa de homicídios cresceu cerca de 199% no período de 1980 à 2012, tornando-se quatorze vezes maior do que no sexo feminino[4,5]. A idade possui influência epidemiológica indiscutível, posto que as lesões induzidas por arma branca são mais comuns entre jovens na faixa etária dos 20 aos 39 anos. Não é novidade que a violência já não se restringe às grandes metrópoles e invade pequenas cidades, outrora pacatas, revelando sua disseminação.

Por trás dessas estatísticas alarmantes esconde-se um padrão multifatorial frequente, caracterizado pela tríade lazer-álcool-violência. As vítimas e seus agressores, comumente estão sob efeito de substâncias psicoativas. Nesse contexto, que envolve comunidades de menor nível sócio-econômico-cultural, os objetos pontiagudos e cortantes, por serem mais acessíveis, são utilizados nas abordagens criminosas e agressões interpessoais.

Estudos epidemiológicos demonstram que em 80% dos homicídios e 70% das agressões interpessoais envolvendo arma branca há influência de álcool e que, ainda que isso ocorra em menor quantidade em sociedades mais desenvolvidas, o álcool permeia situações de conflito e violência interpessoal[5].

Além dos homicidios, os ferimentos por arma branca também podem estar presentes em agressões auto-inflingidas e, nesses casos, possuem padrões específicos. Essas características merecem atenção na sala de emergência em virtude de seus padrões biomecânicos diferenciados[6] (Tabela 4.1).

Importante ressaltar que as lesões penetrantes podem ser diferentes na cena do trauma quando comparadas às lesões encontradas na sala de emergência, no que se refere a apresentação clínica. Indivíduos com lesões penetrantes cardíacas e cervicais, em virtude de sua maior gravidade, habitualmente sucumbem na cena do trauma, gerando diferenças estatísticas entre mortalidade *in loco* e mortalidade hospitalar.

■ Perfil biomecânico das lesões

Qual a força necessária para gerar um ferimento penetrante? Essa pergunta é motivo de discussão na literatura e ainda carece de um posicionamento definitivo. Conceitualmente, os ferimentos perfurocortantes são resultantes da ação de objetos pontiagudos afilados, com diferentes dimensões, usualmente incidindo de forma perpendicular sobre a superfície corporal[7]. Essa pergunta talvez possa ser respondida considerando alguns princípios biomecânicos elementares e que são úteis para o entendimento dos padrões de lesão penetrante que se apresentam na emergência:

1. Quanto mais pontiagudo for o objeto cortante menor será a resistência tecidual e menor a força necessária para sua introdução;
2. Quanto maior a velocidade do movimento, menor será a força necessária e a resistência tecidual. Quando o instrumento é introduzido mais lentamente,

Tabela 4.1. Diferenciação entre as lesões autoinfligidas e provocadas por terceiros

Padrão das lesões	*Padrão homicida*	*Padrão suicida*
Localização	Região cervical Tórax e Abdome	Região flexora dos punhos Tórax e Abdome
Número	Lesões únicas ou múltiplas	Lesões únicas
Direção	Multidirecional (orientação longitudinal)	Unidirecional (orientação horizontal)
Lesões de defesa	Frequentes (em mãos e antebraços)	Ausentes
Lesões por hesitação	Incomum	Comum
Doença psiquiátrica	Comum	Muito comum

Fonte: https://www.slideshare.net/drchristythundiparambil/abrasion

a força imprimida deve ser maior para causar a mesma profundidade de lesão;

3. Os tecidos que compõem a estratigrafia da parede abdominal possuem diferentes níveis de resistência podendo gerar maior ou menor destruição tecidual em diferentes pontos, de acordo com o movimento da vítima no momento do golpe.

Existe considerável variabilidade na apresentação clínica dos ferimentos penetrantes por arma branca, tanto pelas características do objeto como pela localização do ferimento. As caraterísticas da lesão na pele e a profundidade são ditadas pelo formato do instrumento perfurocortante. Quanto maior o afilamento e comprimento do objeto, menor a extensão da lesão na pele, porém maior o potencial de penetração e de lesões na profundidade[8].

Na região cervical, há estruturas vitais intimamente relacionadas entre si, aumentando o risco de lesões graves. Abaixo da pele e tecido subcutâneo, encontra-se o músculo platisma que recobre não só os músculos da região cervical anterolateral, mas também as estruturas do sistema respiratório e digestório. Essa fina lâmina muscular constitui o marco anatômico que determina se o trauma penetrante é superficial ou profundo, sua gravidade e se o manejo seletivo ou operatório será escolhido. Da mesma forma, a região cervical anterior é dividida anatomicamente em 3 zonas que definem a abordagem terapêutica. A zona I se estende das clavículas e esterno até a cartilagem cricóide, a zona II se localiza entre a cartilagem cricóide e o ângulo da mandíbula e a zona III vai do ângulo da mandíbula até a base craniana (Figura 4.1).

Os ferimentos cervicais por arma branca podem ser punctórios, perfurocortantes ou cortantes, todos com riscos próprios relacionados a sua extensão, profundidade e localização. A análise dessas características pode revelar valiosas informações sobre as circunstâncias do evento, motivações do agressor, defesa da vítima e direcionar a avaliação clínica[7,8].

O tórax é sede frequente de lesões com intento homicida e a pele da região torácica possui menor mobilidade, elasticidade e espessura de tecido subcutâneo, portanto menor resistência mecânica. O formato das lesões, suas dimensões, multiplicidade e localização ajudam a definir as circunstâncias em que ocorreu o evento e avaliar sua gravidade. Do ponto de vista legal é importante ressaltar que ferimentos

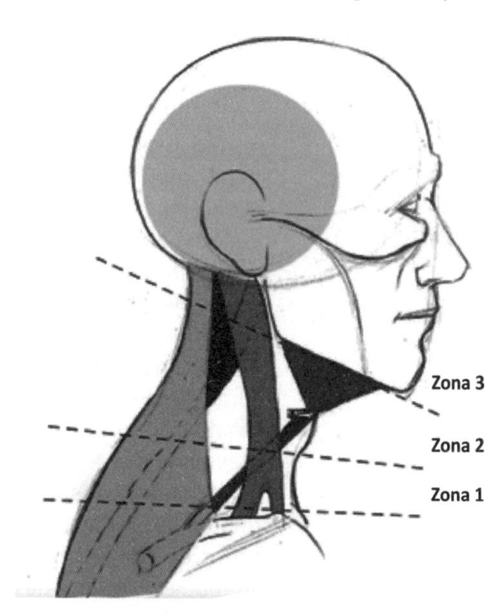

Zona 1. Artéria carótida interna, artérias vertebrais, nervos vago e acessório, hipoglosso, facial.
Zona 2. Artéria carótida comum e suas bifurcações, artérias vertebrais, veia jugular, laringe, traqueia, esôfago.
Zona 3. Artéria carótida comum, artéria vertebral, veia jugular interna, traqueia, esôfago, ápices pulmonares e ducto torácico.

Figura 4.1. Zonas cervicais e suas estruturas anatômicas correspondentes (Ilustração: Guilherme Bevilaqua).

no hemitórax esquerdo costumam ser provocados por indivíduos destros, mesmo em lesões autoinfligidas[9]. Lesões de vasos intercostais, hemopneumotórax e perfurações pulmonares são os achados mais frequentes. Objetos perfurocortantes de tamanho grande, como espetos de churrasco e facas de açougue, habitualmente indicam traumas mais graves e com maior incidência de lesões associadas, conferindo maior morbimortalidade[10].

A parede abdominal anterior e a região lombar possuem espessura e elasticidade consideravelmente maiores quando comparadas com as regiões anatômicas supracitadas. Dessa forma, a força necessária para violação da cavidade abdominal naturalmente deve ser maior para produzir lesões significativas. Na região lombar, a energia necessária para que ocorra penetração é ainda mais intensa, quando comparada ao abdome anterior, devido ao tecido muscular espesso característico dessa topografia.

Nos ferimentos de extremidades, a avaliação da cinemática do trauma se reveste de importância para o profissional que atende emergências, em virtude do potencial para lesão neurovascular e risco de perda do membro afetado[11]. Estudos clínicos sobre ferimentos penetrantes por arma branca são muitos, porém há uma perceptível carência de pesquisas sobre a biomecânica desses ferimentos nas extremidades. A maior experiência tem sido fornecida pelas guerras mostrando a necessidade de uma abordagem terapêutica rápida e precisa. A equipe médica deve estar atenta a alguns padrões que envolvem maior risco de lesão neurovascular, como as lesões na face anteromedial da coxa e fossa poplítea que abrigam a artéria femoral e poplítea, bem como os nervos femoral, anteriormente, e ciático, posteriormente. Os ferimentos com objeto *in situ* devem ser mantidos dessa forma até a avaliação especializada definitiva e controle vascular proximal, quando necessário.

■ Perfil clínico das lesões por arma branca

A apresentação clínica das lesões penetrantes por arma branca possui amplo espectro no qual pode haver desde acometimento apenas da pele até a necessidade de cirurgia de controle de danos (*damage control*). A elaboração de protocolos de avaliação diagnóstica e tratamento permitem estratificar o risco desses pacientes e auxiliam na tomada de decisão. Entretanto, a utilização de algoritmos para determinar a conduta terapêutica não deve ser rígida, sendo fundamental individualizá-la e contextualizá-la com os recursos disponíveis.

Indiscutivelmente, a avaliação e manejo inicial desses pacientes são similares a dos indivíduos com outras formas de trauma e direcionam ao preconizado pelo programa *Advanced Trauma Life Support (ATLS)* como medidas fundamentais de reanimação[12]. Assim, o conhecimento sobre o objeto utilizado, a localização das lesões, a existência ou não de transfixação e a direção da entrada na pele são características importantes que podem auxiliar na tática de atendimento. Também é necessário ter em mente que a gravidade das lesões internas não pode ser avaliada pela aparência externa do ferimento e que a penetração ser mais profunda do que parece.

Ferimentos cervicais

Poucas regiões no corpo concentram tantas estruturas importantes quanto a região cervical. Os sistemas respiratório, vascular, digestório e neurológico estão concentrados em uma área muito pequena, considerando a superfície corporal total. Por isso, o conhecimento anatômico da região é de suma importância para a equipe de trauma.

As Grandes Guerras Mundiais tiveram um papel importante no entendimento da evolução clínica dos ferimentos cervicais penetrantes. A conduta conservadora em sua quase totalidade, preconizada na Primeira Guerra Mundial, onde os ferimentos por baioneta ainda eram comuns, ocasionou uma elevada morbimortalidade que, progressivamente, deu lugar à exploração cirúrgica mandatória do colo a partir da Segunda Grande Guerra, com o aumento do número e da gravidade dos ferimentos por arma de fogo. Em décadas recentes, porém, a melhoria na qualidade da assistência médica e o avanço dos métodos de imagem proporcionaram melhores resultados e a retomada do manejo seletivo, agora embasado na realização de estudos de imagem como a panendoscopia (respiratória e digestiva), tomografia computadorizada e angiografia. O elevado índice de cervicotomias negativas também contribuiu para a escolha do manejo seletivo[13].

Arma de fogo e arma branca são os mecanismos mais comuns de lesões penetrantes, sendo o primeiro causador de maior destruição tecidual e, consequentemente, maior letalidade[14]. De forma simplificada, os ferimentos penetrantes cervicais podem ser divididos em superficiais e profundos, utilizando-se o músculo platisma como marco anatômico. A violação do platisma aumenta consideravelmente o risco de lesões aerodigestivas e vasculares, necessitando uma investigação minuciosa.

Em relação aos ferimentos causados por arma branca, algumas considerações são importantes. Como já foi lembrado, as características do objeto cortante - como forma e tamanho - merecem atenção durante a avaliação inicial, pois ajudam a determinar a profundidade e as lesões prováveis. Ferimentos transfixantes ou com objeto *in situ* denotam alta probabilidade de lesões maiores e podem resultar em cirurgia de controle de danos. Na região cervical, ao contrário do abdome, a exploração digital sob anestesia local não está indicada, pela possibilidade de descompressão de hematomas e sangramentos copiosos.

Ferimentos torácicos

Os ferimentos penetrantes do tórax constituem importante causa de mortalidade por trauma, pois cerca de 25% de todos a mortes violentas decorrem de lesões torácicas.

Embora a mortalidade geral das lesões torácicas isoladas esteja entre 4% e 8%, a presença de lesões associadas ou ferimentos transfixantes podem elevá-la para até 35%[15,16].

O comportamento clínico das lesões penetrantes por arma branca no tórax está condicionado ao número de lesões , profundidade da penetração, formato do objeto, órgãos acometidos, localização e presença de transfixação. Apesar de possuir menor dissipação de energia e destruição tecidual quando comparadas às lesões por arma de fogo, os ferimentos por arma branca apresentam grande diversidade de manifestações. As lesões isoladas, interessando tão somente a parede torácica e vasos intercostais constituem trauma frequente, mas de menor magnitude, necessitando estratégias mais simples de tratamento. Por outro lado, ferimentos com transfixação mediastinal podem apresentar uma plêiade de lesões por vezes imprevisíveis e requerem estratégias mais complexas em exíguo espaço de tempo[17]. A instabilidade hemodinâmica dos casos dita a tomada de decisão.

A presença de choque refratário em presença ou não de drenagem pleural volumosa, denota a presença de lesões vasculares torácicas maiores, necessitando abordagem cirúrgica precoce. Em casos graves, é importante que a avaliação primária não seja dependente de exames de imagem, de forma a minimizar o tempo empregado na tomada de decisão. A toracotomia de emergência, estudada em particular no capítulo 23 deste livro, representa uma das formas de abordagem desses pacientes e possui rigorosas indicações que devem ser seguidas e praticadas pela equipe de cirurgia do trauma[16,17,18]. O clampeamento da aorta descendente e do hilo pulmonar, evacuação do sangue, sutura de lesões cardíacas e rafia primária de lesões brônquicas e esofágicas estão entre as possibilidades com as quais o cirurgião deve estar familiarizado e ter experiência.

Os ferimentos na área de Ziedler, quadrilátero situado entre a linha axilar anterior esquerda, linha paraesternal direita, segundo espaço intercostal esquerdo e sexto espaço intercostal esquerdo, envolvem alto risco de lesões cardíacas, onde as estruturas mais comumente atingidas são: ventrículo direito (50% a 60% dos casos), ventrículo esquerdo (20% a 30%) e átrio direito (5% a 10%)[17]. O ventrículo direito, por sua posição anterior e retroesternal, é a câmara cardíaca mais suscetível a ataques frontais mesmo com instrumentos de baixa energia cinética. Essa lesão, do ponto de vista cirúrgico e não de gravidade, é considerada relativamente fácil de lidar, uma vez que a própria musculatura ventricular pode tamponá-la e que acesso operatório é simples. Lesões atriais são de maior gravidade devido a suas paredes finas, incapazes de produzir tamponamento, que levam a um sangramento contínuo[17,18]. O tamponamento cardíaco, comum nos ferimentos torácicos por arma branca, é representado usualmente, mas não sempre, pela tríade de Beck (hipofonese de bulhas, estase jugular e hipotensão arterial), e pode ocorrer mesmo com mínimos volumes de sangue na rija cavidade pericárdica, levando a rápido comprometimento hemodinâmico.

Até recentemente, os ferimentos transfixantes de mediastino, tanto por arma de fogo como arma branca, eram tratados por abordagem cirúrgica, na tentativa de estabelecer a trajetória percorrida pelo agente. Mesmo os pacientes estáveis, com ferimentos de menor repercussão, eram submetidos a toracotomia de emergência que revelaram-se evitáveis em cerca de 40% a 60% dos pacientes[19,20]. À semelhança dos ferimentos cervicais e abdominais, esse grupo de lesões torácicas beneficia-se da evolução tecnológica e dos modernos tratamentos conservadores. A trajetória dos ferimentos pode agora ser melhor avaliada através de estudos de imagem, pois angiografia, esofagograma, tomografia computadorizada e endoscopia digestiva são métodos mais disponíveis do que em épocas passadas. Nunca é demais ressaltar que, na ausência desses recursos, não deve haver timidez em realizar uma abordagem cirúrgica[20].

Atenção especial deve ser dada à biomecânica dos ferimentos penetrantes toracoabdominais, pois a condução desses casos pode ser difícil até mesmo para equipes mais experimentadas, com morbidade significativa.

Nesse cenário, destaca-se a lesão diafragmática, mais frequente a esquerda e quando o orifício de entrada do objeto pontiagudo está no tórax. Ferimentos de difícil diagnóstico, mesmo quando o paciente está clinicamente estável, as lesões diafragmáticas podem passar despercebidas ao exame inicial em até 50% dos casos[20]. Alguns estudos postulam que a presença de um diafragma lesado pressupõe um risco de 90% para lesões abdominais associadas e de 25% para lesões torácicas concomitantes[20,21]. A herniação de conteúdo abdominal para o tórax é sua principal consequência, podendo ocorrer nas fases precoces do trauma ou mesmo tardiamente. Sua história natural permanece objeto de investigação, embora seja sabido que os gradientes de pressão entre tórax e abdome não admitem a cura do ferimento diafragmático sem tratamento cirúrgico. Os ferimentos do lado direito do tórax, devido à presença do fígado, não costumam se acompanhar de herniação e, embora não haja estudo conclusivo a esse respeito, podem representar uma exceção à máxima do parágrafo anterior.

Ferimentos abdominais

Até metade do século XX, a laparotomia era realizada em todas as lesões penetrantes do abdome, levando a um elevado número de laparotomias não terapêuticas com essa abordagem indiscriminada. Em indivíduos hemodinamicamente estáveis, sem sinais de peritonismo, a laparotomia não terapêutica corresponde a até 70% dos casos[22]. Além disso, os índices de morbidade neste grupo de pacientes são consideráveis, o que gerou, ao longo dos últimos 20 anos, a necessidade de estabelecer critérios capazes de reduzir esse grande número de cirurgias desnecessárias.

No paciente sem déficit de consciência, o exame clínico possui papel fundamental e considerável acurácia, chegando a mais de 90% de acerto segundo alguns autores[22,23]. O exame abdominal, em busca de sinais de irritação peritoneal, a avaliação do status hemodinâmico, identificando sinais de hipovolemia, e a análise do ferimento, constituem a pedra angular da tomada de decisão. A observação do paciente e a repetição periódica do exame físico permite avaliar o estado fisiológico e definir as estratégias de atendimento. A exploração da ferida sob anestesia local possui papel interessante, sobretudo nos pacientes hemodinamicamente estáveis, sem peritonismo e sem evidência inequívoca de penetração na parede anterior do abdome. Importante ressaltar, que o ferimento da pele pode não coincidir com a linha de penetração na aponeurose, músculos e peritônio, em virtude de contratura voluntária no momento do golpe, podendo comprometer essa avaliação. Por outro lado, na ausência de penetração, o ferimento é suturado e, de acordo com o caso, o paciente pode se submeter a exames complementares, ser mantido em observação ou receber alta hospitalar.

O índice de massa corporal (IMC) elevado tem sido implicado como fator de proteção contra lesões intracavitárias. Bloom e cols., em estudo retrospectivo com 249 vítimas de ferimentos por arma branca, identificaram menor penetração peritoneal, menos lesões intra-abdominais, menor número de internações em UTI e escores de trauma menores em indivíduos com IMC elevado, reforçando o papel protetor da adiposidade central[24]. Já os indivíduos magros tiveram um risco três vezes maior de serem submetidos a laparotomia de urgência por lesões intraperitoniais.

Na avaliação abdominal, é importante reiterar a necessidade de avaliar as caraterísticas do ferimento, a extensão e sentido da lesão, a presença de lesões satélites ou distantes, áreas de contusão perilesional e o formato e tamanho do objeto cortante. Essas informações têm importância clínica e auxiliam também nos aspectos legais do caso.

Na avaliação diagnóstica, os exames de imagem são importantes na decisão pelo ato cirúrgico ou pelo tratamento conservador. O emprego do ultrassom (Extended *Focused Assesment with Sonography for Trauma – eFAST)* permite constatar e quantificar a presença de líquido livre intra-abdominal, torácico e pericárdico de forma não invasiva, constituindo-se ferramenta útil na avaliação dos ferimentos penetrantes da parede abdominal anterior. Contudo, sua acurácia não é a mesma no diagnóstico de perfuração de vísceras ocas ou lesões retroperitoneais. A tomografia computadorizada com duplo ou triplo contraste é considerada o padrão ouro, sobretudo em pacientes estáveis e com lesões penetrantes em flanco e dorso. Ela permite a avaliação e o estadiamento das lesões de vísceras sólidas, e consiste em elemento imprescindível na opção pelo tratamento conservador não operatório.

Técnicas que abreviem a permanência do paciente no bloco cirúrgico em virtude de sua deterioração fisiológica representam uma evolução constante na busca de prolongar a vida dos pacientes graves. O tamponamento de sangramentos maciços, a reanimação pró-coagulante, o controle da contaminação intestinal e a correção dos distúrbios acidobásicos proporcionam maior sobrevida aos pacientes criticamente enfermos. A cirurgia de controle de danos, que tem origem em cenários de guerra, ganhou aceitação no ambiente civil e se tornou, ao lado da redução da reposição hidroeletrolítica no choque hemorrágico, uma das principais formas de evitar a chamada tríade letal, composta por acidose, hipotermia e coagulopatia.

Ferimentos de extremidades

Devido a presença de tecido ósseo, vascular, nervoso e partes moles, o trauma de extremidades requer avaliação rápida objetivando o melhor resultado funcional possível e evitando a isquemia, a infecção, a incapacidade funcional e a amputação[26].

Novamente, a história e o exame primário são fundamentais para o êxito do tratamento. O achado de um membro frio e sem pulso pode ser atribuído a hipoperfusão sistêmica. Contudo, alterações de pulso, palidez e alterações neurológicas (motoras e sensitivas) sugerem a presença de lesão vascular periférica que, invariavelmente, leva a realização de arteriografia ou exploração e reparo cirúrgico. Frequentemente, fraturas de ossos longos podem induzir angulações em artérias de médio calibre gerando uma lesão vascular por compressão que pode ser corrigida com manobras de alinhamento[26], razão pela qual é importante avaliar o pulso antes e depois desse tipo de manobra.

O primeiro atendimento consiste em pressão direta sobre a lesão com sangramento ativo. O uso de torniquete no controle de hemorragias, primeiramente relatado no século XVII, foi paulatinamente abandonado após os relatos das Grandes Guerras Mundiais, Guerra da Coréia e do Vietnam, sobre a grande incidência de graves complicações neurovasculares com o seu uso. Recentemente, nos conflitos do Iraque e Afeganistão, houve uma nova experiência com o emprego desse dispositivo. Scerbo e cols. , em 2016, demonstraram controle vascular com uso de torniquete em até 71% dos casos de lesões vasculares de extremidades e um índice de complicações de apenas 5,5%[27]. Ode e cols., em análise retrospectiva, relataram controle adequado do sangramento com o uso do dispositivo em 83% dos casos contra 60% de controle quando não foi utilizado[28]. Uma nova visão sobre o uso desse dispositivo, de forma mais restrita e definida consta no capítulo 24 deste livro.

Uma vez que haja suspeita de lesão vascular, estudos angiográficos podem ser necessários para definir a localização, o grau da lesão e a estratégia cirúrgica a ser adotada. O reparo vascular passa pela sutura arterial primária, utilização de enxerto de veia safena, uso de *shunts* arteriais e cirurgia de controle de danos nos casos indicados.

Conclusão

Talvez menos graves, quando comparadas aos ferimentos por arma de fogo, as lesões provocadas por arma branca possuem um perfil epidemiológico que reflete a disseminação da violência tanto nas grandes metrópoles como em pequenas comunidades.

Os padrões biomecânicos são geralmente previsíveis e com menor destruição tecidual, mas podem esconder lesões significativas cujo diagnóstico nem sempre é fácil. Lesões vasculares e de nervos periféricos constituem um achado frequente e devem ser sempre lembradas. Além da topografia da lesão, características do instrumento perfurocortante, como o grau de afilamento, o comprimento e a incidência sobre a pele, auxiliam na avaliação do evento e na constatação de penetração intracavitária. Essas informações possuem papel fundamental durante avaliação na sala de emergência.

Esse mesmo raciocínio se aplica à diversidade de apresentações clínicas possíveis, que exigem da equipe de trauma um bom tirocínio e a capacidade de manter sempre um grau elevado de suspeição na tomada de decisões críticas.

Quando age no interior de uma cavidade, a arma branca pode acometer diversas estruturas, em diferentes planos, uma vez que seu trajeto não costuma se dar apenas de forma linear, sendo capaz de alcançar uma maior área de abrangência, chamada cone de ação, diferentemente do que costuma ocorrer com o disparo típico de arma de fogo.

O domínio da equipe acerca da biomecânica do trauma pode produzir um impacto positivo sobre a assistência, promovendo resultados funcionais melhores e proporcionando maior sobrevida aos pacientes.

Referências bibliográficas

1. Parmar K, Hainsworth SV, Rutty GN. Quantification of forces required for stabbing with screwdrivers and other blunter instruments. Int J Legal Med. 2012;126(10):43-53
2. Cardona D, Peláez E, Aidar T, Ribotta B, Alvarez MF. Mortalidade por causas externas em três cidades latino-americanas: Córdoba (Argentina), Campinas (Brasil) e Medellín (Colômbia), 1980-2005. Rev bras estud popul. 2008;25(2):335-52
3. Gunst M, Ghaemmaghami V, Gruszecki A, Urban J, Frankel H, Shafi S. Changing epidemiology of trauma deaths leads to a bimodal distribution. Proc (Bayl Univ Med Cent). 2010;23(4):349–54
4. Indicadores e Dados Básicos (IDB). Indicador A.18: Razão entre óbitos informados e estimados. Disponível em: <http://tabnet.datasus.gov.br/cgi/idb2012/a1801b.htmhttp://tabnet.datasus.gov. br/cgi/idb2012/a1801b.htm. Acessado em: 15/08/2018
5. Malta DC, Lemos MSA, Silva MMA, Rodrigues EMS, Gazal-Carvalho C, Morais Neto EL. Iniciativas de vigilância e prevenção de acidentes e violências no contexto do Sistema Único de Saúde (SUS). Epidemiol. Serv. Saúde. 2007;16(1): 45-55.
6. De Giorgio F, Lodise M, Quaranta G, Spagnolo AG, d'Aloja E, Vincenzo L et al. Suicidal or Homicidal Sharp Force Injuries? A Review and Critical Analysis of the Heterogeneity in the Forensic Literature. J Forensic Sci. 2015; 60(s1):S97-S07
7. Jones S, Nokesa L, Leadbeatterb S. The mechanics of stab wounding. Forensic Sci Int. 1994;67:59-63.
8. Sharma M, Khajja BS, Shainedra JHA, Mathur GK, Mathur VN. Forensic Interpretation of Injuries/ Wounds found on the human body. J Punjab Acad Forensic Med Toxicol. 2011;11(2):105-09
9. Kristoffersen S, Norman SA, Morild I, Lilleng PK, Heltne JK. The hazard of sharp force injuries: Factors influencing outcome. J Forensic Leg Med. 2016;37:71-77.
10. Bege T, Berdah SV, Brunet C. Stab wounds in Emergency Department. Presse Med. 2013;42(12):1572-78.
11. Van Waes O, Van Lieshout E, Hogendoorn W, Halm JA, Vermeulen J. Treatment of penetrating trauma of the extremities: ten years' experience at a dutch level 1 trauma center. Scand J Trauma Resusc Emer Med. 2013;21:2.
12. ATLS Subcommittee; American College of Surgeons' Committee on Trauma; International ATLS working group. Advanced trauma life support (ATLS®): the ninth edition. 2013.
13. Madsen AS, Laing GL, Bruce JL, Clarke DL. A comparative audit of gunshot wounds and stab wounds to the neck in a South African metropolitan trauma service. Ann R Coll Surg Engl. 2016;98(7):488–95.
14. Roberts DJ, Zygun DA, Faris PD, Ball CG, Kirkpatrick AW, Stelfox HT. Opinions of Practicing Surgeons on the Appropriateness of Published Indications for Use of Damage Control Surgery in Trauma Patients: An International Cross-Sectional Survey. J Am Coll Surg. 2016;223(3):515-29.
15. Dennis BM, Medvecz AJ, Gunter OL, Guillamondegui OD. Survey of trauma surgeon practice of emergency department thoracotomy. Am J Surg. 2016;212(3):440-45
16. Moore EE, Mattox KL, Feliciano DV. Toracotomia na sala de emergência. Manual de Trauma. Fourth ed. Artmed. 2000; p. 26-34.
17. Seamon MJ, Shiroff AM, Franco M. Emergency department thoracotomy for penetrating injuries of the heart and great vessels: An appraisal of 283 consecutive cases from tw urban trauma center. J Trauma Acute Care Surg. 2009;67(6):1250-58.
18. Capote A, Michael A, Almodovar J. Emergency department thoracotomy: too little, too much or to late. Am Surg. 2013;79(10):982-86.
19. Burack JH, Kandil E, Sawas A. Triage and outcome of patients with mediastinal penetrating trauma. Ann Thorac Surg. 2007;83(2):377-82.
20. Berg RJ, Karamanos G, Inaba K, Okoye O, Teixeira PG, Demetriades D. The persistent diagnostic challenge of thoracoabdominal stab wounds. J Trauma Acute Care Surg. 2014;76(2):418-23.
21. Ousmane T, Ibrahima K, Mohamadou LG, Alpha OT, Mamadou S, Mamadou C et al. Traumatic diaphragmatic injuries: epidemiological, diagnostic and therapeutic aspects. SpringerPlus. 2016;5:1614.
22. Sean B, Aysah A,Heather K, Jacinthe L. Conservative versus operative management in stable patients with penetrating abdominal trauma: the experience of a Canadian level 1 trauma centre. Can J Surg. 2016;59(5):317-21.

23. Schmelzer TM, Mostafa G, Gunter OL Jr, et al. Evaluation of selective treatment of penetrating abdominal trauma. J Surg Educ. 2008;65:3405.
24. Bloom MB, Ley LJ, Liou DZ, Tran T, Chung R, Melo N et al. Impact of body mass index on injury in abdominal stab wounds: implications for management. J Surg Res. 2015;197(1):162-69.
25. Asensio JA, McDuffie L, Petrone P, Roldan G, Forno W, Gambaro E et al. Reliable variables in the exsanguinate patient which indicate damage control and predict outcome. Am J Surg. 2001;182:743-51
26. Nicole F, Rajani K, Ravi R, Faran MD, William C, Kerwin G et al. Penetrating Lower Extremity Arterial Trauma, Evaluation and Management of. J Trauma Acute Care Surg. 2012;73(5):S315-S320.
27. Scerbo MH, Mumm JP, Gates K, Love JD, Wade CE, Cotton BA. Safety and Appropriateness of tourniquets in 105 civilians. Prehosp Emerg Care. 2016;20(6):712-22.
28. Ode G, Studnek J, Seymour R, Bosse MJ, Hsu JR. Emergency tourniquets for civilians: Can military lessons in extremity hemorrhage be translated? J Trauma Acute Care Surg. 2015;79(4):586-91.

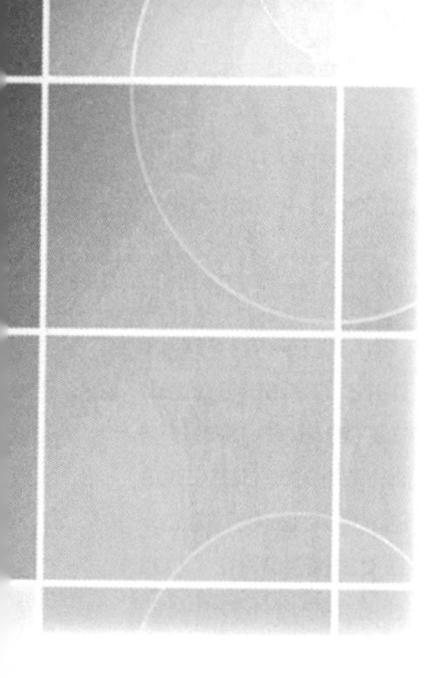

5

Ferimentos por Arma de Fogo
Aspectos Sociais e Morfológicos

Savino Gasparini Neto
Augusto Cesar Baptista de Mesquita
Fabio Stiven Leonetti

■ Resumo

Os dados epidemiológicos sobre o uso de arma de fogo são limitados e incertos, impedindo uma análise segura do seu impacto no País. Todavia, é imprescindível que a equipe de trauma e o cirurgião tenham conhecimento profundo acerca dos mecanismos de lesão envolvidos e das características apresentadas pelos ferimentos, elementos a partir dos quais importantes informações de interesse clínico, capazes de contribuir para o diagnóstico, para a determinação da gravidade e a escolha do tratamento, podem ser obtidas. A prevalência do uso de armas de fogo no Brasil coloca o país em sexto lugar entre cem países, posição nada honrosa. Há íntima relação entre desigualdade social e falha do estado em atender às necessidades básicas de seus cidadãos com o crescimento da violência. O aumento da criminalidade e a sofisticação do poderio bélico tornam o problema ainda mais grave, quer do ponto de vista social, quer do ponto de vista de saúde pública, uma vez que a introdução de armas com projetis de maior calibre e velocidade produzem lesões graves, de difícil tratamento e elevada mortalidade. A equipe de saúde deve estar cada vez mais preparada para promover o complexo atendimento que é requerido e, para isso, deve estender seu conhecimento a áreas com as quais não possui tanta familiaridade e que podem ter impacto positivo nesse modelo de assistência.

- **Descritores:** Balística, Epidemiologia, Ferimento por Arma de Fogo, Trauma.
- **Nível de evidência científica predominante:** 2B.

Introdução

Infelizmente, não estão disponíveis no Brasil estudos confiáveis para análise da dimensão da tragédia social produzida pelo uso de armas de fogo. Pouco se sabe sobre o número e o tipo de armas em circulação, as dimensões reais de seu uso para a prática criminosa e a morbimortalidade relativa aos ferimentos por projetis de armas de fogo (PAF).

O objetivo do presente capítulo é analisar de forma prática e aplicável o conhecimento disponível sobre as particularidades dos ferimentos produzidos por PAF.

Para isso, torna-se necessário que os profissionais da saúde, em especial a equipe de trauma, tenham noções técnicas não só sobre os aspectos médicos envolvidos, mas também sobre ciências correlatas, capazes de fornecer dados importantes sobre as implicações clínicas de um determinado ferimento, o que permite uma atitude mais promissora diante das alterações produzidas por esse tipo de agente, em todas as etapas da assistência, do diagnóstico à reabilitação.

O estudo morfológico das feridas produzidas por armas de fogo, como está no transcorrer deste capítulo, envolve também o estudo de balística terminal ou de efeitos, que é o estudo da interação entre os vários tipos de projetis e seus alvos, neste caso, o tecido animal. Esta área da ciência pode contribuir sobremaneira para a formulação de um diagnóstico mais preciso da gravidade da lesão e para a identificação precoce da opção terapêutica mais acertada.

Em relação ao itinerário do projetil, é importante diferenciar o deslocamento antes e após atingir um indivíduo. A trajetória refere-se ao movimento do projetil desde que é disparado da arma até atingir a vítima, e o trajeto é o percurso do projetil no corpo da mesma[1].

O tema tem especial relevância em realidades violentas, como é o cenário da sociedade brasileira, em particular do Rio de Janeiro, onde trabalham os autores, devido ao arsenal bélico disponível no ambiente civil das grandes cidades e à grande desigualdade social que prepondera.

O trauma em ambiente civil desde há muito afeta diretamente as atividades diárias dos profissionais da saúde. Chamada "violência no trânsito", "guerra urbana" ou outras denominações que servem pelo caráter didático, a violência é universal e indivisível, um fenômeno que acompanha a humanidade desde priscas eras.

As guerras continuam em curso e, em nome da paz, a humanidade não para de se armar. Como a produção e o comércio de armas significam o principal negócio de muitos países, sua produção ultrapassa a demanda das guerras conhecidas oficialmente. Aliás, os países mais ricos são os maiores produtores e os que mais investem em gastos militares[2] (Figura 5.1).

A prevenção deste tipo de ocorrência é muito difícil de ser realizada devido a sua natureza múltipla, que demanda uma gama de ações nas mais variadas esferas, como: educação, economia, política e cultura, além de fatores externos, como é o caso do efeito da globalização.

Impacto social

Estudos recentes mostram que a presença de armas de fogo *per capita* não é um fator isolado de aumento da criminalidade. Por exemplo, o número de armas portáteis nas mãos de civis na Suíça é bem maior que o número de habitantes daquele país e sua taxa de mortalidade por esse mecanismo de trauma é menor que 0,2 por 100 mil habitantes, números próximos aos encontrados no Canadá. Por outro lado, a circulação de armas em populações com menos

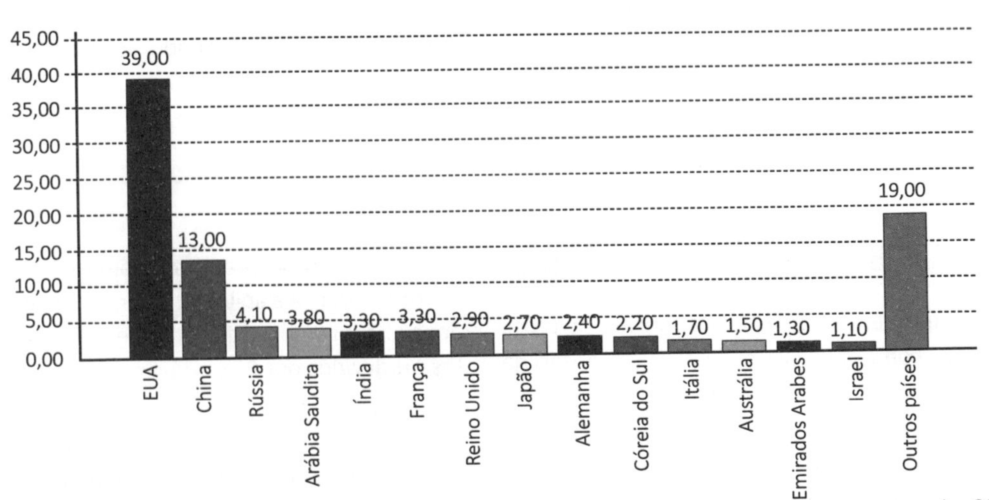

Figura 5.1. Gráfico dos gastos militares nos principais países produtores de armas no ano de 2017 (Fonte: Adaptado de SIPRI, 2018[2]).

condições socioeconômicas, culturais e educacionais altera o cenário de convivência entre os seus habitantes e o número delas torna-se um fator de risco relevante, como ocorre em grande parte do Brasil[2].

O massacre com armas de fogo ocorrido durante um show de música no estado de Nevada, nos EUA, em outubro de 2017, que produziu 52 mortos no local e mais de 500 feridos, foi executado por um só atirador, mostrando uma vez mais a necessidade de repensar as formas de prevenção no que tange à mistura mortal de tecnologia bélica com sociopatia e criminalidade.

Coincidentemente, na mesma ocasião supracitada, uma das favelas mais populosas da cidade do Rio de Janeiro foi invadida por facções criminosas provocando um massacre naquela comunidade. Trata-se de apenas um exemplo do que ocorre em áreas onde o estado se ausenta de seus compromissos com a sociedade, como já foi dito.

O Brasil, com taxa de 20,7 homicídios por arma de fogo por cada 100 mil habitantes, ocupava a décima posição entre 100 países analisados em 2016. Os países com as maiores taxas, ordenados do primeiro ao décimo, foram: Honduras, El Salvador, Ilhas Virgens, Venezuela, Colômbia, Bahamas, Belize, Porto Rico, Guatemala e Brasil. As internações por lesões devidas a armas de fogo são muito expressivas no país, havendo um crescimento de 95% do início até o final da década de 1990. Essa foi a causa de internação com maior taxa de mortalidade hospitalar (10%) e maior custo[3-5].

Esse custo é 34,4% maior do que todas as outras formas de agressão, tal é a gravidade dos danos que provoca. A cada ano cerca de 60 mil pessoas são assassinadas no Brasil, o que equivale a uma taxa de 29 homicídios por 100 mil habitantes, números excepcionalmente altos para um país que não está em guerra[6].

Outros estudos mostram que o custo nacional é de pelo menos 362 bilhões de reais por ano por causa da violência. A cidade do Rio de Janeiro foi a primeira do país a conviver com essa realidade desde meados dos anos 1980 e, desde então, vive um constante cenário de guerra onde o arsenal empregado se torna cada vez mais sofisticado e letal[7].

Mas ainda há muito para se investigar sobre esse mecanismo de trauma. Pouco se sabe, por exemplo, sobre o número e o tipo de armas de fogo em circulação, o seu uso em atividades criminais e a morbimortalidade por projetis de armas de fogo no Brasil.

Nos EUA, estima-se que a cada ano 30.000 mil baleados recebem atendimento hospitalar, com taxa de óbito de 8%. O Comitê de Trauma do Colégio Americano de Cirurgiões traduz em números a dimensão do problema naquele país e propõe ao governo que invista prioritariamente na prevenção dos ferimentos por armas de fogo. A curva de crescimento desse tipo de trauma e os estudos apresentados ao senado americano logo após o atentado de Nevada, sugerindo modificação das leis sobre posse de armas, são baseados nos dados oferecidos por aquela instituição. Importante perceber o grande decréscimo das mortes por acidentes com veículos automotores em relação às ocasionadas por arma de fogo, que continuam inalteradas, muito provavelmente devido a um eficiente e continuado trabalho de prevenção junto à população[8] (Figura 5.2).

Há mais de três décadas o Colégio Americano de Cirurgiões defende a prevenção efetiva das lesões por armas de fogo. Do ponto de vista prático, vários esforços cessaram devido à falta de consenso da sociedade quanto à

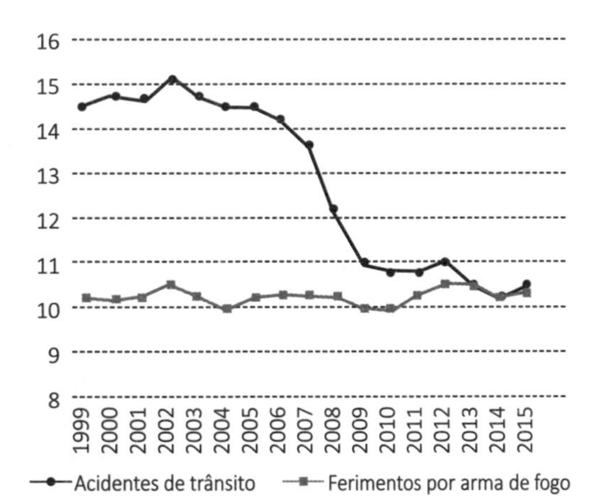

Figura 5.2. Gráfico da mortalidade devida a acidentes de trânsito e ferimentos por arma de fogo nos EUA, no período de 1999 a 2015. Taxas por 100 mil habitantes (Fonte: Comitê de Trauma do Colégio Americano de Cirurgiões).

melhor forma de prosseguir. Contudo, a mortalidade por 100 mil habitantes, relativa a esse mecanismo de trauma (10,5), nivela-se com a de acidentes automotores (10,4), como mostra estudo da Associação Médica Americana[9]. Esses dois mecanismos somados às quedas ocasionam a maioria das mortes por traumatismos nos EUA. Assim, embora as lesões por arma de fogo sejam responsáveis por menos de 5% dos pacientes que recebem cuidados em centros de trauma, esse tipo de lesão representa aproximadamente o mesmo número de mortes que os acidentes de trânsito produzidos por veículo automotor. Essa diferença é atribuída ao aumento da letalidade das armas de fogo em relação a outros mecanismos que não se modificaram, ou até se aperfeiçoaram em termos de segurança individual. Em resumo, 88% dos cirurgiões de trauma dos EUA acreditam que trabalhar na prevenção das lesões por arma de fogo deve ser a prioridade mais alta do Colégio Americano de Cirurgiões[8].

Estudos recentes mostram que no Brasil existe uma tendência de interiorização da violência, fazendo com que cidades de pequeno porte e áreas até recentemente consideradas tranquilas ocupem a liderança no número de homicídios por arma de fogo na estatísticas oficiais[7].

Nos dias atuais, armamentos de guerra são comumente utilizados em ambiente civil, deixando vulnerável a população, frequentemente posicionada no meio de combates diários entre criminosos e policiais, com grande número de vítimas do chamado efeito colateral.

Foi no início dos anos 1990 que o uso de armas de fogo com grande poder de destruição começou a ser utilizado mais amiúde no país. Os projetis de alta velocidade fazem vítimas fatais nos grandes centros e deixam poucos sobreviventes que ocasionam um exorbitante dispêndio assistencial. No ano de 1993, no serviço de Cirurgia Geral do Hospital Municipal Miguel Couto, no Rio de Janeiro, foi atendida a primeira série destes casos e, já naquela época, passaram a ser divulgados em eventos científicos e nos meios de comunicação, alertas sobre a repercussão social e a mortalidade implicados[10].

É necessário, portanto, o envolvimento de toda a sociedade, onde os profissionais da saúde têm papel relevante, em busca de soluções mais eficientes para um problema epidêmico e previsível que só pode ser controlado por políticas públicas de educação, segurança e trabalho, já previstas pela Organização Mundial de Saúde (OMS) na "Carta de Ottawa" (1986), sobre a promoção da saúde, que inclui ambiente, estilo de vida e participação comunitária como pilares para a construção de uma vida saudável[11].

A tragédia se agrava quando o atendimento adequado das vítimas dessas guerras, que deveriam ser assistidas por um sistema de trauma eficiente, com serviços de urgência e hospitais equipados, pessoal treinado e cirurgiões qualificados, recebem um atendimento precário em todos os sentidos.

O Brasil possui o maior número absoluto de homicídios do mundo, onde uma em cada dez vítimas fatais é brasileira e 70% desses casos são produzidos por armas de fogo[3-5] (Figuras 5.3 e 5.4).

Para cada morte por violência há dezenas de hospitalizações, centenas de atendimentos nas emergências e milhares de consultas médicas, escreveu Richard F. Corlin, ex-presidente da Associação Médica Americana[9].

Do ponto de vista social, está clara a associação da violência com crises políticas e econômicas que se refletem profundamente no cotidiano das populações afetadas. Ainda assim, a cidade carioca foi centro de um dos maiores espetáculos mundiais, em 2016, conjugando mais dois importantes componentes dessa equação, a corrupção e o baixo nível educacional da população, que determinam a ruptura dos valores sociais.

O crescimento desordenado das cidades e suas populações, assim como as guerras fabricadas pelo interesse mercantil, no Iraque, Afeganistão, Síria, Somália, Etiópia, entre outras, contaminam o planeta e promovem um vertiginoso aumento da violência urbana de forma generalizada.

Por outro lado, o desenvolvimento do atendimento pré-hospitalar e dos sistemas de emergência, que envolvem comunicação, tecnologia e treinamento avançados, destinados a mitigar o sofrimento e as mortes, não conseguem alcançar essas superpopulações devastadas pela

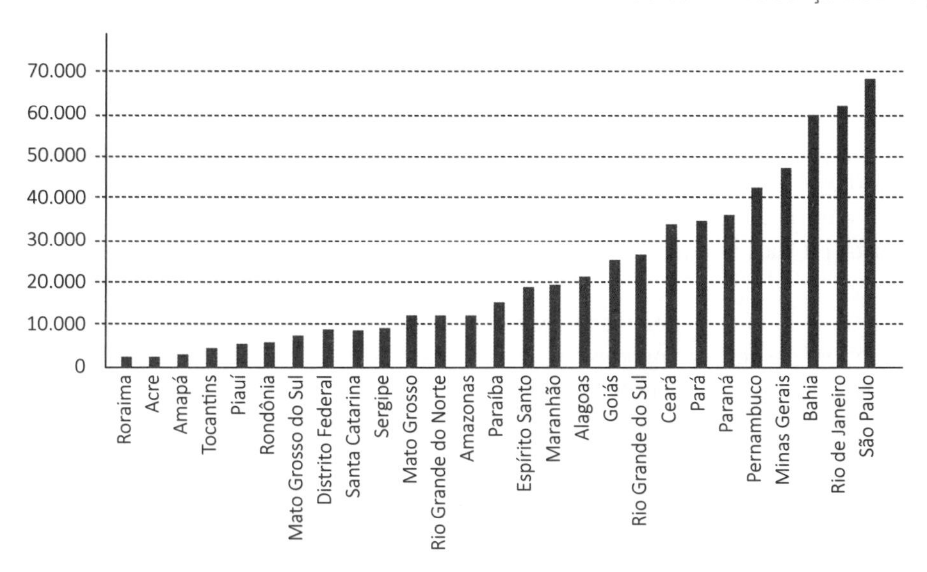

Figura 5.3. Gráfico de homicídios (em números absolutos) por unidade federada do Brasil no período de 2006 a 2016 (Fonte: Ministério da Saúde, Sistema de Informações sobre Mortalidade - SIM).

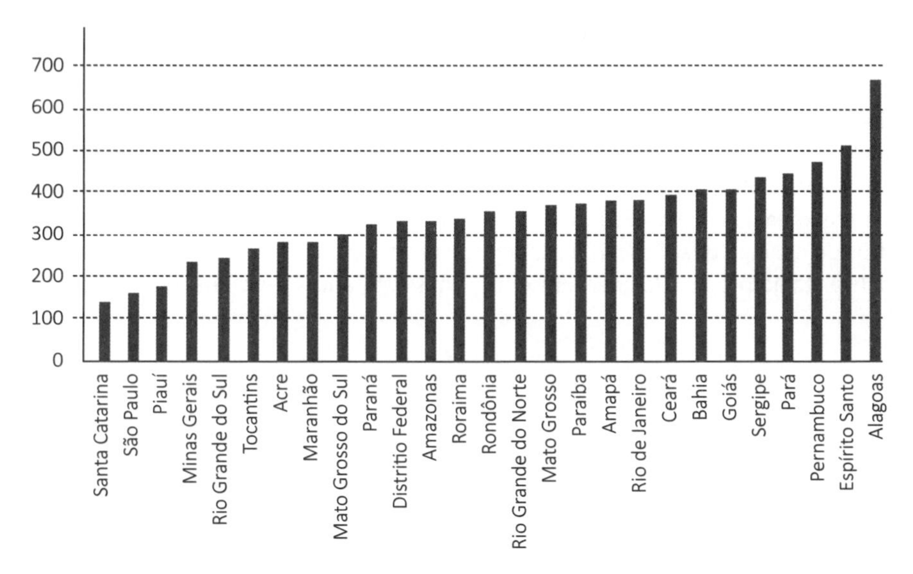

Figura 5.4. Gráfico da taxa de homicídios por 100 mil habitantes por unidade federada do Brasil, no período de 2006 a 2016 (Fonte: IBGE, Gerência de Estudos e Análises da Dinâmica Demográfica e Ministério da Saúde, Sistema de Informações sobre Mortalidade - SIM).

guerra militar ou civil, devido à falência dos recursos destinados à saúde, pouco modificando um quadro que, em outras circunstâncias, poderia ser amenizado.

Faz quatro décadas que o trauma foi identificado como doença, tanto no sentido social como médico, mas não é possível considerar que as medidas para resolver e tratar esse mal epidêmico estão em curso efetivo como políticas de estado. Isso ocorre mesmo em países desenvolvidos, onde também há grande dificuldade no que se refere à prevenção, uma vez que são precárias as políticas estatais de controle de arma e há uma multiplicidade de fatores envolvidos.

Os ferimentos por armas de fogo constituem um mecanismo de trauma teoricamente prevenível, no entanto, seu número cresce anualmente e, pela complexidade e tecnologia armamentista, provocam cada vez mais danos e mortes.

O Brasil convive com uma realidade peculiar frente às suas dimensões continentais e realidades regionais diversas, pois embora predomine a falta de recursos diagnósticos e terapêuticos, aliados a uma formação deficiente de profissionais para a assistência ao trauma, há serviços de alta complexidade, altamente capacitados que, desafortunadamente, destinam-se a uma parcela menor da população e se concentram em áreas prósperas do país.

As diferenças regionais são significativas e não há estratégias nacionais definidas, destinadas especificamente a esse problema, nem para abordagem preventiva, nem para abordagem terapêutica. Nesse sentido, o Colégio Brasileiro de Cirurgiões (CBC) e a Sociedade Brasileira de Atendimento Integrado ao Trauma (SBAIT), assim como a jovem Associação Brasileira de Medicina de Emergência (ABRAMED), que possuem quadros de elevada qualificação e capacidade normativa, estão preparados para desempenhar um importante papel nessa luta, contudo, dependem de forma definitiva das pautas e diretrizes políticas.

Em 2012, 71% das mortes por agressão registradas no país envolveram o uso de armas de fogo, em comparação com 40% no resto do mundo, segundo o Escritório das Nações Unidas sobre Drogas e Crime (UNODC). A publicação, Mapa da Violência, de Waiselfisz, tem contribuído de forma importante para que a sociedade reflita sobre o que acontece no país[7] (Figura 5.5).

No meio dessa epidemia de violência, a criminalidade, que antes se concentrava em áreas mais industrializadas, hoje está espalhada por todo o território nacional. Além disso, de 2000 a 2015, as estatísticas se modificaram substancialmente, e o Sudeste, que detinha a maior taxa de homicídios do país, conseguiu reduzir seus índices de 38 para 19 por 100 mil habitantes, enquanto as regiões Norte e Nordeste viram seus números crescerem de 18 para 40 e de 21 para 42, respectivamente. Nessa sequência, o crime se interiorizou e atingiu indistintamente as grandes metrópoles e o interior mais profundo do país continental. Nesse mesmo período, as grandes cidades também conseguiram reduzir suas taxas de homicídio de 46 para 36 por 100 mil habitantes, enquanto nas pequenas e mé-

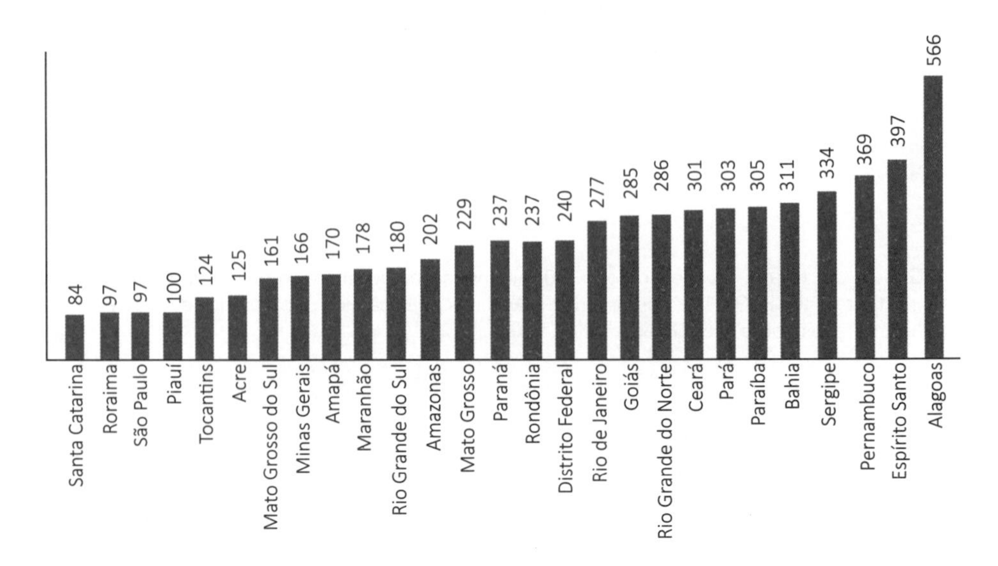

Figura 5.5. Gráfico da taxa de homicídios por arma de fogo por 100 mil habitantes por unidade federada do Brasil, no período de 2006 a 2016 (Fonte: IBGE, Gerência de Estudos e Análises da Dinâmica Demográfica e Ministério da Saúde, Sistema de Informações sobre Mortalidade – SIM).

dias cidades as taxas subiram de 11 para 16 e de 16 para 27, respectivamente[6].

Em 2015, foram registrados no Brasil quase 60 mil assassinatos, isso significa que 161 pessoas são mortas diariamente de forma violenta. A taxa de homicídios foi de 28,9 por 100 mil habitantes, enquanto o limite sugerido pela OMS é de dez. Outro dado impactante é que praticamente a metade das vítimas é jovem, com idade entre 15 e 29 anos. No ano de 2017, a estatística revela que a cada três semanas uma média de 3.381 pessoas são assassinadas, número superior ao de vítimas de todos os atentados terroristas durante um ano[6].

Aspectos relativos às armas de fogo mais comuns

As armas de fogo são classificadas pela parte interna do cano, chamada alma. As armas de porte individual, também conhecidas por armas leves, dividem-se em dois grandes grupos: as com cano de alma lisa e as com cano de alma raiada. As armas com alma raiada são aquelas que utilizam cartuchos de munição com projetis unitários e podem ser curtas (revólveres e pistolas) ou longas (carabinas, fuzis e espingardas). As armas com alma lisa são as que via de regra utilizam cartuchos de munição com projetis múltiplos.

O revólver pode ser definido como uma arma curta, de repetição, não automática, com um só cano e várias câmaras de combustão. Tem como principal característica a apresentação de um único cano para várias câmaras de combustão, enquanto as pistolas são automáticas ou semiautomáticas, com uma única câmara que faz parte do corpo do cano.

As armas longas são aquelas que, em razão do comprimento do cano e da coronha, possuem grande dimensão longitudinal, exigindo para seu uso o apoio do ombro e ambas as mãos do atirador. As principais armas longas são: espingarda; escopeta; carabina; rifle ou fuzil.

O termo espingarda deriva do francês *espingarde* e serve para designar qualquer arma de fogo longa com cano de alma lisa. As espingardas podem ser dotadas de um ou dois canos e, quanto ao sistema de alimentação, podem ser ou não de repetição. O termo escopeta é usado para designar as armas de alma lisa, de cano mais curto e grande calibre, reservando-se a denominação espingarda para as de cano mais longo e calibres menores (Figura 5.6).

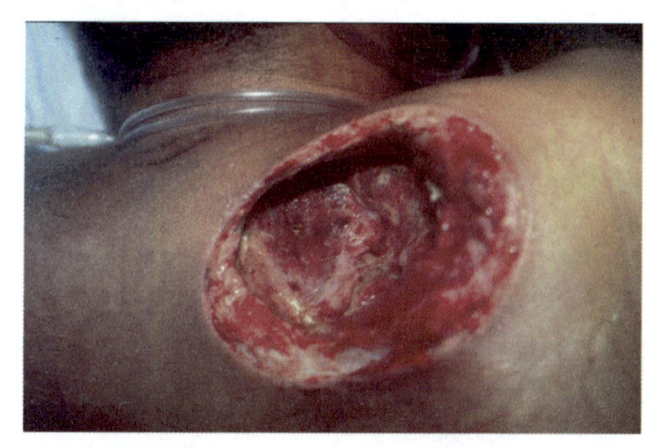

Figura 5.6. Ferimento à curta distância produzido por escopeta (Fonte: Dr. Savino Gasparini Neto).

Carabina é uma arma de fogo portátil, automática ou semiautomática, com alma raiada, mais curta do que o fuzil, muito usada para caça e tiro desportivo. Já os rifles ou fuzis possuem cano mais longo e sua diferenciação em relação às carabinas reside essencialmente no maior comprimento e maior calibre.

O calibre de uma arma é a medida utilizada para indicar o diâmetro interno de seu cano e a munição correspondente. Há o calibre real, que se refere ao diâmetro interno do cano, medido entre os "cheios" das raias, expresso em milímetros ou em fração de polegada, o calibre do projetil, relativo ao diâmetro interno do cano, medido entre os "fundos" das raias, e o calibre nominal, designado pelo fabricante, que nem sempre guarda relação com o calibre real ou do projetil.

Um ponto de particular importância é o que diz respeito à velocidade dos projetis, divididos em dois tipos: os de baixa velocidade (< 305 m/s), que correspondem à maior parte das armas curtas, possuindo menor poder de penetração e de destruição, e os de alta velocidade (> 914 m/s), representados por todos os tipos de armas longas, com maior poder letal[13]. Para projetis animados com grande energia, se a cavitação é máxima no ponto de saída, o resultado será um orifício de saída largo com grande perda de tecido (Figura 5.7). Os efeitos tornam-se progressivamente mais graves com projetis com velocidades superiores a 600 m/s[2,14].

Aspectos médico-legais de interesse clínico

As lesões caraterísticas da ação de um PAF convencional no corpo da vítima apresentam: orifício de entrada, trajeto (túnel de desorganização tecidual) e orifício de saída. Além dessas lesões, facilmente identificadas por um profissional preparado, há casos em que não há penetração do projetil, permanecendo apenas uma área de contusão no local atingido ou um sulco superficial que não penetra na cavidade, característico da ação tangencial do projetil (disparo de raspão)[13]. Nem sempre os três tipos de lesão estão presentes.

Orifício de entrada propriamente dito é a lesão deixada na superfície de entrada do projetil no corpo da vítima, enquanto orifício de saída se refere ao local mais externo por onde o projetil abandona o corpo. O percurso entre esses dois extremos é o trajeto. Os ferimentos de entrada característicos são provenientes de disparos de longa ou curta distância, mas não daqueles à queima-roupa ou encostado. Esses efeitos, ditos primários, são produzidos pela ação mecânica do projetil ao vencer a resistência da pele[1].

Devido a sujidades do projetil, o orifício de entrada pode apresentar uma área escurecida denominada orla de enxugo. Nos disparos de longa distância, o orifício de entrada típico é menor que o diâmetro do projetil e tem forma circular ou elíptica, o que varia de acordo com o grau de inclinação do projetil em relação a superfície corporal. Normalmente, os bordos são escoriados (orla de contusão) e invertidos (voltados para dentro), exceto quando ocorre o efeito explosivo do refluxo dos gases, como nos disparos encostados ao corpo, situação em que a ferida resultante tem formato estrelado e bordos evertidos. A análise dessa orla de contusão oferece informações quanto à trajetória. Um formato circular e concêntrico ocorre em disparos com trajetória perpendicular à superfície de impacto. Uma forma elíptica sugere trajetória oblíqua à superfície da pele[1].

Os disparos efetuados a curta distância são aqueles desferidos contra um alvo situado dentro dos limites da região espacial varrida pelos gases e resíduos de combustão da pólvora expelidos pelo cano da arma. Nesses casos, há também efeitos secundários causados por resíduos de pólvora incombusta e fuligem, que podem provocar impregnação da pele em torno do ferimento e uma área imprecisa e esfumaçada, chamadas zona de tatuagem e zona de esfumaçamento, respectivamente. A forma do orifício de entrada não muda, mas o diâmetro do ferimento é maior que o do projetil. Quando a distância entre a ignição e o corpo da vítima é muito curta (tiro à queima-roupa) há alterações causadas pela elevada temperatura dos gases em contato com a pele, como pelos chamuscados e queimadura cutânea (zona de chama). A presença da auréola equimótica, uma infiltração hemorrágica devida à ruptura de vasos capilares junto à borda do orifício de entrada, provocada pela passagem do projetil, permite concluir que a lesão foi produzida em vida[1].

Os ferimentos de saída das lesões por projetil de arma de fogo têm formato um tanto menos regular e diâmetro maior que o orifício de entrada, devido à menor energia do projetil nesse momento. As bordas são evertidas, pois a energia se dissipa de dentro para fora, sem outras características secundárias. A ação de disparos de alta velocidade, onde a dispersão de energia ocorre próximo ao orifício de saída, pode resultar em ferimentos bastante maiores, como exemplificado na Figura 5.7[14].

As lesões de trajeto correspondem ao caminho de desordem tecidual produzido pelo projetil ao se deslocar no interior do corpo. Durante a avaliação do paciente deve ser lembrado que nem sempre o trajeto corresponde a uma linha reta entre o orifício de entrada e o de saída ou o local do corpo onde está alojado o projetil. O trajeto pode ser variado e isso depende da posição da vítima ao ser atingida, das estruturas envolvidas, da distância do disparo, do calibre da munição e da região acometida. Além disso, os projetis podem se deslocar quando estão livres no interior da cavidade pleural ou peritoneal ou quando atingem a corrente sanguínea através do coração ou dos grandes vasos. Eventualmente, fragmentos ósseos gerados em decorrência do disparo podem se projetar contra estruturas próximas causando lesões secundárias.

Uma questão fundamental na política de armas de fogo tem sido se o tipo de arma usada, de acordo com seu calibre, afeta a probabilidade de morte. Com objetivo de esclarecer essa questão, Braga e Cook realizaram um estudo transversal com análise multivariada, utilizando os arquivos de investigação da polícia de Boston,

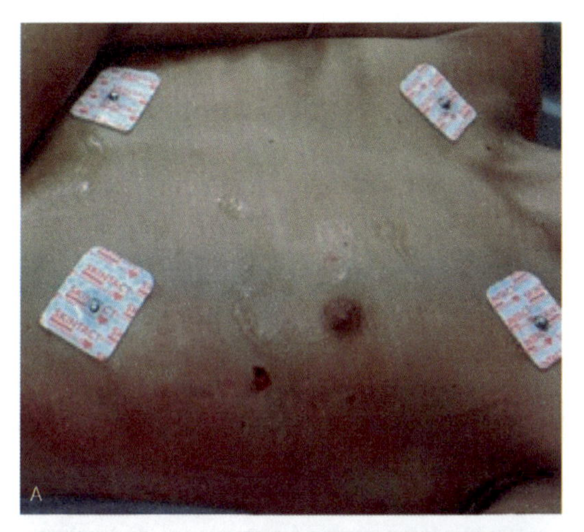

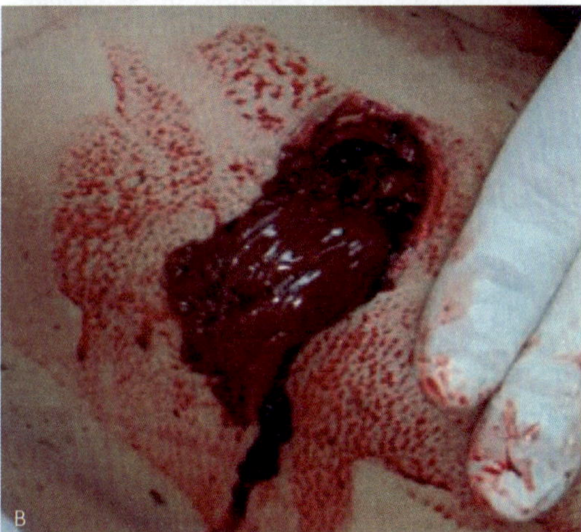

Figura 5.7. Orifício de entrada de PAF de alta velocidade no hemitórax esquerdo. Chama a atenção o formato do orifício de entrada, que indica penetração em um plano oblíquo (A). Orifício de saída na região toracolombar direita com exteriorização de tecido hepático lesado. As dimensões avantajadas do orifício de saída indicam predomínio do efeito de cavitação neste local (B) (Fonte: Fotos cedidas pelo Dr. José Alfredo Padilha. Centro de Trauma, RJ).

Massachusetts, entre janeiro de 2010 e dezembro de 2014. Os dados foram analisados entre 2017 e 2018. Em todos os casos, a vítima sofreu um ou mais ferimentos à bala em circunstâncias que o Departamento de Polícia considerou criminosas. A amostra utilizada incluiu todos os 221 homicídios por arma de fogo ocorridos no período, a qual foi comparada com uma amostra aleatória, estratificada, de 300 casos não fatais. Segundo os autores, o maior calibre das armas de fogo esteve significativamente associado a maior mortalidade nas ações criminosas, ou seja, o poder intrínseco e a letalidade da arma possuem efeito direto na maior probabilidade de morte durante um tiroteio criminoso[15].

Sauaia e Moore, ao comentarem o trabalho de Braga e Coock, salientam que embora os autores tenham focado sua conclusão no calibre, como determinante da morte, sua investigação ilustrou a patogênese multifatorial das mortes relacionadas às armas de fogo. Múltiplos fatores estiveram associados à morte e provavelmente modificaram o efeito de outras variáveis na sobrevida. Por exemplo, é provável que a região do corpo ferido, o número de feridas e o calibre tenham interagido entre si[16] (Tabela 5.1).

Tabela 5.1. Calibre das armas de fogo e ferimentos correspondentes em ocorrências criminais na cidade de Boston, Massachusetts, EUA

Calibre	*Ferimentos Não Fatais (N = 184)*	*Ferimentos Fatais (N = 183)*
.22	14	6
.25	11	5
.32	13	12
.380	32	17
.38	31	18
9 mm	50	65
.357 Magnum	5	13
.40	15	18
.44 Magnum	1	2
.45	12	24
10 mm	0	2
7.62 x 39 mm	0	1
Pequeno calibre	38	23
Médio calibre	113	100
Grande calibre	33	60
Número de ferimentos		
Único	134	64
Múltiplo	50	119
Localização quando único		
Cabeça e pescoço	9	35
Tronco	41	28
Membros (extremidades)	84	1
Localização quando múltiplos		
Cabeça e pescoço	6	60
Tronco	26	58
Membros (extremidades)	18	1

Fonte: Adaptado de Braga e Cook[15].

Morfologia das lesões

Lesões por PAF diferem de outros ferimentos penetrantes porque o projetil não só rompe o tecido, mas também transfere parte ou toda a sua energia cinética aos tecidos adjacentes. Desta forma, uma ferida por PAF é singular, pois o grau e a extensão dos danos são proporcionais à quantidade de energia cinética dissipada na lesão. Artefatos de alta energia cinética podem ter sua ação expandida a uma área muitas vezes maior do que o diâmetro do PAF[14].

A formação das chamadas cavidades permanente e temporária pode auxiliar na avaliação da extensão das lesões. À medida que o projetil passa através dos tecidos apresenta um túnel de dano tecidual cujo diâmetro será proporcional à área de contato entre as superfícies. Esse túnel, denominado cavidade permanente, pode ser o principal ferimento em lesões por PAF de baixa velocidade, uma vez que não se verifica a formação de cavidades temporárias nesses casos. Este fenômeno, que está sempre presente, aumenta no caso de projetis de calibre maior ou expansivos que, devido à maior área de contato, tendem a produzir uma cavidade permanente maior. Segundo Behebehani e cols., um projetil expansivo cuja ogiva amplia o seu diâmetro em duas vezes e meia provoca uma lesão com área seis vezes maior do que seu próprio diâmetro[14].

Aumentos relativamente pequenos na velocidade do projetil resultam em grandes mudanças na carga de energia. Somente a parcela da energia cinética dissipada produz a lesão, e não toda a energia medida junto à boca do cano. Mesmo assim, em termos de poder ofensivo, não se pode considerar como de eficácia idêntica, produtora de mesmo efeito, a energia cinética dissipada em diferentes partes do corpo.

A interação do PAF com o corpo pode ocasionar um maior ou menor afastamento dos tecidos para além do trajeto natural, causando compressão momentânea que gera uma cavidade temporária e possibilita a propagação de ondas de choque lateralmente a esse trajeto. Essa cavidade temporária dura apenas alguns milissegundos, mas pode produzir danos a estruturas que não se encontram em seu trajeto. Essas ondas de choque podem ser transmitidas a distâncias consideráveis no corpo e podem resultar em ferimentos de regiões remotas em relação ao trajeto da lesão. Ferimentos no sistema nervoso central e na medula espinal ilustram bem este ponto[13].

Apesar de a cavitação temporária ter curtíssima duração, seu efeito é mais destrutivo em órgãos com grande conteúdo de água e força tensional baixa, como o fígado. Depois de alguns milissegundos, a cavitação entra em colapso e a pressão dentro da cavidade cai abaixo da pressão da atmosfera, resultando na aspiração de materiais externos e microrganismos para o interior das lesões, favorecendo a contaminação do tecido traumatizado[1].

Os projetis que se fragmentam dão origem à formação de projetis secundários que adquirem trajetos erráticos, não relacionados à direção do fragmento original, e implicam um maior potencial lesivo. Além da fragmentação do projetil, partículas secundárias podem ser postas em movimento. Essas partículas podem ter origem, por exemplo, em botões e fivelas, ou fragmentos de ossos e cartilagens para os quais parte da energia cinética tenha sido transferida (Figuras 5.8 e 5.9). O reconhecimento do dano potencial devido aos projetis secundários aplica-se bem às feridas da face, onde os dentes podem funcionar como projetis secundários e causar danos aos olhos e ao cérebro.

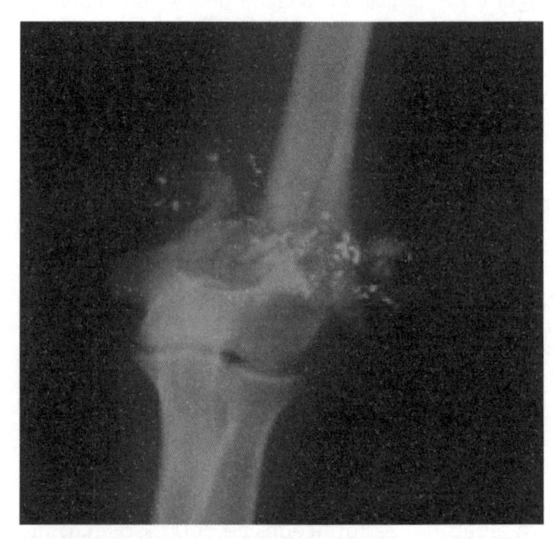

Figura 5.8. Fratura de úmero com fragmentação do projetil e da estrutura óssea gerando projetis secundários (Fonte: Drs. Savino Gasparini Neto e J. Albano da Nova Monteiro. Hospital Municipal Miguel Couto, RJ).

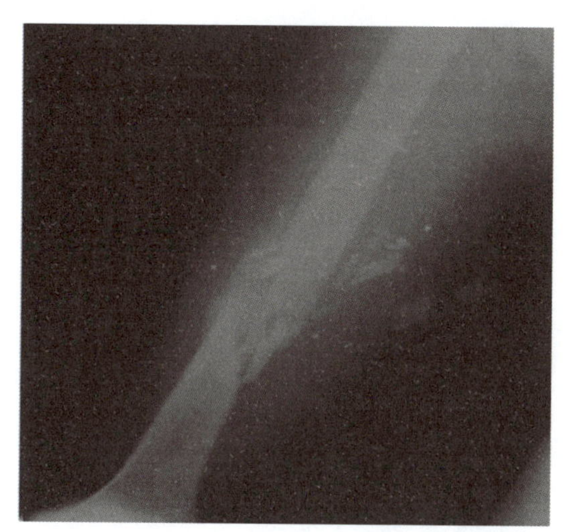

Figura 5.9. Fragmentos ósseos causando lesão vascular por efeito de "projetil secundário" (Fonte: Drs. Savino Gasparini Neto e J. Albano da Costa Monteiro. Hospital Municipal Miguel Couto, RJ).

Durante o atendimento de uma vítima de ferimento por arma de fogo é necessário ter em mente que a lesão constatada nem sempre representa todo o verdadeiro efeito destrutivo causado. Para estar mais bem preparada para este tipo de avaliação, a equipe de trauma deve procurar informações como: tipo de arma envolvido, distância do disparo, trajeto, regiões afetadas, entre outras, a fim de antecipar os danos esperados e dar encaminhamento ao tratamento mais adequado.

É sempre prudente encarar o acometimento do crânio, tórax ou abdome como ocorrências graves, devido ao risco de vida significativamente maior. As lesões de extremidades resultam sempre em maior sobrevida, ainda que demandem procedimentos extremos para o seu controle. O uso de torniquetes, utilizados pelo exército Americano durante as guerras do Golfo e do Afeganistão, pode ser empregado quando não for possível controlar o sangramento de outra forma. Esse assunto é abordado em detalhes no Capítulo 24 deste livro.

Em estudo retrospectivo com pacientes que sobreviveram a lesões por projetis de alta velocidade realizado no Serviço de Cirurgia Geral do Hospital Municipal Miguel Couto, foi constatada a alta mortalidade deste tipo de lesão (Figura 5.10). De um total de 22 pacientes, 11 perderam a vida na sala de emergência, três no peroperatório e um no pós-operatório[10].

Quando esses pacientes chegam com vida à sala de atendimento, sua sobrevida depende da rapidez do diagnóstico clínico das lesões que, em última análise, define o tratamento imediato, quase sempre cirúrgico.

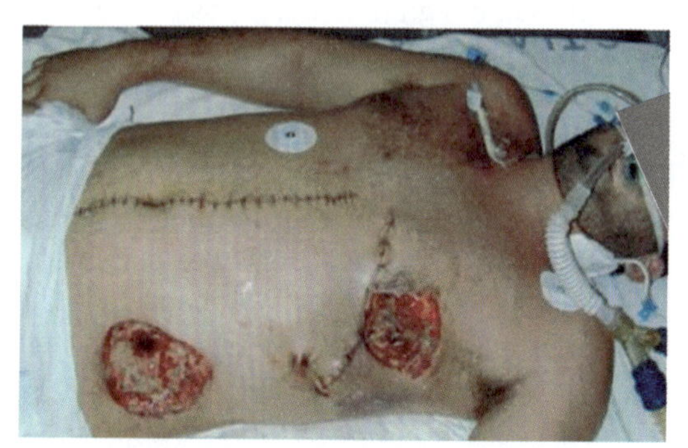

Figura 5.10. Paciente com ferimento torácico e abdominal por PAF de alta velocidade. A foto ilustra a gravidade deste tipo lesão (Fonte: Fotografia cedida pelo Dr. José Júlio do Rêgo Monteiro. Hospital Municipal Miguel Couto, RJ).

Conclusão

Conhecer os mecanismos de ação de armas e munições, assim como as características das lesões produzidas por PAF, permite compreender e avaliar melhor a extensão dos danos provocados e contribui para o diagnóstico e para a definição do tratamento a ser adotado. Para estar mais bem preparada para este tipo de avaliação, a equipe de trauma deve procurar informações como: tipo de arma envolvido, distância do disparo, trajeto, regiões afetadas, entre outras, a fim de antecipar os danos e dar o encaminhamento adequado ao atendimento. Neste mesmo sentido, obter dados relativos ao evento junto à equipe de pré-hospitalar ou testemunhas pode trazer importantes elementos adicionais.

A circulação de armas está relacionada a populações de baixa renda e com menor acesso à educação, o que constitui boa parte da gênese da violência que decorre da inépcia do estado em reduzir a desigualdade social.

Os custos hospitalares dos ferimentos por PAF no Brasil representam a maior parcela entre todas as formas de agressão e também a maior causa de mortalidade hospitalar. Uma taxa de 29 homicídios por 100 mil habitantes é demasiadamente grande para um país que não vive em situação de guerra.

Há três fundamentos que facilitam o entendimento das lesões por PAF e, consequentemente, otimizam o atendimento das vítimas:

- Dissipação da energia cinética – a extensão e o grau do dano aos tecidos são proporcionais à energia cinética dissipada pelo PAF na ferida. Isso corresponde à diferença entre a energia presente na hora do impacto e aquela presente na saída ou ao final do trajeto. Portanto, quanto maior a velocidade do PAF e o número de ferimentos, maior a probabilidade de morte. Esse resultado se deve à maior extensão das lesões causadas pela cavitação temporária.
- Projetis secundários – a fragmentação do PAF pode dar origem a projetis secundários com origem em adereços utilizados pela vítima ou, mais comumente, em matéria orgânica, em particular os ossos, capazes de causar danos graves e morte em áreas diversas do trajeto principal.
- Cavitação – os projetis de baixa velocidade penetram os tecidos produzindo um trajeto de destruição apenas ligeiramente maior que o diâmetro do projetil. Com velocidades mais altas a energia cinética dissipada produz um maior deslocamento lateral dos tecidos acometidos, gerando uma cavidade cheia de vapor de água. Esse estiramento pode produzir danos teciduais que se estendem por vários centímetros lateralmente ao projetil e seu trajeto. Órgãos, vasos, nervos e outras estruturas que não estiveram em contato direto com o projetil podem ser gravemente acometidos por esse mecanismo.

Se a vítima de um ataque vive ou morre é, em grande medida, uma questão de oportunidade, em vez de uma questão de intenção do assaltante. A probabilidade de morte está ligada ao poder intrínseco e à letalidade da arma. Isso sugere que a regulação efetiva de armas de fogo poderia reduzir a taxa de homicídios.

Diferentemente do que ocorre nos ferimentos por armas leves, de baixo calibre e baixa velocidade, especialmente em se tratando de ferimento único, os ferimentos oriundos de projetis de alta velocidade apresentam mortalidade hospitalar elevada (> 50%) e um percentual ainda maior de mortes no pré-hospitalar, independentemente dos recursos disponíveis.

A única forma de reduzir a morbimortalidade e o alto custo desses ferimentos é um investimento sério em prevenção, tema que deveria ser prioritário nas políticas públicas do País.

Referências bibliográficas

1. França GV. Traumatologia Médico-Legal. 10ª ed. Rio de Janeiro: Guanabara Koogan; 2015, p. 115-24.
2. BSIPRI (Stockholm International Peace Research Institute), IMF (International Monetary Fund). Biggest military spenders. 2018. Disponível em: <http://visuals.sipri.org/> Acessado em: 10 jul. 2017.
3. Minayo MCS. Violência: Um Velho-Novo Desafio para a Atenção à Saúde. Rev Bras Educ Med. 2005;29(1):55-63.
4. Ministério da Saúde, Secretaria de Vigilância em Saúde. Impacto da violência na saúde dos brasileiros. Disponível em: <http://bvsms.saude.gov.br/bvs/publicacoes/impacto_violencia.pdf>. Acessado em: 10 jul. 2017.
5. Maciel PR. Avaliação do perfil dos pacientes atendidos com ferimentos por arma de fogo em um hospital da rede Viva Sentinela (Dissertação de mestrado). Universidade Federal de Goiás, Goiânia, 2013.
6. Cerqueira D, Lima RS, Bueno S, Valencia LI, Hanashiro O, Machado PHG et al. Atlas da Violência 2017. Disponível em: <http://www.ipea.gov.br/portal/index.php?option=com_content&view=article&id=30411>. Acessado em: 12 jun. 2017.
7. Waiselfisz JJ. Mapa da Violência 2016. Homicídios por armas de fogo no Brasil. Disponível em: <https://www.mapadaviolencia.org.br/pdf2016/Mapa2016_armas_web.pdf>. Acessado em: 15 jun. 2017.
8. Kuhls DA, Campbell BT, Burke PA, Allee L, Hink A, Letton RW et al. Survey of American College of Surgeons Committee on trauma members on firearm injury: Consensus and opportunities. J Trauma Acute Care Surg. 2017;82(5):877-86.
9. AMA, National Advisory Council on Violence and Abuse. Policy compendium. 2008. Disponível em: <http://www.ama-assn.org/ama1/pub/upload/mm/386/vio_policy_comp.pdf>. Acessado em: 12 jun. 2017.
10. Gasparini S. High Speed Projectile Wounds: A Review of 22 Cases. Prehospital and Disaster Medicine. 2001;16(S1):S31.
11. Carta de Ottawa. In: 1ª Conferência Internacional sobre Promoção da Saúde. Ottawa; Canadá. Disponível em: <http://bvsms.saude.gov.br/bvs/publicacoes/carta_ottawa.pdf>. Acessado em: 12 jun. 2017.

12. Ministério da Saúde. Mortalidade por armas de fogo no Brasil: 1991-2000. Disponível em: <http://bvsms.saude.gov.br/bvs/publicacoes/05_0022_M.pdf>. Acessado em: 20 jun. 2017.
13. Ryan JM, Coope GJ, Maynard RL. Wound ballistics: contemporary and future research. J R Army Med Corps. 1988;134(3):119-25.
14. Behbehani A, Abu-Zidan F, Hasaniya N, Merei J. War injuries during the Gulf War: experience of a teaching hospital in Kuwait. Ann R Coll Surg Engl. 1994;76(6):407-11.
15. Braga AA, Cook PJ. The Association of Firearm Caliber with Likelihood of Death From Gunshot Injury in Criminal Assaults. JAMA Network Open. 2018;1(3):e180833.
16. Sauaia A, Moore EE. Fighting Unarmed Against Firearms. JAMA Network Open. 2018;1(3):e180845.

6

Implicações Forenses do Atendimento ao Trauma

Carlos Henrique Durão

"Quem não sabe o que procura,
não interpreta o que acha."
Immanuel Kant

■ Resumo

A cada ano, milhares de vítimas de trauma são atendidas nos serviços de urgência em todo o mundo. O trauma não é apenas o acidente, e nem todo acidente é realmente um acidente. O motorista alcoolizado que atropela, o trabalhador que cai de um andaime, a vítima que salta de um prédio, o baleado num tiroteio, a criança espancada, o jovem esfaqueado e o idoso maltratado. Todos esses têm em comum uma história de violência. Pelo hospital, passam vítimas e agressores, mortos e feridos de uma "guerra urbana" que mata e deixa sequelas das mais diversas formas; dos acidentes de trânsito, ou de trabalho, aos homicídios tentados e consumados.

A equipe de trauma deve estar preparada para reconhecer as diversas implicações médico-legais e forenses do atendimento ao trauma, de forma a descrever corretamente as lesões, interpretar a biomecânica e sobretudo preservar as evidências. No presente capítulo são apresentadas lesões típicas observadas no trauma, não sobre a ótica do seu tratamento, uma vez que este é abordado nos demais capítulos, mas sobre a visão e interpretação forense.

- **Descritores:** Clínica Forense, Lesões Traumáticas, Trauma, Traumatologia Forense
- **Nível de evidência científica predominante:** 2B

Introdução

A equipe de trauma e o cirurgião são frequentemente envolvidos na abordagem e no tratamento de vítimas de acidentes e da violência. Normalmente, são os primeiros a observar os ferimentos logo após o trauma. É na emergência do hospital que se abre o curativo, se desinfeta, explora, desbrida-se e sutura-se a ferida. A vítima é despida, examinada, limpa, operada, medicada, ou seja, tratada consoante a gravidade clínica que ameaça a vida (Figura 6.1). Contudo, tanto no pré-hospitalar quanto na abordagem hospitalar, o objetivo é estabelecer prioridades, identificar as lesões que são potencialmente fatais e aplicar os princípios da avaliação primária e secundária no trauma de acordo com a *legis artis*.

É evidente, na abordagem inicial do trauma grave ou multissistêmico, que a observação da roupa bem como outros elementos secundários nas feridas não são prioridade, o que não significa dizer que eles não são importantes (Figura 6.2). Muitas vezes, determinados vestígios só são observados durante o atendimento inicial, como restos de terra, vegetação ou pedaços metálicos de tinta de automóvel agarrados a fe-

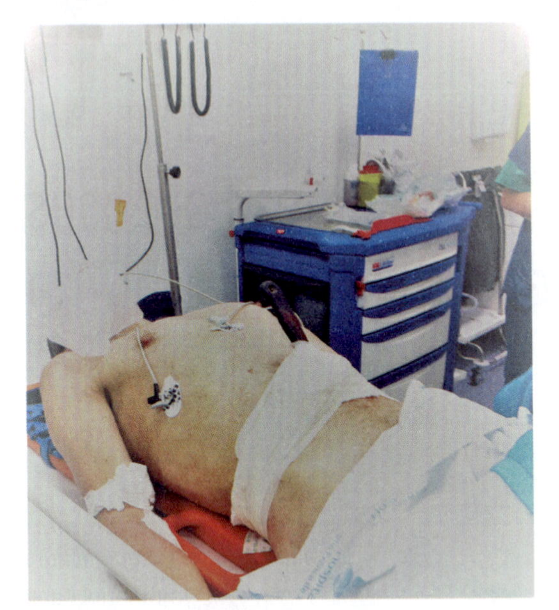

Figura 6.1. Abordagem de uma vítima de agressão com faca ainda no abdome (à esquerda) (Fonte: Acervo pessoal do autor).

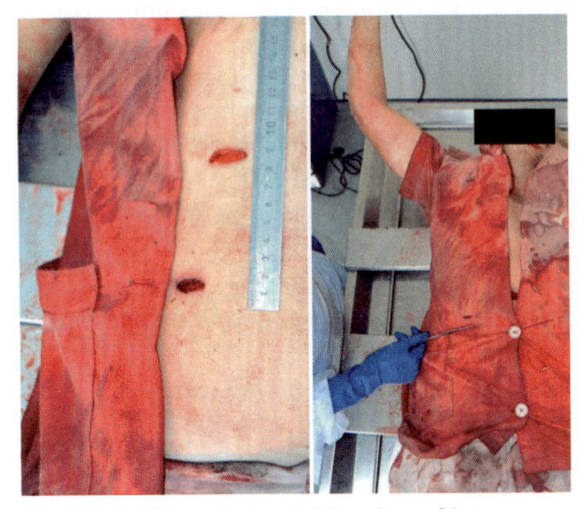

Figura 6.2. Vítima de homicídio a faca. Observa-se a relação entre as feridas e os rasgos nas vestes. As feridas foram produzidas com a vítima em movimento, por isso a correspondência entre uma das feridas e o rasgo respectivo só ocorre quando o braço é levantado (Fonte: Acervo pessoal do autor).

rida e que são removidos e, consequentemente, perdidos durante a limpeza[1,2].

A formação médico-legal nas escolas de medicina, em geral, acaba por ser deficitária em conteúdo específico de trauma, mas a qualificação e o treinamento em medicina legal de médicos que atuam em serviços de emergência já é uma realidade nos EUA e em diversos países europeus, de maneira a garantir a sensibilização na coleta, documentação, preservação e interpretação de evidências que só são observadas na emergência, havendo até mesmo responsabilização médica quando determinados aspectos forenses são negligenciados[3].

Diante de tantos elementos a serem observados no trauma, influenciados por inúmeros fatores, desde a pressão psicológica, o estresse emocional, a falta de recursos materiais e humanos, que variam de país para país, ou mesmo de estado para estado dentro do mesmo país, é preciso saber identificar o que é realmente importante do ponto de vista médico-legal, de forma a preservar vestígios e evidências essenciais para documentação legal futura[1,2,3].

Da observação da cena à triagem

A abordagem do paciente com trauma grave ou multissistêmico começa no local do trauma com a avaliação do cenário. O sucesso do atendimento hospitalar depende diretamente dessa abordagem inicial à vítima. Nos casos que envolvem múltiplas vítimas, a triagem é crucial para determinar, de acordo com a disponibilidade de recursos, qual vítima deve ser abordada e qual a prioridade de cada uma. É claro que são os parâmetros clínicos que determinam a viabilidade e as prioridades deles, mas isso deve ser documentado segundo os diversos protocolos de triagem existentes de forma a dirimir dúvidas ou questionamentos futuros[4].

Não raro, pode ser necessário desfazer o local de um crime de forma a socorrer a vítima, quando isso ocorrer, deve o interveniente procurar interferir o mínimo necessário no local e também documentar as alterações realizadas, como a mudança de decúbito da vítima, a abertura da roupa desta, a remoção do capacete ou abertura de cinto de segurança durante o desencarceramento de um automóvel. Se junto à vítima são encontrados medicamentos, estes também devem ser transportados, bem como alimentos ou outros produtos químicos ou tóxicos que possam indagar uma intoxicação ou envenenamento na origem de um acidente secundário. Somente a história e a observação da interação da vítima com o cenário poderão fazer suspeitar de uma relação direta, como por exemplo, a observação de vômitos no local[5,6,7].

Sempre que possível, devem ser colhidas informações do local e partilhadas com a equipe hospitalar e com os peritos forenses ou autoridade policial. Exemplificando, uma vítima inconsciente transportada para o hospital com história de ter sido encontrada numa piscina deve levar a indagação sobre se a piscina estava cheia ou não, isso faz muita diferença. A equipe médica deve ter a noção de que poderá estar diante um traumatismo cranioencefálico resultante da queda de um trabalhador numa obra de manutenção de uma piscina com 5 metros, diante um afogamento ou mesmo de ambos e, portanto, a história do trauma ditará a melhor abordagem médica e também pericial, permitindo presumir a correlação entre as escoriações presentes e sua gravidade. O desconhecimento ou não valorização da biomecânica do trauma pode levar a erros diagnósticos ao ignorar a gravidade de pequenas escoriações que, não raras vezes, camuflam a real gravidade das lesões internas.

Estudos necroscópicos em serviços de trauma

■ Falha na Triagem

O número de queixas por alegada má prática médica vem aumentando e a maior parte delas é movida por suspeita de negligência. O serviço de urgência é um local particularmente crítico, onde o profissional deve ter ciência da complexidade do sistema para que possa reconhecer e identificar como e onde os erros ocorrem de modo a corrigi-los e preveni-los. Quase sempre, os eventos mais adversos são ocasionados por uma sucessão de falhas que podem ser desencadeadas por um simples erro que não foi detectado, é a chamada "teoria do queijo suíço"[8].

As urgências estão cada vez mais sobrecarregadas e, diante de tamanha procura, é necessário garantir o atendimento rápido, identificando prontamente as verdadeiras prioridades e as direcionando para o atendimento mais adequado, propiciando uma abordagem eficaz e evitando as desastrosas "triagens" de portaria, muitas vezes pela ordem de chegada. O termo triagem deriva do verbo francês *trier*, separar, que na prática consiste em separar os doentes não em função do diagnóstico, mas sim do seu prognóstico[9,10]. Em Portugal, a triagem adotada é o Sistema de Classificação de Manchester, realizada por enfermeiros treinados.

Uma das falhas mais comuns é referenciar para a ortopedia pacientes com patologias urgentes de foro não ortopédico, quer por leviana avaliação diagnóstica ou por má valorização da história do evento e das queixas do doente. Outros exemplos são: doentes com traumatismos costais referenciados como contusão lombar; cólicas renais como lombalgias; infarto do miocárdio como dor no ombro; acidentes vasculares cerebrais ou traumatismos cranioencefálicos com quedas associadas, como simples traumatismos de membros ou trauma multissistêmico com lesões viscerais sem avaliação pela cirurgia geral, o que eleva a morbimortalidade por falta da devida orientação[11-21].

Um traumatismo abdominal pelo cinto de segurança pode provocar uma fratura lombar (fratura de Chance), mas também lesões vasculares ou abdominais associadas[11,12]. O caso observado na Figura 6.3 demonstra bem o desfecho trágico de um acidente de trânsito onde a vítima era o motorista de um automóvel que sofreu um impacto frontal. A vítima saiu do veículo sozinha e chegou lúcida ao serviço de urgência, apenas relatando dor abdominal e lombar. A triagem ignorou a biomecânica do trauma e, diante da queixa de lombalgia, o doente foi triado como verde e referenciado para a sala de ortopedia, sem que fosse avaliado pela cirurgia geral. O paciente foi observado pela ortopedia que solicitou uma radiografia da coluna lombar que não evidenciou fratura. Ainda na sala de espera, enquanto aguardava medicação analgésica, o doente entrou em choque hemorrágico e morreu, horas após o acidente. A autópsia revelou um volumoso hemoperitonio devido a pequena laceração da aorta abdominal junto à emergência das artérias renais sem lesões associadas.

Essa lesão vascular era passível de tratamento se fosse prontamente diagnosticada, e o motorista poderia sobreviver se a cirurgia fosse realizada a tempo. No entanto, não foi valorizada na triagem a biomecânica e o histórico de um evento com o impacto frontal que destruiu o veículo. Não foi dada a prioridade que deveria ter recebido. Quando o doente é transferido para a sala de ortopedia, a abordagem inicial é realizada pelo ortopedista que, após a identificação do quadro teria por obrigação solicitar

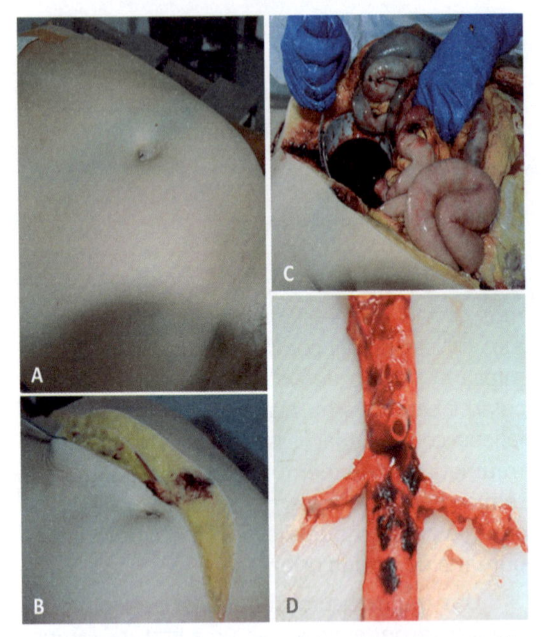

Figura 6.3. Estudo necroscópico de um traumatismo abdominal após acidente de carro com impacto frontal. Observa-se equimose pela contusão do cinto de segurança (A) com infiltração hemorrágica do subcutâneo (B) e hemoperitônio (C) pela lesão vascular associada (D) (Fonte: Acervo pessoal do autor).

avaliação cirúrgica, processo que muitas vezes não é imediato, já que a distância física entre salas e a comunicação entre profissionais contribui para sucessivos atrasos, que seriam evitáveis com a imediata alocação do doente na sala de trauma ou equivalente, para uma adequada e rápida avaliação.

A Triagem é fundamental e inquestionável, mas é preciso dar atenção aos protocolos[9]. As falhas devem ser estudadas caso a caso, se possível com discussões e sessões anátomo-clínicas, possibilitando não só atendimentos mais eficazes, como prevenindo conflitos médico-legais[21]. Um médico focado nas patologias de sua especialidade pode mesmo deixar de diagnosticar outras patologias mais graves, fora do seu espectro terapêutico, induzido em erro pela má triagem, ou seja, por aquilo que já não começou bem. Não é esperado que um paciente triado como verde ou amarelo perca a vida ainda na sala de espera[8,9]. Quando isso acontece existiu alguma falha diagnóstica, a triagem não foi correta ou ambos.

O caso das Figuras 6.4 e 6.5 exemplifica como a não valorização da biomecânica, da história e uma triagem mal orientada pode permitir que lesões associadas ao trauma passem despercebidas até o óbito. Uma mulher de 82 anos deu entrada no serviço de urgência com história de queda com traumatismo no membro inferior direito, quadril direito, região lombar e ombro direito. A triagem encaminhou a doente para a sala de ortopedia, julgando ser apenas uma história de traumatismo osteoarticular, ignorando se tratar de um trauma multissistêmico que deveria ser avaliado inicialmente na sala de emergência e, apenas posteriormente, reavaliado pela ortopedia. Triada como amarelo, ela foi avaliada apenas pelo ortopedista que diagnosticou fratura dos ramos ísquio e íleo-púbicos direitos e fraturas vertebrais de T11, L1 e L2, confirmadas pela tomografia computadorizada. Obteve alta com orientação de manter repouso e prescrição de anti-inflamatórios. Três dias após, procurou um hospital particular com queixa de vômitos acastanhados onde uma endoscopia digestiva mostrou lesões erosivas do esôfago. Foi então transferida de volta ao hospital inicial onde, após o agravamento das queixas, com vômitos fecaloides e um quadro de abdome agudo que evoluiu a óbito antes da avaliação cirúrgica, quatro dias após a queda que a levou inicialmente a urgência.

A necroscopia confirmou as fraturas descritas pela ortopedia, mas revelou também a presença de 300 ml de hemotórax associado a fraturas de múltiplos arcos costais à direita (Figura 6.5) e de oclusão intestinal, por sofrimento e isquemia, em razão de uma hérnia diafragmática direita, não diagnosticada.

Essa doente com trauma grave, foi observada por 4 especialistas, mas nunca chegou a ser examinada pelo cirurgião, que certamente teria uma sensibilidade diferente diante das queixas e da história do trauma. A observação *a posteriori* da radiografia de tórax e da tomografia da coluna lombar, não permitem identificar com clareza as fraturas posteriores dos arcos costais, tampouco a hérnia diafragmática.

A hérnia diafragmática traumática é rara, variando de frequência conforme os estudos publicados. São observadas mais frequentemente a esquerda, em parte pelo efeito protetor do fígado, mas também porque quando ocorrem à direita estão associadas a lesões hepáticas de maior gravidade que levam a vítima ao óbito ainda no local. O diagnóstico é difícil

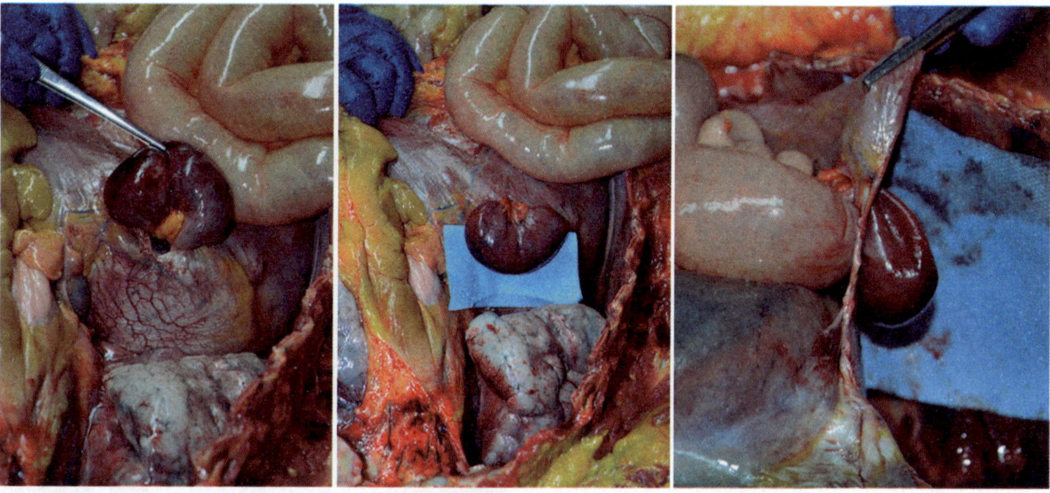

Figura 6.4. Observação necroscópica de hérnia diafragmática traumática à direita, com detalhe para o estrangulamento e isquemia intestinal (Fonte: Acervo pessoal do autor).

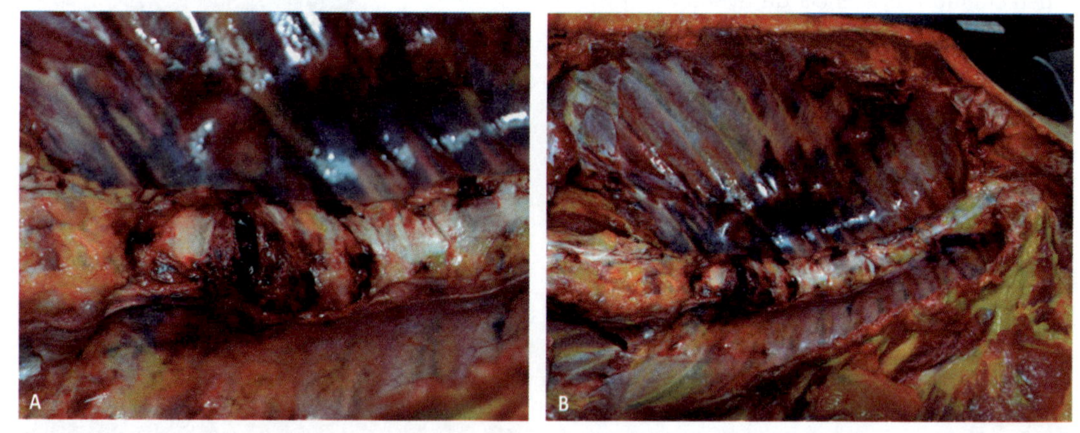

Figura 6.5. Fratura instável do corpo vertebral de T11 (A) com fraturas múltiplas dos arcos costais à direita (B) (Fonte: Acervo pessoal do autor).

e demanda uma forte suspeição, fundamentada na biomecânica do acidente, na história de violenta ação contundente e na topografia do trauma. Os sintomas de obstrução e estrangulamento intestinal são geralmente tardios, a não ser que a lesão seja de grandes proporções[22,23]. Casos como este são de difícil diagnóstico, mas sua documentação necroscópica serve de base para elevar a suspeição diagnóstica em casos semelhantes.

■ Lesões por acidente de trânsito

Os acidentes de trânsito são a principal causa de morte violenta e sequelas na população economicamente ativa. A maioria dos acidentes é causada por imprudência, negligência ou imperícia de condutores ou pedestres, incluindo o consumo de álcool e de outras substâncias estupefacientes, o que torna a reconstrução dos acidentes um ponto fulcral, na investigação e prevenção de novos acidentes[24,25]. Para que se possa estabelecer a correlação entre as evidências presentes nos veículos e as lesões apresentadas pelas vítimas, é necessário que estas sejam observadas e documentadas ainda no meio hospitalar, vez que grande parte delas se perderá ao longo do tempo. Parafraseando Locard, "o tempo que passa, é a verdade que foge".

A identificação do motorista é determinante para o esclarecimento das causas do acidente, não raro, por inúmeras razões (consumo de álcool, estupefacientes, falta de habilitação) pode surgir a dúvida sobre quem de fato era o motorista no momento do acidente, ou se este usava ou não, o cinto se segurança (Figura 6.6). O exame do veículo pode revelar determinados danos relacionados ao impacto da vítima com as estruturas internas do veículo, enquanto a coleta de amostras das manchas de sangue fornece material biológico para estudo do DNA que serve para comparação entre os vestígios deixados no veículo e a vítima.

A necroscopia médico-legal, além de propiciar o conhecimento da biomecânica das lesões, permitindo que novos equipamentos sejam desenvolvidos, também tem como objetivos, a confirmação da identidade da vítima, a determinação da *causa mortis*, pesquisando a influência de substâncias exógenas no exame toxicológico e detectando a existência de eventuais crimes ao fornecer provas periciais às ações cíveis ou penais[5,6].

As principais forças que atuam produzindo lesões sistêmicas, são de ação contundente por esmagamento, compressão, aceleração e desaceleração, que submetem o osso a ações de tensão, compressão, dobragem, cisalhamento e torção, atuando isoladamente ou associadas num curto espaço de tempo[26]. O osso é uma estrutura viscoelástica e anisotrópica, ou seja, apresenta diferentes respostas consoante a velocidade (viscoelasticidade) e direção da aplicação da força (anisotropia), variando a sua deformação plástica e o seu ponto de ruptura produzindo determinados padrões de fraturas[27,28].

Traumatismos de baixa energia costumam produzir um traço de fratura transversal, por dobragem, ou em espiral, por torção. Traumatismos de moderada energia combinam forças de compressão e dobragem dando origem a fraturas oblíquas transversas ou fragmentos em asa de borboleta, identificando a direção e sentido da força[27]. Traumatismos de alta energia tendem a ser mais complexos, produzindo diversos padrões, em regra com grande cominuição. Todos esses elementos podem variar consoante a distribuição das forças e a constituição óssea, como por exemplo na osteoporose, onde traumatismos de baixa energia produzem padrões com maior complexidade.

As lesões dos ocupantes do veículo durante os acidentes de viação geralmente são produzidas por: traumatismos oriundos da projeção destes contra as estruturas anteriores do automóvel; pela violação do habitáculo do veículo por partes de outro veículo ou elementos da via; projeção e impacto dos ocupantes traseiros contra os bancos e os ocupantes da frente; ejeção dos ocupantes para fora do veículo ou colapso da carroceria com esmagamento dos ocupantes[29-31].

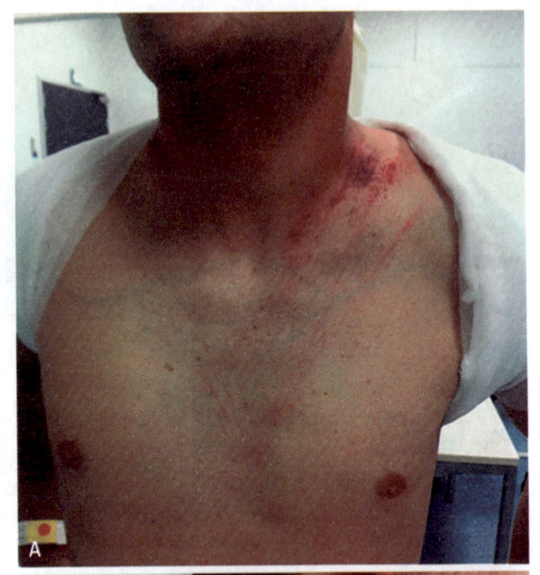

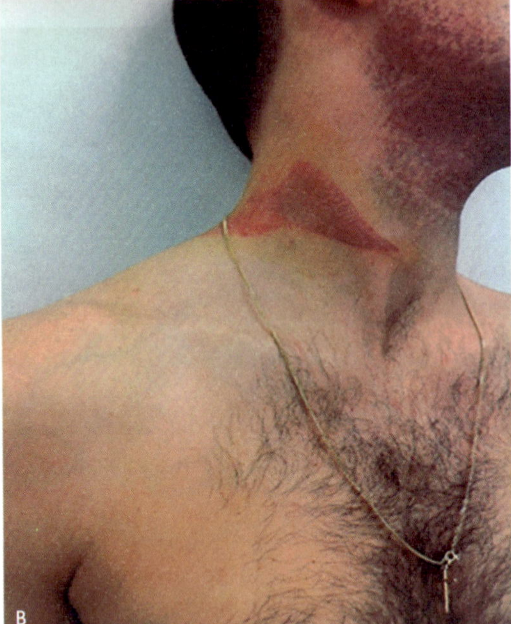

Figura 6.6. Observa-se a diferente orientação das escoriações e equimoses entre o motorista (A) e o passageiro do banco ao lado (B) após um acidente de trânsito (Fonte: Acervo pessoal do autor).

Estereodinâmica: correlação entre as posições relativas do impacto com as lesões

Os efeitos da colisão dependem do ponto de aplicação das forças, se o impacto foi total ou parcial, se foi concêntrico ou excêntrico, da velocidade e da massa dos veículos entre outros elementos exaustivamente estudados pela física dos acidentes. De uma forma didática podemos agrupar os acidentes da seguinte forma: Impactos frontais, laterais, capotamentos e impactos traseiros, enfatizando as lesões mais típicas de cada um deles[32,33].

■ Impacto frontal

É o tipo mais descrito por ser de fácil compreensão. Quando ocorre a colisão frontal, os ocupantes são projetados com a mesma velocidade do veículo. Sem o uso do cinto de segurança, os joelhos do condutor irão se chocar contra o painel, à semelhança do passageiro ao lado. Após o choque inicial dos joelhos, o corpo projeta-se para diante, recebendo um segundo impacto contra o volante e um terceiro impacto contra o para-brisa[26,32,33].

Fraturas dos ossos do pé e do tornozelo são comuns e frequentemente produzidas durante o primeiro impacto, por falência do habitáculo amassado pela colisão frontal ou pelas forças axiais impostas a eles. Os pés do condutor podem ficar presos entre os pedais, atingindo mais o pé direito que o esquerdo. Em alguns casos as marcas impressas no sapato ou no pé, podem ajudar a identificar o condutor. O mecanismo de lesão do pé e tornozelo ocorre por forças de compressão axial combinadas com uma rápida dorsiflexão, supinação ou pronação[34].

Fraturas do colo do talus ocorrem quando forças violentas contra a região plantar promovem uma dorsiflexão, causando impacto do colo do tálus contra a face anterior da tíbia. Essas fraturas são de alta energia e são conhecidas como *aviator fracture* por lembrarem fraturas presentes em pilotos da Primeira Grande Guerra. A energia dispendida é tanta que pode deslocar o fragmento posterior do tálus rompendo a pele e promovendo uma fratura exposta. Sequelas como necrose avascular podem estar presentes nessas lesões[34].

Lesões do joelho resultam do impacto primário contra o painel (Figura 6.7) e dependem de seu formato e resistência, da posição do ocupante, seu peso e se usava o cinto de segurança ou não. Normalmente, o choque acontece com o joelho fletido. Impactos com o joelho em hiperextensão acontecem quando o ocupante não usa o cinto e acaba por ser projetado numa posição ereta, ocasionando lesões do complexo ligamentar posterior.

O choque do joelho fletido contra o painel pode produzir fraturas da rótula por impacto direto, habitualmente cominutivas, ou permitir que a força seja transmitida ao longo do eixo femoral, promovendo fraturas proximais do fêmur, luxações do quadril, ou mesmo fraturas com afundamento do acetábulo[35,36]. O fêmur resiste mais as forças de compressão do que as de cisalhamento, porém devido a sua curvatura anatômica pode sofrer fraturas diafisárias segmentares ou cominutivas. Especial atenção deve seve ser dada às lesões do ligamento cruzado posterior que frequentemente não são diagnosticadas no exame primário, passando despercebidas na presença de outros traumatismos concomitantes. A associação com lesões do ligamento cruzado anterior é frequente[33-36].

Uma lesão característica do condutor é a luxação do polegar ou a lesão do seu ligamento colateral ulnar (lesão de Stener) pelas forças súbitas em valgo, muitas vezes associadas a hiperextensão da articulação metacarpo falangeana, quando o condutor segura o volante durante o impacto[37].

A coluna cervical é submetida a uma violenta extensão e flexão durante o impacto contra o para-brisa. Os passageiros do banco de trás, incluindo crianças e animais, são violentamente projetados para frente, de encontro aos bancos, demais passageiros, espelho retrovisor e para-brisa, por vezes ocorrendo ejeções. Se os ocupantes estiverem usando o cinto de segurança, mas sem *air bag*, os joelhos irão colidir contra o painel, mas o cinto (de três pontos) promoverá a contenção do tórax, sem impedir uma violenta flexão da coluna cervical, por vezes com fraturas ou lesões ligamentares mais presentes entre C6 e C7 e C7 e T1. Nos casos fatais, a dissociação atlanto occipital é frequente (Figura 6.8). Em veículos sem contenção cefálica pode ocorrer uma fratura do processo odontóide (C2) durante o recuo da cabeça[38,39].

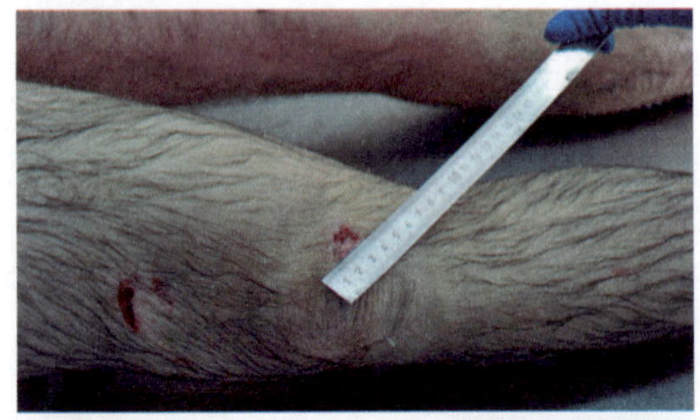

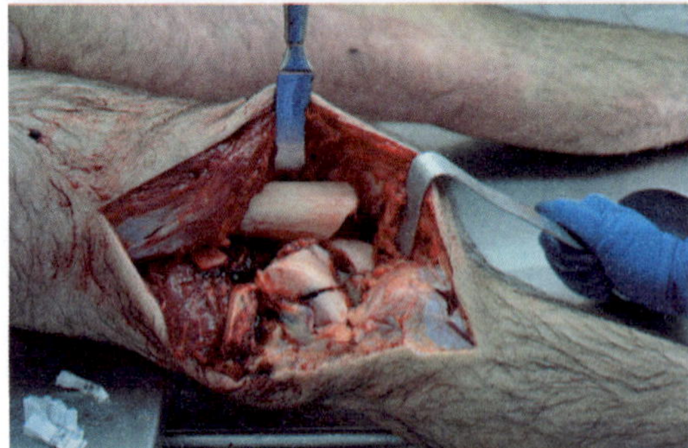

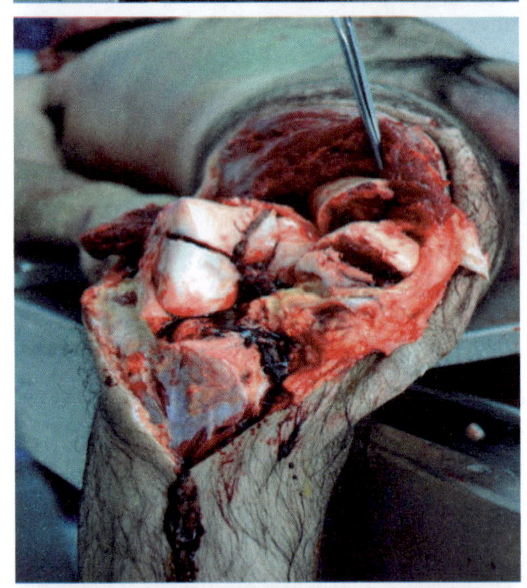

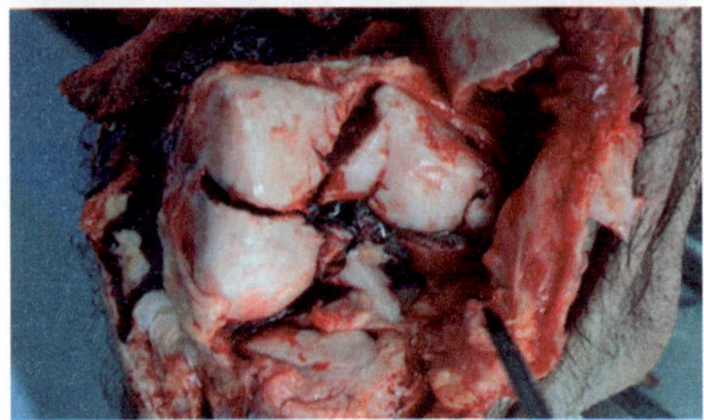

Figura 6.7. Fratura supra e intercondiliana exposta, ocasionada por traumatismo contra o painel do veículo (Fonte: Acervo pessoal do autor).

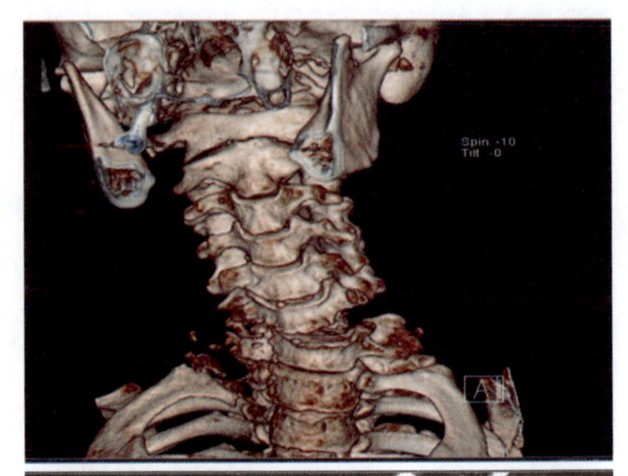

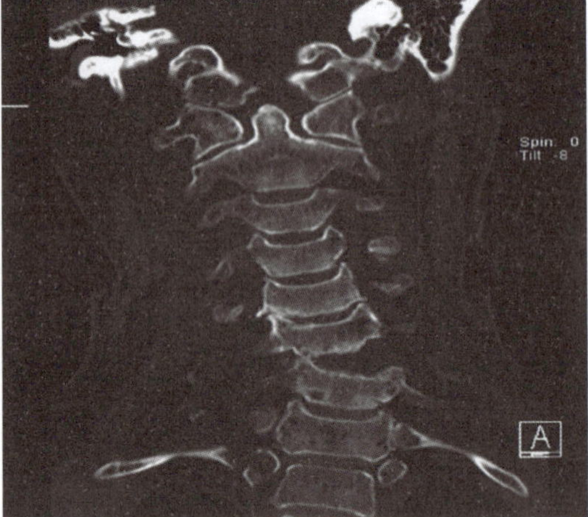

Figura 6.8. Fratura-luxação de C6-C7 por impacto lateral na coluna cervical após acidente de trânsito com predomínio do impacto lateral (Fonte: Acervo pessoal do autor).

O trauma craniofacial contra o para-brisa produz essencialmente lesões contusas. A constituição moderna do vidro permite que ele quebre sem produzir superfícies demasiadamente cortantes, amortecendo o impacto, mas produzindo lesões como feridas do couro cabeludo, face e outras escoriações típicas[35-37].

O tórax do condutor pode ir de encontro ao volante, principalmente quando ele não usa o cinto de três pontos, promovendo fraturas costais ou do corpo do esterno, que podem estar associadas a contusões pulmonares, lacerações da aorta, ruptura cardíaca e lesões abdominais como lacerações hepáticas e esplênicas[26].

O cinto de segurança permite identificar uma escoriação ou equimose oblíqua e linear que identifica a posição do ocupante dentro do veículo. Escoriações ou fraturas da clavícula à esquerda, sugerem tratar-se do motorista ou do assento localizado atrás dele, estando presente no caso do motorista, lesões nos membros inferiores associadas com o painel[24,35,37].

A flexão súbita da coluna pela contenção do cinto de segurança produz uma fratura toracolombar típica por flexão distração do corpo vertebral, acometendo mais L2, L3 e L4, conhecida como fratura de Chance, por ter sido descrita por este radiologista britânico em 1948, e deve alertar para lesões viscerais associadas, da bexiga ou vasculares, por ação contundente do cinto, razão pela qual ele deve estar ajustado à crista ilíaca, abaixo do abdome, com especial atenção em gestantes[34,35].

Impacto lateral

É o segundo tipo mais comum nos acidentes fatais. Esses acidentes geralmente acontecem nos cruzamentos, quando o carro é colhido por outro na sua lateral. Ao contrário dos impactos frontais, não existe muita absorção de energia pelo habitáculo, sendo o impacto rapidamente transmitido aos ocupantes. Lacerações em forma de cubos são produzidas pela fragmentação do vidro dependendo da projeção deste, sendo mais acentuada junto às janelas, já que diferentemente do para-brisa, os vidros laterais não são laminados e estilhaçam com padrão típico.

Fraturas costais são mais frequentes nos impactos laterais e lacerações do fígado, baço ou rins são mais frequentes no lado do impacto[26]. Traumatismos laterais promovem um mecanismo rotacional na coluna cervical, na medida que o centro de gravidade da cabeça não coincide com a articulação atlanto occipital. Quanto mais lateralmente o trauma atingir a vítima maior a torção sobre a coluna cervical, motivada pelo movimento oscilatório para o lado em que atua a força (Figura 6.8), razão que torna o traumatismo lateral mais grave do que os anteroposteriores.

O ombro é mais vulnerável aos impactos diretos assim como o quadril, poupando mais os joelhos, pela posição adotada pelos ocupantes. Nos casos em que a vítima estava com um dos membros para fora do habitáculo, esmagamentos ou amputações estão presentes.

Impacto traseiro

Atualmente, esse tipo de acidente é responsável por diversas ações em sede do direito civil, envolvendo a síndrome do chicote (*whiplash)*. O fato é que consoante a velocidade, a aceleração imposta por esse impacto produz uma hiperextensão do tronco capaz de produzir lesões ligamentares e discais[38,39].

Atropelamento

O atropelamento é considerado um traumatismo complexo, com lesões produzidas por diversos mecanismos (contundentes, cortantes, perfurantes e térmicos), que podem atuar de forma isolada ou associadas. Cada ação imprime determinado padrão de lesão que tem interesse na abordagem do trauma multissistêmico para a avaliação da magnitude da energia, bem como para a reconstrução do acidente e para a valorização das sequelas no dano corporal pós-traumático.

Em geral, o atropelamento segue uma determinada sequência com 4 fases que nem sempre estão totalmente presentes, o que nos permite distinguir algumas variedades como sendo tipicamente completo ou incompleto. Atropelamento típico completo desenvolve-se sequencialmente nas seguintes fases: colisão, queda, esmagamento e arrastamento[32,33,40].

1. **Colisão:** é caracterizada pelo contato mais ou menos violento do veículo com a vítima, este impacto pode ser único ou múltiplo, num breve espaço de tempo, com traumatismos sucessivos contra diferentes partes do veículo. A localização das lesões depende da relação entre as regiões do veículo que entram em contato com a vítima e a sua posição. São basicamente feridas de ação contundente, como escoriações, contusões e lacerações, que podem estar associadas com diferentes fraturas. Pode ser subdividida em uma fase de impacto primário e secundário[32].

   a. *Impacto primário:* corresponde ao traumatismo inicial que o veículo provoca na vítima, geralmente nos membros inferiores. As lesões típicas são as produzidas pelo para-choque nos ossos da perna (*bumper fracture)*, mas tem se modificado ao longo do tempo, pois os para-choques modernos tendem a se deformar mais, fragmentando-se e dissipando energia, um conceito oposto aos dos para-choques de outrora, mais resistentes e quase sempre de metal. No entanto, a maior distribuição das forças do impacto, embora produza fraturas de menor gravidade na diáfise da tíbia, aumenta o risco de lesões ligamentares e meniscais associadas.

A ausência de *bumper fracture* é comum quando a vítima é colhida pela lateral do veículo, como nos casos em que esta surge no meio de dois carros estacionados e projeta a cabeça antes da marcha, as lesões ocorrem diretamente na cabeça, com posterior queda para trás.

A tíbia e a fíbula são os ossos mais atingidos durante o atropelamento. Geralmente o ponto do impacto na perna é mais baixo que a altura do para-choque, por vezes com fraturas logo acima do tornozelo, o que indica uma tentativa de frenagem, isto porque durante a frenagem a frente o veículo tende a se aproximar mais do solo[40,41]. Traumatismos em diferentes níveis de ambas as pernas podem indicar que a vítima foi atingida enquanto caminhava ou corria e, neste caso, a perna com maior fratura costuma ser a que sustentava o peso do corpo durante o choque, apresentando quase sempre uma fratura cominutiva, segmentar ou em espiral, pela ação de várias forças[40,41]

As fraturas da tíbia e da fíbula, resultantes de um traumatismo direto, encontram-se ao mesmo nível e normalmente são de traço transverso ou com fragmento em asa de borboleta (Figura 6.9), com o ápice do triângulo apontando a direção em que o veículo viajava e a base do triângulo indicando o lado do impacto. Conhecida como *Messerer fracture,* sua interpretação tem sido discutida[40-43].

A fratura diafisária da tíbia, habitualmente no terço médio, face a pouca cobertura de partes moles, tende a ser exposta, geralmente com a ferida no lado oposto ao do traumatismo.

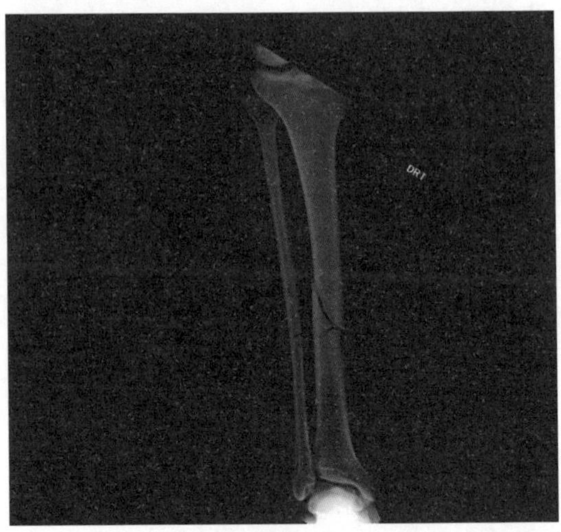

Figura 6.9. Fratura da tíbia em "asa de borboleta" permitindo interpretar o sentido do traumatismo (Messerer fracture) (Fonte: Acervo pessoal do autor).

Fraturas do planalto tibial também são frequentes pelas forças de varo e valgo, sendo as fraturas com dissociação metafisodiafisárias (tipo VI de Schatzker) as mais graves, frequentes nos acidentes de alta energia[31].

b. Impacto secundário: é o traumatismo da vítima contra o veículo, ocorre quando a velocidade do veículo é superior aos 20km/h. Esse impacto pode ocorrer contra o paralamas, lanternas dianteiras, capô ou moldura do para-brisa[40-43]. As lesões costumam atingir a metade superior do corpo (fraturas da pelve, dorso, crânio e coluna cervical). O impacto contra as lanternas dianteiras provoca lesões na região glútea e face lateral das coxas gerando um descolamento entre a camada mais densa do tecido adiposo e a mais frouxa, o que dá origem a uma nova cavidade, com hematoma associado, conhecido como descolamento traumático de Morell Lavallé, muitas vezes não diagnosticado na abordagem inicial[40].

2. **Queda:** quando a velocidade do veículo é de 40 a 50km/h e o impacto primário se produz abaixo do centro de gravidade da vítima, ela escorrega pelo capô e cai ao solo. A lesão característica que ocorre no crânio é do tipo "golpe e contragolpe" e nos membros superiores são fraturas do punho, co-

tovelo ou ombro. Pode a vítima cair sentada sofrendo traumatismo na região sacroilíaca.

3. **Esmagamento:** nos casos típicos, essa fase transcorre em dois tempos. No primeiro tempo, o veículo avança sobre a vítima, que está no solo, atingindo-a e passando por cima, ou afastando-a para o lado. Já no segundo tempo ocorre a passagem por cima. O corpo da vítima é comprimido contra o solo pelas rodas ou outras partes do veículo, esmagando-o. Nesse caso, o descolamento traumático pode assumir grandes proporções com exposição dos planos mais profundos nos indivíduos mais obesos (Figura 6.10). Com a frenagem, as rodas permanecem bloqueadas, o que propicia lesões mistas de esmagamento e de arrasto[9,13], facilmente identificáveis por um profissional atento. Esta é uma informação importante para a avaliação e reconstrução da dinâmica do evento. Não raro, as marcas do pneu podem ficar impressas na pele ou roupa da vítima[5,6].
4. **Arrastamento:** no seguimento das fases anteriores a vítima pode permanecer presa ao veículo sendo arrastada por ele, isso se relaciona com o impulso que o veículo lhe transmite durante a fase do choque. As lesões são características nas faces expostas ao atrito com o solo, podendo alternar com áreas protegidas pelas vestes, conhecidas como escoriações em saltos. São escoriações tipo placas de arrasto que conferem um aspecto apergaminhado quando desidratadas pelos fenômenos *post mortem*[5,6].

As fases descritas, que compõem o atropelamento típico, só são encontradas quando a vítima se encontra em pé. Existem situações em que faltam algumas fases, constituindo um atropelamento incompleto, cujas variedades mais frequentes são:

1. Quando a vítima está no chão, como em alguns suicídios, homicídios ou mesmo mal súbito, as fases de choque e queda estão ausentes, iniciando o trauma pelo esmagamento.
2. Mesmo em casos onde a vítima está de pé no momento do impacto inicial, este pode ser reduzido ao choque e queda apenas, faltando as duas últimas fases, devido a massa leve do veículo ou a alta velocidade, que projeta a vítima a distância, afastando-a do seu caminho.
3. O arrastamento é aleatório, pois depende da existência de uma parte que sobressai do veículo e arrasta a vítima, ou

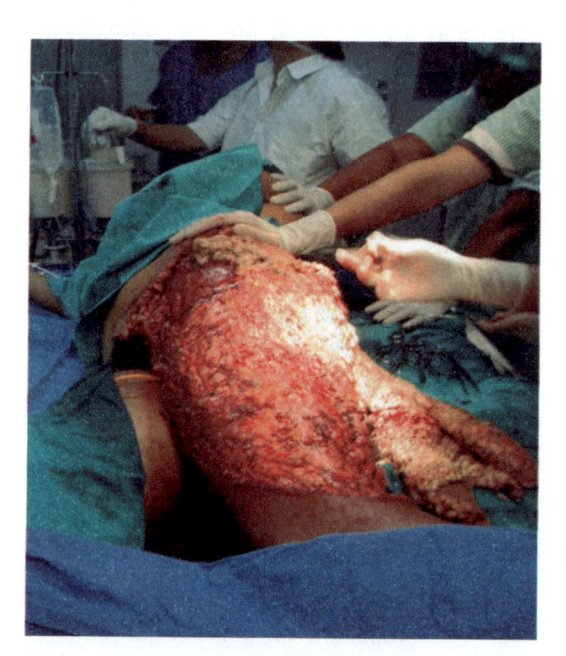

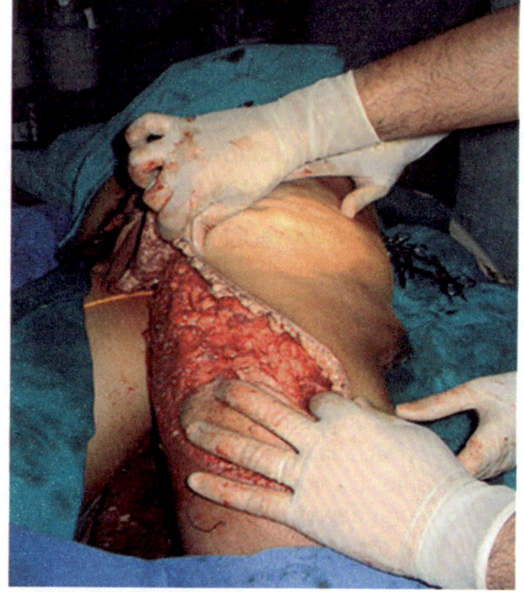

Figura 6.10. Variante aberta do descolamento traumático de Morell Lavallée pela ação das rodas do veículo durante atropelamento (Fonte: Acervo pessoal do autor).

de que a roupa da vítima fique presa a alguma parte ao veículo.

4. Alguns atropelamentos podem apresentar somente uma fase isolada dificultando a interpretação.

Todo o contato deixa uma marca, esta é a teoria de Edmond Locard, baseada no princípio da transferência.

O local do evento pode esclarecer algumas causas, como características da via, condições climáticas, falhas estruturais, presença de animais, ausência de sinalização, marcas de freada, fragmentos de vidro ou partes do automóvel, além de manchas de sangue e pontos de repouso do veículo e da vítima, todos são elementos importantes a serem observados e ajudam a esclarecer, por exemplo, se a vítima foi arrastada ou projetada. Razão pela qual o local deve ser, sempre que possível, preservado[40].

A observação do veículo, além da busca por avarias que justifiquem uma falha mecânica, pode apresentar elementos da vítima como cabelos, sangue, osso e fragmentos da roupa, passo essencial em casos de acidente com fuga. As deformações do veículo podem estabelecer uma estimativa de velocidade, mas é preciso ter em mente que nem todos os danos são evidentes, principalmente quando existe tamanha desproporcionalidade entre veículos e vítimas.

A gravidade das lesões depende de fatores como: velocidade, frenagem; características físicas do veículo e da vítima, diferindo entre crianças, adultos ou idosos[43-45].

■ Relação entre velocidade do impacto e lesões nos acidentes de trânsito

A velocidade do veículo é provavelmente o fator mais determinante nas lesões. Entre os 20 e 40km/h a natureza das lesões começa a se agravar[24,44], o que não quer dizer que lesões muito graves não possam ocorrer com baixa velocidade. Observações em vítimas fatais de atropelamentos permitem identificar alguns tipos de lesões relacionadas a velocidade do impacto: traumatismos cranioencefálicos; fraturas da coluna; rupturas da aorta; lesão cutânea da região inguinal, com ou sem fraturas da bacia; amputações e fraturas de membros.

O traumatismo craniano é a principal causa de morte. Traumatismos de alta energia podem produzir fraturas da base do crânio, em forma de "dobradiça", que é a mais comum nos impactos laterais[24,40,44,45]. Mas é importante lembrar que grande parte das hemorragias encefálicas não está associada a fraturas, principalmente na população mais idosa. As fraturas da coluna são, em sua grande maioria, fraturas cervicais por aceleração e desaceleração súbitas que geram movimentos de hiperextensão ou hiperflexão. A fratura do processo odontóide com lesão medular, assim como a dissociação atlanto occipital, são frequentes achados necroscópicos. Di Maio descreve que surgem lesões cervicais a partir dos 27,5km/h, sendo comuns acima dos 45km/h e, quase sempre presentes, acima dos 67,5km/h[24]. Sanchez Vera descreve lesões medulares a partir dos 120 a 140km/h[33].

Nos acidentes de alta energia são frequentes fraturas vertebrais em vários segmentos, sendo as regiões da transição toracolombar e cervicotorácica as mais vulneráveis. Os arcos costais são mais resistentes nos traumatismos anteroposteriores do que nos traumatismos laterais, dissipando energia e protegendo os corpos vertebrais articulados à grade costal. Fraturas costais múltiplas e sucessivas podem constituir um *vollet* costal, merecendo especial atenção. O traumatismo torácico por desaceleração súbita pode produzir secção da aorta após a sua curvatura, quando o coração é livremente projetado para frente sendo contido por um ponto fixo da aorta, o ligamento arterioso. Quando a lesão é completa a morte é imediata, mas nas secções parciais pode surgir um aneurisma periaórtico, identificável na avaliação radiológica, que pode ser tratado cirurgicamente[40].

Roupas resistentes, principalmente no inverno, e terrenos mais macios podem amortecer a queda ou proteger a pele de lesões externas, mas são incapazes de evitar lesões por aceleração e desaceleração súbita. Os sapatos da vítima também podem revelar marcas de atrito com o solo demonstrando a sua posição durante o atropelamento (Figura 6.11).

Acidentes de alta energia ou com veículos de frente alta estão relacionados com lesões do anel pélvico, sendo a gravidade proporcional a energia associada. Amputações ocorrem acima dos 98km/h, mas vão depender essencialmente do tipo de atropelamento, uma vez que também pode ocorrer esmagamento de membros inferiores em acidentes com baixa energia[24].

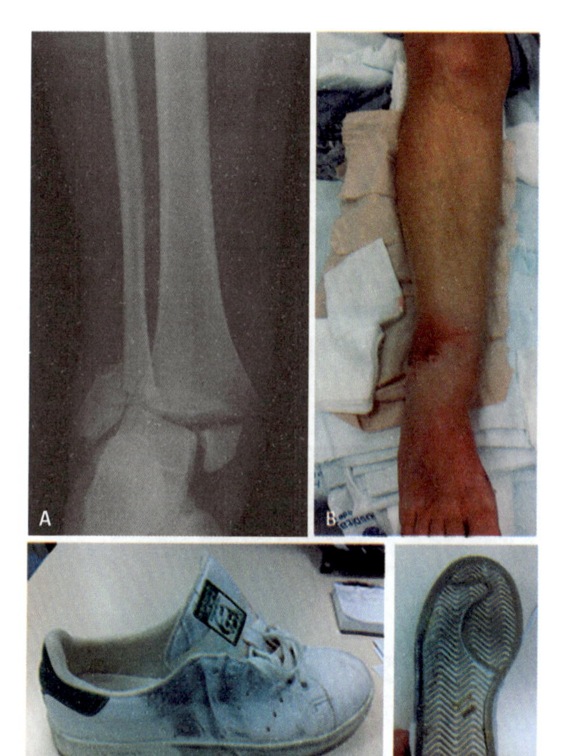

Figura 6.11. Fratura bimaleolar do tornozelo direito (A) de uma vítima de atropelamento, permitindo observar a correspondência das lesões externas (B) e internas com as marcas de atrito do calçado com o solo (C), importante para interpretação da orientação do impacto. Neste caso, da direita para a esquerda na fase de apoio do pé durante a marcha (Fonte: Acervo pessoal do autor).

Ferimentos por projétil de arma de fogo na sala de emergência

Os ferimentos à bala têm implicações médico-legais importantes. A simples inspeção de um ferimento pode denunciar um homicídio ou esclarecer um acidente. O encontro de elementos figurados relacionados com a combustão da pólvora junto à ferida é evidência de que a vítima esteve ao alcance da nuvem de resíduos e denuncia um disparo próximo ao corpo da vítima.

Durante o disparo são expulsos gases incandescentes e restos de pólvora combusta e incombusta. Quanto mais próxima a vítima estiver da saída desses elementos do cano da arma, mais concentrados eles estarão, e quanto mais afastada, mais dispersos. O termo "à queima roupa" é usado quando a distância do disparo é tão próxima que é possível encontrar uma zona de chamuscamento ferida de entrada, que dependente da munição e da arma utilizada. A pólvora combusta reduz a sua massa e se transforma em poeira, uma fuligem ao redor da ferida, caracterizando a zona de esfumaçamento. Já a pólvora incombusta, com maior massa, é projetada mais adiante e, face a sua temperatura, impregna a pele e dá origem a uma zona de tatuagem composta por vestígios de difícil remoção[5,6].

Essas zonas descritas, além de caracterizarem uma ferida de entrada, vão ajudar a estimar a distância do disparo (Figura 6.12). É bom lembrar que se houver roupa entre a ferida e o disparo, esses elementos serão mais evidentes nas vestes, razão pela qual é necessária sua preservação (Figura 6.13). O projetil exerce uma ação pérfuro-contundente, sendo alguns mais perfurantes que outros, consoante a sua forma. Ao vencer a elasticidade da pele o projétil acaba por romper os tecidos e capilares ao redor da ferida, dando origem a uma orla de equimose (ausente nos cadáveres). Os movimentos de rotação do projétil promovem uma orla de escoriação e as suas sujidades e vestígios criam uma orla de enxugo ao redor do orifício de entrada. Essas três orlas (escoriação, enxugo e equimótica) são típicas dos orifícios de entrada, independentemente da distância do disparo. Uma exceção é o disparo com cano encostado junto aos planos ósseos, que apresentam características estreladas que lembram orifícios de saída[5,6]. Diante de apenas dois orifícios costuma ser simples definir entrada e saída, porém quando um único projetil produz mais de um orifício de entrada e de saída ou quando há múltiplos disparos, essa pode ser uma tarefa complexa.

Os ferimentos devem ser fotografados sempre que possível pois auxiliam na interpretação e documentação legal dos fatos. As vestes devem ser preservadas e os projetis recolhidos devem ser devidamente acondicionados, com a indicação do lugar onde foram retirados, evitando o uso de instrumentos que possam interferir com as ranhuras existentes, importantes para os exames de balística[46].

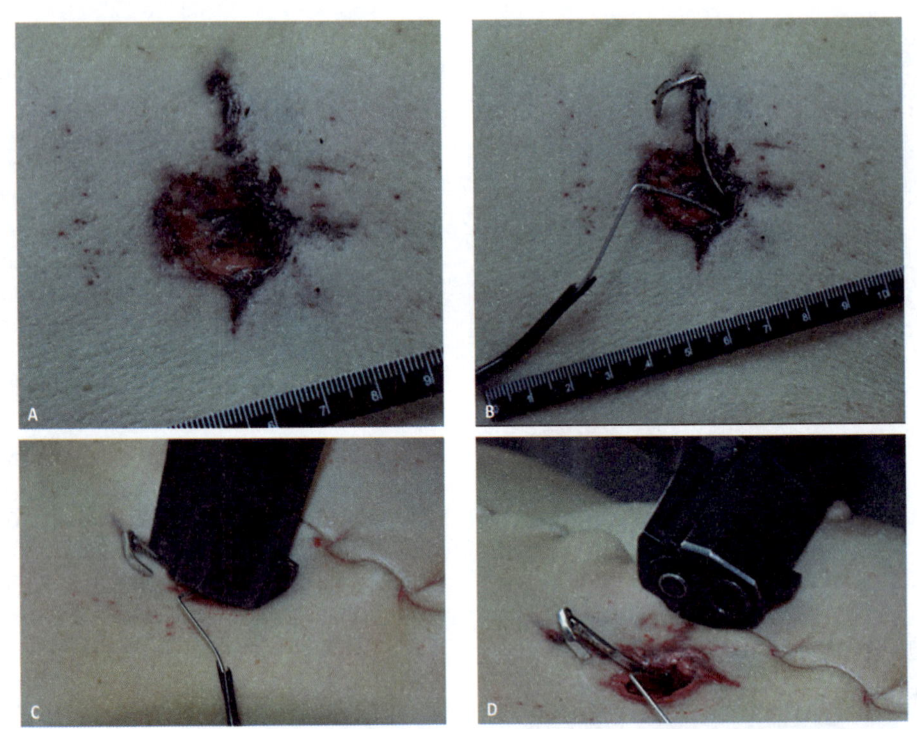

Figura 6.12. Ferimento de entrada de projetil de arma de fogo com cano parcialmente encostado, com presença de alguma zona de tatuagem e uma escoriação atípica (A) produzida pela haste dos óculos interposta entre a ferida e o projetil (B). Sem a preservação deste vestígio, não seria possível reconstituir a dinâmica do evento na produção das lesões com a arma do caso (C, D) (Fonte: Acervo pessoal do autor).

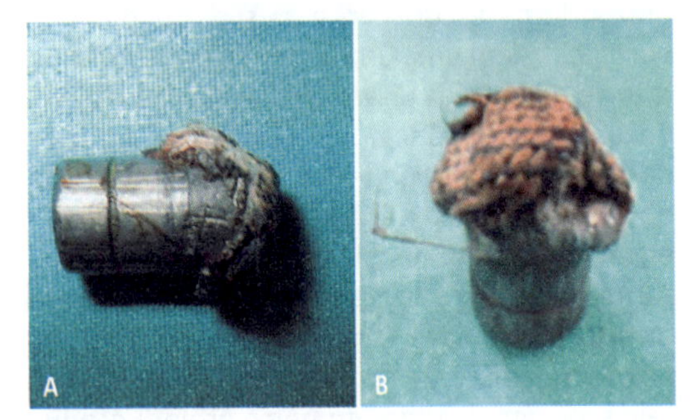

Figura 6.13. Observação de um projetil removido após cirurgia. As ranhuras presentes no projetil são importantes para o exame balístico e devem ser preservadas evitando-se o uso de pinças, que podem danificá-las durante a extração cirúrgica (A). A presença de restos de roupas é importante para uma identificação forense e ilustra bem a contaminação da ferida pelos vários resíduos projetados juntos com o projetil (B) (Fonte: Acervo pessoal do autor).

Conclusão

Grande parte dos atendimentos ao trauma acabam, de alguma forma, por um envolvimento judicial nas diversas esferas do direito. O trabalhador que sofreu um acidente de trabalho dependerá dos registros clínicos de suas lesões para que seja estabelecido um nexo causal com as suas sequelas. Traumas como equimoses e escoriações podem estar ausentes num posterior exame se não estiverem descritas no episódio de urgência, resultando em ausência de evidências sobre a lesão.

A documentação fotográfica é importante e pode estar anexada ao prontuário clínico, inclusive como forma de sustentar uma decisão cirúrgica, como por exemplo uma amputação de membro cuja viabilidade está comprometida pelo traumatismo. Uma simples fotografia pode afastar contestações futuras.

Deve ser mantida a atenção quanto ao sigilo profissional e ao consentimento informado, sempre que possível, bem como à cadeia de custódia de todos os elementos recolhidos[5]. A documentação sobre o atendimento deve ser legível e o mais completa possível, buscando atender também o que necessitam as entidades legais competentes, em cada caso.

Referências bibliográficas

1. Peel M. Opportunities to preserve forensic evidence in emergency departments. Emerg Nurse. 2016;10;24(7):20-26.
2. Perez-Solis I. Importance of Forensic Nurses. Am J Nurs. 2017;117(1):10.
3. Wiler JL, Bailey H, Madsen TE. The Need for Emergency Medicine Resident Training. In: Forensic Medicine. Ann Emerg Med. 2007;50(6):733-8.
4. American College of Surgeons. Advanced Trauma Life Support Student Manual. 9th Ed. Chicago: American College of Surgeons. 2012.
5. França GV. Medicina Legal. 10º edição. Rio de janeiro: Ed. Guanabara Koogan; 2015.
6. Hércules, H.C. Medicina Legal-Texto e atlas. 2ª ed. Rio de Janeiro: Ed. Atheneu. 2014.
7. Spitz WU, Russell SF. The road traffic victim. In: Medicolegal investigation of death: guidelines for the application of pathology to crime investigation. 2th ed. Illinois: Thomas Books; 1980:377-05.
8. Hogan H, Healey F, Neale G, Thomson R, Vincent C, Black N. Preventable deaths due to problems in care in English acute hospitals: a retrospective case record review study. BMJ Qual Saf. 2012;21(9):737-45.
9. Cooke MW, Jinks S. Does the Manchester triage system detect the critically ill? J Accid Emerg Med. 1999;16(3):179-81.
10. Southerland LT, Slattery L, Rosenthal JA, Kegelmeyer D, Kloos A. Are triage questions sufficient to assign fall risk precautions in the ED? Am J Emerg Med. 2017;35(2):329-32.
11. Beal AL, Ahrendt MN, Irwin ED, Lyng JW, Turner SV, Beal CA et al. Prediction of blunt traumatic injuries and hospital admission based on history and physical exam. World J Emerg Surg. 2016;11(1):46.
12. Nishijima DK, Simel DL, Wisner DH, Holmes JF. Does this adult patient have a blunt intraabdominal injury? JAMA. 2012;307(14):1517–27.
13. Hodgson NF, Stewart TC, Girotti MJ. Autopsies and death certification in deaths due to blunt trauma: what are we missing? Can J Surg. 2000;43(2):130-36
14. Sharma BR, Gupta M, Harish D, Singh VP. Missed diagnoses in trauma patients vis-a-vis significance of autopsy. Injury. 2005; 36(8):976–83
15. Stothert JC Jr, Gbaanador GB, Herndon DN. The role of autopsy in death resulting from trauma. J Trauma. 2005;30(8):1021–26
16. Steinwall D, Befrits F, Naidoo SR, Hardcastle T, Eriksson A, Muckart DJ. Deaths at a Level 1 Trauma Unit: a clinical finding and post-mortem correlation study. Injury. 2012;43(1):91–95
17. Fung Kon Jin PH, Klaver JF, Maes A, Ponsen KJ, Das C, Goslings JC. Autopsies following death due to traumatic injuries in The Netherlands: an evaluation of current practice. Injury. 2008;39(1):83–89
18. Goldman L, Sayson R, Robbins S, Cohn LH, Bettmann M, Weisberg M. The value of the autopsy in three medical eras. N Engl J Med. 1983;308(17):1000–05.
19. Euler SA, Kastenberger T, Attal R, Rieger M, Blauth M, Petri M. Do we still need autopsy in times of modern multislice computed tomography?- Missed diagnoses in the emergency room. Archives of Orthopaedic and Trauma Surgery. 2017;137(1):43-47.
20. Ong AW, Cohn SM, Cohn KA, Jaramillo DH, Parbhu R, McKenney MG, et al. Unexpected findings in trauma patients dying in the intensive care unit: results of 153 consecutive autopsies. J Am Coll Surg. 2002;194(4):401–06.
21. Barendregt WB, de Boer HH, Kubat K. Quality control in fatally injured patients: the value of the necropsy. Eur J Surg. 1993;159(1):09–13.
22. Ferrera PC, Verdile VP, Bartfield JM, Snyder HS, Salluzzo RF. Injuries distracting from intra-abdominal injuries after blunt trauma. Am J Emerg Med. 1998;16(2):145–49.
23. Yetkin G, Uludag M, Çitgez B. Traumatic diaphragmatic hernia resulting in intestinal obstruction. BMJ Case Reports. 2009. doi:10.1136/bcr.06.2008.0258.
24. Di Maio V.J. Dominick J. Deaths caused by motor vehicle accidents. In: Forensic pathology. 2th ed. CRC press. 2001.
25. Aragão R.F. Acidentes de trânsito, análise pericial. 4ª ed. Campinas: Ed. Millenium; 2009.
26. Leme F.P. Biomecânica do trauma. In: Trauma a doença dos séculos. Freire E. Rio de Janeiro: Ed Atheneu. 2001;p.269-90.
27. Porta D, Frick S, Kress T, Fuller P. Spiral fracture: definition and determination of torsional direction from radiographs. Proceedings of the American Academy of Forensic Sciences. 1996;2:146.
28. Porta D, Kress T, Fuller P, Snider J. Fracture studies of male and female cadaver tibias subjected to anterior or lateral impact testing. The FASEB Journal. 1997;11:A622.
29. Teresi´nski G, Madro R. Knee joint injuries as a reconstruction parameter in car-to-pedestrian accidents. Forensic Sci Int. 2001;124:74-82.
30. Teresinski G, Madro R. Ankle joint injuries as a reconstruction parameter in car-to-pedestrian accidents. Forensic Sci Int. 2001;118(1):65–73.
31. Teresinski G. Injuries of the thigh, knee, and ankle as reconstructive factors in road traffic accidents. In: Rich J. Dean. E in Forensic Medicine of the Lower extremity. New Jersey. Human press. 2005.
32. Calabuig G.J, Verdú P.F. Accidentes de Tráfico. In: Calabuig G.J. Medicina Legal y toxicología. 6ª ed. Barcelona. 2005.Vacaflor S.P. Exame necroscópico nos acidentes de trânsito terrestres. In: Manual de Medicina Legal. Vanrell J.P. 4ª ed. São Paulo: Ed. Mizumo. 2011.
33. Heckman JD; Bucholz RW. Rockwood e Grenn. Fraturas em Adultos. 5ª ed. Ed. Manole. 2006
34. Durão CH, Lucas F. Interpretação das lesões ortopédicas dos ocupantes dos veículos na reconstrução forense dos acidentes de viação. Rev Port Ortop Traum. 2005;23(4):298-09.
35. Marimont J.V. posterior hip dislocation associated with acute traumatic injury to the thoracic aorta: a previously unrecognized injury complex. J Orthop Trauma. 1990;4(4):383-87.
36. Dodd MJ. Traffic Deaths. In: Encyclopedia of forensic sciences. London: UK. 2000.
37. Panjabi MM, Cholewicki J, Nibu K, Grauer JN, Babat LB, Dvorak J. Mechanism of whiplash injury. Clin Biomech. 1998;13(4-5):239-49.
38. Grauer JN, Panjabi MM, Cholewicki J, Nibu K, Dvorak J. Whiplash produces an S-shaped curvature of the neck with hyperextension at lower levels. Spine. 1997;1;22(21):2489-94.

39. Durão CH, Lucas F, Vieira D. Aspectos forenses das lesões ortopédicas nos atropelamentos. Rev Port Ortop Traum. 2014;22(2):19-32.
40. Burgess AR, Poka A, Brumback RJ, et al. Pedestrian tibial injuries. J Trauma 1987;27(6):596-01.
41. Messerer OM. Über Elastizität and Festigkeit der menschlichen Knochens. Stuttgart: JG Cotta Verlag. 1880.
42. Huelk, DF, Gikas P.W. Investigations of fatal automobile accidents from the forensic point of view. J Forensic Sci. 1966;11(4):475-84.
43. Karger B, Teige K, Bühren W, DuChesne A. Relationship between impact velocity and injuries in fatal pedestrian–car collisions. Int J Legal Med. 2000;113(2):84–88.
44. Lee J, Conroy C, Coimbra R, Tominaga GT, Hoyt D. Injuries pattern in frontal crashes: the associations between knee-thigh-hip (KTH) and serious intra-abdominal injury. Accident Analysis and Prevention. 2010;42(1):50-55.
45. Miranda LI. Balística forense. Primeira ed. Rio de Janeiro: Rubio. 2014.

PARTE 2

EDUCAÇÃO E TREINAMENTO

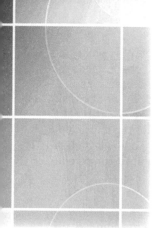

7

Estratégias de Prevenção

Will Chapleau
Peter T. Pons

Resumo

Em diversas circunstâncias, os esforços de prevenção demonstram claramente o seu benefício na redução da mortalidade e da morbidade por trauma. O próprio conceito de acidente encerra uma contradição e uma inexorabilidade que não correspondem a eventos que, com medidas preventivas, podem ser evitados. A profilaxia pode ser estendida a quase toda a malha de assistência ao trauma, inclusive à segurança da cena. Este capítulo procura ressaltar a importância da Matriz de Haddon como ferramenta de prevenção, por considerar os aspectos relacionados à vítima, ao equipamento e ao ambiente físico e social em que se deu o evento traumático. De acordo com o mecanismo de trauma, várias medidas podem concorrer para a prevenção, em estágios diferentes. Elementos básicos, como uma educação voltada para a sociedade, representam um aspecto cultural de grande impacto na mobilização coletiva pela prevenção de "acidentes". Da mesma forma, um sistema de governo que contemple e incentive a segurança através de medidas práticas de proteção, promovendo a adequada sinalização da via pública, o controle de velocidade e do uso de drogas e álcool ao volante, assim como impedindo o acesso facilitado a fogos de artifício e armas de fogo, podem trazer resultados importantes e a firme adesão da população. Contudo, o treinamento adequado, com aspectos educacionais específicos, e o condicionamento comportamental podem ser essenciais não só para evitar, mas também para manejar e assistir situações de risco adequadamente. Todos os níveis de prestadores de cuidados ao traumatizado, desde os primeiros respondentes até os médicos mais especializados, devem ser fortes defensores das atividades e esforços de prevenção que, embora trabalhosos e incessantes, representam a melhor oportunidade de bem-estar no que se refere à doença trauma.

- **Descritores:** Ferimentos e lesões, Prevenção, Profilaxia, Trauma.
- **Nível de evidência científica predominante:** 2B.

Introdução

O trauma é muitas vezes descrito como uma doença subestimada, responsável anualmente, por dezenas de milhões de vítimas que necessitam de atendimento médico, das quais cerca de 5 milhões irão morrer[1].

Os profissionais que se dedicam à assistência ao trauma normalmente se insurgem contra o uso da palavra "acidente" para descrever a maior parte desses eventos. A palavra "acidente" implica que a vítima estava no lugar errado, na hora errada e que não havia nada que pudesse ser feito para evitar o trauma. Na realidade, a maioria, se não todos os eventos traumáticos, podem ser evitados. Reconhecer esse fato leva à conclusão legítima de que nossos melhores esforços, no que diz respeito à gestão da doença trauma, devem estar voltados para a prevenção, considerada a melhor alternativa para reduzir a morbidade e a mortalidade por causas externas.

Atividades e intervenções de prevenção também podem tornar a cena mais segura para os primeiros respondentes e facilitar a localização e os cuidados aos feridos[2].

Oportunidade para a prevenção: matriz de Haddon

O Dr. William Haddon Jr. foi fundamental na formação da *National Highway Traffic Safety Agency* (NHTSA) nos Estados Unidos, no início da década de 1970, tornando-se presidente do *Insurance Institute for Highway Safety*. Essas duas agências promoveram a pesquisa e a operação padrão empregada nos EUA para tornar as estradas mais seguras para as pessoas que viajam e para os veículos que nelas trafegam. Ele descreveu o que se tornou conhecido como "Matriz de Haddon"[3], que fornece uma maneira de descrever fatores que contribuem para lesões e as oportunidades de intervenção (Tabela 7.1).

Haddon identificou que há três fases em qualquer evento traumático, descritas como: pré-evento, evento e pós-evento. Além disso, ele reconheceu que há oportunidades de intervenção em todas as três fases de um incidente, abordando as interações do hospedeiro ou da vítima em potencial, os equipamentos utilizados durante a produção da lesão e o ambiente no qual a lesão ocorre, incluindo elementos físicos e sociais.

Vejamos, então, como a matriz é processada no caso de uma colisão entre veículos automotores, por exemplo:

1. Pré-evento: Nesta fase, há uma série de ações que podem ser tomadas para modificar o fator hospedeiro, tais como programas seguros de educação do motorista e educação sobre os efeitos da condução, enquanto prejudicados ou sob efeito de álcool e drogas; o componente equipamento deve ser abordado exigindo a instalação de equipamentos de segurança (cintos de segurança e *air bags*); e o ambiente pode ser afetado por medidas de segurança como redução dos limites de velocidade e melhorias da sinalização e da malha rodoviária.
2. Evento: Durante a fase do evento as escolhas do hospedeiro, como o uso de cintos de segurança e assentos para crianças ou a condução no limite de velocidade informado, fazem a diferença no resultado final. A presença de equipamentos e outros mecanismos, como áreas de amassamento, *air bags* e cintos de segurança, proporcionam proteção adicional durante a fase do evento. Se o ambiente incluir elementos bem projetados, como acostamento, barreiras para absorção de impacto e dispositivos anticolisão, as lesões e as mortes podem ser minimizadas.
3. Pós-evento: Nesta fase, a própria vítima ou um espectador poderão prestar cuidados ou ativar o serviço médico de emergência (SME). Uma vez que os respondentes chegam, os equipamentos envolvidos no evento, os veículos e outros objetos podem contar uma história do potencial de danos à medida que a avaliação do paciente é conduzida. Quanto ao meio ambiente, o acesso ao SME e a um sistema de assistência organizado deve dar ao traumatizado a maior chance para os melhores resultados.

Assim, podemos ver com clareza como a interação desses vários fatores com as três fases de um evento traumático pode afetar, de forma positiva ou negativa, o resultado final e a sobrevivência de uma vítima de trauma.

Tabela 7.1. Matriz de Haddon

	Vítima	*Equipamento*	*Ambiente físico*	*Ambiente social*
Fase Pré-Evento				
Evento				
Fase Pós-Evento				

Fonte: Adaptado de Haddon W[3].

Aspectos gerais

■ Causas de morte e lesões traumáticas pelo mundo

Há uma grande variedade de formas de morrer de trauma, mas os acidentes de trânsito lideram a lista. Dados da Organização Mundial da Saúde (OMS) mostram o tipo de lesão predominante em grupos etários selecionados, mas há também importantes variações geográficas e socioeconômicas[4]. A Tabela 7.2 revela que na faixa dos 5 aos 44 anos de idade os acidentes de trânsito são uma das principais causas de morte e que correspondem à terceira causa de óbito na população acima de 60 anos. O trauma também aparece como a principal causa de morte na população geral. De todo modo, enquanto os acidentes rodoviários são a principal causa de morte por trauma em algumas partes do mundo, os atos diretos de violência lideram

Tabela 7.2. Causas de morte por faixa etária

0-4	*5-14*	*15-29*	*30-49*	*50-69*	*> 69*	*Todas as idades*
Compl. pré-natal 1.134. 930	Diarreias 142.045	Acid. trânsito 325.736	SIDA 882.141	Isq. miocárdica 2.087.015	Isq. miocárdica 4.751.019	Isq. miocárdica 7.352.704
IR Inferior 994.613	IR inferior 122.043	Suicídio 242.903	Isq. miocárdica 430.499	AVE 1.807.858	AVE 4.500.209	AVE 6.669.383
Asfixia e rauma ao nascer 743.767	SIDA 96.275	SIDA 239.228	Acid. trânsito 364.462	DPOC 830.169	DPOC 2.164.025	DPOC 3.102.604
Diarreias 622.164	Acid. trânsito 83.604	Homicídio 211.519	AVE 293.770	Câncer VA inf. 671.878	IR inferior 1.271.202	IR inferior 3.051.319
Malária 476.192	Afogamento 74.212	Cond. materna 150.983	Suicídio 243. 971	Diabete 552.704	Câncer VA inf. 830.746	Câncer VA inf. 1.599.313
An. congênita 450.050	Meningite 73.745	IR inferior 103.006	Tuberculose 231.652	Cirrose 492.154	Diabete 804.342	SIDA 1.533.757
Infecção neonatal 430.853	Desnutrição 52.545	Diarreias 85.338	Cirrose 226.173	IR inferior 405.912	HAS 778.827	Diarreias 1.497.672
Desnutrição 148.358	D. endócrina, imunol. ou hematológica 42.837	Afogamento 75.833	Homicídio 175.089	Tuberculose 341.116	Demência 659.195	Diabete 1.496.806
Meningite 143.835	Queimadura 41.575	Isq. miocárdica 67.686	IR inferior 154.542	Câncer de fígado 319.173	D. renal 416.586	Ac. trânsito 1.254.434
SIDA 102.796	An. congênita 33.061	Meningite 56.700	Cond. materna 144.900	HAS 292.343	Câncer colorretal 411.108	HAS 1.140.303
D. exantemática 100.698	Malária 32.260	Tuberculose 55.832	Câncer de mama 123.727	Câncer de estômago 288.877	Câncer de estômago 375.256	Compl. pré-natal 1.134.954
Sífilis 67.490	Epilepsia 32.095	Guerra 54.972	Diarreias 111.685	Acid. trânsito 280.568	Queda 355.231	Cirrose 1.020.807
Afogamento 66.006	Queda 30.798	AVE 53.499	Câncer de fígado 108.526	D. renal 266.682	Diarreias 326.499	Tuberculose 934.838
Coqueluche 62.677	D. exantemática 25.115	Epilepsia 50.359	Diabete 106.001	Câncer colorretal 247.696	Câncer de fígado 299.075	D. renal 863.810
Queimaduras 62.655	Homicídio 21.813	Queimadura 49.067	D. renal 100.648	Câncer de mama 229.381	Câncer de próstata 261.207	Suicídio 803.893

Fonte: Adaptado de WHO[4].

em outras regiões. As atividades de prevenção exigem soluções específicas relacionadas com as peculiaridades regionais e a natureza e o mecanismo da lesão.

■ Estratégias de prevenção

As estratégias de prevenção podem ser passivas ou ativas. As estratégias passivas não exigem ação do hospedeiro e incluem recursos como áreas de amassamento nos veículos ou *air bags*. As estratégias ativas exigem que o hospedeiro faça algo como colocar um cinto de segurança ou decidir não conduzir o veículo em situações de risco, como após o uso de álcool e drogas.

Há uma grande variedade de mecanismos e causas de trauma. Um método comum de classificação de lesões relaciona-se com o fato de ser ou não o resultado de causas intencionais ou não intencionais. A lesão intencional envolve situações como: assalto, violência doméstica, abuso (crianças, mulheres e idosos), suicídio e homicídio. O trauma involuntário, relacionado a eventos com veículos motorizados ou não, quedas e queimaduras, entre outras causas, é o que normalmente se denomina de "acidental" embora, conforme discutido anteriormente, a maioria dessas causas seja evitável.

Os mecanismos de lesão mais frequentes são os acidentes veiculares e as quedas, mas o trauma pode resultar de uma incrível variedade de causas e ocorre em uma ampla gama de locais, incluindo em casa[5], no trabalho, na escola e na prática desportiva. O conceito de prevenção da Matriz de Haddon pode ser aplicado a cada um desses mecanismos de lesão.

Mecanismos de lesão

■ Acidentes com veículos automotores (AVAM)

As colisões de tráfego rodoviário são a principal causa de morte até os 44 anos de idade na maioria das demografias e locais, em todo o mundo, e a prevenção pode reduzir significativamente a mortalidade e as sequelas devidas a esse mecanismo. Na fase pré-evento a ação inicial deve se concentrar em alterar o comportamento dos motoristas a fim de evitar falhas e, consequentemente, acidentes. A educação pode melhorar as habilidades e eliminar distrações durante a condução, produzindo um grande efeito[6].

Quanto às oportunidades de prevenção relativas ao equipamento, os veículos podem se tornar mais seguros de várias maneiras diferentes. Os carros modernos são construídos para absorver energia durante um acidente e proteger os ocupantes do veículo, os para-brisas são construídos a partir de vidro de segurança capaz de minimizar as lesões causadas por estilhaços de vidro quebrado. Assentos de segurança infantil, usados de acordo com a faixa etária da criança, *air bags* e cintos de segurança são dispositivos universais consagrados que protegem significativamente a vida dos ocupantes dos veículos, reduzindo dramaticamente as sequelas e a mortalidade[7,8]. Esses componentes veiculares que tornam os veículos mais seguros e são implementados na fase pré-evento contribuem para a prevenção durante a fase de evento da Matriz de Haddon.

Olhando para as oportunidades de prevenção no ambiente físico, os avanços da engenharia podem tornar as estradas mais seguras. Os semáforos, os novos materiais de construção, aprimorados para receber maior carga e maior impacto, e a engenharia de fluxo de tráfego podem contribuir para estradas bem mais seguras. As barreiras de bloqueio e as barreiras de proteção que absorvem o impacto e direcionam os carros que se chocam para longe de outros veículos que trafegam pela via são maneiras do meio ambiente responder de modo a evitar lesões durante a fase de evento da matriz. Nos últimos anos, milhares de câmeras foram implantadas para flagrar motoristas desobedecendo a sinalização e aplicar multas pesadas, com a intenção de discipliná-los; o tema é objeto de debates, em particular sobre a eficácia e o real caráter desses programas específicos[9-11].

No aspecto social, o pré-evento relativo ao ambiente de acidentes rodoviários aborda a educação do público para que o comportamento ruim seja inaceitável para todos e para que nos encorajemos mutuamente a manter a atenção e segurança nas estradas[12].

A fase pós-evento pode ser influenciada pela fase pré-evento, pois a educação previamente auferida pode preparar as eventuais vítimas ou espectadores para tomada certa de decisão em caso de falha. Sistemas de comunicação avançados permitem uma comunicação ágil aos respondedores de segurança pública e, consequentemente, uma resposta rápida por parte de todas as equipes envolvidas neste tipo de situação.

Equipes de socorro básico e avançado que estejam bem equipadas e com treinamento adequado para cuidar de vítimas de trauma, ainda mais se amparadas por um sistema robusto de retaguarda, podem causar um grande impacto na sobrevivência e na qualidade de sobrevida das vítimas de trauma.

■ Quedas

As quedas são uma causa significativa de lesões traumáticas, particularmente para os extremos da idade, os mais jovens e os mais velhos. As causas das quedas envolvem as habilidades físicas (ou a falta delas) do traumatizado e o ambiente a que estão submetidos no momento da lesão.

A prevenção na fase pré-evento, focada no hospedeiro, deve avaliar a condição musculoesquelética da vítima (de particular importância nos idosos), a capacidade e a habilidade necessárias para realizar a atividade que deseja executar (de particular importância em pacientes mais jovens) e, se apropriado, a adequação do vestuário ou equipamento de proteção a ser utilizado. Por exemplo, se alguém estiver andando de bicicleta, ele está empregando almofadas de proteção e usando capacete? Em seguida, o ambiente é seguro? As superfícies são firmes? Há iluminação adequada? Existem tapetes soltos que podem representar um risco de em uma casa com idosos? Há um comportamento negativo, como o uso de álcool e de drogas ilícitas, por parte do hospedeiro ou de outros, capaz de colocá-los em risco (ambiente social)? Esses mesmos problemas afetarão a fase de eventos.

■ Queimaduras

Prevenção de queimaduras, na fase pré-evento, começa com o hospedeiro. O uso das precauções adequadas com chamas, líquidos quentes e produtos químicos pode evitar a maioria das queimaduras. Certifique-se de que o equipamento apropriado e seguro está sendo usado, empregar o recipiente correto para a água fervente ou luvas de proteção e máscara próprios para a soldagem são medidas capazes de evitar muitas lesões.

O ambiente deve afastar perigos que possam representar uma oportunidade de lesão. É possível ilustrar isso com situações, garantir que uma criança não consiga alcançar e segurar o punho de uma panela com alimentos ou líquidos quentes no fogão evita ferimentos pediátricos. A gravidade de uma queimadura pode ser mitigada se a vítima for treinada para saber como reagir, se o equipamento adequado estiver disponível para queimaduras específicas (local definido para lavagem dos olhos quando de exposições químicas, etc.) e se o ambiente estiver desimpedido para entrada e saída.

Na fase pós-evento, se o indivíduo ferido evitar autotratamentos que podem agravar sua condição (como colocar manteiga, pomadas e outras substâncias nas queimaduras), em adição à existência de centros especializados, com pessoal preparado para o tratamento de vítimas com todos os níveis de queimaduras, os resultados também serão melhorados[13].

■ Afogamento

A prevenção pré-evento no que tange a afogamentos, começaria com o treinamento da vítima em natação e no cuidado em saber evitar situações perigosas envolvendo atividades relacionadas à água.

No caso de mergulhos, seja qual for a modalidade ou tipo técnico de atividade aquática, o equipamento apropriado e o treinamento para usá-lo são fundamentais para evitar afogamentos. A educação dos pais no sentido de que seus filhos nunca sejam deixados sozinhos em casa na presença de banheiras, piscinas e pequenos baldes com água pode ajudar a minimizar a incidência de afogamento involuntário.

Quanto ao meio ambiente, locais perigosos, como áreas de correnteza, devem ser evitados e todos os locais para atividades na água devem ser inspecionados em busca de identificar riscos. Todas as atividades relacionadas à água devem ser monitoradas por pessoal apropriado para supervisionar e prevenir ações perigosas do grupo e comportamentos de risco. O equipamento de proteção apropriado, como coletes salva-vidas, deve ser utilizado durante as atividades no interior de um barco.

Durante a fase do evento, novamente, o treinamento adequado da vítima irá ensinar-lhe o que fazer em situações de emergência para evitar o afogamento e gerenciar qualquer equipamento que possa ser usado. O conhecimento sobre o meio ambiente, assim como os circunstantes, também irá ajudar a mitigar os danos potenciais.

No pós-evento, se a vítima se assegurou de que outros soubessem onde e o que estavam fazendo, o reconhecimento rápido e a descoberta de um indivíduo ferido podem estar garantidos.

■ Suicídio

Conforme relato da OMS, cerca de um quarto das cinco milhões de mortes por trauma a cada ano, em todo o mundo, são resultado de suicídio e homicídio[14]. A prevenção na fase pré-evento depende da identificação de indivíduos com risco de suicídio e do oferecimento de assistência e educação sobre onde ir quando estão em dificuldade e como identificar as estruturas sociais e ambientais de suporte para as quais devem se dirigir. Espera-se que, na fase de evento, o indivíduo em risco consiga recorrer a esse sistema de suporte que possui todos recursos para ajudá-lo a evitar qualquer atitude ativa dirigida a interromper a própria vida. Na fase pós-evento o indivíduo vulnerável precisa reconhecer que permanece em situação de risco e necessita ser apoiado enquanto procura evitar situações sociais e ambientais que servem de gatilho para ideações suicidas, além de possuir uma referência de onde pode encontrar um refúgio seguro. Tanto o *National Institutes of Health* (NIH), quanto as diretrizes de publicação para prevenção de suicídio da OMS, apoiam o potencial dos programas de prevenção[14].

■ População de pacientes pediátricos e geriátricos

As populações pediátrica e geriátrica estão em risco para todos os vários tipos de lesões intencionais e não intencionais aqui apresentadas. Ambos os grupos etários estão predispostos a sofrer determinadas lesões, como quedas, como já foi dito. Mais e mais idosos se envolvem em eventos traumáticos relacionados à condução de veículos e à prática desportiva, uma vez que hoje a população envelhece, mas mantém uma boa capacidade física.

Isso significa que os programas de prevenção devem passar a abordar padrões de lesões não tradicionais em pacientes idosos. Os programas de prevenção para crianças devem ter como alvo tanto as crianças como seus pais, de modo que eles compreendam os riscos e as oportunidades de prevenção.

Conclusão

A profilaxia dos eventos traumáticos é a melhor alternativa no que se refere a medidas para diminuir o impacto da doença trauma. Seu emprego deve ser sistemático e envolve investimentos, constância e continuidade, fatores pelos quais não recebe, em muitos países, a atenção merecida. No que tange aos eventos que costumam ser rotulados de acidentes a prevenção pode, ao longo do tempo, construir uma consciência social capaz de reduzir a predisposição de uma comunidade a este tipo de ocorrência. Já as mortes oriundas de violência interpessoal requerem estratégias diferenciadas que dependem da presença do estado, onde a educação básica, a formação do caráter, a justiça social e a ressocialização representam pontos -chave para sua redução e controle, em qualquer sociedade.

As experiências positivas de profilaxia não se restringem somente a evitar os acidentes, mas também a minimizar suas consequências, como ilustrado a seguir. Em um artigo publicado no *Journal of Trauma and Acute Care Surgery* em julho de 2016, os pesquisadores desenvolveram um programa para motoristas distraídos que produziu uma redução de 32% das ocorrências relacionadas com a falta de atenção ao volante, após uma intensa campanha de conscientização[15].

Um relatório sobre o impacto do uso do cinto de segurança, publicado em janeiro de 2011, o *National Center for Injury Prevention, Division of Unintentional Injury*, da América do Norte, confirmou a eficácia do cinto de segurança na prevenção da morte e na minimização das lesões[16].

Um estudo com crianças conduzidas com assentos infantis fixados ao cinto de segurança e crianças conduzidas soltas, envolvidas em acidentes com veículos automotores, mostrou que os assentos de segurança infantil reduziram claramente a incidência de morte, particularmente em colisões com capotagem. Na verdade, crianças conduzidas soltas estiveram três vezes mais propensas a morrer do que as crianças conduzidas em cadeiras de segurança[8].

■ Referências bibliográficas

1. World Health Organization. Injuries and Violence: the Facts 2014. Disponível em: <http://apps.who.int/iris/bitstream/10665/149798/1/9789241508018_eng.pdf>. Acessado em: 27 jun. 2017.
2. Sleet DA, Moffett DB, Stevens J. CDC's research portfolio in older adult fall prevention: a review of progress, 1985-2005, and future research directions. J Safety Res. 2008;39(3):259-67.
3. Haddon W Jr. Options for the prevention of motor vehicle crash injury. Isr J Med Sci. 1980 Jan;16(1):45-65.
4. Socioeconomic differences in injury risks published by WHO. Inj Prev. 2002 Jun;8(2):137-142. doi: 10.1136/ip.8.2.137. Disponível em: <http://www.euro.who.int/data/assets/pdf_file/0012/111036/E91823.pdf>. Acessado em: 27 jun. 2017.
5. McDonald EM, Mack K, Shields WC, Lee RP, Gielen AC. Primary Care Opportunities to Prevent Unintentional Home Injuries: A Focus on Children and Older Adults. Am J Lifestyle Med. Disponível em: <https://doi.org/10.1177%2F1559827616629924>. Acessado em: 27 jun. 2017.
6. Berg H-Y. Reducing crashes and injuries among young drivers: what kind of prevention should we be focusing on? Injury Prevention. 2006; 12(1):i15-i18.
7. O'Neill B. Preventing passenger vehicle occupant injuries by vehicle design--a historical perspective from IIHS. Traffic Inj Prev. 2009 Apr;10(2):113-26.
8. Rice TM, Anderson CL. The Effectiveness of Child Restraint Systems for Children Aged 3 Years or Younger During Motor Vehicle Collisions: 1996 to 2005. American Journal of Public Health. 2009;99(2):252-57.
9. Wegman F. The future of road safety: A worldwide perspective. IATSS Research. 2017;40:66-71.
10. Analysis of Intersection Fatal and Nonfatal Crashes from 2005 to 2009. Prepared by National Safety Council, March 3, 2011. Disponível em: <http://ncsrsafety.org/wp-content/uploads/2012/11/Analysis-of-intersections-fatal.pdf>. Acessado em: 27 jun. 2017.
11. McCartt AT, Hu W. Effects of red light camera enforcement on red light violations in Arlington County, Virginia. J Safety Res. 2014 Feb;48:57-62.
12. Mercy JA, Mack KA, Steenkamp M. Changing the Social Environment to Prevent Injuries in Handbook of Injury and Violence Prevention. In: Doll LS, Bonzo SE, Sleet DA, Mercy JA. New York: Springer Science; 2007. p. 277-94.
13. Hranjec T, Turrentine FE, Stukenbord G, Young JS, Sawyer RG, Calland JF. Burn-Center Quality Improvement: Are Burn Outcomes Dependent On Admitting Facilities and Is There a Volume-Outcome "Sweet-Spot"? American Surgeon. 2012;78:559-66.
14. Bertolote JM. Suicide prevention: at what level does it work? World Psychiatry. 2004 Oct;3(3):147-51.
15. Joseph B, Haider A, Hassan A, Kulvatunyou N, Bains S, Tang A, et al. Injury prevention programs against distracted driving among students. J Trauma Acute Care Surg. 2016 Jul;81(1):144-48.
16. National Center for Injury Prevention and Control, Division of unintentional Injury Prevention and the CDC. Disponível em: <https://www.cdc.gov/motorvehiclesafety/pdf/policyimpact-seatbelts.pdf>. Acessado em: 27 jun. 2017.

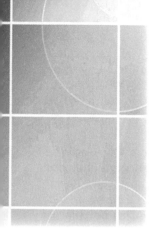

8

Simulação como Alternativa de Ensino e Treinamento

Izio Kowes
André Gusmão Cunha
Ana Celia Romeo

■ Resumo

O Ensino Médico Baseado em Simulação (EMBS) representa um novo paradigma para o ensino na área da saúde, buscando habilitar profissionais de forma prática e segura para atuar em situações e procedimentos que fazem ou farão parte de sua prática clínica diária. Nesses cenários, o profissional em treinamento adquire uma postura ativa no aprendizado, com maior retenção de conhecimento, que se traduzirá em melhora no desempenho e segurança no atendimento aos pacientes.

Para tanto, são reproduzidas situações clínicas em ambientes criteriosamente preparados, evocando aspectos da realidade médica, para interagir com situações comuns ou mesmo infrequentes, com objetivo de mimetizar experiências com pacientes reais. O método possibilita também o treinamento do atendimento em equipe, bem como a análise comportamental de cada membro envolvido e a posterior discussão do cenário (*debriefing*).

Atualmente, essa técnica pedagógica é reconhecida como uma das mais eficazes ferramentas para o treinamento e aprimoramento de atividades que envolvem riscos, como aquelas exercidas pelos profissionais de saúde.

As técnicas de simulação têm se expandido rapidamente, graças ao desenvolvimento de simuladores e equipamentos que reproduzem os mais diversos cenários e comportamentos do corpo humano frente a distintas condições clínicas.

- **Descritores:** Educação, Exercício de Simulação, Simulação de Paciente, Simuladores.
- **Nível de evidência predominante:** 2B.

Preâmbulo

Um avião comercial, com 44 passageiros e cinco tripulantes, fez um pouso forçado no aeroporto de Brasília em 28 de março de 2014, sem o trem de pouso dianteiro. Poucos tomaram conhecimento desse fato que hoje quase não é lembrado, uma vez que a aterrissagem foi um sucesso e não houve vítimas fatais. Durante a comunicação com a torre de controle do aeroporto, o que mais chamou a atenção foi a forma como o comandante passava as informações, mantendo a voz sempre tranquila e serena, transmitindo segurança e controle da situação crítica:

> *"Não obtivemos sucesso, ainda temos a informação de que o trem de nariz não está baixado e travado. A partir de agora está declarada situação de emergência. Temos aproximadamente mais 17 ou 18 minutos de combustível".*

Em seguida, passou a transmitir suas decisões:

"Solicito apoio de solo, bombeiros e ambulância, pode ser que a informação seja só uma indicação dos instrumentos, mas eu não tenho como prever. Solicito, então, apoio total de solo e daqui a 10 ou 15 minutos prosseguiremos para pouso".

Ele ainda sobrevoou o aeroporto para gastar combustível e minimizar o risco de explosão. O pouso ocorreu com o nariz do avião tocando a pista e ele colocou sua aeronave em solo com completa segurança dos passageiros e de sua tripulação. Questionado se realmente estava tranquilo durante todo o episódio, o piloto respondeu que sim, que foi muito natural para ele, pois já havia simulado diversas vezes pousos semelhantes[1].

Quantas vezes este piloto havia pousado assim antes? Nunca. Quantas vezes ele simulou pousos forçados? Várias.

Introdução

Compreender como as pessoas aprendem é fundamental na concepção, implementação e avaliação de programas educacionais. Princípios baseados na aprendizagem de adultos demonstram que ela é amplamente moldada pela experiência. O adulto avalia se o que está sendo ensinado é útil, oportuno, relevante e prático, para que ele incorpore como aprendizado. Ele aprende através de um ciclo de experiências diretas, envolvendo conceptualização, reflexão e experimentação (pensando, refletindo, sentindo e fazendo)[2].

A aprendizagem é facilitada quando é possível criar um ambiente adequado para a prática e o domínio de habilidades. Idealmente, o objetivo maior da educação na área de saúde não é a pura aquisição de habilidades e competências em prol da certificação e licenciamento, mas sim a incorporação de um nível de proficiência que torne o profissional capaz de prever resultados, explicar ideias, aprender com os erros, construir conhecimento e, através das competências adquiridas, promover um cuidado melhor, mais eficiente e seguro para os pacientes[2-5].

Por conta disso, são cada vez mais questionados os métodos tradicionais de educação médica, especialmente o princípio "veja uma vez, faça uma vez, ensine uma vez", preconizado por William Halstead. Atualmente, as atenções estão voltadas para a Educação Médica Baseada em Simulação (EMBS), que engaja alunos em experiências realistas, com diferentes níveis de fidelidade, projetadas para imitar situações clínicas reais[3].

A técnica de treinamento em simulação se enquadra nos conceitos de pedagogia (métodos de ensino e aprendizagem), andragogia (técnicas de instrução para adultos) e *design* de tecnologia instrucional. O fluxograma do ciclo de aprendizagem experiencial para adultos, criado por Kolb (Figura 8.1), demonstra que a simulação fornece um ambiente controlado e seguro para:

a) proporcionar experiências diretas e imersivas que ativam emoções para melhorar a aprendizagem e a memória;
b) a etapa do *feedback* guiada por facilitador para estimular a reflexão da experiência;
c) permitir discussões de conceitos sem o estresse do atendimento ao paciente real, seguido de um estudo mais aprofundado;
d) permitir a prática repetida e a experimentação[2-4].

A simulação é o único método que tem a capacidade de envolver as três esferas do conhecimento e da aprendizagem, a cognitiva (conhecimento), a psicomotora (habilidades) e a afetiva (atitudes), o que promove a melhor fixação do conhecimento, mesmo sem o envolvimento do paciente.

Várias especialidades médicas têm aproveitado o amplo espectro de ferramentas da simulação para o treinamento e aquisição de habilidades, raciocínio diagnóstico e tomada de decisão, além de poder avaliar o trabalho em equipe e analisar aspectos comportamentais, da comunicação, competências multiprofissionais e o profissionalismo[2,4].

O EMBS representa um importante instrumento de ensino na área da saúde, que busca habilitar profissionais de forma prática e segura, a situações e procedimentos cotidianos de suas práticas médicas. Nesses cenários, o profissional em treinamento adquire postura de protagonista no aprendizado, o que leva a maior retenção de conhecimento que, por sua vez, se traduzirá

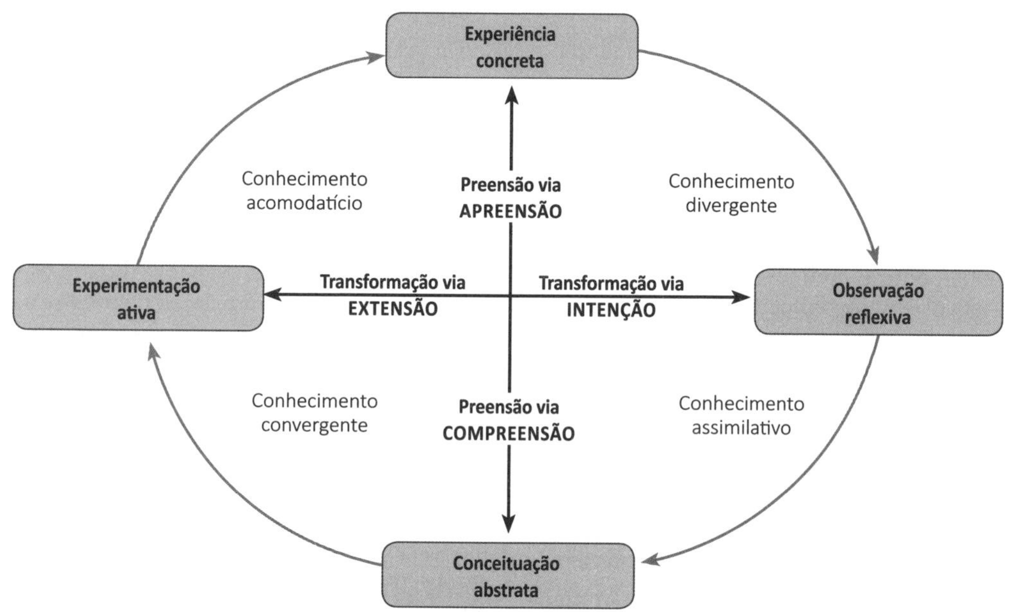

Figura 8.1. Modelo de aprendizagem experiencial segundo Kolb. (Fonte: Adaptado de Kolb DA. Experimental learning: experience as the source of learning and development. New Jersey: Prentice-Hall, Englewood Cliffs; 1984).

em melhora do desempenho e da segurança na hora do atendimento.

Com esses objetivos, são reproduzidas situações clínicas, em ambientes criteriosamente preparados, com base em aspectos da realidade médica e ambiental, a fim de produzir situações comuns ou mesmo infrequentes, que tentam simular experiências com pacientes reais. Isso permite também o treinamento do atendimento em equipe, a análise comportamental de cada membro envolvido e a posterior discussão do cenário (*debriefing*).

A simulação, como método pedagógico, não substituiu o ensino convencional, pois na verdade são técnicas que se complementam, embora diversos estudos demonstrem que a fixação do conhecimento é maior quando é aplicado e exercitado. Além do que, o erro cometido durante a simulação não causa danos e pode ser trabalhado positivamente, como oportunidade de correção e aprendizado. Apesar de ser notório que errar é humano, errar com o ser humano pode ser considerado desumano. Outra vantagem é que o processo possibilita a repetição até que seja adquirida a habilidade e, após, para que seja mantida.

A simulação é uma técnica – não uma tecnologia – que permite substituir ou amplificar experiências com cenários criados que lembram ou replicam aspectos do mundo real de uma forma totalmente interativa[5]. Pode ser definida também como uma técnica em que se utiliza um simulador, considerando-se simulador como um objeto ou representação parcial ou total de uma tarefa a ser replicada[6].

O ensino baseado em simulação utiliza simuladores ou atores em substituição aos pacientes, e fornece um ambiente educacional em que os educadores podem criar experiências clínicas realísticas e controladas que imitam a vida real[5]. Pode ser considerada uma forma de aprendizagem empírica e, portanto, tem uma excelente equivalência com o aprendizado experiencial adquirido durante o atendimento clínico[5]. Ao contrário do ensino tradicional, no qual o aluno recebe bases teóricas e uma visão geral do processo educacional de modo passivo[7], durante a encenação o estudante é exposto a uma situação prática onde exercerá papel ativo na aquisição dos conceitos necessários para a compreensão e resolução do problema. Como já foi dito, o aluno pode cometer erros e aprender com eles, sem receio ou inibição[4,5,7,8]. Confúcio, filósofo chinês do século V a.C., já dizia: "O que eu ouço, eu esqueço. O que eu vejo, eu lembro. O que eu faço, eu entendo".

A simulação na área médica foi criada para aumentar a competência clínica na graduação e pós-graduação. Além das vantagens relacionadas à segurança do paciente, há também redução dos custos de cuidados de saúde através da melhoria das competências do provedor médico[4,5,7].

Atualmente, essa técnica pedagógica é reconhecida como uma ferramenta eficaz para o treinamento e aprimoramento de atividades que envolvem riscos, como aquelas exercidas pelos profissionais de saúde, sobretudo no serviço de urgência.

As técnicas de simulação têm se expandido rapidamente pelo mundo, graças ao desenvolvimento de simuladores e equipamentos sofisticados que reproduzem perfeitamente os mais diversos cenários e comportamentos do corpo humano frente a distintas condições clínicas.

A simulação pode também ser utilizada para avaliação de alunos e seleção de profissionais em concursos, funcionado como um verdadeiro teste prático para análise de competências, conhecimento e atitude comportamental. Por conta disso, a utilização de simulações em avaliações tem crescido, seja durante os cursos de graduação, seja no processo seletivo para a residência médica. Em 2004, o Ministério da Educação (MEC) recomendou a inclusão de atividades práticas nos processos seletivos das residências médicas[7-9]. Essa possibilidade tem diversas vantagens, mas por vezes esbarra no custo e na necessidade de filmagem devido a demandas legais. A simulação tem potencial para medir não somente a aprendizagem do aluno, mas também para refletir a capacidade de ensinar do professor. Serve, na realidade, para avaliar todo o processo de ensino. Para manter um programa de alta qualidade, muitos centros de simulação oferecem e exigem que professores das faculdades participem de cursos de capacitação antes de poderem aplicar essa técnica de ensino. A certificação de preceptores vai sendo definida e adotada de acordo com a instituição, mas padrões gerais para educadores de simulação ainda não estão bem estabelecidos[2].

Como o *feedback* está na vanguarda da aprendizagem, a maioria dos cursos para instrutor de simulação foca o desenvolvimento de habilidades de *debriefing*, que analisa de forma construtiva as ações realizadas dentro da simulação, de modo a mensurar o desempenho do aluno, o grau de aprendizado, a organização de ideias e a transformação benéfica de atitudes e habilidades. Fora do ambiente acadêmico, o processo costuma ser conduzido pelo líder da equipe ou por um facilitador especificamente treinado para isso[10].

A modalidade se apoia em tecnologias que podem ser simples ou complexas e envolve a utilização de simuladores, manequins e atores, em instalações que criam um ambiente que se assemelha ao original, incluindo o atendimento pré-hospitalar. O fato de reproduzir diversos cenários que mimetizam a realidade gera, na dependência do grau de realismo empregado, vivências e respostas emocionais próprias da situação proposta. Dessa forma, a possibilidade de ampliar o repertório de adversidades para um melhor treinamento do profissional beneficia a sociedade, que recebe profissionais mais bem preparados para atuar no mercado de saúde.

Em suma, quando aplicado corretamente, esse método torna-se um instrumento poderoso de ensino e capacitação, capaz de melhorar a segurança do paciente, a *performance* do médico, a formação do estudante e a capacidade de ensinar do professor[3,4].

Tipos de simulação

O ensino médico baseado em simulação se desenvolveu ao longo das últimas 2 décadas, como resultado de muitos fatores[3]. Talvez o mais significativo seja o crescente foco da medicina e da sociedade na segurança do paciente. Outro aspecto, já mencionado, está no fato de que erros cometidos durante a simulação não causam danos e, ao contrário, representam uma oportunidade a mais de aprendizado. Um fator relevante está na necessidade de treinamento prático contínuo de habilidades que não podem ser adquiridas apenas por meio de exposições teóricas; há também o desejo dos gestores dos programas de medicina e de serviços médicos de aferir os resultados do aprendizado dos estudantes e de profissionais de uma forma mensurável, constituindo-se fatores que têm conspirado para a criação de um ambiente ideal para o crescimento da simulação[2,4,5,7].

Existem diferentes tipos e classificações das simulações de acordo com o método empregado, fazendo com que seu custo possa variar de acordo com o grau de tecnologia e realismo en-

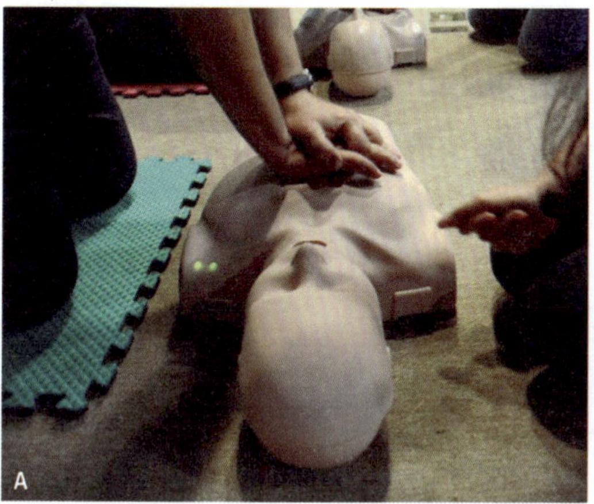
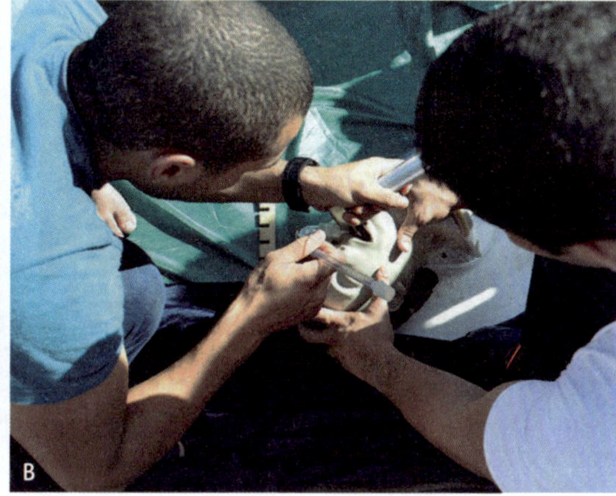

Figura 8.2. Simuladores de baixa tecnologia. (A) Simulador de reanimação cardiopulmonar; (B) simulador de intubação orotraqueal (Fonte: Acervo pessoal dos autores).

volvidos. O ensino baseado em simulação pode ser considerado dispendioso, mas se utilizado adequadamente resulta em redução dos custos de cuidados de saúde através da melhoria do atendimento médico[5].

Existem cinco métodos de simulação utilizados no EMBS (Tabela 8.1). Como acontece com qualquer ferramenta educacional, cada tipo de simulação tem características únicas que a fazem útil para atender diferentes e específicos objetivos educacionais ou para avaliar uma competência clínica em vários níveis[4,6].

Tabela 8.1. Descrição dos tipos de simulação em ordem crescente de complexidade

Ferramenta	*Descrição*
Simuladores de baixa tecnologia	Modelos ou manequins usados para a prática de procedimentos simples
Pacientes-padrão	Atores na função de pacientes, para treinamento de obtenção de história clínica, exame físico e habilidade de comunicação
Simuladores baseados em computadores	Programas para treinamento e avaliação de conhecimento e decisão
Simuladores de tarefas complexas	Uso de realidade virtual para replicar determinado ambiente clinico, favorecendo a tomada de decisões
Simuladores de pacientes	Manequim comandado por computadores que permite a interação e retroalimentação do aluno e favorece o treinamento da equipe

Fonte: Ziv A, Wople PR, Small SD, Glick S. Simulation-based medical education: an ethical imperative[6].

Simuladores de baixa tecnologia são representações de partes especificas do corpo e são usados para treinamento de tarefas específicas e habilidades processuais. São comumente usados para treinar reanimação cardiopulmonar, intubação endotraqueal (Figura 8.2), punção lombar, cateterismo venoso, entre outros. A utilização de baixa tecnologia permite aos alunos praticar repetidamente uma habilidade processual específica até a proficiência ser atingida. Eles são geralmente mais baratos e de mais fácil manutenção. Muitos deles, no entanto, possuem um alto grau de engenharia ou fidelidade psicológica, tal como a inclusão de reservatórios para fluidos artificiais corporais (sangue, derrames cavitários, fluido espinal, etc.), a fim de fornecer *feedback* positivo para os alunos e permitir a confirmação do sucesso do procedimento. Esses dispositivos são destinados à prática de uma habilidade específica ou de um conjunto de habilidades, mas também podem ser utilizados em combinação com simuladores de pacientes ou pacientes-padrão (PP), como parte de uma simulação híbrida[4].

Os PP são bem aceitos e amplamente utilizado na educação médica, pois tratam-se de indivíduos recrutados e treinados para retratar pacientes de uma maneira confiável e consistente (Figura 8.3)[4]. Seu uso para realizar um exame clínico estruturado objetivo (ECEO) acontece no ensino médico desde 1960 e, talvez, seja o método mais utilizado atualmente para avaliar a competência clínica na formação em saúde. Podem ser utilizados em toda a extensão da

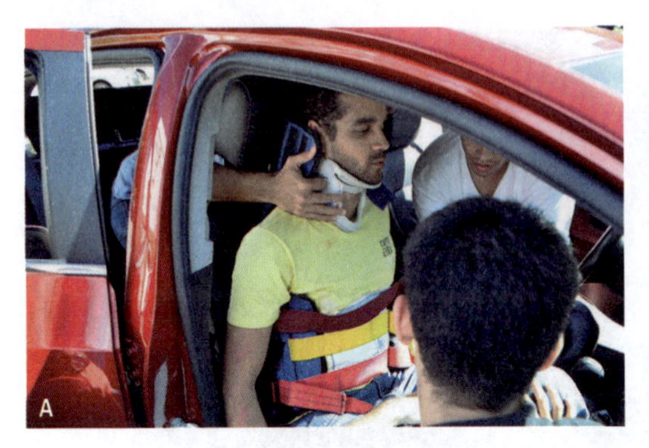

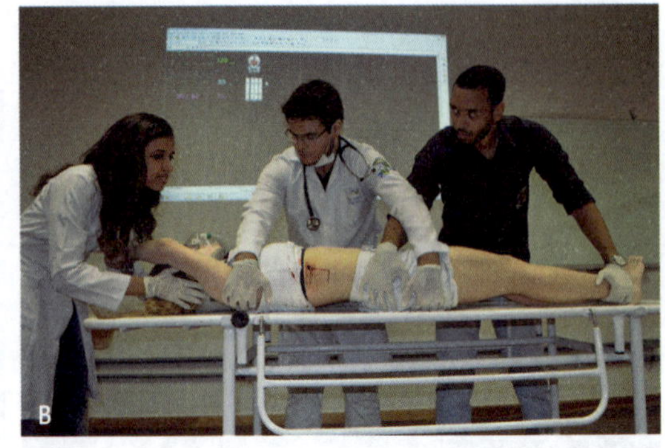

Figura 8.3. Paciente padrão (PP) de acidente automobilístico (A) e de ferimento por arma de fogo (B) (Fonte: Acervo pessoal dos autores).

educação e servem para avaliar também a eficiência da escola ou centro em transferir conhecimento aos alunos.

Durante a simulação, o PP é capaz de fornecer uma história médica consistente e ser submetido, dentro do possível, a um exame físico compatível com a patologia simulada. Sinais do exame físico podem ser mimetizados, como por exemplo: tosse, chiado, dispneia e dor abdominal, ou podem ser criados com efeitos especiais de maquiagem ou moldagem (Figura 8.3A) e complementados por dispositivos, como monitores com arritmias cardíacas ou exames de laboratório e de imagem, positivos ou negativos, que levam ao desfecho da avaliação clínica[4,11,12].

O uso de pacientes-padrão é uma técnica validada como ferramenta de avaliação, em especial para uso em ECOE, adotado por escolas médicas em diversos países, mas também como um instrumento confiável de análise de desempenho e competência dos profissionais e sistemas de saúde[2,4,13]. Nesses casos, assim como em processos seletivos, é imprescindível registrar todo o processo, não só como comprovação documental, mas para permitir a análise posterior por terceiros e pelo próprio analisando (*debriefing*).

Dispositivos baseados em computadores permitem repetições ilimitadas de situações clínicas em um ambiente seguro, com resposta comportamental adequada a diferentes casos simulados.

Os simuladores informatizados são representações de tarefas ou ambientes utilizados para facilitar a aprendizagem. Eles podem ser simples, baseados em *softwares* que utilizam recursos interativos para a resolução de problemas, geralmente não havendo necessidade de recursos adicionais, ou mais complexos, como por exemplo um simulador de eletrocardiograma[14]. Por outro lado, podem ser muito elaborados, como um ambiente detalhado de realidade virtual que varia de acordo com o nível de sofisticação, de realismo e de interação do usuário com o ambiente virtual. Esses simuladores usam a tecnologia para mimetizar ambientes clínicos e hospitalares. Diversas estações podem ser criadas, com todo o equipamento e configurações relevantes para o procedimento a ser realizado, e apresentar uma variedade de cenários e patologias. Essa tecnologia é frequentemente utilizada no treinamento endoscópico e para o desenvolvimento de destrezas em procedimentos laparoscópicos[15-17].

Os simuladores de pacientes possuem alta fidelidade e têm como peça-chave um "personagem" que é manipulado via computador para produzir sinais clínicos. Os monitores conectados podem exibir sinais vitais e fornecer simulação virtual de quase todas as principais funções corporais. Essa tecnologia varia de um manequim para outro e, quanto maior a fidelidade, maior é o custo. Alguns dispositivos podem falar, respirar, piscar e responder, automática ou manualmente, a intervenções físicas e farmacológicas[17,18].

Os registros médicos eletrônicos que acompanham e gerenciam os pacientes são utilizados pelos instrutores e servem de guia nas simulações. O sistema utilizado terá pacientes virtuais com suas histórias, notas e resultados de laboratório, inclusive exames de imagem, com diferentes desfechos que multiplicam a possibilidade de treinamento[17].

Avaliação e simulação

Uma pesquisa feita pela Associação Americana de Faculdades de Medicina mostrou que a maioria das escolas médicas emprega simulação durante os 4 anos de graduação, com 52% das escolas médicas e 39% dos hospitais de ensino oferecendo todos os tipos de recursos disponíveis. Cerca de 95% delas fazem uso curricular de PP ou manequins em grande escala, predominantemente para o treinamento em medicina interna, medicina de emergência e anestesiologia[2].

Nos últimos anos, vários comitês de revisão de residência médica têm acrescentado um requisito de simulação nos processos seletivos. Eles incluem especialidades como anestesiologia, medicina interna, cirurgia, cuidados intensivos cirúrgicos e medicina de urgência, em especial. Em 2004, a Sociedade Americana de Emergência recomendou que a simulação fosse implementada em diversas atividades envolvendo o treinamento de médicos residentes[2,19].

Para medir com precisão os resultados da aprendizagem, programas de simulação devem ter como referência o mais elevado nível esperado. Enquanto testes de múltipla escolha e exames orais são adequados para testar as habilidades cognitivas, a simulação incorpora todos os domínios da aprendizagem em uma configuração aplicada, exigindo dos profissionais demonstração de competência[2].

Muitos estudos atuais demonstram que o EMBS otimiza as pontuações nos testes e as medidas de desempenho dos participantes, quando comparado com a ausência de intervenção adicional (ausência de simulação), havendo em todos os estudos um grupo-controle no qual a única abordagem educacional (abordagem padrão) é a aula expositiva[20,21]. Nesses estudos, foi realizado um certo grau de acompanhamento que não ficou limitado apenas ao período imediatamente após a intervenção, como acontecia com trabalhamos anteriores[22,23].

Urgência e emergência

O ensino baseado em simulação já se tornou padrão no ensino da medicina de urgência e trauma[24-26], uma vez que esse ambiente é considerado uma organização de alta complexidade, com potencial para que ocorram intercorrências sérias. No intuito de minimizar esses eventos, a EMBS vem ao encontro do aprendizado ativo, em ambiente livre de risco, no qual se pode aprimorar o conhecimento, as habilidades técnicas e não técnicas, a liderança e a comunicação entre os membros da equipe de saúde[22,27,28].

Em 2003, 60% dos programas de treinamento de emergência possuíam apenas um currículo formal ou o desenvolvimento inicial de atividades de simulação[29,30], menos da metade dos programas de residência em emergência aprovados pelo Conselho de Credenciamento para Educação Médica dos EUA, contavam com um centro de simulação de alta fidelidade baseado em manequins e apenas 18% dos programas com centro de simulação institucional os utilizavam para treinamento de residentes de emergência[28-30]. No entanto, nos últimos 15 anos, houve um grande crescimento dessa atividade que hoje é parte indissociável do preparo de profissionais para atuarem nessa área[28,30].

Andragogia

O ensino baseado em simulações, utilizando ferramentas e técnicas modernas, tem o potencial para revolucionar a maneira como o aprendizado é avaliado[29]. Embora os estudos que validam o uso da simulação para o ensino e avaliação tenham aumentado, a maioria dos trabalhos aborda alunos de graduação e pós-graduação em anestesiologia, bem como especialidades cirúrgicas e realização de procedimentos[2,20,23,31,32]. É necessário que essas ferramentas sejam mais amplamente utilizadas, em todas as áreas do ensino médico, pois não há dúvida que nenhum outro recurso é capaz de realizar o treinamento de habilidades com tanta eficácia[30]. Os modelos de simulação ainda oferecem espaço para a criatividade, pois podem ser muito variados, desde uma atividade simples, em que os próprios alunos podem participar da elaboração desses recursos, até dispositivos sofisticados, empregando tecnologia de ponta[33]. Tanto o treinamento de baixa tecnologia como o de alta tecnologia se mostram eficientes para otimizar o processo de aprendizado[20,23,31,34-38]. O uso de pacientes-padrão e simulação de baixa tecnologia somado a aulas teóricas se revelou um método mais efetivo para o aprendizado da manutenção das vias aéreas do que meras aulas expositivas[37,38].

Pesquisas anteriores na educação de adultos também revelaram que o maior aprendizado ocorre com eventos emocionalmente carregados e desafiadores, capazes de mobilizar o aluno até o ponto de causar uma mudança significativa em seu estado físico e mental[20,28]. Isso ajuda a explicar por que residentes e estudantes de medicina descrevem dificuldades em aprender sobre uma doença até que estejam diante de um paciente acometido por ela[39].

Outros estudos observaram que o uso da simulação para treinamento imersivo baseado em equipe, com *feedback* de vídeo, pode funcionar como um teste de estresse cardíaco e determinar como os treinandos atuam em situações clínicas de tensão[20,30,40]. Dado o desenho de cenários apropriados e a estrutura lógica do currículo, os comportamentos autênticos de interesse podem ser desencadeados ou provocados sob condições naturais, que de outra forma seriam difíceis de observar e gravar sistematicamente[20]. Muitos autores afirmam que o ensino em simulação, além de ajudar na consolidação do aprendizado, contribui para a autoconfiança do participante[23,38].

Uma das limitações dos trabalhos sobre o EMBS é a diferença de qualidade e especificidade entre os professores e as simulações, nos diferentes estudos[20]. Isso faz com que seja difícil generalizar as descobertas (validade externa) para outras universidades e residências médicas de emergência, onde a equipe pode ter diferentes níveis de experiência com o uso de instruções baseadas em palestras e simulações. De todo modo, permanece uma incógnita sobre o quanto a melhora no desempenho em situações não reais influencia a atuação médica real[30], uma vez que faltam estudos que demonstrem o nível de significância da vantagem clínica relativa ao processo de treinamento simulado. Provavelmente, o maior impacto estimado esteja no ensino de habilidades que não podem ser facilmente ensinadas de outra forma em um ambiente clínico, seja por causa de sua complexidade ou por sua raridade[20]. A emergência e o trauma constituem, sem dúvida, uma área de atuação ideal para gozar dos benefícios do treinamento de simulação.

Conclusão

No futuro, o sistema de saúde provavelmente seguirá o exemplo do setor aéreo, das usinas nucleares e dos militares – todos fazendo treinamentos e avaliações rigorosas baseadas em simulação, como parte rotineira da educação e da prática profissional[3,30]. Nessa condição, desenvolver-se-á um sistema de cuidados de saúde em que será raro praticar em um paciente antes de praticar em um simulador. Um grande avanço do ponto de vista ético, assistencial e normativo[6,40]. Alguns comitês hospitalares já começam a incentivar, e mesmo a exigir, a aquisição de habilidade baseada em simulação. Assim como companhias de seguros estão passando a oferecer vantagens para os profissionais que possuem treinamento em sistema de simulação[30,41,42].

Agradecimento

Os autores agradecem a colaboração da acadêmica **Nathalia de Souza Jones**, doutoranda da Faculdade de Medicina da Universidade Federal da Bahia (FAMED-UFBA).

■ Referências bibliográficas

1. Habilidade de piloto da Avianca evita acidente em Brasília. Disponível em: <http://g1.globo.com/jornal-hoje/noticia/2014/03/habilidade-de-piloto-da-avianca-evita-acidente-em-brasilia.html> Acessado em: 10 dez. 2017.
2. Steadman RH, Huang YM. Simulation for quality assurance in training, credentialing and maintenance of certification. Clinical Anaesthesiology. 2012;26(1):03-15.
3. Mcgaghie WC, Issenberg SB, Cohen ER, Barsuk JH, Wayne DB. Does simulation-based medical education with deliberate practice yield better results than traditional clinical education? A meta-analytic comparative review of the evidence. Acad Med. 2011;86(6):706-11.
4. Lopreiato JO, Sawyer T. Simulation-Based Medical Education in Pediatrics. Acad Pediatr. 2015;15(2):134-42.
5. Al-Elq AH. Simulation-based medical teaching and learning. J Fam Community Med. 2015;17(1):35-40.
6. Ziv A, Wople PR, Small SD, Glick S. Simulation-based medical education: an ethical imperative. Acad Med. 2003;78(8):783-88.
7. Filho AP, Scarpelini S. Simulação: Definição. Medicina. 2012;40(2):162-66.
8. Dillon GF, Boulet JR, Hawkins RE, Swanson DB. Simulations in the United States Medical Licensing Examination (USMLE). Qual Saf Health Care. 2004;13(1):i41-i45.
9. Issenberg SB, McGaghie WC, Hart IR, Mayer JW, Felner JM, Petrusa ER, et al. Simulation technology for health

care professional skills training and assessment. JAMA. 1999;282(9):861-66.

10. Adrian U, Flato P. Educação baseada em simulação em medicina de urgência e emergência: a arte imita a vida. Rev Bras Clin Med. 2011;9(5):360-64.
11. Barsuk JH, McGaghie WC, Cohen ER, O'Leary KJ, Wayne DB. Simulation-based mastery learning reduces complications during central venous cateter insertion in a medical intensive care unit. Crit Care Med. 2009;37(10):2697-01.
12. Barsuk JH, McGaghie WC, Cohen ER, et al. Use of simulation-based mastery learning to improve the quality of central venous catheter placement in a medical intensive care unit. J Hosp Med. 2009;4(7):397-03.
13. Newble D. Techniques for measuring clinical competence: objective structured clinical examinations. Med Educ. 2004;38(2):199-03.
14. Lampotang S, Dobbins W, Good ML, et al. Interactive, web-based educational simulation of an anesthesia machine. J Clin Monit Comput. 2000;16:56-57.
15. Weller JM, Nestel D, Marshall SD, Brooks PM, Conn JJ. Simulation in clinical teaching and learning. Medical Education. 2012;196(9):594.
16. Al-Elq AH. Simulation-based medical teaching and learning. J Fam Community Med. 2010;17(1):35-40.
17. Issenberg SB, McGaghie WC, Petrusa ER, Lee Gordon D, Scalese RJ. Features and uses of high-fidelity medical simulations that lead to effective learning: A BEME systematic review. Med Teach. 2005;27(1):10-28.
18. Lateef F. Simulation-based learning: Just like the real thing. J Emerg Trauma Shock. 2010;3(4):348-52.
19. Serwint JR. The use of standardized patients in pediatric residency training in palliative care: anatomy of a standardized patient case scenario. J Palliat Med. 2002;5(1):146-53.
20. Maddry JK, Varney SM, Sessions D, Heard K, Thaxton RE, Ganem VJ, et al. A comparison of simulation-based education versus lecture-based instruction for toxicology training in emergency medicine residents. J Med Toxicol. 2014;10(4)364-68.
21. Cook DA, Hatala R, Brydges R, Zendejas B, Szostek JH, Wang AT, et al Technology-enhanced simulation for health professions education: a systematic review and meta-analysis. JAMA. 2011;306(9):978-88.
22. Deering SH, Hodor JG, Wylen M, Poggi S, Nielsen PE, Satin AJ. Additional training with an obstetric simulator improves medical student comfort with basic procedures. Simul Healthc. 2006;1(1):32-04.
23. Wenk M, Waurick R, Schotes D, Wenk M, Gerdes C, Van Aken HK, et al. Simulation-based medical education is no better than problem-based discussions and induces misjudgment in self-assessment. Adv Health Sci Educ. 2009;14(2):159-71.
24. Handler JA, Adams JG, Feied CF, Gillam M, Vozenilek J, Barthell EN, et al. Emergency medicine information technology consensus conference: executive summary. Acad Emerg Med. 2004;11(11):1112-13.
25. Gupta A, Peckler B, Schoken D. Introduction of high--fidelity simulation techniques as an ideal teaching tool for upcoming emergency medicine and trauma residency programs in India. J Emerg Trauma Shock. 2008;1:15-08.
26. Bloch SA, Bloch AJ. Simulation training based on observation with minimal participation improves pediatric emergency medicine knowledge, skills and confidence. Emerg Med J. 2015;32(3):195-02.
27. Fernandez R, Wang E, Vozenilek JA, Hayden E, McLaughlin S, Godwin SA, et al. Simulation center accreditation and programmatic benchmarks: a review for emergency medicine. Acad Emerg Med. 2010;17(10):1093-03.
28. Okudo Y, Bond W, Bonfante G, McLaughlin S, Spillane L, Wang E, et al. National growth in simulation training within emergency medicine residency programs, 2003–2008. Acad Emerg Med. 2008;15:1113-16.
29. McLaughlin S, Bond W, Promes S, Spillane L. The status of human simulation training in emergency medicine residency programs. Simul Healthc. 2006;1:18-21.
30. Mclaughlin S, Fitch MT, Goyal DG, Hayden E, Kauh CY, Laack TA, et al. Simulation in graduate medical education 2008: a review for emergency medicine. Academic Emerg Med. 2008;15(11):1117-29.
31. Evans LV, Dodge KL, Shah TD, Kaplan LJ, Siegel MD, Moore CL, et al. Simulation training in central venous catheter insertion : improved performance in clinical practice. Acad Med. 2009;85(9):1462-69.
32. Lee, MO, Brown LL, Bender J, Machan JT, Overly FL. Residents in Neonatal Resuscitation. Acad Emerg Med. 2012;19(5):577-85.
33. Magee SR, Shields R, Nothnagle M. Low cost, high yield: simulation of obstetric emergencies for family medicine training. Teach learn med. 2013;25(3):207-10.
34. Mueller MP, Christ T, Dobrev D, Nitsche I, Stehr SN, Ravens U, et al. Teaching antiarrhythmic therapy and ECG in simulator-based interdisciplinary undergraduate medical education. British Journal of Anaesthesia. 2005;95(3):300-04.
35. Cortegiani A, Russotto V, Montalto F, Iozzo P, Palmeri C, Raineri SM, et al. Effect of high-fidelity simulation on medical students' knowledge about advanced life support: a randomized study. PLoS ONE. 2015;10(5):e0125685.
36. Lee MO, Brown LL, Bender J, Machan JT, Overly FL. Residents in Neonatal Resuscitation. Educational Advance. 2012;577-85.
37. Peltan ID, Shiga T, Gordon JA, Currier PF. Simulation improves procedural protocol adherence during central venous catheter placement: a randomized controlled trial. Simul Healthc. 2015;10(5):270-76.
38. Smith ME, Navaratnam A, Jablenska L, Dimitriadis PA, Sharma R. A randomized controlled trial of simulation--based training for ear, nose, and throat emergencies. Laryngoscope. 2015;125(8):1816-21.
39. Zigmont JJ, Kappus LJ, Sudikoff SN. Theoretical foundations of learning through simulation. Semin Perinatol. 2011;35(2):47-51.
40. Ziv A, Wolpe PR, Small SD, Glick S. Simulation-based medical education: an ethical imperative. Acad Med. 2003;78(8):783-88.
41. Cooney E. Hospital testing laparoscopic surgeons' motor skills. Disponível em: <http://www.boston.com/news/health/blog/2008/01/surgeons_who_pe.html>. Acessado em: 10 dez. 2017.
42. McCarthy J, Cooper JB. Malpractice insurance carrier provides premium incentive for simulation-based training and believes it has made a difference. Anesth Patient Safety Foundation. 2007;22(1):17.

9

Treinamento para Assistência ao Trauma

Samual R. Todd
Kenneth L. Mattox

■ **Resumo**

Historicamente, devido a constante presença do trauma no transcurso dos tempos, em particular nas guerras e outros conflitos, medidas de controle e tratamento dessas lesões foram sendo estabelecidas a medida dos recursos e do conhecimento disponíveis em cada época. A partir dos anos 1970, a doença trauma tomou dimensões gigantescas também no ambiente civil, o que levou a sociedade a buscar medidas mais enérgicas para o seu controle. Em princípio, a medicina de urgência e, em particular, a cirurgia do trauma, passaram a ocupar um lugar de destaque na formação médica e se tornaram prioridade nas políticas de saúde em muitos países. O advento da Terapia intensiva, de forma consentânea e convergente, somou-se a esse movimento gerando novas perspectivas de tratamento e causando um impacto positivo na sobrevida dos pacientes com trauma grave. Por uma série de aspectos psicossociais e profissionais, cessado o entusiasmo inicial com a nova especialidade, houve um grande desgaste que reduziu o interesse médico por esse ramo e levou à escassez de mão-de-obra. Não só questões de caráter sociológico levaram a esse resultado, mas também importantes mudanças no estilo de vida das novas gerações foram responsáveis por esse desabastecimento do mercado. Preocupadas com essa questão, diversas instituições médicas e governamentais do EUA passaram, a partir de 2003, a planejar soluções para retomar o interesse pela atividade, indispensável para atender uma das maiores causas contemporâneas de doença e morte, e aperfeiçoar o sistema, proporcionando um tratamento com melhores resultados. Com base nisso foi criada a especialidade denominada *Acute Care Surgery*, com vistas a ampliar e aprofundar a natureza do atendimento, somando cirurgia de urgência, cirurgia eletiva, trauma e terapia intensiva, com objetivo de produzir um profissional mais completo e melhor preparado. Os modelos de treinamento propostos são variados e dinâmicos, mas devem observar certos princípios que tornam mais eficiente o sistema, como a definição de um rol de procedimentos que devem ser realizados pelos bolsistas durante os seus dois anos de treinamento.

- **Descritores:** Educação Médica, Especialização; Ferimentos e Lesões, Internato e Residência.
- **Nível de evidência científica predominante:** 2A.

Introdução

A medicina do trauma é uma especialidade* em constante desenvolvimento e, por via de consequência, o mesmo acontece com o treinamento médico para atendimento ao traumatizado. Sua origem, que antecede a própria história, está ligada às guerras e ferimentos, como exemplificam trepanações cranianas datadas de 10.000 a.C. e evidências de sequelas de guerra em corpos depositados em valas comuns, datadas de 2.000 a.C., oriundas do Egito. Nos séculos I e II d.C., os romanos criaram os valetudinários** que, espalhados pelo Império Romano, caracterizaram a primeira evidência de um sistema de atendimento ao trauma[1].

Adormecida até a segunda metade do segundo milênio, a assistência ao trauma experimentou, nos séculos XIX e XX, notáveis melhorias no atendimento em combate, especificamente quando a antissepsia foi introduzida durante a Guerra Civil Americana e reduziu significativamente as mortes resultantes de combate (Tabela 9.1). Nos EUA, dois centros de trauma foram criados em 1966: o *Cook County Chicago*, liderado pelo Dr. Robert Freeark, e o *San Francisco General Hospital*, sob comando do Dr. Frank William Blaisdell. O primeiro sistema estadual de trauma, o *Shock Trauma Center*, de Maryland, foi desenvolvido em 1969 com o trabalho do Dr. R. Adams Cowley[1].

Na mesma época, o *American College of Surgeons* (ACS) mergulhou fundo no atendimento ao trauma e, já em 1969, o seu comitê de trauma publicava a obra *Resources for Optimal Care of the Injured Patient*, estabelecendo critérios para o funcionamento dos centros de trauma. O programa *Advanced Trauma Life Support* (ATLS) nasceu em 1977 como um projeto educacional para uma abordagem concisa e sistematizada do atendimento ao trauma. Ulteriormente, o comitê iniciou um projeto chamado *Multiple Trauma Outcomes Study*, que se notabilizou como *National Trauma Data Bank*, que hoje é chamado de *Trauma Quality Improvement Program*. Em 1987, foi implantado o *Verification Review Consultation Program*, desenvolvido para auxiliar os hospitais a melhorarem sua eficiência no atendimento ao trauma.

Todas essas iniciativas foram importantes para melhorar o atendimento, conforme documentado por MacKenzie e cols., que compararam os índices de mortalidade em 18 hospitais de 14 estados americanos que possuíam centro de trauma nível 1 com os de 51 hospitais onde não havia centro de trauma[2]. A mortalidade hospitalar nos centros de trauma foi 7,6% e, em hospitais regulares, foi 9,5%. A mortalidade tardia, 1 ano após o evento, foi de 10,4% e 13,8%, respectivamente, ou seja, com a especialização as taxas de mortalidade caíram significativamente. Com base nesses resultados, os autores defenderam a regionalização do atendimento ao trauma, concluindo pela necessidade de médicos especialmente treinados nesse tipo de atendimento.

Tabela 9.1. Percentual de mortes por ferimentos em grandes conflitos bélicos

Conflito	*Ano*	*Feridos*	*Mortes (%)*
Guerra do México	1846-1848	3.400	15,0
Guerra Civil Americana	1861-1865	318.200	14,0
Guerra Hispano-Americana	1898	1.600	7,0
I Grande Guerra	1918	153.00	8,0
II Grande Guerra	1942-1945	599.724	4,5
Guerra da Coreia	1950-1953	77.788	2,5
Guerra do Vietnam	1965-1972	98.811	3,6

Fonte: Adaptado de Trunkey DD. The emerging crisis in trauma care: A history and definition of the problem. Clin Neurosurg. 2007;54:200-05.

**Nota do editor: No Brasil a cirurgia do trauma é uma área de atuação da cirurgia geral, não constituindo especialidade. A medicina de urgência, que era uma área de atuação da clínica médica, foi convertida recentemente em especialidade médica.*

***Nota do editor: Valetudinário (em latim: valetudinarium) é um tipo de hospital militar da Roma Antiga, construído em todos os acampamentos militares, quase sempre acompanhado de uma grande enfermaria.*

Os primeiros passos na direção dos cuidados críticos, que representaram um grande avanço na terapêutica do trauma, foram gestados na Sicília, em meados do século XIX, com base em conceitos disseminados pela enfermeira inglesa Florence Nightingale. Durante a Guerra da Crimeia ela alocava os pacientes mais críticos próximo aos postos de enfermagem, para que pudessem ser vigiados mais de perto. Embora as Unidades de Terapia Intensiva (UTI) só tenham sido consagradas como tal na década de 1950 por Peter Safar, anestesista austríaco radicado nos EUA, experiências pioneiras antecederam essa fase. Em 1926, Walter Edward Dandy abriu uma unidade especial de três leitos para o pós-operatório dos pacientes neurocirúrgicos mais gravemente enfermos, no *Johns Hopkins Hospital*. Da mesma forma, em 1930, Martin Kirschner projetou uma enfermaria combinada de recuperação pós-operatória e terapia intensiva na Universidade de Tübingen, na Alemanha. Assim, com a crescente estruturação das UTIs, surgiu a especialidade de terapia intensiva, que se tornou também um complemento fundamental para a formação dos profissionais dedicados ao trauma e para a criação de rotinas de assistência ao paciente crítico[1].

Os desafios do cuidado intensivo nos Estados Unidos foram bem descritos no texto *Challenging Issues in Surgical Critical Care, Trauma and Acute Care Surgery: A Report from Critical Care Committee of the American Association for the Surgery of Trauma* (AAST)[3], publicado em 2010, onde consta o relato de que cerca de dois milhões de pacientes internados em hospitais de urgência necessitam de internação em UTI, anualmente, e que indivíduos com mais de 65 anos correspondem a uma parcela significativa desses casos, situação que deve se agravar progressivamente. Além disso, a medicina intensiva é uma especialidade relativamente jovem que conta com um déficit de cerca de 35% de profissionais qualificados e certificados (nos EUA), assim como é o caso de cirurgiões do trauma, em relação à demanda.

Esses desafios são críticos considerando a importância do cuidado intensivo e a magnitude do trauma como problema de saúde pública. Em 2006, estudo publicado por Nathens e cols.[4] demonstrou que pacientes assistidos em centros de trauma nível I e em centros coordenados por profissionais especializados em cirurgia e cuidados intensivos tiveram redução significativa da mortalidade por trauma. Isso reforça ainda mais a necessidade de formação em cuidados intensivos como um componente educacional chave na formação dos profissionais do trauma.

Cirurgia do trauma

O binômio cirurgia do trauma e tratamento intensivo tem resultado em grandes avanços na atenção ao paciente traumatizado. Nas últimas 2 décadas houve avanços expressivos, que incluem:

- reanimação hipotensiva[5];
- integração da avaliação focada com ultrassom para o trauma (eFAST) como coadjuvante do exame primário em vítimas de trauma[6];
- manejo não operatório de lesões de órgãos sólidos[7,8];
- cirurgia de controle de danos[9];
- o papel do eFAST na avaliação de lesões cardíacas penetrantes[10];
- manejo endovascular da lesão contusa da aorta torácica e de lesões arteriais periféricas[11].

Com base nesses e outros avanços, o treinamento dos profissionais dedicados à assistência ao trauma e outras emergências sofreu uma grande evolução, em particular no direcionamento para técnicas menos invasivas, a ponto de produzir rumores sobre o desaparecimento da cirurgia do trauma como especialidade, além de publicações considerando-a fadada ao ostracismo.

Em 2006 Green e cols.[12] ressaltaram os desafios político-econômicos, logísticos e de força de trabalho enfrentados pela cirurgia do trauma como especialidade. A Figura 9.1 mostra essas mudanças, com a procura por residências em cirurgia geral diminuindo progressivamente nos últimos anos nos EUA, enquanto a medicina de emergência tem aumentado significativamente. No mesmo ano, Esposito e cols. avaliaram os fatores positivos e negativos na escolha pela área de cirurgia do trauma no manuscrito *Making the Case for a paradigm shift in trauma surgery*[13] (lista a seguir):

- exigências físicas;
- estresse familiar;

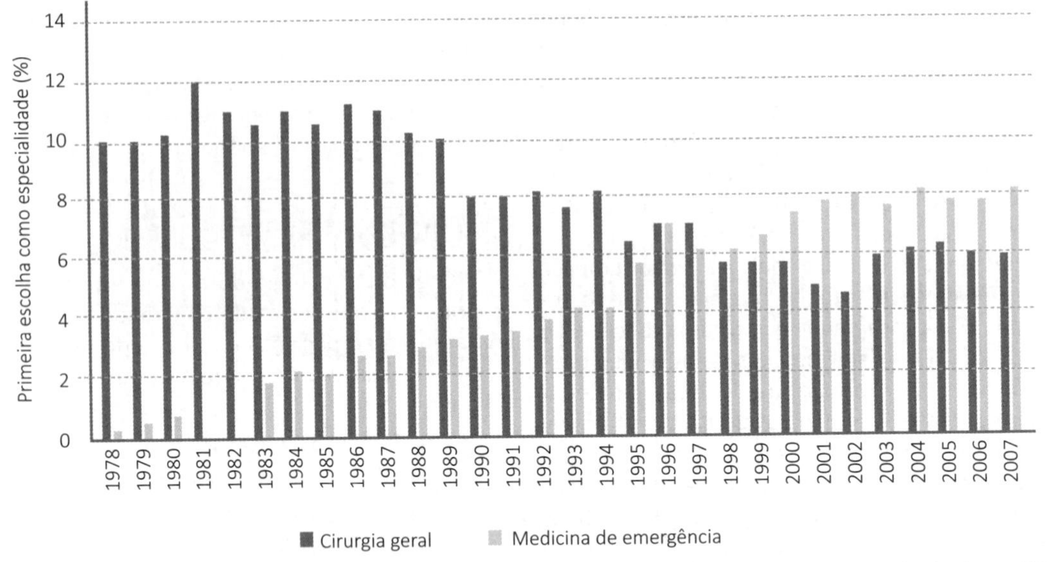

Figura 9.1. Primeira escolha dos doutorandos para residência médica nos EUA (Fonte: Adaptado de Green SM. Trauma surgery: Discipline in crisis. Ann Emerg Med. 2009;53:198-207).

- impacto na prática diária;
- risco médico-legal;
- organização da prática profissional (só *vs.* em grupo);
- grau de comprometimento da instituição (hospital);
- comprometimento do tempo pessoal;
- intensidade da cobrança;
- grau de confiança na capacidade de tratamento;
- treinamento pelo ATLS;
- idade.

Vários desses fatores acima foram considerados estressores, juntamente com os itens descritos abaixo:

- horas trabalhadas;
- múltiplas tarefas;
- privação de sono;
- falta de reconhecimento profissional;
- retorno financeiro insuficiente;
- regulação governamental;
- belicosidade;
- tratamento injusto por superior;
- falta de satisfação profissional.

Com base em tudo isso, muitos líderes da cirurgia do trauma passaram a questionar a viabilidade desse ramo da medicina em longo prazo.

Em 2010, Davis e Rozycki[14] identificaram quatro mudanças que afetaram a educação dos residentes e a prática da cirurgia geral: restrição de horas de serviço, avanço tecnológico, escassez de profissionais e mudança de comportamento das novas gerações.

Acute care surgery

■ Criação e desenvolvimento

Em consonância com os relatos da literatura, já em 2003 a AAST formou um comitê com vistas a estudar um novo formato de residência que contemplasse o atendimento de emergência em sua amplitude. Em 2005 este comitê propôs um novo currículo unificando trauma, terapia intensiva e cirurgia de emergência, a fim de criar uma especialidade denominada *Acute Care Surgery*[15], que alterou profundamente a dinâmica da assistência às emergências, traumáticas ou não, e propiciou a formação de um novo e mais valorizado tipo de profissional. As alterações analisadas tiveram por base dois pontos que representam a dimensão das alterações desejadas:

- redefinição do cirurgião de trauma do futuro;

- expansão dos cuidados cirúrgicos e do domínio operatório.

Os membros da comissão perceberam que essas eram as diretrizes capazes de sustentar a especialidade e o aforisma: "trauma e cirurgia geral devem, juntos, gerar um especialista com amplo treinamento em cirurgia eletiva, cirurgia de emergência, trauma e tratamento intensivo", consagrando o nome *Acute Care Surgery: Trauma, Critical Care, and Emergency Surgery.*

As etapas de desenvolvimento nesse momento incluíam: obter o *status* de conselho consultivo do *American Board of Surgery*; desenvolver um plano curricular abrangente; promover um programa de competição por bolsas de estudo; desenvolver um novo padrão educacional para a cirurgia geral e colaborar com intensivistas não familiarizados com cirurgia de emergência e trauma.

Em 2015, Santry e cols.[16] examinaram variações na implementação do programa da *Acute Care Surgery* e delinearam o perfil das instituições que mais aderiram ao novo modelo:

- hospitais urbanos com mais de 500 leitos;
- hospitais universitários e de ensino;
- Centros de Trauma nível 1, certificados.

Além disso, do ponto de vista da funcionalidade, os hospitais que aderiram à *Acute Care Surgery* estavam mais propensos a:

- maior ocupação do bloco cirúrgico com emergências (67% *vs*. 28%, $p < 0{,}0001$);
- maior ocupação da UTI com emergências (93% *vs*. 45%, $p < 0{,}0001$);
- mais cirurgiões na cobertura das emergências (7,9% *vs*. 5,7%, $p < 0{,}0001$);
- maior atendimento a emergências cirúrgicas internas (75% *vs*. 13%, $p < 0{,}0001$).

Reexaminando a adesão à *Acute Care Surgery,* Collins e cols.[17] observaram que sua implementação se assemelhava à teoria da difusão da inovação de Rogers (Figura 9.2).

Paradigma educacional

Em agosto de 2003, representantes de várias importantes sociedades americanas* reuniram-se para criar uma visão de futuro para o

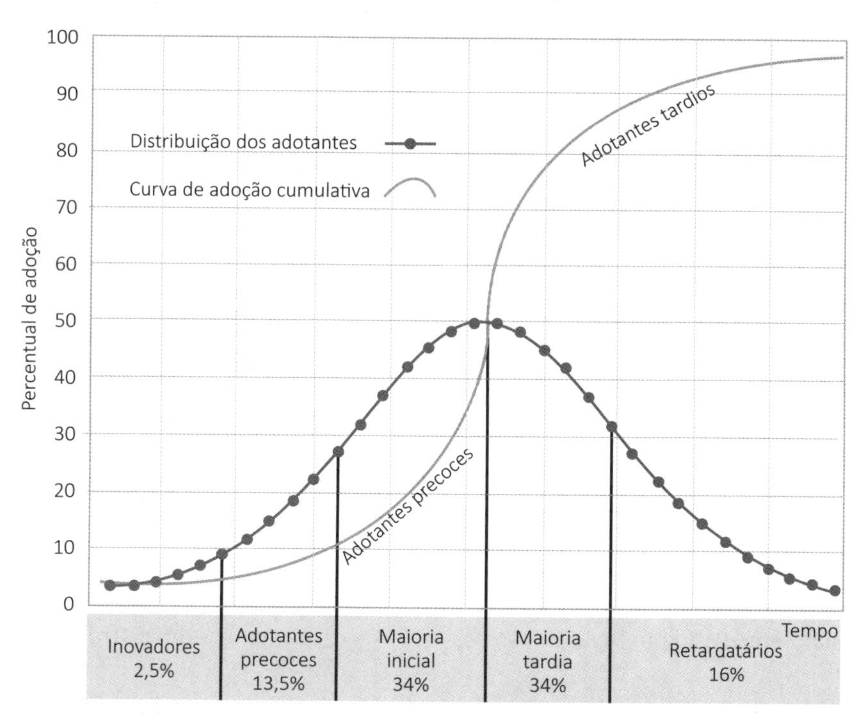

Figura 9.2. Curva da teoria da difusão da inovação de Rogers (Fonte: Adaptado de Collins CE, Pringle PL, Santry HP. Innovation or rebranding, acute care surgery diffusion will continue. JSR. 2015;197:354-62).

**Nota de rodapé: American Surgical Association, American College of Surgeons, Surgical Residency Review, Eastern Association for Surgery of Trauma, Society of Critical Care Medicine e American Trauma Society.*

treinamento prático da *Acute Care Surgery*, que se encontrava em gestação, e a versão inicial do programa de bolsistas, com duração de 2 anos, a ser gerenciado pela AAST (Tabela 9.2). Entre as expectativas adicionais referentes ao programa estavam:

- plantões de emergência pelo menos por 12 meses;
- flexibilidade de rotação;
- acreditação pelo Conselho de Educação Médica de bolsas de estudo na especialidade;
- participação em cirurgias eletivas;
- ambiente acadêmico e de pesquisa.

Tabela 9.2. Currículo original da residência em *Acute Care Surgery*

Rodízio	*Duração (meses)*
Cuidados cirúrgicos intensivos	9
Cirurgia vascular	2 a 3
Cirurgia torácica	3 a 3
Cirurgia hepatobiliar ou de transplante	4 a 3
Cirurgia ortopédica	1 a 2
Neurocirurgia	2 a 2
Otorrinolaringologia	3 a 2
Cirurgia eletiva* ou expadir os acima	0 a 6
Plantões de trauma	12 (mínimo)

**Opções: endoscopia, cirurgia pediátrica, cirurgia da mão, urologia, radiologia ou trauma.*
Fonte: Adaptado de Committee to Develop the Reorganized Specialty of Trauma, Surgical Critical Care, and Emergency Surgery. Acute Care Surgery: Trauma, Critical Care, and Emergency Surgery. J Trauma. 2005;58:614-6.

O currículo elaborado incluía expectativas quanto aos tipos de casos em que cada bolsista deveria participar (Tabela 9.3).

O programa se desenvolveu relativamente rápido, e o primeiro programa iniciou-se em 2008, em Las Vegas, no Hospital da Universidade de Nevada. Posteriormente, diversos hospitais universitários aderiram a esse novo formato, contando em 2017 com mais 19 centros acreditados*.

Tal como acontece com o desenvolvimento de qualquer nova especialidade e/ou modelo de educação, este é um processo pautado em repetição e realinhamento. Em 2013, Dente e cols.[18] constataram que os bolsistas realizaram em média 200 procedimentos importantes, mas quase 50% dessa experiência operatória não constava do rol esperado, como mostra a Tabela 9.3. Os autores sugeriram modificações nesta lista de procedimentos ou no Sistema de rotação proposto. Duane e cols., em 2014, também chamaram atenção para a necessidade de modificações no currículo[19]. O atual currículo em que se baseia o programa pode ser encontrado na Tabela 9.4.

Perspectivas para o futuro

A *Acute Care Surgery* enfrenta muitos desafios e Santry e cols. documentaram vários deles (Figura 9.3), concluindo que não afetam apenas a especialidade, mas também o padrão educacional, representando uma oportunidade de mudança e qualificação[20].

Então, que direção deve tomar o modelo de ensino da *Acute Care Surgery?*

O padrão educacional do futuro deve contemplar:

- proficiência como médico geral;
- certificação oficial como cirurgião geral:
  - incluir qualificação em *Acute Care Surgery;*
  - incluir qualificação em outras especialidades*;
- treinamento com base em simulações;
- habilidades não técnicas;
- treinamento em gerenciamento de desastres e emergências;
- proficiência em pesquisa:
  - habilidades de processo de pesquisa;
  - habilidades estatísticas;
  - habilidades de escrita;
- capacidade administrativa e organizacional;

**Nota de rodapé: University of California, San Francisco – Fresno, Fresno, California; University of Colorado School of Medicine, Denver; University of Maryland, Baltimore; University of Pittsburgh Medical Center, Pittsburgh; Massachusetts General Hospital, Boston; University of Texas Health Science Center, Houston; Vanderbilt University, Nashville; Wake Forest Baptist Medical Center, Winston-Salem; East Carolina University, Greenville; University of Arizona, Tucson; Baystate Medical Center, Springfield; University of Connecticut, Hartford; Wright State University, Dayton; Yale University, New Haven; Orlando Regional Medical Center, Orlando; University of Florida-Gainesville, Gainesville; Indiana University, Indianapolis; Emory University, Atlanta; Carolinas Medical Center, Charlotte.*

- conhecimento acerca de indicadores de qualidade, regulação, saúde pública e segurança do paciente.

Para este fim, muitos programas estão modificando seus atuais padrões de treinamento. Tomamos como exemplo nosso próprio serviço, o Departamento de Cirurgia da *Baylor College of Medicine* – Michael E. DeBakey, onde o programa de bolsas vem sendo adaptado com diversas das características anteriormente citadas, uma vez que se envolver nesse processo demanda um incessante trabalho de construção e absorção de conceitos, como os que foram apresentados neste capítulo.

Tabela 9.3. Lista original do conteúdo curricular para formação do especialista em Acute Care Surgery

Segmento	*Principais*	*Desejáveis*
Via aérea	• Cricotireoidotomia • Intubação oral e nasal • Traqueostomia aberta e percutânea	
Crânio e face	• Tamponamento nasal de fratura sangrante	1. Monitorar PIC 2. Cantotomia lateral 3. Ventriculostomia
Cervical	• Manejo cirúrgico vascular e de vias aerodigestivas	1. Dissecção cervical eletiva 2. Paratireoidectomia
Tórax	• Toracoscopia avançada • Broncoscopia diagnóstica e terapêutica • Técnicas de *damage control* • Manejo cirúrgico do empiema: aberto e videoassistido • Reparação do diafragma • Manejo cirúrgico de lesões cardíacas • Manejo cirúrgico de leões esofágicas • Manejo cirúrgico do trauma vascular • Manejo cirúrgico de lesões brônquicas e pulmonares • Ressecção pulmonar • Exposição cirúrgica da coluna torácica • Abordagem cirúrgica videoassistida	1. *Bypass* cardíaco esq. parcial 2. Reparo aórtico aberto/endovascular
Abdome e pelve	• Reconstrução da parede abdominal • Técnicas laparoscópicas avançadas • Manejo cirúrgico de lesões duodenais • Manejo cirúrgico de lesões de vísceras ocas • Manejo cirúrgico de lesões vasculares • Ressecções hepáticas • Manejo da síndrome compartimental • Manejo cirúrgico de lesões hepáticas • Manejo cir. de lesões traumáticas/inflamatórias do pâncreas • Manejo cirúrgico das lesões do sistema urinário • Manejo cir. de lesões traumáticas/inflamatórias do baço • Ressecção e desbridamento do pâncreas	1. Manejo cirúrgico da ruptura ou oclusão aguda vascular 2. Manejo de doenças cirúrgicas agudas da gravidez 3. Manejo cirúrgico de lesões de órgãos reprodutivos feminino 4. Filtro de veia cava inferior
Extremidades	• Técnicas *de damage control* e *shunts* temporários • Manejo cirúrgico das lesões vasculares • Desbridamento radical de partes moles • Fasciotomia de membro inferior	1. Tromboembolectomia aguda 2. Tração de membro inferior 3. Fasciotomia de membro superior 4. Acesso para hemodiálise 5. Arteriografia 6. Redução de luxações 7. Imobilização de fraturas
Outros	**Enxertia de pele** Tratamento da hipotermia	1. Endoscopia digestiva alta/baixa 2. Manejo cir. das queimaduras 3. Retirada de órgão p/ transplante
Pediatria		1. Reparo de hérnia inguinal/ventral 2. Manejo do trauma 3. Tratamento da oclusão intestinal

Fonte: Adaptado de Dente CJ, Duane TM, Jurkovich GJ, Britt LD, Meredith JW, Fildes JJ. How much and what type: Analysis of the first year of the acute care surgery operative case log. J Trauma Acute Care Surg. 2014;76:329-39.

Tabela 9.4. Treinamento em Acute Care Surgery, currículo 2017

Rodízio obrigatório	*Duração (meses)*
Cuidados críticos cirúrgicos:	
• Trauma/terapia intensiva/outros	12
Cirurgia eletiva e de emergência*:	12
• Trauma e emergências	2 a 3
• Torácica	1 a 2
• Hepatobiliar/pancreática/transplantes	1 a 2
Vascular/radiologia intervencionista	1 a 2
Total	**24**
***Rodízio sugerido durante cirurgia eletiva e de emergência**	
• Cirurgia ortopédica	1
• Neurocirurgia	1
• Queimaduras/cirurgia pediátrica/endoscopia/cirurgia plástica, etc.	1 a 3

Fonte: Adaptado do Program Requirements for Graduate Medical Education in Acute Care Surgery. Copyright© 2007, 2010, 2014 American Association for the Surgery of Trauma.

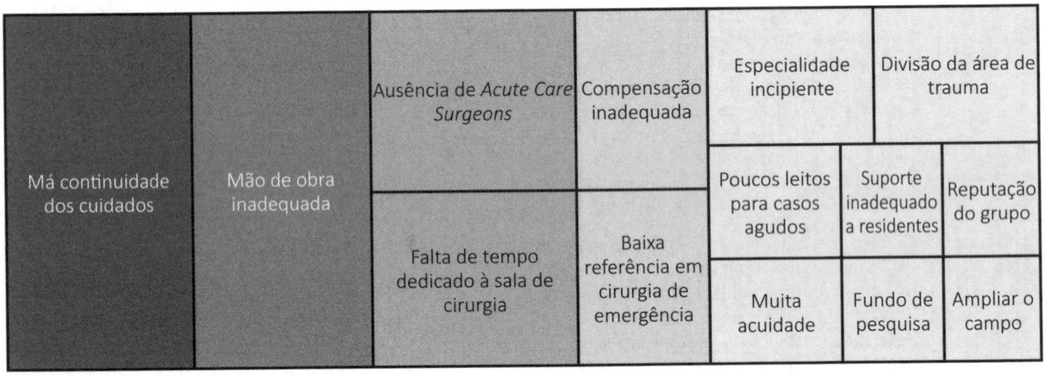

Má continuidade dos cuidados
Mão de obra inadequada
Ausência de *Acute Care Surgeons*
Falta de tempo dedicado à sala de cirurgia
Compensação inadequada
Baixa referência em cirurgia de emergência
Especialidade incipiente
Divisão da área de trauma
Poucos leitos para casos agudos
Suporte inadequado a residentes
Reputação do grupo
Muita acuidade
Fundo de pesquisa
Ampliar o campo

Figura 9.3. Mapa de códigos com os desafios da Acute Care Surgery (o tamanho das caselas corresponde ao número de itens coletados) (Fonte: Adaptado de Santry HP, Pringle PL, Collins CE, Kiefe CI. A qualitative analysis of acute care surgery in the United States: It's more than just "a competent surgeon with a sharp knife and a willing attitude". Surgery. 2014;155:809-25).

Conclusão

A educação e o treinamento para o atendimento ao trauma nos EUA sofreram uma grande evolução nas últimas décadas, em particular a cirurgia do trauma, que passou por uma completa transformação – ainda em curso –, no sentido de somar habilidades das áreas de cirurgia geral, cirurgia de emergência, trauma e cuidados intensivos para formar uma nova especialidade, a *Acute Care Surgery*, capaz de produzir um profissional mais completo e valorizado. À medida que avança, é esperado que haja, ainda, muitas mudanças para acompanhar a natureza dinâmica e o caráter metamorfósico do atendimento ao trauma e a rapidez com que a medicina evolui.

Referências bibliográficas

1. Trunkey DD. The Emerging Crisis in Trauma Care: A History and Definition of the Problem. Clin Neurosurg. 2007;54:200-05.
2. MacKenzie EJ, Rivara FP, Jurkovich GJ, Nathens AB, Frey KP, Egleston BL, et al. A national evaluation on the effect of trauma-center care on mortality. N Engl J Med. 2006;354:366-78.
3. Napolitano LM, Fulda GJ, Davis KA, Ashley DW, Friese R, Van Way CW, et al. Challenging issues in surgical critical care, trauma, and acute care surgery: a report from the Critical Care Committee of the American Association for the Surgery of Trauma. J Trauma. 2010;69:1619-33.
4. Nathens AB, Rivara FP, MacKenzie EJ, Maier RV, Wang J, Egleston B, et al. The impact of an intensivist--model ICU on trauma-related mortality. Ann Surg. 2006;244:545-54.
5. Bickell WH, Wall MJ Jr, Pepe PE, Martin RR, Ginger VF, Allen MK, et al. Immediate versus delayed fluid resuscitation for hypotensive patients with penetrating torso injuries. N Engl J Med. 1994;331:1105-09.
6. Scalea TM, Rodriguez A, Chiu WC, Brenneman FD, Fallon WF Jr, Kato K, et al. Focused Assessment with Sonography for Trauma (FAST): Results from an International Consensus Conference. J Trauma. 1999;46:466-72.
7. Pachter HL, Knudson MM, Esrig B, Ross S, Hoyt D, Cogbill T, et al. Status of Nonoperative Management of Blunt Hepatic Injuries in 1995: A Multicenter Experience with 404 Patients. J Trauma. 1996;40:31-38.
8. Sclafani SJA, Weisberg A, Scalea TM, Phillips TF, Duncan AO. Blunt Splenic Injuries: Nonsurgical Treatment with CT, Arteriography, and Transcatheter Arterial Embolization of the Splenic Artery. Radiology. 1991;181:189-96.
9. Rotondo MF, Schwab CW, McGonigal MD, Phillips GR, Fruchterman TM, Kauder DR, et al. 'Damage Control': An Approach for Improved Survival in Exsanguinating Penetrating Abdominal Injury. J Trauma. 1993;35:375-83.
10. Rozycki GS, Feliciano DV, Ochsner MG, Knudson MM, Hoyt DB, Davis F, et al. The Role of Ultrasound in Patients with Possible Penetrating Cardiac Wounds: A Prospective Multicenter Study. J Trauma. 1999;46(4):543-52.
11. Ganapathy A, Khouqeer AF, Todd SR, Mills JL, Gilani R. Endovascular management for peripheral arterial trauma: The new norm? Injury. 2017;48:1025-30.
12. Green SM. Trauma Surgery: Discipline in Crisis. Ann Emerg Med. 2009;53:198-207.
13. Esposito TJ, Rotondo M, Barie PS, Reilly P, Pasquale MD. Making the Case for a Paradigm Shift in Trauma Surgery. J Am Coll Surg. 2006;202(4):655-67.
14. Davis KA, Rozycki GS. Acute Care Surgery in Evolution. Crit Care Med. 2010;38:S405-10.
15. The Committee to Develop the Reorganized Specialty of Trauma, Surgical Critical Care, and Emergency Surgery. Acute Care Surgery: Trauma, Critical Care, and Emergency Surgery. J Trauma. 2005;58:614-16.
16. Santry HP, Madore JC, Collins CE, Ayturk MD, Velmahos GC, Britt L, et al. Variations in the Implementation of Acute Care Surgery: Results from a National Survey of University-Affiliated Hospitals. J Trauma Acute Care Surg. 2015;78:60-68.
17. Collins CE, Pringle PL, Santry HP. Innovation or Rebranding, Acute Care Surgery Diffusion will Continue; JSR. 2015;197:354-62.
18. Dente CJ, Duane TM, Jurkovich GJ, Britt LD, Meredith JW, Fildes JJ. How much and what type: Analysis of the First Year of the Acute Care Surgery Operative Case Log. J Trauma Acute Care Surg. 2014;76:329-39.
19. Duane TM, Dente CJ, Fildes JJ, Davis KA, Jurkovich GJ, Meredith JW, et al. Defining the Acute Care Surgery Curriculum. J Trauma Acute Care Surg. 2015;78:259-64.
20. Santry HP, Pringle PL, Collins CE, Kiefe CI. A qualitative analysis of acute care surgery in the United States: it's more than just "a competent surgeon with a sharp knife and a willing attitude". Surgery. 2014;155:809-25.

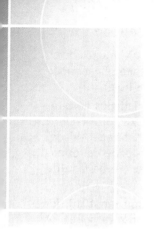

10

História do ATLS®

Impacto na Educação Médica e no Atendimento ao Trauma

John B. Kortbeek

■ Resumo

O *Advanced Trauma Life Support* (ATLS®) foi concebido nas planícies de Nebraska, em 1977, após uma terrível tragédia. O curso foi desenvolvido e introduzido no mesmo momento em que nasciam os modernos centros de trauma e se desenvolvia o sistema de trauma. Havia uma grande necessidade e o desejo de uma abordagem estruturada e padronizada para cuidar dos feridos críticos. O programa abraçou conceitos e tecnologias atuais para desenvolver um formato didático e médico de simulação. A força, organização e influência do Comitê de Trauma (COT) do Colégio Americano de Cirurgiões (ACS) proporcionou uma base sólida para o seu desenvolvimento. O compromisso de lideranças médicas dos EUA e, posteriormente, de todo o mundo, levou ao reconhecimento do método como linguagem comum de cuidados em trauma. O ATLS, juntamente com o ACLS (*Advanced Cardiologic Life Suport*) e o treinamento de CPR (*Cardiopulmonary Resuscitation*), tornou-se o primeiro exemplo de educação médica global compartilhada usando simulação. O programa foi exemplar em sua capacidade de oferecer cursos ao redor do mundo, mantendo uma alta qualidade e consistente experiência educacional padronizada, capaz de modificar substancialmente o padrão de atendimento ao trauma.

- **Descritores:** Ferimentos e lesões; Sistemas de trauma; Suporte Avançado de Vida ao Trauma (ATLS); Educação Médica.
- **Nível de evidência científica predominante:** 3B.

Introdução

O ATLS® surgiu quando James Styner, um cirurgião ortopédico em Nebraska, foi envolvido em um trágico acidente. Seu acidente de avião e os eventos subsequentes são bem documentados na introdução de cada curso. A perda de sua esposa e os ferimentos sofridos por seus filhos e por ele mesmo resultaram em uma obscura experiência com as práticas assistenciais dadas às vítimas de trauma na década de 1970. Reconhecendo que muito poderia ser melhorado, a visão de um programa de treinamento padronizado em trauma começou a se desenvolver. Importante para o sucesso foi a feliz coincidência de que dois outros indivíduos notáveis também trabalhavam na mesma instituição. Paul Collicott, cirurgião geral, e Irving Hughes, enfermeira de Cardiologia, que em conjunto com a Fundação de Educação Médica Lincoln e o serviço médico de emergência do sudeste de Nebraska, trabalharam para criar o primeiro curso de trauma na região. O projeto foi apresentado ao Colégio Americano de Cirurgiões (ACS) e rapidamente se tornou um novo programa educacional da faculdade local. O primeiro teste de campo foi conduzido em 1978 em Auburn, Nebraska, e acabou sendo adotado como um programa estadual pelo estado de Nebraska naquele ano. O curso foi adotado pelo ACS em 1979[1,2].

O programa foi rapidamente consagrado por centros de trauma e programas de residência em todos os Estados Unidos e Canadá e, em 1980, havia se tornado um componente padrão da educação inicial dos residentes em programas de cirurgia e medicina de emergência[3]. Assim, nasceu a linguagem comum no atendimento ao trauma.

Origens da educação médica

O programa de suporte avançado de vida ao trauma foi, de várias maneiras, um romance, e como muitos avanços significativos, foi concebido por uma parentalidade com uma rica história de evolução e fortes tradições na educação médica.

Durante grande parte da história a maioria da humanidade vivia em pequenas aldeias ou tribos e os doentes e feridos eram atendidos pelo curandeiro, druida ou xamã.

Uma mudança revolucionária ocorreu com o nascimento de Asclepieia, talvez mais bem ilustrado pelo santuário de Asclépio em Epidauro, na Grécia. Esses centros combinavam remédios religiosos, tradicionais e fitoterápicos com a evolução científica da observação e do diagnóstico, ensinamentos defendidos pelo método de Hipócrates. Escolas de medicina centradas em renomados curandeiros e filósofos evoluíram e as pessoas viajavam grandes distâncias para visitar esses primeiros médicos e seus locais de cura.

A criação de hospitais em Bizâncio e sua expansão e evolução pelos Persas e pelo Califado Abássida reforçou a importância dos centros de cura como locais importantes também para o aprendizado.

Na Europa medieval, os mosteiros ocuparam a função de hospitais desde o período da Reforma até o Iluminismo. O primeiro grande hospital britânico fora de um monastério foi fundado por Thomas Guy, um rico homem de negócios. Florence Nightingale, retornando da guerra da Crimeia, estabeleceu a primeira escola de enfermagem em 1860. O século XIX viu o surgimento de muitos hospitais privados, bem como a expansão das instituições religiosas. Finalmente, durante o século XX, muitos deles evoluíram para os grandes hospitais financiados publicamente que conhecemos hoje.

A prática da medicina e cuidados hospitalares no alvorecer do século XX foi caracterizada por uma significativa heterogeneidade, assim como por grande diversidade na formação, na qualidade da assistência e na falta da padronização.

O relatório Flexner, lançado em 1910, foi um grande crítico desse estado de coisas. O relatório foi aceito pelo governo americano, apoiado pelas universidades, e transformou a paisagem. Muitas pequenas escolas de medicina foram fechadas, resultando no surgimento de escolas médicas de alta qualidade, padronizadas, em todo o Canadá e Estados Unidos. Acontecimentos similares ocorreram na maioria dos países de alta renda.

Na mesma época, Osler e Halstead, criaram juntos o moderno programa de residência da *Johns Hopkins*, em Baltimore, Maryland. A pós-graduação das escolas médicas manteve o estilo de aprendizado, porém com expectativas de tempo mais bem definidas. O ensino à beira do leito e a responsabilidade do treinando foram incorporados como parte essencial da formação prática e, ao lado dos exames padronizados de credenciamento institucional, contribuíram para melhorar a qualidade dos formandos.

O ACS foi fundado conjuntamente por cirurgiões americanos e canadenses, em 1913, com objetivo de melhorar os cuidados cirúrgicos e os programas hospitalares de cirurgia. Um dos primeiros grupos formados foi o Comitê de Fraturas, em 1922, que após a Segunda Guerra Mundial, com a mudança de diretrizes para o cuidado de lesões em geral, passou a ser chamado Comitê de Trauma (COT).

Esse era o cenário que existia na época do acidente de avião de James Styner. Simultaneamente, com sua visão de um programa padronizado de treinamento em trauma, houve a iniciativa de muitos cirurgiões americanos para criar padrões até então inexistentes para centros de trauma, em parte baseados na experiência da guerra do Vietnã. O COT produziu os recursos ideais para a assistência aos feridos e começou a incentivar a acreditação de centros de trauma para aprimorar a qualidade dos cuidados.

História da simulação

As origens da simulação e do treinamento médico remontam à revolução no ensino da anatomia, que ocorreu com a introdução da dissecção anatômica de cadáveres humanos por Andreas Vesalius. Seus magníficos desenhos desafiaram séculos de uso da anatomia simiesca de Galeno, ensinada por memorização mecânica em salas de aula e nunca desafiada. A tradição de estudar cadáveres humanos e examinar modelos de cadáveres foi adotada pela maioria das escolas médicas durante o século XX.

A revolução provocada pelo uso da simulação não veio da medicina, mas da indústria aeroespacial. Edwin Albert Link construiu o primeiro simulador para instrução de voos em 1928, chamado *Blue Box trainer*, e posteriormente se tornou o primeiro instrutor de voo em tempo integral e criador da primeira escola de aviação. Um tremendo progresso e avanços tecnológicos na sofisticação dos simuladores de voo ocorreram durante o século XX. A Administração Nacional Aeronáutica e Espacial (NASA) confiou fortemente no uso da simulação para o sucesso dos programas espaciais Mercury e Apollo. Eles também desenvolveram a equipe de gerenciamento de recursos de *cockpit*, já que a necessidade de treinamento da equipe e o desenvolvimento de lideranças capacitadas se tornaram evidentes durante a corrida espacial[4,5].

A empresa norueguesa Laerdal foi a pioneira no desenvolvimento de modelos de treinamento para o ensino da medicina; ela começou o processo de pesquisa e desenvolvimento com um manequim de respiração boca a boca, no final da década de 1950. Em 1960, foi introduzida a boneca Annie para reanimação cardiorrespiratória. Esse manequim famoso foi criado quando Asmund Laerdal conheceu a "desconhecida do Sena" (*L'Inconnue de la Seine*) durante uma visita a Paris, cujo rosto era uma imagem em gesso de um corpo desconhecido que havia sido recuperado na virada do século. Esses moldes de gesso foram criados para auxiliar na identificação dos afogados durante os séculos XVIII e XIX. Os "rostos" eram afixados no mercado à espera de que um parente ou um amigo identificasse o falecido. *L'Inconnue* tornou-se famosa por sua aparência impressionante e calma, que resultou em um grande número de reproduções de sua imagem.

Em 1964, o neurologista Howard Barrows adotou o emprego de pacientes padronizados. O simulador de pacientes Harvey, para a cardiologia, foi introduzido na Universidade de Miami em 1968. O Hospital Geral de Massachusetts utilizou simulações computadorizadas de encontros clínicos já na década de 1970. Em 1973, a *American Heart Association* (AHA) e a Cruz Vermelha Internacional criaram diretrizes padronizadas para a reanimação cardiorrespiratória que foram as precursoras do programa ACLS®, lançado em 1976[6], conhecido pelas diretrizes dinâmicas de reanimação frequentemente revisadas.

A inovação e o avanço na teoria da aprendizagem e nos modelos de instrução foram igualmente importantes. A taxonomia de Bloom, publicada por um dos principais psicólogos educacionais americanos (Benjamin Bloom), identificou que a aprendizagem envolve três domínios fundamentais: intelectual ou cognitivo, afetivo-social e psicomotor. Esses domínios forneceram um sistema que poderia ajudar no desenvolvimento dos objetivos do programa, bem como na estrutura e ambientação do curso, e nos modelos de avaliação[7].

Após a introdução do ATLS, em 1979, ocorreram avanços adicionais na ciência da educação médica e na tecnologia de apoio à educação médica e simulação. O programa inicial utilizava uma combinação de aulas magistrais, estações de habilidade, empregando uma variedade de equipamentos e modelos determinados, além de atores servindo como pacientes-padrão. Nos últimos 20 anos houve grande desenvolvimento de dispositivos para o treinamento de procedimentos cirúrgicos e manequins apoiando a simulação de alta fidelidade (este tema é abordado em profundidade no Capítulo 8 deste livro).

A gestão de recursos de crise foi adotada pela anestesia no início da década de 1990, foi seguida pelas especialidades de cuidados intensivos, medicina de emergência e, finalmente, cirurgia e outras disciplinas. Os avanços na educação médica incluíram o reconhecimento das limitações das aulas magistrais e a promoção da aprendizagem interativa. Os primeiros defensores dessas mudanças incluíram vários grupos, nomeadamente os centros de excelência em educação médica em Dundee e Aberdeen, Escócia. O reforço da necessidade de contínuo *feedback* estruturado também influenciou as edições subsequentes[8-10].

Adotar, adaptar e inovar

Em seus 40 anos, o ATLS tornou-se uma linguagem comum de cuidados em trauma. O curso foi adotado por mais de 60 países em nível mundial e treinou mais de um milhão de médicos. Mas quais fatores levaram a este incrível impacto? Os principais ingredientes foram estabelecidos no início e incluíram a visão do Dr. Styner, abordando uma necessidade crítica no atendimento aos feridos; a organização e a liderança de Paul Collicott, que aproveitou o poder do ACS e a montagem de uma equipe de especialistas dedicados para aprimorar e lançar o programa. Finalmente, Irving Hughes administrou o programa por mais de um quarto de século. Sua dedicação à qualidade, padronização e adesão às políticas implantadas, influenciada pela formação e treinamento em enfermagem, permitiram que o programa crescesse mantendo a qualidade e permanecendo consistente. Essa peça final foi o ingrediente essencial. Isso não foi fácil, houve contínuos desafios personificados por gerações de médicos cuja formação e gratificação profissional vieram de uma tradição de independência e individualismo.

O programa se beneficiou de um ciclo de revisão obrigatório a cada 4 anos, onde muitos membros do Comitê original se tornaram presidentes do programa e, cada um deles, imprimindo uma assinatura única. Cada ciclo de revisão permitiu a adoção de novos conteúdos, tecnologia, e proporcionou a oportunidade para que fossem atualizados os métodos educacionais e a ambientação.

A inclusão de educadores médicos desde o início foi uma sentinela e uma brilhante adaptação e inovação. O curso não só introduziu o conteúdo padronizado usando uma combinação de estações didáticas, de habilidades e pacientes simulados, como padronizou o ensino dos instrutores para garantir a uniformidade de conteúdo e a filosofia.

O COT também tinha uma força inerente, pois ao contrário de muitas outras organizações profissionais, estabeleceu limites obrigatórios de prazos no exercício dos cargos, para todos os membros e não apenas o executivo, garantindo renovação, energia e entusiasmo contínuos.

Experiência inicial do ATLS®

A década de 1980 presenciou a adoção do programa pelos EUA num ritmo surpreendente. O COT promoveu um curso inaugural em Lincoln, Nebraska, em 1980, que foi seguido, em rápida sucessão, por outros oito cursos realizados em toda a América do Norte, começando em Denver e terminando em Milwaukee. Em 1981, o projeto atravessou a fronteira em direção ao Canadá, com turmas iniciais em Vancouver e Toronto. Alguns dos professores do curso de Vancouver puderam experimentar na prática o sistema de trauma local, pois se envolveram em um acidente veicular e foram transportados de ambulância para o hospital. Felizmente, as lesões não foram graves e os instrutores foram capazes de fazer observações importantes sobre as oportunidades locais para melhorar a assistência ao trauma, um tema sempre recorrente para aqueles que se dedicam a essa causa. No início de 1984 mais de 1.000 turmas já haviam sido treinadas e quase 400 cursos de instrutores registrados, confirmando a rápida aceitação do sistema. Naquele mesmo ano, 20.000 médicos concluíram sua qualificação nos EUA e no Canadá. Uma década depois mais de 120.000 médicos já haviam realizado o treinamento e cerca de 15.000 o faziam anualmente[11].

Os participantes internacionais que tinham viajado para os EUA para o treinamento levaram essa experiência para casa e serviram de multiplicadores. Um curso de demonstração foi realizado no Caribe, em 1986, em Trinidad e Tobago, e 1 ano após um curso inaugural teve lugar na cidade do México (Figura 10.1). A resposta entusiástica a essas iniciativas levou à criação da região latino-americana do COT, um importante precursor da globalização que se sucedeu. Em novembro de 1988, a primeira promulgação internacional para um país externo ao COT foi realizada no Reino Unido, sob os auspícios do *Royal College of Surgeons* e, após, para o *Royal College of Australasian Surgeons* que, em caráter excepcional, adotou o nome de Gestão de Emergência do Trauma Severo (EMST®). Essas atividades levaram o ACS a formalizar a promulgação internacional da marca ATLS®.

Deve ser ressaltado que Austrália e Nova Zelândia, embora a adoção de um nome dife-

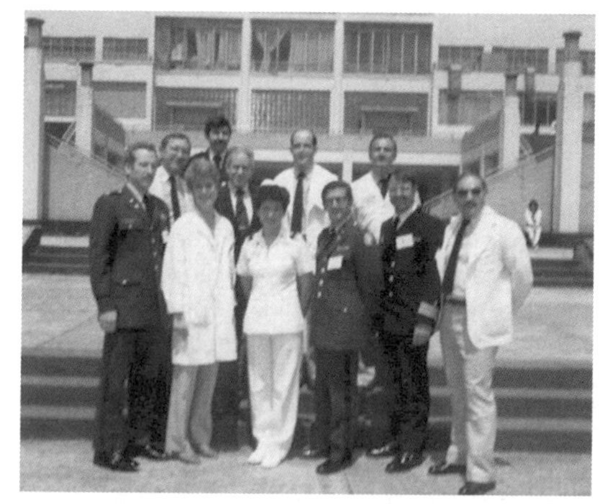

Figura 10.1. Primeiro curso ATLS no México, em 1986. Dr. Paul Collicott e Sra. Irvine Hughes são o segundo e o terceiro a partir da esquerda. Dr. Octavio Ruiz, líder do ATLS no México durante duas décadas é o terceiro a partir da direita (Fonte: Acervo pessoal do autor).

rente, permanecem apoiadores robustos, contribuindo e liderando a evolução contínua do projeto. A década fechou com a integração de Israel e Brasil, e muitos países adicionais organizando seus esforços de promulgação. Argentina, Bolívia, Chile, Irlanda, Arábia Saudita, Singapura e África do Sul lançaram seus programas em 1992[12].

Internacionalização

Como o programa cresceu, novos desafios emergiram. O treinamento foi introduzido em diversas culturas, línguas e sistemas de cuidados de saúde. Foi adotado por países de alta, média e baixa renda. O ACS manteve a padronização através de um processo de promulgação cuidadoso, em que os países que se candidataram a importar o programa tiveram que estabelecer uma organização profissional comprometida. Uma visita ao local pelos membros do COT, cursos de formação inicial nos EUA e cursos de inauguração no país candidato garantiram um lançamento bem-sucedido, mas proibitivamente caro. O conteúdo do curso continuou a ser atualizado por membros de um Subcomitê do COT, ainda que o número de participantes de outros países fosse maior.

Essas pressões levaram a vários passos evolutivos ao longo das próximas 2 décadas. Um Comitê Internacional do ATLS foi formado e o programa na Europa foi desenvolvido de forma independente, a fim de aumentar a sua participação e apoio. A adesão do Subcomitê foi ampliada e atualizações baseadas em evidências e consensos por equipes foram adicionadas ao processo de revisão de conteúdo.

Os parceiros internacionais passaram a fornecer os locais para reuniões de treinamento de novos núcleos e professores de países vizinhos foram cada vez mais utilizados para promover a promulgação com menor custo. Propostas de modelos e materiais menos dispendiosos foram apresentadas por instituições parceiras e países, particularmente na América Latina, com o objetivo de facilitar a realização e o acesso ao curso.

Os esforços combinados de lideranças de todas as partes do mundo foram bem-sucedidos no aprimoramento do curso, eles asseguraram que o conteúdo era relevante em todos os países e sistemas que possuíam pelo menos um grau mínimo de infraestrutura para apoiar o atendimento ao trauma.

Em 2015, mais de um milhão de médicos haviam sido treinados e mais de 60 países haviam aderido ao ATLS, incluindo grandes países como a Índia e o Paquistão.

O curso também influenciou o desenvolvimento de projetos similares, como *Pre-Hospital Trauma Life Support* (PHTLS®), liderado por Norm McSwain e Will Chapleau, que apresentou expansão e influência similares. O *Trauma Early Assessment and Management* (TEAM®) foi introduzido para estudantes de medicina e o *Advanced Care for Nurses* (ATCN®) foi desenvolvido para facilitar e promover o treinamento da equipe de trauma. O ACS começou a usar o mesmo modelo de padronização e promulgação para apoiar e aprimorar outros programas, como o *Advanced Trauma Operative Management Course* (ATOM®), para treinamento de cirurgiões do trauma. A IATSIC (*International Association for Surgery and Intensive Care*) também desenvolveu um curso avançado de cirurgia, reanimação e simulação de trauma muito bem-sucedido, o *Definitive Surgical Trauma Care* (DSTC®), que serviu de base para modificações na política do ATLS rumo a uma estrutura mais flexível adaptada às variações regionais.

O ATLS foi introduzido durante uma época de grande esforço para melhorar os sistemas de trauma e a assistência às vítimas de lesões traumáticas. A designação e regionalização dos centros de trauma, o desenvolvimento do papel de líderes, a especialização em trauma por cirurgiões gerais, ortopédicos e outras especialidades, tudo estava ocorrendo ao mesmo tempo. Os sistemas regionais de triagem pré-hospitalar estavam sendo desenvolvidos, testados e afinados. Hospitais designados como centros de trauma estavam sendo reprojetados para alocar serviços de suporte crítico, como emergência, diagnóstico de imagem, cirurgia e UTI. Todos esses eram conceitos novos naquela época.

Dada a amplitude e o caráter revolucionário da mudança, não é de surpreender que os pesquisadores tenham tido dificuldade em extrair as contribuições de elementos individuais para as melhorias gerais nos resultados do trauma. Publicação de Mackenzie e cols. foi a primeira a documentar uma redução de 25% na mortalidade relacionada ao trauma em sistemas organizados, o que posteriormente foi confirmado sobejamente pela literatura, ratificando os benefícios de hospitais e sistemas destinados ao trauma. Muitos países adotaram processos de avaliação similares ao do ACS para acreditação de centros de trauma. A Associação de Trauma do Canadá promoveu um sistema voluntário de verificação que, posteriormente, foi assumido por agências governamentais de acreditação do Canadá com um padrão de excelência.

Processos similares ocorreram na Austrália, Nova Zelândia, Alemanha, Reino Unido e Escandinávia, entre outros. Muitos desses programas de verificação incluem a educação padronizada em trauma como uma medida importante nesse processo. Muitos vão além e exigem comprovação de que os líderes da equipe de trauma tenham sido treinados ou são instrutores do ATLS. Em vários países o programa se tornou obrigatório para estagiários cirúrgicos, a fim de cumprir a elegibilidade para exames do conselho de medicina. O treinamento e a experiência no ATLS são levados em conta em questões médico-legais, em revisões da qualidade e análise da segurança de eventos adversos e incidentes críticos[13,14].

Jamil Ali teve uma perspectiva única sobre o programa, ele combinou a formação de educador médico e cirurgião e participou do Subcomitê e do grupo de educadores do ATLS desde os primeiros anos de início do programa. Juntamente com outros colaboradores, ele tem publicado extensamente sobre o impacto do ATLS no conhecimento do provedor de reanimação e de cuidados para vítimas de trauma. Foi dele, também, a única oportunidade de avaliar a introdução do ATLS em um país que ainda não havia iniciado a reorganização hospitalar e o sistema de trauma (Trinidad e Tobago). Nessa análise, os autores examinaram a mortalidade por trauma de 400 pacientes severamente acometidos, antes e após a introdução do programa naquela região. A mortalidade prévia foi duas vezes maior do que aquela após treinamento, que apresentou uma notável redução de 50%. A mortalidade por trauma craniano caiu de 76% para 46% e os óbitos por trauma penetrante passaram de 20% para 6%[15].

Um estudo importante foi realizado nos Países Baixos, examinando os resultados antes e depois da implementação do programa. Isso foi realizado em um cenário onde muitas melhorias do sistema de trauma haviam ocorrido e estavam ocorrendo. Foram analisados dois hospitais comunitários com centros de trauma de nível 3. A análise quantitativa demonstrou uma melhora significativa na sobrevivência do grupo atendido após a implantação do ATLS, onde não houve mortalidade na primeira hora (hora dourada), contra 8% do grupo assistido previamente ao treinamento. Os autores também observaram um melhor desempenho em habilidades exercitadas pelo ATLS, não tendo havido erros fatais no gerenciamento das vias aéreas. A mortalidade global em pacientes com um ISS (*Injury Severity Score*) entre 16 e 25 diminuiu de 64% para 29%. A diferença não foi estatisticamente significativa, mas foi postulado que uma maior amostragem poderia levar a um grau de significância[16].

O programa tem demonstrado causar uma série de efeitos sobre os alunos que concluem o curso. Como se poderia esperar, o desempenho nos testes é otimizado por ambas as estações de habilidades, com pacientes simulados e testes de múltipla escolha antes e após o curso. Os alunos capacitados são mais propensos a concluir sua tarefa e manter a adesão aos princípios do ATLS quando auditados na prática clínica. Isso inclui o estabelecimento de via aérea definitiva, acesso venoso, cateter vesical e descompressão gástrica. O compromisso com uma abordagem sistemática organizada para a avaliação e reanimação também parece melhorar. Padronizar manobras de reanimação em equipe melhora consideravelmente o nível de gestão de recursos humanos de crise. O impacto da introdução sustentada em um sistema de trauma melhora significativamente a qualidade da imobilização, o transporte e a documentação de pacientes traumatizados conduzidos para centros de trauma a partir de instalações regionais e rurais[17-19].

Presente e futuro da educação em trauma

O programa ATLS evoluiu a partir de suas origens em palestras didáticas e diapositivos simples. O programa tem abraçado e se adaptado às mudanças tecnológicas, que vão desde os avanços da WEB até a evolução dos modelos e técnicas de simulação. Adaptar uma nova ciência a um produto educacional tem seu risco. No início dos anos 2000 foram incorporados testes psicométricos para melhorar o desempenho e a discriminação dos testes e da avaliação. Isso de fato ocorreu, com um aumento resultante na dificuldade do teste teórico e redução do percentual de alunos aprovados na avaliação com questões de múltipla escolha. Isso, por sua vez, provocou um debate significativo sobre o que seria uma taxa de aprovação aceitável e seu efeito em países que usam a conclusão bem-sucedida do curso como credencial ou vantagem profissional[20].

A influência dos educadores em minimizar fatores de distração para melhorar a experiência de aprendizagem, bem como a promoção de um *feedback* mais aberto, orientado para alunos adultos, aprimorou a entrega do conhecimento e elevou a experiência educacional. O desenvolvimento do aplicativo ATLS, por meio dos esforços de George Brighton, residente cirúrgico no Reino Unido, e Wesam Abuznadah, cirurgião vascular e educador na Arábia Saudita, permitiu ao programa aderir a novas plataformas. O aplicativo expandiu o alcance das informações bem além dos 60 países participantes e centenas de milhares de *downloads* ocorreram em mais de 200 países.

A 10ª edição (2018) acompanha-se do lançamento de uma plataforma alternativa de aprendizagem em aparelhos móveis que acomoda não só as preferências de acesso à educação médica, mas também facilita a chegada do conhecimento a todas as gerações de médicos, em todos os lugares. Atualmente, a pesquisa em educação médica é rica em especialistas, uma área do conhecimento que possui uma grande demanda por profissionais que são disputados pelas universidades. O programa deverá continuar a evoluir, uma vez que se beneficia dos esforços e da ciência gerada por educadores médicos de todos os continentes[21,22].

Conclusão

A visão de James Styner em criar um curso padronizado para melhorar a qualidade dos cuidados de trauma inicialmente em Nebraska e, em seguida, por toda a América do Norte, superou qualquer coisa que ele tenha imaginado na época. O curso se beneficiou de uma sucessão de líderes notáveis e energizados, motivados a melhorar os cuidados com os feridos.

O ABC do trauma, introduzido pelo ATLS, logo se tornou uma linguagem global. A vontade do projeto, de engajar especialistas e contar com profissionais dedicados à saúde em todo o mundo, garantiu sua sobrevivência, sustentabilidade e crescimento. Juntamente com o ACLS, ele representa o primeiro treinamento global de educação médica com simulação. O ATLS estabeleceu um padrão para alcançar a globalização, obtendo uma experiência universal, uniforme e de alta qualidade. O curso também revelou a necessidade de programas educacionais adotarem e se adaptarem às ciências e tecnologias educacionais emergentes. O programa demonstrou os enormes benefícios de aproveitar os conhecimentos de diversas origens, línguas, culturas e especialidades. Seu impacto sobre o cuidado dos feridos é imenso e constitui um presente inestimável para toda a humanidade.

■ Referências bibliográficas

1. Collicott PE, Hughes I. Training in Advanced Trauma Life Support. JAMA. 1980;243:1156-59.
2. Collicott PE. Advanced Trauma Life Support (ATLS): Past, Present, Future. 16th Stone Lecture, American Trauma Society. J Trauma. 1992;33(5):749-53.
3. Carmont MR. The Advanced Trauma Life Support Course. A history of its development and review of related literature. Post Grad Med J. 2005;81(952):87-91.
4. Rosen KR. The History of Medical Simulation. J Crit Care. 2008;23:157-66.
5. Gillman LM, Brindley P, Paton-Gay JD, Engels PT, Park J, Vergis A, et al. Simulated Trauma and Resuscitation Team Training course-evolution of a multidisciplinary trauma crisis resource management simulation course. Am J Surg. 2016;212(1):188-93.

6. Billi JE, Membrino GE. Education in Advanced Cardiac Life Support Training Programs: Changing the Paradigm. Members of the Advanced Cardiac Life Support Education Panel. Ann Emerg Med. 1993;22(2):475-83.
7. Adams NE. Bloom's Taxonomy of Cognitive Learning Objectives. J Med Libr Assoc. 2015;103(3):152-53.
8. Brett-Fleegler M, Rudolph J, Eppich W, Monuteaux M, Fleegler E, Cheng A, et al. Debriefing assessment for simulation in healthcare - development and psychometric properties. Simulation in Healthcare. 2012;7(5):288-94.
9. Fraser K, Wright B, Girard L, Tworek J, Paget M, Welikovich L, et al. Simulation training improves diagnostic performance on a real patient with similar clinical findings. Chest. 2011;139(2):376-81.
10. Chessell G. Medical Education – Using Interactive Learning. Journal of Audiovisual Media in Medicine. 1994;17(2):77-80.
11. Bell RM, Krantz BE, Weigelt JA. ATLS: A Foundation for Trauma Training. Ann Emerg Med. 1999;34(2):233-37.
12. Dean SA, Ramenofsky ML. Advanced Trauma Life Support in the 1980s: A Decade of Improvement in Trauma Care. Aust NZ J Surg. 1991;61(11):809-13.
13. Mackenzie EJ, Rivara FP, Jurkovich GJ, Nathens AB, Frey KP, Egleston BL, et al. A National Evaluation of the Effect of Trauma-Centre Care on Mortality. N Engl J Med. 2006;354(4):366-78.
14. Esposito TJ, Copass MK, Maier RV. Analysis of surgical participation in the Advanced Trauma Life Support Course. What are the goals and are we meeting them? Arch Surg. 1992:127(6):721-26.
15. Ali J. Fraser Gurd Lecture. J Trauma. 2008;64(5):1149-58.
16. Van Olden GDJ, Meeuwis JD, Bolhuis HW, Boxma H, Goris JA. Clinical Impact of Advanced Trauma Life Support. Am J Emerg Med. 2004;22(7):522-25.
17. Van Olden GDJ, Meeuwis JD, Bolhuis HW, Boxma H, Goris JA. Advanced Trauma Life Support Study: Quality of Diagnostic and Therapeutic Procedures. J Trauma. 2004;57(2):381-84.
18. Kortbeek JB, Al Turki SA, Ali J, Antoine JA, Bouillon B, Brasel K, et al. Advanced Trauma Life Support. 8th edition, The Evidence for Change. J Trauma. 2008;64(6):1638-50.
19. The ATLS Subcommittee, American College of Surgeons'Committee on Trauma, and the International ATLS working group. Advanced trauma life support (ATLS®): The ninth edition. J Trauma Acute Care Surg. 2013;74(5):1363-66.
20. Bustraan J, Henny W, Kortbeek JB, Brasel KJ, Hofmann M, Schipper IB. MCQ tests in Advanced Trauma Life Support (ATLS): Development and revision. Injury. 2016;47(3):665-68.
21. Nolan JP, Forrest FC, Baskett PJ. Advanced Trauma Life Support Courses. Teaching thoroughness and efficiency under pressure. BMJ. 1992;304:654.
22. Hogan MP, Boone DC. Trauma Education and Assessment. Injury. 2008;39(6):681-85.

11

Aspectos Éticos e Legais do Atendimento ao Trauma

Sami Abder Rahim Jbara El Jundi

Resumo

A par dos mais que conhecidos deveres éticos e legais aos quais está vinculado o médico em geral e a equipe de trauma em particular, especialmente os princípios e vedações previstas no Código de Ética Médica, aqueles que militam nos serviços de urgência e emergência são confrontados constantemente pelo conflito entre seu dever de agir prontamente no melhor interesse do paciente e o dever de respeitar a autonomia dos pacientes para decidirem qual seu melhor interesse. Isso é que será tratado ao longo deste capítulo.

- **Descritores:** Ética, Ética Médica, Ferimentos e Lesões; Medicina Forense.
- **Nível de evidência científica predominante:** Não se aplica.

Preâmbulo

"... não houve tempo para o Autor se proteger, que, quando se deu conta, o plástico já havia decepado seu polegar esquerdo. Naquele momento a dor foi intensa e rapidamente foi levado ao hospital por um colega de trabalho."

"Ao adentrar no hospital, atenderam o Autor e fizeram os primeiros socorros. Destarte, foi encaminhado ao médico Réu. Neste ínterim, o Autor ouviu ao fundo em meio a fortes dores, o Réu falar que o procedimento seria colocar o dedo lesionado do Autor dentro do abdome do mesmo, para fazer um implante. Leigo, o Autor ficou sem entender e não acreditava que teria que passar por tal situação."

"No momento, o Autor resistiu para que não fizessem tal procedimento, já que ficou pasmo ao saber, sem maiores informações ou esclarecimentos, que iriam cortar sua barriga para hospedar o que havia restado do dedo do mesmo. O fundamento alegado era de que o Autor ficaria com a mão feia, por essa razão teriam que fazer tal procedimento."

"Porém, o Autor percebeu que sequer tinham certeza que daria certo o procedimento e foram logo aplicando anestesia geral no Autor, sem ao menos solicitar autorização dele para a realização da cirurgia, ou de sua família, que sequer foi informada sobre o aludido procedimento. Cabe salientar que o Autor insistia e pedia para não realizarem tal procedimento, entretanto, a equipe do Hospital que o atendeu falou que não caberia ao Autor autorizar ou não a realização e, por essa razão, executaram o procedimento."

Ação de Indenização por Danos Morais e Estéticos (2009).

Noção de Risco na Assistência à Saúde

"A ideia revolucionária que define a fronteira entre os tempos modernos e o passado é o domínio do risco: a noção de que o futuro é mais do que um capricho dos deuses e de que homens e mulheres não são passivos ante a natureza." Até os seres humanos descobrirem como transpor essa fronteira, o futuro era um espelho do passado ou o domínio obscuro de oráculos e adivinhos que detinham o monopólio sobre o conhecimento dos eventos previstos[1].

Houaiss define risco como a "probabilidade de perigo, geralmente com ameaça física para o homem e/ou para o meio ambiente" (p. ex., risco de vida) e, por extensão de sentido, como a "probabilidade de insucesso de determinado empreendimento, em função de acontecimento eventual ou incerto, cuja ocorrência não depende exclusivamente da vontade dos interessados"[2]. Para o Dicionário Oxford da Língua Inglesa, risco é a "exposição à possibilidade de prejuízo, dano ou outra circunstância adversa ou indesejada; uma chance ou situação envolvendo tal possibilidade"[3].

Holton estabeleceu que, para a definição de risco, dois pressupostos são essenciais: o primeiro é a incerteza sobre os potenciais resultados de um experimento ou ação humana e o outro é que os resultados devem possuir importância ou utilidade. Ele observa, por exemplo, que uma pessoa que pula de um avião sem paraquedas não se expõe a risco, uma vez que certamente irá morrer (não há incerteza) e que tirar bolas de uma urna não expõe ninguém a risco, pois seu bem-estar ou higidez não são afetados pela cor da bola retirada. Claro que, se diferentes valores monetários forem vinculados às cores das bolas, essa atividade se tornaria de risco[4].

A noção de risco está presente em tão diferentes disciplinas, da economia à engenharia, da física à medicina, que não surpreende que seja encarada sob diferentes óticas em cada uma dessas áreas. Vale a pena conhecer algumas definições:

- Risco *versus* probabilidade: enquanto algumas definições de risco focam apenas na probabilidade de ocorrência de um evento, definições mais compreensivas incorporam tanto a probabilidade de ocorrência de um evento quanto suas consequências. Assim, a probabilidade de ocorrência de um terremoto importante pode ser muito pequena, mas suas consequências são tão catastróficas que eles são categorizados como eventos de alto risco.
- Risco *versus* ameaça: em algumas áreas, uma linha separa a noção de risco da de ameaça. Uma ameaça é um evento de baixa probabilidade de ocorrência com consequências negativas devastadoras, para a qual os analistas não conseguem prever a probabilidade de ocorrência. Um risco, por outro lado, é definido como um evento com probabilidade mais alta de ocorrência, para o qual existam informações suficientes para estimar tanto a probabilidade quanto as consequências.
- Todos os resultados *versus* resultados negativos: algumas definições de risco tendem a focar somente nos cenários negativos, enquanto outras são mais extensivas e consideram toda a variabilidade como risco.

Na engenharia, risco é definido como o produto da probabilidade de ocorrência de um evento tido como indesejado e a avaliação do dano esperado nessa ocorrência. Por outro lado, risco em finanças é definido em termos de variabilidade dos retornos reais de um investimento em face de um retorno estimado, mesmo quando esses retornos representam resultados positivos. A *International Organization for Standardization* (ISO) em sua norma 31.000, que trata do gerenciamento do risco, define-o simplesmente como o efeito da incerteza sobre os objetivos. Nessa definição, incerteza inclui eventos que podem ou não ocorrer e as próprias incertezas causadas pela falta de informação ou sua ambiguidade. Essa definição também inclui os impactos positivos e negativos nos objetivos.

Na área da saúde a noção predominante de risco é aquela que foca na probabilidade de ocorrência de eventos indesejáveis que possam gerar prejuízos ou danos aos pacientes, mesmo quando não se pode calcular ou estimar quantitativamente essa probabilidade (Tabela 11.1). Isso exclui os benefícios obtidos, os quais são tidos como uma das probabilidades, mas não como risco propriamente dito. Também exclui os eventos sem implicações para a qualidade de vida ou saúde dos pacientes, por não possuírem significado social ou biológico. Uma forma de expressar os riscos em saúde é através da apresentação de uma escala de probabilidade de ocorrência de determinados eventos, sempre que essa informação esteja disponível, associando-a com situações comuns[5].

Contudo, mesmo nas situações em que a probabilidade de ocorrência de um even-

Tabela 11.1. Classificação do risco de danos

Descrição verbal	*Risco*	*Descrição do risco*
Muito comum	1/1 a 1/10	Uma pessoa na família
Comum	1/10 a 1/100	Uma pessoa na rua
Incomum	1/100 a 1/1.000	Uma pessoa no bairro
Raro	1/1.000 a 1/10.000	Uma pessoa numa cidade pequena
Muito raro	Menos de 1/10.000	Uma pessoa numa cidade grande

Fonte: Adaptado de Calman and Royston[5].

to adverso grave é remota, a intervenção em saúde é considerada de alto risco em razão do incompleto conhecimento sobre as relações de causalidade e, portanto, sobre os resultados. Dito de outra forma, o resultado desejado de uma intervenção, mesmo quando altamente provável, é apenas uma das muitas probabilidades de desfecho dessa intervenção, num sistema altamente complexo que funciona em cascatas e no qual normalmente estão sob domínio apenas os primeiros níveis dessa sequência*.

Nesse ponto, resta claro que a noção de risco – mesmo quando desconhecido – é insuficiente para determinar a decisão sobre uma intervenção em saúde, pois de outra forma jamais existiria o benefício das novas tecnologias, das novas técnicas cirúrgicas ou dos novos medicamentos. Estaríamos ainda atrelados às intervenções e noções de saúde da idade média, onde a probabilidade de sucesso era mínima e a noção de risco não existia. Portanto, um critério ampliado é fundamental para conduzir as decisões médicas de intervir ou não, como e quando, um conceito operativo de relação risco-benefício.

E o primeiro elemento desse conceito é justamente o pressuposto de que, como regra geral, quando um indivíduo procura um médico ou qualquer outro profissional de saúde, para que intervenha sobre seu corpo ou sua vida, busca reduzir um risco percebido ou um risco já materializado enquanto dano ou prejuízo corrente (doença, agravo ou deficiência atual). Ou seja, busca submeter-se a uma intervenção com o objetivo de cessar uma condição adversa ou reduzir a probabilidade de sua ocorrência. O fato do indivíduo que busca essa intervenção – o paciente – ignorar os riscos da intervenção pretendida ou mesmo acreditar que eles não existem é irrelevante para a operacionalidade da intervenção, ainda que remeta a questões de ordem bioética, jurídica e mesmo prática sobre o exercício de sua autonomia e sobre a adequação da informação recebida.

Trata-se, portanto, de tentar a substituição de um risco conhecido e de graves repercussões (reais ou percebidas) por outro, em algum grau conhecido ou estimado e de repercussões menores. Assim mesmo, amiúde se retiram medicamentos do mercado, prescritos com base em uma estimativa de riscos dos estudos experimentais, mas que depois se demonstraram altamente prejudiciais.

Contudo, o conceito de risco-benefício não é objetivo nem quantitativo. A Declaração de Helsinki, adotada pela Associação Médica Mundial (WMA) e pelo Conselho Nacional de Ética na Pesquisa (CONEP), estabelece que a pesquisa biomédica não deva ser realizada, a menos que a importância dos seus objetivos ou benefícios seja proporcional aos riscos aos quais os sujeitos da pesquisa serão submetidos. Há, no conceito de benefício e, consequentemente, no de risco-benefício, a determinante influência de fatores de ordem social, política, cultural, histórica e religiosa, todos eles de caráter absolutamente subjetivo.

A saúde, enquanto bem-estar (pessoal e subjetivo), também tem tido espaço, simplificada na ideia de que é saudável quem se sente saudável. Se reduzido ao estado presente, tal conceito traz alguns problemas, pois uma pessoa pode sentir-se bem mesmo na presen-

**Nota do Autor: Inevitável aqui um paralelo com o jogo de xadrez, que ocorre com um número conhecido de peças (32) e de tamanho (64 casas). Assim, mesmo delimitado, durante o jogo ocorre verdadeira explosão combinatória, passando de 400 possibilidades na primeira jogada para 160.000 possibilidades já no quarto movimento, o que torna virtualmente impossível a um ser humano antever as possibilidades de jogo após o terceiro lance. O número estimado de lances possíveis em um jogo de xadrez, com média de 40 movimentos, equivale a 10^{123}, bastante maior que o número estimado de átomos em todo o universo, entre 4×10^{78} e 6×10^{79}.*

ça de uma grave doença, ainda assintomática. Se ampliado ao futuro, tal limitação conceitual desaparece. Contudo, esse conceito traz o risco de, no extremo, ser confundido com a felicidade, uma crítica comum ao conceito de saúde da Organização Mundial de Saúde (OMS), no qual saúde é um estado de completo bem-estar físico, mental e social e não somente ausência de doença ou enfermidade[6].

Essa noção de benefício está de acordo com o novo conceito de saúde proposto no âmbito da OMS, como um estado dinâmico completo de bem-estar físico, mental, espiritual e social, e não meramente a ausência de doença, o que admite a dinamicidade e incorpora a dimensão religiosa e espiritual às já consagradas dimensões biológica, psicológica e social[7].

Portanto, um conceito de benefício pretensamente objetivo e focado exclusivamente na reparação da saúde física de um indivíduo é tão ultrapassado, do ponto de vista histórico, quanto ignorante do imenso potencial humano para a felicidade e do papel da medicina na disponibilização de recursos facilitadores da realização desse potencial. Em sentido amplo, a função da medicina não é apenas de curar a doença, mas de facilitar a realização da felicidade do homem, e isso inclui remover os entraves a sua plena inserção social e religiosa sempre que possível ou desejável.

Risco-benefício e exercício da autonomia

Autonomia deriva do adjetivo grego *autós* (por si mesmo) e da palavra *nomos* (lei). Para alguns autores, autonomia é capacidade de autogoverno, qualidade inerente aos seres racionais que lhes permite escolher e atuar de forma fundamentada, a partir de uma apreciação pessoal das possibilidades futuras avaliadas segundo seus próprios sistemas de valores. Desse ponto de vista, a autonomia é uma capacidade originada na faculdade humana de pensar, sentir e fazer julgamentos sobre o que considera bom. A existência universal dessa capacidade não garante que possa ser usada de qualquer forma. Existem restrições internas e externas que podem impedir decisões e ações autônomas[8].

Três requisitos devem ser satisfeitos para que se possa falar em autonomia[9]:

1. em primeiro lugar, uma ação autônoma não deve ser forçada. O agente decide por si mesmo o que fazer;
2. a noção de autonomia supõe que ser livre para decidir implica também a posse de opções reais;
3. finalmente, para que uma pessoa tome uma decisão própria e a ação resultante seja efetivamente autônoma, é necessário que possua toda a informação relevante. As decisões informadas são o produto do exercício pleno da autonomia.

Nessas condições, o consentimento informado não é outra coisa senão a aceitação da intervenção médica pelo paciente, de forma livre, voluntária e consciente, depois de ter sido informado da natureza da intervenção, com seus riscos, benefícios e alternativas possíveis. De acordo com a literatura anglo-saxã, conforme o curso dos eventos e suas consequências há diferentes tipos de consentimento[10]:

Consentimento tácito

É aquele em que o simples comparecimento do paciente a uma consulta com o propósito de ser avaliado, aconselhado e tratado, implica que ele concorda em ser examinado, em sentido geral. Isso, contudo, não inclui necessariamente o exame físico, especialmente quando houver exposição de partes íntimas, o que deverá ser expressamente consentido.

Outra forma de consentimento tácito ou implícito, reconhecida na jurisprudência argentina, entende que uma vez que o paciente tenha sido anteriormente submetido a procedimento similar e tenha fornecido um consentimento válido, é possível inferir que ele prestou seu consentimento informado tacitamente para a segunda intervenção[9].

Consentimento explícito

Deve ser obtido para todos aqueles procedimentos que não são considerados rotineiros, tais como a exposição de partes cobertas do corpo do paciente ou exames mais invasivos, como o retal ou vaginal. O consentimento para realização desses procedimentos não precisa, necessariamente, ser obtido por escrito ou expressamente registrado no prontuário do paciente, sendo obtido na medida em que progride a abordagem médica.

Consentimento Informado ou esclarecido

Refere-se a certos procedimentos especiais, necessários ao diagnóstico, tratamento ou pesquisa e que envolvem a submissão do paciente a determinados riscos, tais como aqueles decorrentes de intervenções cirúrgicas ou transfusão de sangue. Esse consentimento deve ser obtido preferencialmente na forma escrita, após o paciente ser suficiente e adequadamente informado e esclarecido sobre a necessidade do procedimento, os riscos envolvidos, as opções alternativas, os riscos e benefícios, as chances de recuperação e as possíveis sequelas, bem como os custos envolvidos. A contraparte natural do consentimento é a recusa informada.

Consentimento qualificado

É uma forma de manifestação prévia e escrita do paciente, onde ele proíbe a realização de um procedimento alternativo durante o curso do procedimento autorizado como, por exemplo, a eventual necessidade de amputação de um membro esmagado durante um acidente, ainda que isso implique risco à vida do paciente, ou a histerotomia por doença fibromatosa, na qual a paciente proíbe expressamente a realização de histerectomia.

Sempre que o transcurso do procedimento possa implicar mudança significativa de estratégia terapêutica, especialmente envolvendo mutilações, a recusa expressa será tão importante quanto o consentimento, uma vez que o paciente esteja devidamente esclarecido das consequências de uma ou outra alternativa.

A regra é a obtenção do consentimento, e a obrigação de fazê-lo pode ser maior ou menor, dependendo da circunstância. Dessa forma, um consentimento explícito será tão mais desejável quanto mais duvidosa for a relação risco-benefício e quanto mais díspares os valores confrontados (p. ex., o benefício estético em relação ao risco de vida). O mesmo ocorre em relação ao tempo necessário à intervenção, ou seja, quanto mais eletivo o procedimento, maior a obrigação do médico em obter uma decisão informada por parte do paciente.

Conflitos de valores podem emergir sob várias circunstâncias: valores do paciente *versus* valores do médico; valores do paciente *versus* valores da sociedade; e entre valores do próprio paciente. Quando se tratar de valores do próprio paciente, pode haver conflito entre sua expectativa de manutenção da própria integridade em contraposição com a própria vida, ou seja, o paciente pode não querer viver com determinadas sequelas.

Consentimento na emergência

De acordo com o Código de Ética Médica, é vedado ao médico "deixar de informar ao paciente o diagnóstico, o prognóstico, os riscos e os objetivos do tratamento, salvo quando a comunicação direta possa lhe provocar danos, devendo, nesse caso, fazer a comunicação ao seu representante legal".

Nigre[11] afirma que "sem as informações adequadas e necessárias, o consentimento do paciente equivaleria a uma manifestação de vontade vazia, e daí advêm as obrigações de informar", no que é complementado por Sebastião[12], para quem é "evidente que só se cogita de consentimento quando o paciente tem lucidez e compreensão suficientes".

Mas quando se trata das emergências comuns à intervenção da equipe de trauma, não apenas o tempo para a tomada de decisão é um fator limitador do pleno exercício da autonomia pelo paciente, como também a própria capacidade de consentir está geralmente afetada, seja pela disfunção orgânica, seja pela disfunção psicológica consequente ao evento traumático ou à dor. E no que se refere aos aspectos psicológicos do exercício da autonomia, é preciso lembrar que quando a doença afeta qualquer parte do corpo, sentimo-nos alienados dessa parte, em certo sentido nos afastamos do organismo ofendido e, às vezes, rejeitamo-lo e tomamos antipatia, como se fosse um inimigo[8].

É possível dividir os pacientes que acorrem a uma emergência após sofrerem eventos traumáticos em três grandes grupos, de acordo com sua capacidade para decidir:

a) Adultos conscientes e emocionalmente estáveis, cuja intervenção pode ser adiada até a obtenção de um consentimento informado (ou recusa) do tratamento proposto, após considerar as alternativas terapêuticas e seus riscos e benefícios. Nesse grupo, podemos enquadrar menores totalmente incapazes, quando devidamente acompanhados de seus pais ou tutores legais aptos a tomar as decisões.

Nessas condições, o consentimento sempre deverá ser tentado e o tempo necessário à sua obtenção vai variar de um caso para outro. A intervenção não deve ser adiada desnecessariamente, pondo em risco o paciente, em nome da obtenção desse consentimento. Por outro lado, também não deve servir de desculpa para abreviar indevidamente o fornecimento da informação adequada e suficiente para que o paciente participe autonomamente do processo decisório.

b) Adultos ou menores parcialmente incapazes, quando cognitivamente prejudicados em razão de transtorno orgânico (p. ex., trauma cranioencefálico), psicológico, intoxicação ou condição preexistente, nas quais a recuperação cognitiva está condicionada à própria intervenção, que é incerta ou deverá ocorrer em prazo que coloca em risco a integridade do paciente.

Nessas condições, os pacientes são incapazes de fornecer um consentimento válido, o qual deve ser buscado – dentro das possibilidades do caso concreto – junto aos responsáveis presentes: cônjuge, pais, irmãos maiores, ou até mesmo acompanhantes.

Há que se recordar que os menores de idade têm direito a proteção à vida e à saúde, assegurados pelo Estatuto da Criança e do Adolescente, não podendo os pais ou responsáveis dispor da vida e da integridade de seus filhos. Nessas condições, o médico atua como garante, possuindo o poder e o dever tanto de requisitar quanto de ser requisitado pelo ministério público para atuar no melhor interesse do paciente.

c) Pacientes em geral, em iminente risco de vida ou a sua integridade física (de forma relevante) e cuja intervenção não pode ser adiada até a obtenção de consentimento próprio ou de terceiros responsáveis. Nesses casos, a intervenção médica é mandatória (novamente, o médico aqui assume a posição de garante) e deve visar a preservação da vida em primeiro lugar, e a integridade anatomofuncional em segundo lugar.

Resta evidente que o segundo grupo é o que impõe maior desafio às equipes médicas e, por isso, exige maior profundidade sobre essas situações. Por óbvio, não se espera que a equipe de atendimento ao trauma realize diagnósticos neuropsiquiátricos durante o atendimento emergencial, mas é importante que esteja apta a identificar as situações nas quais um paciente consciente está ou não apto a decidir.

Para isso, há que se estabelecer minimamente as manifestações psicopatológicas do caso, sua repercussão sobre as diferentes funções psíquicas e, especialmente, como afeta, incide ou modifica aquelas que são a base do que se considera como uma conduta adequada, livre, responsável e autodeterminada. Herrinton e Friedman ensinam que "os transtornos mentais orgânicos (TMO) compõem um grupo de transtornos que apresentam lesão ou disfunção cerebral identificável e temporalmente associada ao surgimento dos sintomas neuropsiquiátricos"[13].

Entre esses sintomas neuropsiquiátricos estão as alterações orgânicas da personalidade, sob cuja expressão genérica incluem-se os transtornos de personalidade e de comportamento decorrentes de doença, lesão ou disfunção cerebral. Observa-se, nesses indivíduos, capacidade reduzida de perseverar em atividades com fins determinados; comportamento emocional alterado; expressão de necessidades e impulsos sem consideração das consequências ou convenção social; desconfiança ou ideação paranoide; alteração marcante da velocidade e do fluxo da produção de linguagem, como viscosidade, hipergrafia, prolixidade; e comportamento sexual alterado[13].

A descrição clássica de um quadro dessa natureza é trazida por Antonio Damásio, através do caso de Phineas Cage, um trabalhador braçal de 25 anos que em um acidente de trabalho, em 1848, uma barra de metal atravessou o zigoma esquerdo e atingiu o lobo frontal esquerdo. Phineas, com a barra de ferro inserida em seu crânio, recuperou a consciência em poucos minutos e não apresentou prejuízos motores, de fala ou de memória. Contudo, o outrora sociável, eficiente e dedicado trabalhador, converteu-se em um indivíduo irreverente, irresponsável, insensível e impaciente.

As síndromes do lobo frontal podem acometer as regiões orbitofrontal, dorsolateral e frontal média anterior, causando diferentes quadros, embora não seja incomum a sobreposição de sintomas no mesmo indivíduo. Na síndrome orbitofrontal costumam ocorrer diminuição do senso ético e da autocrítica, falta de preocupação com o futuro, indiferença afetiva, irritabilidade e euforia. As lesões dorsolaterais, no entanto, caracterizam-se por prejuízo em funções executivas (organização, planejamento, abstração, capacidade de julgamento), planejamento motor e controle inibitório de diversas funções. Indivíduos com lesões na região frontal anterior podem apresentar apatia, pensamento lentificado e mutismo acinético[13].

Transtornos que causem défice cognitivo podem tornar o indivíduo vulnerável à influência de outrem. O prejuízo na memória autobiográfica pode tornar difícil a recordação de eventos do passado (incluindo disputas), enquanto o da memória de trabalho pode impedir que avalie as suas relações em um contexto temporal (presente e passado), tornando o sujeito vulnerável à influência daqueles com quem mantém contato frequente. Por fim, mudanças na personalidade, como apatia e passividade, tornam esse indivíduo suscetível à opinião alheia, o que pode ser agravado pela dependência significativa dos que lhe fornecem apoio.

Além disso, no que concerne à capacidade de indivíduos com doenças terminais para tomarem decisões livres e autônomas, alguns autores questionam: "o que acontece quando encontramos pessoas que estão no período terminal de uma doença incurável, onde a liberdade de escolha está provavelmente comprometida, uma vez que essa liberdade pode ser influenciada por circunstâncias biológicas, psicológicas, culturais, sociais, farmacológicas e psicofarmacológicas?" O autor responde a sua própria indagação: "diante de quadros psico-orgânicos, não haverá possibilidade de tomar decisões adequadas, já que as três primeiras etapas da atividade judiciária não podem ser realizadas. O não comprometimento da consciência do ponto de vista semiológico no exame psíquico se verificará através da integridade da atenção, sensopercepção e memória[14].

Conclusão

"O problema dos valores é, antes de tudo, o problema dos conflitos de valores. E esse problema não poderá ser solucionado com os meios do conhecimento racional", afirmam Thorp e cols.[15].

Como se vê no excerto da ação de reparação de danos que abre o presente capítulo, o correto agir técnico não garante ao médico imunidade para não ser demandado. Sequer lhe garante a absolvição.

Em qual grupo estaria enquadrado o caso concreto: naquele em que era possível adiar o procedimento enquanto se obtinha o consentimento esclarecido do paciente, ou naquele em que se o considerava com capacidade decisória prejudicada em razão da dor, do sofrimento e do medo? De fato, não cabe aqui responder. Ainda assim, parece óbvio que esse tipo de amputação poderia ser realizado posteriormente, não sendo a recíproca necessariamente verdadeira.

A experiência com a defesa de médicos e suas condutas revela que as decisões médicas, assim como as sentenças judiciais, são menos importantes por seus resultados ou conclusões e mais por suas motivações e fundamentações. Somente a equipe ou o cirurgião de trauma, responsáveis pela intervenção no paciente em questão, poderá fornecer as informações adequadas sobre a capacidade decisória do paciente no momento em que se apresentou, os intentos realizados no sentido de informá-lo das alternativas terapêuticas e seus riscos e benefícios, assim como sobre a urgência necessária para a intervenção.

E para que isso seja efetivo, defensável e justificável, deverá cumprir também com o dever previsto no Código de Ética Médica que diz ser vedado ao médico deixar de elaborar prontuário legível para cada paciente. Nesse prontuário, registrará em letra legível e linguagem clara, ainda que não necessariamente detalhada, suas impressões sobre "a integralidade do paciente, suas condutas – inclusive no que concerne à preservação da autonomia do paciente – e suas razões". Esse é, de todos, o melhor instrumento de defesa da boa prática médica.

■ Referências bibliográficas

1. Bernstein PL. Against the gods. The remarkable story of risk. New York: John Wiley & Sons; 1996.
2. Houaiss A. ***Dicionário eletrônico Houaiss*** da língua portuguesa. Rio de Janeiro: Objetiva; Versão 1.0.
3. Oxford University Press. Oxford English dictionary. Oxford, England: Oxford University Press; 2002.
4. Holton GA. Value-at-risk: theory and practice. Amsterdam; Boston: Academic Press; 2003.
5. Calman KC, Royston GH. Risk language and dialects. BMJ. 1997;315(7113):939-42.
6. El Jundi S. Uma perspectiva socioantropológica da medicina. In: Teixeira ACB, Dadalto L. Dos Hospitais aos Tribunais. Belo Horizonte, Del Rey: Imprenta; 2013.
7. Panzini RG, Rocha NS, Bandeira DR, Fleck MPA. Qualidade de vida e espiritualidade. Rev Psiquiatr Clín. 2001;34(1):105-15.
8. Thorp JM, Bowes WA. Episiotomy: can its routine use be defended? Am J Obstet Gynecol. 1989;160:1027-30.
9. Helwig JT, Thorp JM, Bowes WA. Does midline episiotomy increase the risk of third- and fourth-degree lacerations in operative vaginal deliveries? Obstet Gynecol. 1993;82(2):276-79.
10. Reichert M, Schwandner T, Hecker A, Behnk A, Baumgart-Vogt E, Wagenlehner F, et al. Surgical Approach for Repair of Rectovaginal Fistula by Modified Martius Flap. Geburtshilfe und Frauenheilkunde. 2014;74(10):923-27.
11. Nigre ALFA. O atuar médico, seus direitos e obrigações. 3ª ed. Rio de Janeiro: Rubio; 2008.
12. Sebastião J. Responsabilidade médica: civil, criminal e ética - comentários, referências ao direito positivo aplicável à doutrina e à jurisprudência. 3ª ed. Belo Horizonte, Del Rey: Imprenta; 2003.
13. Herrinton LJ, Friedman GD. Serum cholesterol concentration and risk of brain cancer. BMJ. 1995;310(6976):367-68.
14. Friedman EH. Low serum cholesterol levels and morning suicide. Arch Intern Med. 1993;153(10):1268-71.
15. Thorp JM, Bowes WA, Brame RG, Cefalo R. Selected use of midline episiotomy: effect on perineal trauma. Obstet Gynecol. 1987;70(2):260-62.
16. Damásio A. O Erro de Descartes: emoção, razão e o cérebro humano. São Paulo: Companhia das Letras; 1996.

PARTE 3

CONTROVÉRSIAS

12

Emprego do Colar Cervical

Prós e Contras

Peter T. Pons
Will Chapleau

O que foi tornará a ser,
o que foi feito se fará novamente;
não há nada novo debaixo do sol.
Eclesiastes 1:9

■ Resumo

A partir da década de 1960 surgiu a preocupação sobre como as vítimas de acidentes de automóvel estavam sendo retiradas dos veículos, com especial atenção à integridade e proteção da coluna vertebral. O foco inicial foi o uso da prancha para a remoção segura da vítima do interior do veículo. Posteriormente, a adição do colar cervical e a imobilização total da coluna tornou-se o método predominante de manejo e proteção das lesões vertebrais. Quando se deu uma atenção adicional ao mecanismo de lesão, a aplicação desse tipo de imobilização tornou-se liberalmente aplicada a qualquer paciente que tivesse sofrido um trauma que, ainda que remotamente, pudesse estar associado a uma lesão na coluna, devido ao receio de que uma fratura instável pudesse deslocar-se durante o atendimento pré-hospitalar e produzir uma lesão medular com comprometimento neurológico permanente. Como resultado, quase todos os pacientes traumatizados passaram a ser submetidos à imobilização da coluna vertebral, levando a longos períodos de permanência no setor de emergência e ao aumento da utilização da radiologia diagnóstica para descartar problemas na coluna.

Com o tempo, tornou-se evidente que, na verdade, as fraturas da coluna vertebral estão presentes em apenas 2 a 4% de todas as vítimas de trauma e as fraturas instáveis correspondem a uma fração ainda menor. A avaliação crítica dos métodos utilizados para imobilizar os pacientes demonstrou que a prancha contribui pouco para realmente imobilizar a coluna. Além disso, passaram a ser identificadas complicações associadas à imobilização da coluna vertebral. Como a esmagadora maioria das vítimas de trauma não desenvolve lesão na coluna vertebral, tem havido um grande esforço para definir quais pacientes devem receber imobilização da coluna vertebral e diminuir a utilização desnecessária dessas medidas restritivas.

- **Descritores:** Colar Cervical, Imobilização cervical, Trauma cervical, Trauma Raquimedular.
- **Nível de evidência científica predominante:** 2C.

Introdução

O manejo da vítima de trauma que pode apresentar uma lesão associada à coluna vertebral tornou-se cada vez mais controverso. O padrão tradicional de cuidados prestados no ambiente pré-hospitalar com a aplicação de colar cervical, coxins laterais de suporte para o crânio e prancha rígida entrou em um sério debate[1].

A questão do manejo da coluna e da medula espinal após trauma foi inicialmente trazida à tona como resultado de vários artigos publicados em meados e fim da década de 1960. A preocupação com a retirada adequada das vítimas de acidentes de trânsito e colisões foi inicialmente expressada por Kossuth, em 1965[2]. Em seu artigo, ele afirmou que "a equipe do setor de emergência aceita esses pacientes sem questionar se suas lesões são aquelas sofridas no acidente ou se podem ter sido agravadas por ações incidentais na remoção das vítimas dos destroços e transporte para o hospital". O Dr. Kossuth então perguntou: "O que está sendo ensinado sobre como remover um indivíduo ferido de um veículo? Verificou-se que nada estava sendo ensinado nesta área". O Dr. Kossuth, então, propôs o uso de uma tala rígida para remover as vítimas com lesões posteriores do tronco de veículos acidentados[3].

Talvez o artigo mais importante tenha sido *Death in a Ditch* (Morte em uma Vala), publicado por Farrington em 1967[4], juntamente com o artigo de acompanhamento *Extrication of Victims – Surgical Principles*, publicado no ano seguinte[5]. Em ambos os artigos, o Dr. Farrington defendeu o uso da prancha rígida como um dispositivo de remoção das vítimas de trauma envolvidas em acidentes de veículos motorizados. Em *Death in a Ditch* ele afirma que "as lesões mais frequentemente mal manejadas, pioradas pelos movimentos precipitados e bruscos de um veículo ou outra cena de acidente, são fraturas da coluna vertebral e do fêmur". Mais adiante, no mesmo artigo, ele continua dizendo: "As pranchas para coluna são de grande valor para retirar todos os tipos de feridos, particularmente as lesões que são mal manejadas com mais frequência, as fraturas da coluna vertebral com danos reais ou iminentes à medula. A prancha é ideal para a vítima com uma lesão assim..." Ele conclui o artigo dizendo que: "O uso de pranchas longas e curtas definitivamente diminui o potencial de danos às vítimas, especialmente aquelas com lesão na coluna, tornando relativamente fáceis tarefas difíceis". Em seu segundo artigo, Farrington começa com a seguinte declaração: "A avaliação das vítimas de acidentes, a imobilização firme e a tração em linha são os princípios básicos da remoção". Ele continua dizendo: "Em preparação para a remoção de uma vítima sentada com uma lesão na coluna vertebral real ou suspeita, o crânio da vítima é apoiado por um atendente, enquanto o outro aplica um colar...". Ele afirma ainda: "Em contradição com esse método, a Cruz Vermelha de alguns países europeus e um manual deste país ensinam o que parece ser um procedimento perigoso. A vítima sentada inconsciente é agarrada por trás por um atendente que passa as mãos sob as axilas da vítima e trava-as na frente do peito. A vítima é levantada, virada e removida com ou sem prancha. Este método possibilita que o crânio incline e balance". Por fim, ele afirma que: "Os atendentes são ensinados a não remover as vítimas da prancha após a chegada às instalações médicas. Essa é uma responsabilidade do médico".

Embora o Dr. Farrington estivesse se referindo especificamente à remoção de vítimas de veículos danificados em colisões e acidentes, e em nenhum lugar as palavras "imobilização da coluna vertebral" realmente apareçam em seus artigos, o uso de prancha rígida e colar cervical, não só para extricação, mas também para imobilização, tornou-se o procedimento padrão implementado em políticas e protocolos dos serviços médicos de emergência (SME) em todo o mundo.

O receio de provocar danos à medula espinal de uma vítima de trauma com potencial para fratura vertebral, mesmo sem lesão neurológica aparente, tornou-se tão grande que os critérios de aplicação da prancha e do colar foram liberalizados para incluir não apenas aqueles que se queixavam de dor na coluna ou sintomas neurológicos, mas para praticamente todas as vítimas de trauma com um mecanismo de lesão que poderia, mesmo remotamente, ter levado a uma lesão da coluna vertebral[6].

A avaliação clínica do paciente traumatizado com risco para lesão vertebral é um componente importante na determinação sobre se é necessária ou não a restrição dos movimentos da coluna. Como em todos os casos de pacientes com trauma, deve-se fazer uma anamnese o mais cuidadosa possível e realizar um exame físico geral. A avaliação do nível de consciência do paciente e da capacidade de detectar dor na coluna vertebral ou défice neurológico é uma das primeiras e mais importantes etapas. Se, por qualquer motivo, a comunicação com o paciente é difícil ou não é possível, supõe-se a existência de lesão medular e as medidas apropriadas são tomadas para minimizar qualquer movimento da coluna vertebral. É preciso perguntar ao paciente se ele tem ou não qualquer sensação de dor sobre a raque. A coluna é palpada para verificar a presença de qualquer área dolorosa, bem como para qualquer deformidade evidente no alinhamento anatômico das vértebras. O exame neurológico ocorre em seguida, para identificar quaisquer sinais de défice focal, incluindo fraqueza muscular ou paralisia, anormalidades sensoriais, tônus e sensibilidade do esfíncter anal ou alterações nos reflexos[7]. Deve ser notada a presença de lesões maiores causadoras de dor que podem distrair o paciente de sua lesão na coluna vertebral.

Os critérios tradicionais para "imobilizar" a coluna incluíam avaliação do mecanismo de lesão, juntamente com a avaliação da vítima, e os sinais e sintomas indicando risco significativo de lesão vertebral eram:

a) queixa subjetiva de dor cervical;
b) achado objetivo de dor à palpação;
c) deformidade evidente da coluna;
d) queixas de fraqueza muscular, paralisia ou anormalidades sensoriais como adormecimento e formigamento;
e) achado de fraqueza muscular ou paralisia, perda de sensibilidade.

Além disso, se o mecanismo fosse compatível com uma possível causa de lesão da coluna e o paciente apresentasse estado de consciência alterado (por qualquer motivo) ou pelo menos uma lesão maior, capaz de mascarar sintomas cervicais (*distracting injury*), o paciente traumatizado deveria ser imobilizado.

O método usual para imobilizar o paciente com trauma envolve a aplicação de uma série de dispositivos, em um esforço para minimizar quaisquer movimentos da coluna vertebral. Tipicamente, um colar cervical rígido é colocado no colo, o paciente é deitado em uma prancha rígida que engloba todo o comprimento da coluna vertebral, um par de rolos, feitos com cobertor, ou blocos imobilizadores, é colocado lateralmente ao crânio, enquanto o crânio, o tronco e as extremidades são presos à prancha (Figura 12.1).

Diante desse contexto, este capítulo irá discutir os vários argumentos a favor e contra a imobilização da coluna vertebral.

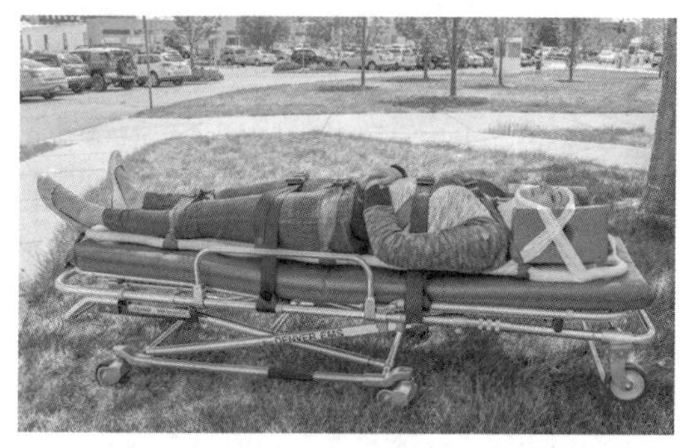

Figura 12.1. Paciente com precauções de imobilização completas da coluna, com colar cervical, coxins laterais, prancha rígida e faixas de fixação (Fonte: Foto cedida por C. Eastman e T. Adolf. Denver Paramedic Division, Denver, Colorado).

Revisão da literatura

■ Uso de colares cervicais e imobilização – prós

Preocupação com lesões instáveis e prevenção de movimentos que podem causar lesão neurológica

A justificativa para a aplicação de colares cervicais e o uso de prancha rígida baseou-se principalmente no receio de que uma vítima de trauma, com um mecanismo apropriado de lesão, pudesse sofrer uma fratura instável de vértebra[8]. O objetivo das técnicas de imobilização recomendadas é idealmente impedir qualquer movimento adicional do paciente e da raque, evitando assim qualquer distração ou deslocamento de segmentos de fraturas instáveis que possam, secundariamente, causar danos à medula espinal que não foram produzidos no momento do evento traumático inicial.

Esta situação foi documentada em uma revisão de 123 pacientes internados em uma unidade de lesão medular, dos quais 32 foram descritos como tendo desenvolvido deterioração neurológica importante em algum ponto após o momento da lesão inicial e admissão no hospital[9]. O autor afirma que a suspeita de lesão em potencial da coluna vertebral, combinada com "manuseio e imobilização adequados... poderiam fazer de uma deterioração neurológica maior... um evento raro"[9].

Esta complicação foi novamente documentada em um artigo que descreveu dois pacientes com trauma que tiveram fraturas cervicais não reconhecidas e que desenvolveram défices neurológicos relacionados à intubação endotraqueal para intervenção cirúrgica de outras lesões[10]. Um relato de caso de uma fratura não reconhecida, em C7, descreve um paciente que desenvolveu tetraparesia intermitente 7 anos após um acidente com veículo automotor (VAM)[11]. Os raios X da coluna cervical em flexão e extensão demonstraram instabilidade vertebral com suspeita de compressão transitória da medula espinal. Após a fusão cervical ele não apresentou mais episódios.

O grupo de trabalho *Joint Section on Disorders of the Spine and Peripheral Nerves*, em sua publicação de 2013, intitulada *Guidelines for the Management of Acute Cervical Spine and Spinal Cord Injuries*, afirma que "uma combinação de colar cervical rígido e coxins de suporte em uma prancha com faixas é eficaz na limitação do movimento da coluna cervical e deve ser recomendada"[8]. Um grupo de trabalho da Noruega fez eco da recomendação em favor da restrição dos movimentos da coluna vertebral após a revisão da literatura disponível e, embora reconhecendo a escassez de evidências de qualidade, declarou que os benefícios da imobilização superam os riscos[12].

Em uma revisão da literatura, observando se a mobilização de um paciente de uma posição supina para uma posição lateral, a fim de manter aberta e proteger a via aérea, poderia levar à deterioração neurológica, nenhum paciente com trauma sofreu qualquer deterioração, porém vários estudos em cadáveres mostraram, de forma estatisticamente significativa, que essa mobilização pode ocasionar deslocamentos em uma coluna vertebral lesionada[13]. Outra revisão da literatura médica, comparando a manobra de rolamento (*log roll maneuver*) com a técnica de elevação e deslizamento, para mover ou transferir um paciente traumatizado, revelou que a manobra tradicional de rolamento possibilita mais mobilidade à coluna do que levantar o paciente[14].

Além disso, reconheceu-se que muitas vezes as fraturas da coluna não são isoladas e, quando uma fratura é encontrada, frequentemente há uma fratura adicional da raque em local distante do primeiro. Esta foi mais uma justificativa para imobilizar não apenas o local da lesão, mas toda a extensão da coluna vertebral.

Embora seja sabido que fraturas instáveis da coluna não são frequentes, os efeitos devastadores de uma tetraplegia ou paraplegia, particularmente de origem iatrogênica, devem, se possível, ser evitados.

Fatores que interferem na confiabilidade do exame físico

Para complicar a avaliação das vítimas de trauma, em geral, e da coluna vertebral, em particular, há uma série de fatores de confusão que influenciam negativamente a confiabilidade do exame físico e a habilidade do paciente para identificar a dor na coluna vertebral.

a) Estado de consciência alterado: a vítima de lesão traumática pode apresentar um nível de consciência alterado por uma variedade de razões, incluindo trauma cerebral, hipóxia, hipotensão ou alterações metabólicas, como hipoglicemia, que pode não ser óbvia inicialmente. O comprometimento do estado de consciência, seja qual for o motivo, pode ocultar sinais e sintomas de lesão raquidiana. Além disso, o uso de substâncias tóxicas, incluindo o etanol e outras drogas, pode prejudicar o estado de consciência da vítima e sua capacidade de reconhecer a dor à palpação da coluna vertebral.

b) Lesão de distração (*distracting injury*): pacientes com lesão raquidiana frequentemente apresentam trauma em outros locais. A presença de outras lesões significativas pode desviar a atenção do paciente quanto ao dano à coluna vertebral. Geralmente, os pacientes detectam a dor mais intensa e a lesão de maior vulto, não sendo capazes de detectar focos simultâneos.

c) Idade: recentemente, foi relatado que pacientes com mais idade, portadores de fraturas da coluna cervical, podem não perceber a dor associada a essa lesão. Em um relato de 173 pacientes com idade superior a 55 anos e fratura cervical, 22% não se queixaram de dor cervical espontânea ou à palpação da coluna e, entre eles, 33% apresentavam fraturas de diferentes graus[15]. Todos os pacientes deste estudo tinham um escore de 15 na Escala de Coma de Glasgow (ECG), entretanto, os que não sentiam dor se mostraram significativamente mais propensos a apresentar lesões associadas em outra região do corpo, em comparação com os que apresentavam dor cervical. Outro estudo que avaliou a sensibilidade dos critérios do *National Emergency X-Radiography Utilization Study* (NEXUS) para excluir lesões da raque em vítimas de trauma com mais de 65 anos, descobriu que entre 468 pacientes que apresentavam fraturas cervicais, 21 não preenchiam esses critérios[16]. Ambos os estudos recomendam a avaliação radiológica liberal de pacientes idosos. Por extensão, isso sugeriria que a imobilização da coluna nesta faixa etária também deveria ser aplicada de maneira mais liberal.

d) Exame clínico propriamente dito: o exame clínico foi defendido como método confiável para excluir a probabilidade de fratura na coluna cervical do paciente consciente que atende a critérios específicos, como os descritos no estudo NEXUS (Quadro 12.1) ou na regra canadense para coluna cervical[27,29]. No entanto, em um estudo com mais de 500 pacientes com trauma fechado, em vítimas com escore de 15 na Escala de Coma de Glasgow, 33% dos pacientes com fratura cervical (8 em 24) tiveram exame clínico negativo[17].

Quadro 12.1. Critérios de baixa probabilidade de lesão da coluna (NEXUS)*
1. Nível de consciência normal
2. Sem evidência de intoxicação
3. Ausência de dor na linha média da coluna
4. Ausência de défice neurológico focal
5. Ausência de lesão de distração

** Se todos os critérios forem preenchidos, os raios X de coluna são desnecessários.*
Fonte: Hoffman JR et al.[27].

■ Uso de colares cervicais e imobilização – contras

Ao longo dos últimos anos tem havido um sentimento cada vez maior de que a prática tradicional de imobilização da coluna vertebral não é apenas excessiva, mas talvez não seja necessária[18]. Um dos primeiros estudos a questionar a necessidade de imobilização da coluna vertebral envolveu uma comparação entre pacientes tratados em Albuquerque, no Novo México, com pacientes tratados na Malásia[19]. Todos os pacientes tratados nos Estados Unidos foram submetidos a imobilização espinal pré-hospitalar padrão, completa, enquanto nenhum dos pacientes da Malásia foi imobilizado. A incidência de incapacidade neurológica foi maior nos pacientes americanos em comparação com os malaios. Infelizmente, uma grande limitação do estudo é que os dois grupos não eram comparáveis em termos dos mecanismos de lesão.

Sugeriu-se que, se uma lesão medular vai ocorrer como resultado de uma fratura vertebral instável, ocorrerá no momento da lesão como resultado das forças significativas aplicadas na coluna vertebral e não posteriormente como resultado da extricação, evacuação e transporte[18]. Postula-se que o paciente consciente irá proteger a si próprio como resultado do espasmo muscular cervical induzido pela lesão[19-21]. Além disso, acredita-se que a deterioração neurológica subsequente, mais provavelmente, resulta de processo secundário associado à lesão, como respostas inflamatórias, hipóxia, hipotensão, edema ou hemorragia[6].

O primeiro componente da prática tradicional a ser questionado foi o uso da prancha como dispositivo de imobilização[22]. Como resultado, um número crescente de SME está limitando ou abandonando o uso da prancha rígida. Na verdade, o objetivo da prancha parece ter retornado ao originalmente defendido por Farrington: "... uso da prancha rígida como dispositivo de remoção e não como componente de imobilização[23]".

A necessidade de imobilização cervical com a aplicação de colar cervical também entrou em questão[18,24-26]. Os motivos dessa reviravolta no padrão tradicional são inúmeros e variados.

Número muito pequeno de lesões vertebrais realmente instáveis

Estudos têm demonstrado que a incidência geral de fratura da coluna nas vítimas de trauma é bastante pequena e o número de fraturas instáveis na coluna, ainda menor. Especificamente, a incidência de fratura da coluna cervical é estimada entre 2% e 4% e, destes, aproximadamente 20% terão lesão associada da medula espinal[27-31].

O maior estudo para examinar a incidência de fratura cervical após trauma contuso foi o NEXUS[27]. Nele foram avaliados prospectivamente 34.069 pacientes com trauma contuso que foram submetidos a radiografia cervical. Destes, 818 (2,4%) tiveram fraturas de coluna cervical documentadas pelos raios X.

É importante destacar uma metanálise de Milby[32], em que foi constatado que 3,7% dos pacientes traumatizados apresentaram lesão da coluna cervical (compatível com outros estudos), mas naqueles pacientes que não puderam ser avaliados clinicamente, devido a trauma cranioencefálico associado, intoxicação ou lesão de distração, a incidência de lesão da coluna cervical foi de 7,7%. Além disso, quase 42% das fraturas foram consideradas instáveis, requerendo estabilização externa ou fixação cirúrgica.

Estes números contrastam significativamente com o grande número de pacientes com trauma que são colocados em dispositivos de imobilização espinal diariamente.

Aumento do tempo de remoção da cena, com retardo dos cuidados definitivos

O início e a aplicação dos dispositivos de restrição de movimento da coluna são procedimentos demorados[33]. Estima-se que o prestador de cuidados pré-hospitalares leva aproximadamente 5 a 6 minutos para realizar a aplicação do colar cervical, colocar o paciente na prancha e fixá-lo adequadamente. Em geral, essas ações são realizadas antes do transporte real do paciente, implicando período de tempo mais longo na cena e, em última análise, retardo na remoção para um centro de trauma e cuidados definitivos. O tempo torna-se um fator ainda mais relevante quando o traumatizado tem outras lesões importantes, como hemorragia intra-abdominal, que podem requerer intervenção cirúrgica de emergência.

Falha da imobilização em evitar todo movimento da coluna

Inúmeros estudos demonstram que, de fato, a imobilização da coluna vertebral é claramente um nome inapropriado[14,33]. Eles revelam que os métodos tradicionais de "imobilização", com colar cervical e prancha, possibilitam uma quantidade significativa de movimentos. Na verdade, um estudo demonstrou que permitir que um paciente com colar cervical instalado saia por si mesmo de um veículo produz menos movimento da coluna do que os métodos tradicionais de remoção de vítimas[33]. Isso levou à recomendação de que o termo "imobilização da coluna" fosse retirado do léxico das emergências clínicas e trauma e, em vez disso, fosse tratado como "restrição de movimento da coluna", reconhecendo que se trata de uma tentativa de limitar a mobilidade raquidiana, mas incapaz de impedi-la por completo.

Aplicação técnica inconsistente

Alguns estudos questionam a capacidade dos prestadores de cuidados pré-hospitalares de realizar de maneira consistente e confiável as etapas necessárias para aplicar com segurança os vários dispositivos usados para restringir o movimento. Foi levantada a preocupação de que a falha em escolher o colar cervical do tamanho adequado pode levar à movimentação da coluna cervical com subsequente lesão medular[34]. Em um estudo realizado em cadáveres frescos, que tiveram uma ruptura completa da coluna cervical criada cirurgicamente, a aplicação de um colar de extricação resultou em mais de 7 mm de desvio do crânio em relação à coluna cervical[34]. Outro estudo projetado para avaliar o efeito de um colar cervical no volume corrente ventilatório, usando voluntários submetidos a anestesia geral para procedimentos cirúrgicos não relacionados a trauma, demonstrou que um colar de tamanho inadequado pode levar à obstrução das vias aéreas[35].

Dor induzida pelo uso da prancha e do colar

Inúmeros estudos mostram que a colocação sobre uma prancha, assim como a aplicação de um colar cervical, não são apenas desconfortáveis para o paciente, a prancha em especial pode levar a dor significativa em áreas de contato com o corpo[33,36]. A experiência de permanecer na prancha é descrita como extremamente incômoda apenas alguns minutos após a imobilização[37]. Estudos que comparam a prancha rígida com dispositivos alternativos, como a maca telescópica (*scoop stretcher*) ou a maca com colchão a vácuo para corpo inteiro, descrevem o colchão a vácuo como mais confortável ao longo do tempo, capaz de proporcionar maior estabilidade e menos movimento[38,39]. No entanto, em um relato onde foi comparada a prancha rígida com o colchão a vácuo, a prancha foi considerada mais confortável[40]. É importante notar que, nesse estudo, o tempo necessário para colocar uma vítima de trauma no colchão a vácuo foi significativamente maior do que o tempo necessário para imobilizar uma vítima na prancha rígida (10,9 minutos *versus* 3,5 minutos)[40].

Um estudo relatou que 20% dos pacientes que se queixavam de dor ou desconforto cervical enquanto estavam na prancha não mantinham essas queixas após sua retirada[41]. Em contrapartida, em estudo realizado em voluntários saudáveis, contidos durante 30 minutos com colar cervical e prancha, quase 1/3 dos indivíduos reclamou de cefaleia occipital ou dor lombossacral, 48 horas após terem sido removidos da contenção[37].

Aumento da Pressão Intracraniana (PIC)

A aplicação do colar cervical demonstrou comprimir a drenagem venosa do crânio e do cérebro, causando um potencial aumento da PIC[42-45].

Um estudo com pacientes submetidos a punção lombar para meningite ou hemorragia subaracnóidea mediu a PIC antes e após a colocação de um colar cervical rígido do tipo Philadelphia[46]. Quatorze dos 20 pacientes apresentaram aumento médio de cerca de 20 mmH_2O na PIC. Em estudo semelhante envolvendo vítimas de trauma com escore menor que 10 na ECG, nove de dez pacientes apresentaram um aumento médio na PIC, de 4,4 mmHg[47]. Da mesma maneira, um estudo com 30 pacientes portadores de lesão cerebral traumática revelou aumento sustentado da PIC, com média de 4 mmHg, após a aplicação do colar cervical, que foi revertido com a remoção do dispositivo[48].

Embora o aumento médio relatado nestes estudos seja pequeno e, provavelmente, tenha pouco significado clínico na maioria dos pacientes, a variação no grau de elevação da PIC foi grande, o que pode ter impacto sobre o paciente com dano cerebral traumático que já possui uma PIC aumentada, no qual qualquer elevação adicional pode agravar a lesão neurológica.

Comprometimento pulmonar associado à prancha e ao colar

Colocar uma vítima de trauma em decúbito dorsal sobre uma prancha e prendê-la, juntamente com a colocação de um colar cervical, pode levar a uma diminuição da expansibilidade torácica e comprometimento respiratório[49]. Em um estudo com homens saudáveis e não fumantes, a aplicação da imobilização espinal resultou em restrição significativa da função pulmonar, mensurada por testes funcionais como volume expiratório forçado (VEF_1)[50]. De maneira semelhante, um estudo com crianças saudáveis colocadas em restrição de movimento da coluna vertebral demonstrou redução na capacidade pulmonar[51].

Úlcera de decúbito associada à permanência prolongada na prancha

Devido ao receio de produzir uma lesão medular na presença de uma fratura instável de coluna, muitos pacientes de trauma foram mantidos em dispositivo de precaução espinal completa até o momento em que pudessem estar livres de qualquer receio acerca de uma fratura vertebral, tanto clínica como radiologicamente. Isso levou muitos pacientes a permanecerem na prancha, e com colar cervical, por longos períodos de tempo. Problema que se agravava caso o paciente não pudesse ser adequadamente "liberado" na instalação inicial onde era recebido e precisava ser transferido para um centro de trauma.

A imobilização em uma prancha rígida produz aumento da pressão tecidual nos locais de interface entre o corpo e a prancha[36,52,53]. A permanência prolongada do corpo imóvel sobre uma superfície rígida leva à isquemia da pele nessas áreas de contato e ao subsequente desenvolvimento de úlceras de decúbito[54]. O uso de colchão de ar entre a prancha e o paciente demonstrou melhorar o conforto e reduzir a pressão sobre as interfaces em contato. Esses benefícios se acentuam com o uso de colchões a vácuo[53,55,56].

De maneira semelhante, muitos pacientes com estado de consciência alterado foram mantidos com colares cervicais por longos períodos de tempo até retornarem a um estado de vigília que possibilitasse um exame físico confiável, mesmo diante de exames radiológicos normais. Isso levou ao desenvolvimento de úlceras de decúbito no ponto de contato do crânio com o colar cervical, bem como no mento, ombros e dorso[57]. A incidência relatada variou de 6,8% a 38% e esteve relacionada ao tempo de permanência do colar[58-60].

Prejuízo do acesso às vias

O emprego do colar cervical é, evidentemente, destinado a limitar os movimentos da coluna vertebral do paciente. O componente do colar destinado ao mento possui o efeito adicional de limitar a mobilidade e a abertura da mandíbula. No caso de o paciente traumatizado necessitar de uma abordagem ativa sobre as vias aéreas, o colar cervical limita o acesso à orofaringe e prejudica a visualização das referências anatômicas necessárias à intubação[61,62].

Risco de aspiração

A imobilização da coluna exige que o paciente seja colocado em posição supina. A combinação de posicionamento e imobilização aumenta o risco de aspiração pulmonar em caso de vômito ou acúmulo de sangue e saliva na orofaringe.

Uso indiscriminado da imobilização

O temor, diante da possibilidade de induzir uma lesão da medula espinal em pacientes com fratura instável de coluna sem alteração neurológica ao exame inicial, tornou-se uma reação generalizada que levou a uma aplicação excessivamente liberal da imobilização espinal, incluindo não apenas pacientes com queixa espontânea de dor, dor à palpação ou sinais e sintomas neurológicos, mas qualquer paciente que tivesse sido submetido a um mecanismo de lesão envolvendo dispersão de energia suficientemente alta para produzir danos à coluna. O resultado foi que muitos pacientes, mesmo aqueles assintomáticos no momento da avaliação pelo serviço de emergência, eram colocados em dispositivos de restrição de movimento da coluna vertebral exclusivamente com base no mecanismo de lesão.

Aumento desnecessário de exames radiológicos e custos

O fato de um paciente traumatizado ter sido imobilizado na cena levou a uma grande relutância do setor intra-hospitalar em remover o dispositivo de restrição até que ele fosse avaliado radiologicamente, seja com exames simples, tomografia computadorizada ou ressonância magnética, e não houvesse fratura ou ruptura ligamentar demonstrada.

Por essa razão, um grande número de pacientes que realmente não exigia exame radiológico foi mantido em dispositivos de precauções e exposto à radiação. Este excesso, além do desconforto sofrido pelo paciente que permanecia na prancha e com colar por longo período de tempo, até que os exames fossem obtidos, teve o efeito adicional de aumentar significativamente o custo do cuidado com esses pacientes, devido à realização de exames desnecessários.

Aumento da mortalidade nos traumas penetrantes

Outro subproduto das políticas de imobilização liberal da raque foi o uso de dispositivos de precaução espinal em todos os pacientes traumatizados, fossem vítimas de ferimentos contusos ou penetrantes. Depois de avaliar criticamente a diferença entre os mecanismos de lesão contusos e penetrantes, tornou-se evidente que as vítimas de trauma penetrante raramente sofreram fratura instável da coluna vertebral sem dano medular concomitante[63]. Vários estudos com vítimas de lesões penetrantes demonstraram que as fraturas instáveis eram muito raras e que todos os pacientes com feridas por arma de fogo que apresentavam fraturas instáveis na coluna também apresentavam lesões neurológicas evidentes produzidas no momento da lesão[64,65]. Na verdade, há apenas um relato de caso na literatura médica de ferimento por arma de fogo com fratura instável da coluna cervical e medula espinal íntegra[66]. Além disso, não há nenhum relato de paciente com ferimento penetrante por arma branca que tenha sofrido fratura instável da coluna cervical[64].

Uma revisão da literatura feita por Stuke e cols. não revelou nenhum benefício em colocar vítimas de trauma penetrante em restrição de movimento da coluna vertebral[67].

Talvez o trabalho mais significativo seja um estudo com 45.284 vítimas de trauma penetrante, das quais 4,3% foram submetidas à imobilização da coluna vertebral, em que as vítimas de ferimentos por arma de fogo que não estavam em choque no momento da avaliação pela equipe de emergência, mas que receberam dispositivos de precaução espinal, tiveram mortalidade duas vezes maior do que aquelas que não foram imobilizadas. Entre os pacientes com ferimento de arma de fogo que apresentavam quadro de choque na avaliação inicial a mortalidade foi três vezes maior no grupo que recebeu imobilização[68].

Falta de evidência documentada de benefício

Não há estudos na literatura médica que documentem o benefício da imobilização da coluna vertebral. Como foi dito anteriormente neste capítulo, um estudo de coorte retrospectivo comparou dois grupos de pacientes com trauma fechado manejados na cena[69]. Os primeiros foram aqueles tratados por atendentes de emergência em Albuquerque, no Novo México, todos submetidos a restrição de movimento espinal. O segundo grupo de pacientes foi atendido na Malásia, nenhum dos quais foi imobilizado. Este estudo relatou menor número de incidentes com deficiência neurológica nos pacientes da Malásia.

Uma revisão da literatura médica, para avaliar a incidência de casos com deterioração neurológica após a fratura da coluna vertebral, encontrou 12 estudos, relatando um total de 41 casos[6]. Os autores afirmam que a maioria dos casos foi pobremente descrita e que a deterioração pode se dever a outras causas e não necessariamente a falhas na imobilização. Além disso, afirmam que não foram divulgados documentos em que conste a deterioração induzida pelo movimento no ambiente pré-hospitalar, de forma a comprovar o que realmente ocorreu.

■ Regras para Indicação de Restrição de Movimento da Coluna Vertebral

Com base na análise das complicações e efeitos negativos do uso liberal de restrição de movimento da coluna vertebral, vários estudos consideraram e avaliaram o uso de critérios específicos para auxiliar a direcionar quem deveria ou não receber precauções espinais.

O estudo NEXUS foi um grande estudo multicêntrico que analisou os critérios para determinar quais pacientes traumatizados deveriam se submeter a avaliação radiológica da coluna vertebral e quais poderiam ser removidos com segurança das precauções medulares no departamento de emergência[27] (Quadro 12.1). Como mencionado anteriormente neste capítulo, este estudo envolveu 34.069 vítimas de trauma fechado que foram submetidas a raios X da coluna cervical. O estudo encontrou 818 fraturas cervicais, das quais 810 atenderam a critérios clínicos para obtenção de exame radiológico (sensibilidade de 99% e valor preditivo negativo de 99,8%). É importante notar que este estudo foi um projeto de pesquisa intra-hospitalar e não um estudo de campo. Contudo, desde a sua publicação, os critérios descritos para determinar a necessidade de avaliação com raios X foram estendidos à escolha seletiva de pacientes a serem imobilizados no atendimento pré-hospitalar[8].

Da mesma maneira, a regra canadense para coluna cervical foi desenvolvida na tentativa de diminuir o número de raios X desnecessários realizados em pacientes com trauma[70] (Tabela 12.1). Tal como ocorreu com os critérios NEXUS, essa regra também foi adaptada para orientar a tomada de decisão dos provedores pré-hospitalares sobre a indicação de imobilização da coluna vertebral[71].

Em uma revisão que comparou essas duas regras de decisão clínica, ambas foram altamente sensíveis para descartar lesão da coluna cervical e necessidade de imagem radiológica, com

Tabela 12.1. Regra canadense para coluna cervical em pacientes com estado de consciência normal

Passo 1	
Avaliar presença de fatores de alto risco	***Conduta***
1. Idade maior que 65 anos	SIM para qualquer um dos fatores: imobilizar e realizar raios X
2. Parestesia/défice neurológico	
3. Mecanismo significativo (queda superior a 1 m ou 5 lances de escada, pressão axial, acidente de bicicleta, acidente com veículo recreativo, acidente com VAM a mais de 100 km/h, capotagem ou ejeção)	NÃO para todos os fatores: ir para o Passo 2
Passo 2	
Avaliar presença de fatores de baixo risco:	***Conduta***
1. Colisão traseira com VAM	SIM para todos os fatores: ir para o Passo 3
2. Posição sentada	
3. Paciente deambulando	NÃO para qualquer um dos fatores: imobilizar e realizar raios X
4. Dor de início retardado	
5. Ausência de dolorimento sobre a coluna	
Passo 3	
Avaliar amplitude do movimento cervical	***Conduta***
1. Paciente consegue girar ativamente o crânio e o colo para os lados, em 45 graus?	SIM: não é necessário imobilizar
	NÃO: imobilizar e realizar raios X

Fonte: Stiell IG et al.[28].

ligeira vantagem da regra canadense devida a uma precisão diagnóstica ligeiramente melhor[72].

Em função desses temores e complicações (tanto reais como potenciais), diversas organizações médicas publicaram recomendações sobre imobilização da coluna vertebral, que levaram SME de todo o mundo a modificar seus protocolos e políticas, tornando-se muito mais seletivos em sua abordagem quanto à indicação de restrição de movimento da coluna[12,22,73-78].

A *National Association of Emergency Medical Services* e o Comitê de Trauma do *American College of Surgeons* emitiram uma declaração de política conjunta sobre o uso da prancha para imobilização da coluna vertebral[77]. Eles comentam que os benefícios da prancha não são comprovados e que ela pode ser considerada para uso nas seguintes situações:

a) vítimas de lesão contusa com estado de consciência alterado;
b) vítimas de traumatismo com dor na coluna, espontânea ou à palpação;
c) vítimas de trauma com sintomas ou sinais de comprometimento neurológico compatível com dano da medula espinal;
d) deformidade palpável da coluna vertebral;
e) mecanismo principal de lesão com intoxicação, incapacidade de comunicação ou ferimentos de distração importantes.

Além disso, afirmam que a prancha não deve ser usada no caso de:

a) Vítimas com lesão penetrante sem evidência de dano medular;
b) Vítimas de trauma que atendam todos os seguintes critérios:
   - estado de consciência normal (15 na ECG);
   - ausência de dor na coluna (espontânea e à palpação);
   - sem queixa neurológica ou achados objetivos;
   - nenhuma lesão de distração importante;
   - nenhuma evidência de intoxicação.

Por fim, sugerem que qualquer pessoa colocada em uma prancha rígida deve ser removida dela o mais rapidamente possível após a chegada ao hospital de referência.

O *American College of Emergency Physicians* publicou uma declaração com políticas sobre o "Manejo de Pacientes com Lesão Espinal em Potencial no Setor de Emergência"[78]. Nessa publicação, sugerem que a terminologia correta para o manejo pré-hospitalar da raque é "restrição de movimento da coluna (RMC)" e fazem as seguintes recomendações sobre seu uso:

a) a RMC não deve prejudicar a realização de intervenções sensíveis ao tempo e fundamentais para a vida, como gerenciamento de via aérea, controle de hemorragia e transporte imediato;
b) a RMC deve ser considerada para os pacientes que atendem a critérios como o estudo NEXUS ou a regra canadense da coluna cervical;
c) a RMC deve ser considerada para vítimas de lesão contusa com os seguintes achados:
   - alteração do estado de consciência por qualquer motivo;
   - dor na linha média da coluna (espontânea e à palpação);
   - deformidade da coluna vertebral palpável;
   - sinais ou sintomas neurológicos indicativos de lesão medular;
   - lesões de distração;
d) a RMC não deve ser empregada em vítimas de trauma penetrante na ausência de achados neurológicos indicativos de lesão da medula espinal;
e) a prancha rígida não deve ser utilizada como dispositivo de imobilização.

O *Norwegian National Competence Service for Traumatology* colaborou com o *Norwegian Knowledge Centre for the Health Services* para desenvolver uma diretriz baseada em evidências usando o sistema GRADE de avaliação da literatura médica[12]. Embora tenham adotado uma abordagem seletiva para a imobilização da coluna vertebral (Quadro 12.2), suas recomendações permanecem um pouco conservadoras devido ao temor de que uma fratura instável possa levar a uma lesão da medula espinal.

A melhor recomendação da África do Sul é que os pacientes conscientes possam, geralmente, ser liberados, que a prancha é útil apenas para extricação, não devendo ser usada para transporte, e que colares cervicais rígidos não sejam usados, mas sim que o paciente seja posicionado confortavelmente com coxins de suporte macios para minimizar o movimento. A imobilização não é indicada para vítimas de trauma penetrante, a menos que achados neurológicos focais estejam presentes e o transporte não seja demorado[79].

Quadro 12.2. Diretrizes norueguesas para manejo pré-hospitalar de casos com potencial para lesão na coluna vertebral
1. As vítimas de trauma com potencial para lesão de coluna devem receber estabilização da coluna vertebral
2. Uma estratégia mínima de manejo deve ser observada
3. A estabilização da coluna nunca deve atrasar ou impedir intervenções essenciais para manter a vida do paciente com trauma grave
4. As vítimas de lesões penetrantes isoladas não devem ser imobilizadas
5. Sistemas de triagem baseados em achados clínicos devem ser utilizados
6. A estabilização cervical pode ser alcançada com uso de alinhamento manual, coxins de suporte para o crânio, colar rígido ou suas combinações
7. A transferência do solo ou entre macas deve ser realizada com maca do tipo *scoop*
8. Pacientes com potencial para lesão na coluna vertebral devem ser transportados em decúbito dorsal, presos em uma maca com colchão a vácuo ou em macas próprias para ambulância
9. Macas com superfície rígida só podem ser usadas para transportes de curta duração
10. Dependendo das circunstâncias, os pacientes devem ser "convidados" a sair do veículo por si próprios

Fonte: ***Kornhall DK*** *et al.*[12].

A *Faculty of Pre-hospital Care of the Royal College of Surgeons of Edinburgh*, em sua declaração de consenso, recomenda que a prancha seja usada unicamente como dispositivo de extricação e durante o transporte para o hospital e que a estabilização manual com alinhamento da coluna vertebral representa um substituto aceitável para o colar cervical[80]. Semelhante à recomendação sul-africana, é permitido que a vítima deambule e dirija-se ela mesma à ambulância para avaliação e subsequente restrição de movimento, se necessário. Por último, a menos que estejam presentes achados neurológicos, é recomendado que a vítima de lesões penetrantes não seja imobilizada.

Litígio

As lesões vertebrais negligenciadas, em geral, e as que resultam em danos subsequentes à medula espinal, em particular, representam uma preocupação em termos de responsabilidade legal, especialmente nos países em que há um ambiente altamente litigante, como é o caso dos Estados Unidos. Uma revisão das bases de dados jurídicas e médicas disponíveis procurou lesões na coluna cervical negligenciadas e encontrou 20 casos listados e 12 vereditos em favor dos autores. A indenização média foi de 2,9 milhões de dólares[81].

Uma pesquisa na Internet acerca de ações judiciais e vereditos relacionados com fraturas de coluna não detectadas ou mal tratadas produziu uma série de casos anedóticos. Em um caso, a vítima de um acidente com VAM foi removida das precauções medulares pré-hospitalares, incluindo colar cervical e prancha, e pediu para caminhar até uma cadeira de rodas no serviço de emergência. Depois de dar alguns passos, ele desmaiou e descobriu-se que tinha uma fratura de coluna cervical instável com dano à medula espinal, que o deixou tetraplégico. Foi feito um julgamento de 31 milhões de dólares contra todas as partes envolvidas em seus cuidados hospitalares[82].

De maneira semelhante, uma vítima de acidente com VAM, imobilizada no atendimento pré-hospitalar devido a dor cervical, foi liberada do colar cervical e da prancha no setor de emergência e recebeu alta sem fazer raios X[83]. Vários dias depois, subitamente, perdeu a função no braço e no ombro esquerdos e descobriu-se que tinha múltiplas fraturas de coluna cervical com um fragmento ósseo impactando uma raiz nervosa. Nesse caso, a decisão, em favor do autor, rendeu 7,5 milhões de dólares.

Em uma revisão de processos relativos a pacientes com lesão de coluna, inúmeros casos como os mencionados acima foram descritos e cada um deles resultou em julgamentos de milhões de dólares a favor do autor[84].

Não é demais citar a frase do *website BrainandSpinalCord.org* sobre casos de lesões na coluna: "... você pode receber uma quantia significativa por danos. Por exemplo:

- 250.000 dólares por custos médicos;
- 740.000 dólares por perda de capacidade;
- 450.000 dólares para custos de assistência ao longo da vida;
- 740.000 dólares para desfrutar a vida;
- 740.000 dólares por dor e sofrimento.
- Danos totais: 2.920.000 dólares"[85].

Embora esses tipos de casos e julgamentos não sejam comuns, é esse o medo que tem impulsionado a prática de imobilizar praticamente todas as vítimas de trauma até que a coluna tenha sido liberada com o uso de uma combinação de exame físico e avaliação radiológica.

Conclusão

Dadas as diversas preocupações e recomendações conflitantes, é crucial determinar o que constitui uma abordagem razoável para o tratamento pré-hospitalar do paciente com um mecanismo de lesão compatível com uma possível fratura da coluna vertebral. Está claro que a abordagem tradicional é excessiva e que um processo de tomada de decisão seletivo quanto a quem deve ser colocado sob restrição de movimento da coluna vertebral é apropriado.

Os seguintes critérios são sugeridos:

a) a prancha não deve ser usada como dispositivo de imobilização da coluna vertebral, mas pode ser considerada para a extricação e retirada difícil, quando necessário;
b) o colar cervical, juntamente com uma restrição suave, em uma maca padrão, podem ser considerados para proporcionar restrição de movimento da coluna vertebral;
c) a RMC pode ser considerada para vítimas com mecanismo de lesão contuso com os seguintes achados:
    - alteração do estado de consciência por qualquer motivo, incluindo lesões cerebrais traumáticas ou intoxicação de qualquer origem;
    - incapacidade de se comunicar, incluindo dificuldades linguísticas;
    - queixa subjetiva de dor cervical;
    - queixa objetiva de dor à palpação cervical;
    - queixa subjetiva de alterações neurológicas, como adormecimento, formigamento, fraqueza, etc.;

- achado objetivo de fraqueza muscular ou paralisia;.
- lesões de distração;

d) a RMC não é necessária nas vítimas de lesão contusa na ausência de TODOS os achados anteriormente mencionados. A RMC pode ser considerada nos pacientes com idade superior a 55 anos, uma vez que um exame físico normal pode ser enganador;

e) a RMC não está indicada em vítimas de trauma penetrante na ausência de achados neurológicos sugestivos de lesão medular;

f) se um paciente com trauma foi colocado em uma prancha rígida, todos os esforços devem ser feitos para removê-lo da prancha o mais rápido possível após a chegada ao serviço de referência.

Para concluir, é importante reconhecer que as evidências pró ou contra o uso de restrição de movimento da coluna vertebral são de qualidade limitada. Não há estudos randomizados e controlados que definam com segurança quais as melhores práticas. Essas recomendações são baseadas nos dados disponíveis e provavelmente serão modificadas à medida que melhore a qualidade das informações científicas disponíveis.

Referências bibliográficas

1. Abram S, Bulstrode C. Routine spinal immobilization in trauma patients: What are the advantages and disadvantages? The Surgeon. 2010 Aug;8(4):218-22.
2. Kossuth LC. The removal of injured personnel from wrecked vehicles. J Trauma. 1965 Nov;5(6):703-08.
3. Kossuth LC. Vehicle accidents: Immediate care to back injuries. J Trauma. 1966 Sep;6(5):582-91.
4. Farrington JD. Death in a ditch. Bulletin Amer Coll Surg. 1967;52:121-30.
5. Farrington JD. Extrication of victims - Surgical principles. J Trauma. 1968 Jul;8(4):493-12.
6. Oto B, Corey DJ, Oswald J, Sifford D, Walsh B. Early secondary neurologic deterioration after blunt spinal trauma: A review of the literature. Acad Emerg Med. 2015 Oct;22(10):1200-212.
7. Ackland H, Cameron P. Cervical Spine. Assessment following trauma. Aust Fam Physician. 2012;41(4):196-01.
8. Theodore M, Hadley MN, Aarabi B, Dhall SS, Gelb DE, Hurlbert RJ, et al. Prehospital cervical spinal immobilization after trauma. Neurosurgery. 2013 Mar;72(3):22-34.
9. Toscano J. Prevention of neurologic deterioration before admission to a spinal cord injury unit. Paraplegia. 1988;26:143-50.
10. Muckart DJJ, Bhagwanjee S, van der Merwe R. Spinal cord injury as a result of endotracheal intubation in patients with undiagnosed cervical spine fractures. Anesthesiology. 1997;87:418-20.
11. Nyunt BA. Unrecognized fracture through the base of superior articular facet of cervical spine presenting with transient tetraparesis. Injury. 1995;26:563-64.
12. *Kornhall DK, Jørgensen JJ, Brommeland T,* Hyldmo PK, Asbjørnsen H, Dolven*T* et al. The Norwegian guidelines for the prehospital management of adult trauma patients with potential spinal injury. Scand J Trauma Resusc Emerg Med. 2017;25(2). doi: 10.1186/s13049-016-0345-x.
13. Hyldmo PK, Vist GE, Feyling AC, Rognas L, Magnusson V, Sandberg M, et al. Does turning trauma patients with an unstable spinal injury from supine to a lateral position increase the risk of neurological deterioration? – A systematic review. Scand J Trauma Resusc Emerg Med. 2015 23. doi: 10.1186/s13049-015-0143-x.
14. Swartz EE, Del Rossi G. Cervical spine alignment during on-field management of potential catastrophic spine injuries. Sports Health. 2009;1:247-52.
15. Healey CD, Pelaez C, Spilman SK. Asymptomatic neck fractures: Current guidelines can fail older patients. In: 30th EAST Scientific Assembly; 2017 Jan; Hollywood, US.
16. Paykin G, O'Reilly G, Ackland HM, Mitra B. The NEXUS criteria are insufficient to exclude cervical spine fractures in older blunt trauma patients. Injury. 2017;22. doi: 10.1016/j.injury.2017.02.013.
17. Duane TM, Dechert T, Wolfe LG, Aboutanos MB, Malhotra AK, Ivatury RR. Clinical examination and its reliability in identifying cervical spine fractures. J Trauma. 2007 Jun;62(6):1405-410.
18. Hauswald M. A re-conceptualisation of acute spinal care. Emerg Med J. 2013;30(9):720-23.
19. Hauswald M, Ong G, Tandberg D, Omar Z. Out-of-hospital spinal immobilization: Its effect on neurologic injury. Acad Emerg Med. 1998 Mar;5(3):214-19.
20. Hauswald M, Braude D. Spinal immobilization in trauma patients: is it really necessary? Curr Opin Crit Care. 2002 Dec;8(6):566-70.
21. Blackham J, Benger J. 'Clearing' the cervical spine in conscious trauma patients. Trauma. 2009;11:93-09.
22. National Association of EMS Physicians and American College of Surgeons Committee on Trauma. EMS Spinal Precautions and the use of the long backboard. Prehosp Emerg Care. 2013 Jul-Sep;17(3):392-93.
23. Connor D, Greaves I, Porter K, Bloch M, On behalf of the Consensus Group, Faculty of Prehospital Care. Prehospital spinal immobilization: An initial consensus statement. Emerg Med J. 2013;30:1067-69.
24. Sundstrom T, Asbjornsen H, Habiba S, Sunde GA, Wester K. Prehospital use of cervical collars in trauma patients: A critical review. J Neurotrauma. 2014 Mar;31(6):531-40.
25. Lin HL, Lee WC, Chen CW, Lin TY, Cheng YC, Yeh YS, et al. Neck collar used in treatment of victims of urban motorcycle accidents: Over- or underprotection? Am J Emerg Med. 2011;29:1028-33.
26. Benger J, Blackham J. Why do we put cervical collars on conscious trauma pateints? Scand J Trauma Resusc Emerg Med. 2009;17:44-47.

27. Hoffman JR, Mower WR, Wolfson AB, Todd KH, Zucker MI. Validity of a set of clinical criteria to rule out injury to the cervical spine in patients with blunt trauma. N Engl J Med. 2000 Jul;343:94-99.
28. Stiell IG, Clement CM, McKnight RD, Brison R, Schull MJ, Rowe BH, et al. The Canadian C-spine rule versus the NEXUS low-risk criteria in patients with trauma. N Engl J Med. 2003 Dec;349(26):2510-18.
29. Stiell IG, Wells GA, Vandemheen KL, Clement CM, Lesiuk H, De Maio VJ, et al. The Canadian C-spine rule for radiography in alert and stable trauma patients. JAMA. 2001 Oct;286(15):1841-48.
30. Hasler RM, Exadaktylos AK, Bouamra O, Benneker LM, Clancy M, Sieber R. Epidemiology and predictors of spinal injury in adult major trauma patients: European cohort study. Eur Spine J. 2011 Dec;20(12):2174-80.
31. Sundstrøm T, Asbjørnsen H, Habiba S, Sunde GA, Wester K. Prehospital use of cervical collars in trauma patients: a critical review. J Neurotrauma. 2014 Mar;31(6):531-40.
32. Milby AH, Halpern CH, Guo W, Stein SC. Prevalence of cervical spine injury in trauma. Neurosurg Focus. 2008;25(5)1-9.
33. Shafer JS, Naunheim RS. Cervical spine motion during extrication: A pilot study. West J Emerg Med. 2009 May;10(2):74-78.
34. Ben Galim P, Dreiangel N, Mattox KL, Reitman CA, Kalantar SB, Hipp HA. Extrication collars can result in abnormal separation between vertebrae in the presence of a dissociative injury. J Trauma. 2010;69:447-50.
35. Dodd FM, Simon E, McKeown D, Patrick MR. The effect of a cervical collar on the tidal volume of anaesthetized adult patients. Anaesthesia. 1995;50:961-63.
36. Cordell WH, Hollingsworth JC, Olinger ML, Stroman SJ, Nelson DR. Pain and tissue-interface pressure during spine-board immobilization. Ann Emerg Med. 1995;26:31-36.
37. Chan D, Goldberg R, Tascone A, Harmon S, Chan L. The effect of spinal immobilization on health volunteers. Ann Emerg Med. 1994;23:48-51.
38. Luscombe MD, Williams JL. Comparison of a long spinal board and vacuum mattress for spinal immobilisation. Emerg Med J. 2003;20:476-78.
39. Hamilton RS, Pons PT. The efficacy and comfort of full--body vacuum splints for cervical-spine immobilization. J Emerg Med. 1996;14:553-59.
40. Mahshidfar B, Mofidi M, Yari AR, Mehrsorosh S. Long backboard versus vacuum mattress splint to immobilize whole spine in trauma victims in the field: A randomized clinical trial. Prehosp Disaster Med. 2013 Oct;28(5):462-5.
41. Barney RN, Cordell WH, Miller E. Pain associated with immobilization on rigid spine boards. Ann Emerg Med. 1989;18:918.
42. Raphael JH, Chotai R. Effects of the cervical collar on cerebrospinal fluid pressure. Anaesthesia. 1994;49:437-39.
43. Stone MD, Tubridy CM, Curran R. The effect of rigid cervical collars on internal jugular vein dimensions. Acad Emerg Med. 2010 Jan;17(1):100-02.
44. Karason S, Reynisson K, Sigvaldason K, Sigurdsson GH. Evaluation of clinical efficacy and safety of cervical trauma collars: Differences in immobilization, effect on jugular venous pressure and patient comfort. Scand J Trauma Resusc Emerg Med. 2014;22:37-43.
45. Sparke A, Voss S, Benger J. The measurement of tissue interface pressures and changes in jugular venous parameters associated with cervical immobilisation devices: A systematic review. Scandinavian J Trauma, Resuscitation Emerg Med. 2013;21:81-90.
46. Kolb JC, Summers RL, Galli RL. Cervical collar-induced changes in intracranial pressure. Am J Emerg Med. 1999 Mar;17(2):135-37.
47. Mobbs RJ, Stoodley MA, Fuller J. Effect of cervical hard collar on intracranial pressure after head injury. ANZ J Surg. 2002;72:389-91.
48. Hunt K, Hallworth S, Smith M. The effects of rigid collar placement on intracranial and cerebral perfusion pressures. Anaesthesia. 2001;56:511-13.
49. Walsh M, Grant T, Mickey S. Lung function compromised by spinal immobilization. Ann Emerg Med. 1990;19(5):615-16.
50. Bauer D, Kowalski R. Effect of spinal immobilization devices on pulmonary function in the health, nonsmoking man. Ann Emerg Med. 1988;17:915-18.
51. Schafermeyer RW, Ribbeck BM, Gaskins J, Thomason S, Harlan M, Attkisson A. Respiratory effects of spinal immobilization in children. Ann Emerg Med. 1991 Sep;20(9):1017-19.
52. Linares HA, Mawson AR, Suarez E, Blundo JJ. Association between pressure sores and immobilization in the immediate post-injury perions. Orthopedics. 1987;10:571-73.
53. Berg G, Nyberg S, Harrison P, Baumchen J, Gurss E, Hennes E. Near-infrared spectroscopy measurement of sacral tissue oxygen saturation in healthy volunteers immobilized on rigid spine boards. Prehosp Emerg Care. 2010 Apr-Jun;14(2):419-24.
54. Mawson AR, Bjundo JJ, Nelville P, Linares HA, Winchester Y, Lopez A. Risk factors for early occurring pressure ulcers following spinal cord injury. Am J Phys Med Rehab. 1988;67:123-27.
55. Edlich RF, Mason SS, Vissers RJ, Gubler KD, Thacker JG, Pharr P, et al. Revolutionary advances in enhancing patient comfort on patients transported on a backboard. Am J Emerg Med. 2011 Feb;29(2):181-86.
56. Lovell ME, Evans JH. A comparison of the spinal board and the vacuum stretcher, spinal stability and interface pressure. Injury. 1994 Apr;25(3):179-80.
57. Ham W, Schoonhoven L, Schuurmans MJ, Leenen LPH. Pressure ulcers from spinal immobilization in trauma patients: A systematic review. J Trauma Acute Care Surg. 2014 Apr;76(4):1131-41.
58. Powers J, Daniels D, McGuire C, Hilbish C. The incidence of skin breakdown associated with use of cervical collars. J Trauma Nurs. 2006;13:198-00.
59. Ackland HM, Cooper JD, Malham GM, Kossmann T. Factors predicting cervical collar-related decubitus ulceration in major trauma patients. Spine. 2007 Feb;32(4):423-28.
60. Chendrasekhar A, Moorman DW, Timberlake GA. An evaluation of the effects of semirigid cervical collars in patients with severe closed head injury. Am Surg. 1998 Jul;64(7):604-06.
61. Heath KJ. The effect on laryngoscopy of different cervical spine immobilisation techniques. Anaesthesia. 1994 Oct;49(10):843-45.

62. Goutcher CM, Lochhead V. Reduction in mouth opening with semi-rigid cervical collars. Br J Anaesth. 2005 Sep;95(3):344-48.
63. Barkana Y, Stein M, Scope A, Maor R, Abramovich Y, Friedman Z, et al. Pre-hospital stabilization of the cervical spine for penetrating injuries to the neck — is it necessary? Injury. 2000 Jun;31(5):305-09.
64. Lustenberger T, Talving P, Lam L, Kobayashi L, Inaba K, Plurad D, et al. Unstable cervical spine fracture after penetrating neck injury: A rare entity in an analysis of 1,069 patients. J Trauma. 2011 Apr;70(4):870-72.
65. Medzon R, Rothenhaus T, Bono CM, Grindlinger G, Rathlev NK. Stability of cervical spine fractures after gunshot wounds to the head and neck. Spine. 2005 Oct;30(20):2274-79.
66. Apfelbaum JD, Cantrill VS, Waldman N. Unstable cervical spine without spinal cord injury in penetrating neck trauma. Amer J Emerg Med. 2000 Jan;18(1):55-57.
67. Stuke LE, Pons PT, Guy JS, Chapleau WP, Butler FK, McSwain NE. Prehospital spine immobilization for penetrating trauma - Review and recommendations from the Prehospital Trauma Life Support Executive Committee. J Trauma. 2011 Sep;71(3):763-70.
68. Haut ER, Kalish BT, Efron DT, Haider AH, Stevens KA, Kieninger AN, et al. Spine immobilization in penetrating trauma: More harm than good? J Trauma. 2010 Jan;68(1):115-21.
69. Hauswald M, Ong G, Tandberg D, Omar Z. Out-of-hospital spinal immobilization: its effect on neurologic injury. Acad Emerg Med. 1998 Mar;5(3):214-19.
70. Stiell IG, Wells GA, Vandemheen KL, Clement CM, Lesiuk H, De Maio VJ, et al. The Canadian C-Spine Rule for radiography in alert and stable trauma patients. JAMA. 2001 Oct;286(15):1841-48.
71. Vaillancourt C, Charette M, Kasaboski A, Maloney J, Wells GA, Stiell IG. Evaluation of the safety of C-spine clearance by paramedics: Design and methodology. BMC Emergency Medicine. 2011;11. doi: 10.1186/1471-227X-11-1.
72. Michaleff ZA, Maher CH, Verhagen AP, Rebbeck T, Lin CWC. Accuracy of the Canadian C-spine rule and NEXUS to screen for clinically important cervical spine injury in patients following blunt trauma: A systematic review. CMAJ. 2012:184(16):E867-E76.
73. American College of Emergency Physicians. EMS management of patients with potential spinal injury. Policy statement. Ann Emerg Med. 2015 Oct;66:445.
74. National Association of EMS Physicians, American College of Surgeons Committee on Trauma. EMS spinal precautions and the used of the long backboard. Prehosp Emerg Care. 2013 Jul-Sep17(3):392-93.
75. White CC, Domeier RM, Millin MG; the Standards and Clinical Practice Committtee, National Association of EMS Physicians. EMS spinal precautions and the use of the long backboard - Resource document to the position statement of the National Association of EMS Physicians and the American College of Surgeons Committee on Trauma. Prehosp Emerg Care. 2014 Apr-Jun;18(2):306-14.
76. Kreinest M, Gliwitzky B, Schuler S, Grutzner PA, Munzberg M. Development of a new emergency medicine spinal immobilization protocol for trauma patients and a test of applicability by German emergency care providers. Scand J Trauma Resusc Emerg Med. 2016 May;24:71-80.
77. National Association of EMS Physicians and American College of Surgeons Committee on Trauma. Position statement: EMS spinal precautions and the use of the long backboard. Prehosp Emerg Care. 2013 Jul;17(3):392-93. doi: 10.3109/10903127.2013.773115.
78. American College of Emergency Physicians. EMS management of patients with potential spinal injury. ACEP Policy statements. Disponível em: <https://www.acep.org/clinical---practice-management/ems-management-of-patients-with-potential-spinal-injury/>. Acessado em: 26 mar. 2017.
79. Stanton D, Hardcastle T, Muhlbauer D, van Zyl D. Cervical collars and immobilization: A South African best practice recommendation. African J Emerg Med. 2017 Mar;7(1):4-8.Connor D, Greaves I, Porter K, Bloch M. Pre-hospital spinal immobilisation: An initial consensus statement. Emerg Med J. 2013 Dec;30(12):1067-69.
80. Lekovic GP, Harrington TR. Litigation of missed cervical spine injuries in patients presenting with blunt traumatic injury. Neurosurgery. 2007 Mar;60(3):516-23.
81. Gorrie JJ. Legal review and commentary – Neck fracture not detected: $31.1 million verdict in Texas. Chicago: Relias Formerly AHC Media. Disponível em: <https://www.ahcmedia.com/articles/88082-legal-review-amp-commentary-neck-fracture-not-detected-31-1-million-verdict-in-texas>. Acessado em: 24 mar. 2017.
82. Rubin JD. Physician legal review and commentary: Failure to diagnose fracture of the cervical spine. Chicago: Relias Formerly AHC Media. Disponível em: <https://www.ahcmedia.com/articles/77395-physician-legal-review-commentary-failure-to-diagnose--fracture-of-the-cervical-spine>. Acessado em: 24 mar. 2017.
83. Gibbs MA. Failure to diagnose spine injury. Chicago: Relias Formerly AHC Media. Disponível em: <https://www.ahcmedia.com/articles/33884-failure-to-diagnose-spine-injury>. Acessado em: 24 mar. 2017.
84. BrainanSpinalCord.org. Disponível em: <http://www.brainandspinalcord.org/ case-value-spinal-cord-injuries/>. Acessado em: 24 mar. 2017.

13

Reposição Volêmica no Trauma

Froilan Fernandez Sanchez
Daniel Roizblatt Krell

■ **Resumo**

A definição de um fluido e de uma quantidade padrão a ser infundida em vítimas de trauma é um tema cercado de controvérsias e incertezas, onde a discussão se mantém. Uma plêiade de alternativas se reveza na condição de melhor opção e ora são empregadas de determinada maneira, ora de maneiras diferentes. Não é difícil verificar na literatura que essa variabilidade não advém do acréscimo de novas e promissoras alternativas, mas de um progressivo entendimento sobre a fisiopatologia do choque e sobre os efeitos que as substâncias vigentes produzem no corpo humano. Dentro deste espectro, é interessante notar como o uso de sangue e derivados vem retomando ao longo dos anos a sua antiga relevância. Mesmo o ambiente pré-hospitalar, quando possui as condições ideais de atendimento, reivindica a disponibilidade de sangue e hemoderivados para imediata aplicação no atendimento de campo. Muitas vezes, a falta de recursos vivenciada pelos serviços de emergência limita esta discussão, reduzindo-a à aplicação dos fluidos que estiverem disponíveis e não àqueles que seriam considerados ideais. Isto vale, em menor grau, para o atendimento intra-hospitalar, momento em que a indicação médica e os protocolos deveriam representar o fator dominante para a escolha. Três grupos principais de fluidos merecem ser analisados acerca de suas indicações e modo de administração na busca de determinar qual espaço ocupam em um contexto tão dinâmico quanto o do choque pós-traumático: os cristaloides, os coloides e o sangue e seus derivados. Inseparável, pois, é a questão do fluido e seu volume, uma vez que o impacto sobre a manutenção das características oncóticas ou coloidosmóticas do plasma é diverso e que o estado de equilíbrio hemodinâmico será atingido por diferentes quantidades ao serem usados diferentes fluidos. Essa inclinação ao uso mais precoce e em maior volume do sangue e seus derivados em pacientes mais graves, mesmo fora do ambiente de guerra, onde essa indicação tem origem, e da qual não trata este capítulo, pode se realizar sob a forma de uma combinação entre determinadas frações do sangue com soluções cristaloides, cujos teor e proporção necessitam ser mais bem definidos, mas que está baseada na gravidade do choque e na previsibilidade de que uma transfusão maciça poderá ser necessária.

- **Descritores:** Choque, Hemorragia, Hipovolemia, Reanimação.
- **Nível de evidência científica predominante:** 2A.

Introdução

É sabido que a hipoperfusão tecidual é uma das mais importantes causas de morbimortalidade em vítimas de trauma, frequentemente relacionada à perda de sangue, responsável por cerca de 50% das mortes que ocorrem nestes pacientes nas primeiras 24 horas[1].

A perda de sangue também é uma das principais causas da chamada tríade letal do trauma, que se caracteriza por acidose metabólica, hipotermia e coagulopatia, o que justifica toda a determinação em controlar o sangramento e iniciar a imediata reposição de volume, considerados pontos-chave na assistência ao trauma.

Diversos tipos de fluidos podem ser empregados, na dependência da fase do choque em que se encontra o paciente na hora do atendimento, conforme preconiza o protocolo do programa *Advanced Trauma Life Support* (ATLS) proposto pelo *American College of Surgeons*, que interpreta o choque como um estado de hipoperfusão tissular que apresenta manifestações clínicas características, ainda que às vezes tardias e nem sempre tão típicas quanto o esperado, geralmente relacionadas à magnitude do sangramento que, com relativa frequência, não permite aguardar o traslado para o centro de trauma para que tenham início as medidas terapêuticas. Ressalte-se aqui, a tendência de tornar menos agressiva a reposição inicial de soluções eletrolíticas ora promulgada por aquele programa em sua décima edição.

Na fase aguda do trauma, a frequência cardíaca e respiratória, a pressão arterial e a diurese são alguns dos elementos clínicos utilizados para estimar o grau de hemorragia enquanto os resultados dos exames laboratoriais ainda não estão disponíveis e, portanto, não podem contribuir para a decisão inicial. O uso de exames laboratoriais nesta fase do choque, é bom que se diga, tem sido desconsiderado, talvez em excesso. Alguns autores chamam a atenção de que dosagens de excesso de base e ácido lático, por exemplo, constituem bons indicadores da gravidade do choque e podem fornecer subsídios importantes nas decisões subsequentes sobre a reposição de volume.

É de conhecimento corrente que a tríade letal do trauma contribui para a manutenção do sangramento e que, de forma recíproca, a persistência da hemorragia agrava aquela condição, o que torna imprescindível interromper e tratar o sangramento com brevidade a fim de que este círculo vicioso tenha fim.

A discussão aqui proposta, sobre o uso dos diferentes fluidos disponíveis para reposição, o melhor momento para empregá-los e a melhor forma de administrá-los a um paciente vítima de trauma, de modo a alcançar a correção do *status* hemodinâmico alterado, sem ignorar os graves efeitos colaterais que seu uso inadequado pode acarretar, está muito longe de um desfecho.

Revisão da literatura

Mattox e cols.[2], em conhecido artigo de 1994, publicado no *The New England Journal of Medicine*, apontaram a importância de se controlar o aporte de volume oferecido às vítimas de trauma, referindo-se mais especificamente àqueles pacientes com lesões penetrantes de tronco. Naqueles anos, o que se fazia era administrar cristaloides e sangue, os primeiros em maior frequência e volume, o segundo sem que fosse fracionado, a todo o paciente vítima de trauma que apresentasse quadro de hipotensão, até que fosse possível definir o diagnóstico e o tratamento definitivo, tendo como meta alcançar níveis tensionais os mais próximos possíveis dos ideais. Contudo, já naquela época, começava-se a identificar efeitos danosos do uso abundante de fluidos empregados com a intenção de manter uma medida normal da pressão arterial. Alterações da coagulabilidade associadas ao comprometimento da formação de trombos, ocasionadas pela diluição dos fatores de coagulação e hipotermia, capaz de prolongar o sangramento e reduzir a sobrevida dos pacientes, já faziam parte deste rol nefasto de efeitos colaterais[2].

Esse estudo levou não só à aceitação e popularização da expressão hipotensão permissiva, empregada para se referir à reposição de uma menor quantidade de fluidos, com finalidade de manter apenas uma pressão de perfusão adequada nos tecidos, o que costuma ocorrer com uma pressão sistólica de 80 a 90 mmHg ou uma pressão arterial média de 65 mmHg. Estes níveis, ambos considerados subnormais, são funcionalmente eficientes e capazes de evitar a sobrecarga hídrica desencadeada pela busca de níveis normais de pressão[2].

A partir deste estudo, diversos outros trabalhos adotaram a expressão "reanimação com controle de danos" ao se referirem ao conjunto de ações empreendidas para mitigar os efeitos mencionados acima, notadamente pelos conceitos aflorados com a ideia da hipotensão permissiva, analisada de forma pormenorizada no Capítulo 19 deste livro.

Graduação da hipovolemia

Como mencionado anteriormente, as orientações estabelecidas pelo comitê de trauma do Colégio Americano de Cirurgiões se baseiam em elementos clínicos que informam sobre o curso de um estado de hipoperfusão tecidual secundário à hemorragia, na tentativa de identificar a magnitude do mesmo de acordo com a intensidade dos sintomas. Assim, por exemplo, um paciente na fase inicial de um choque hipovolêmico pode estar com níveis tensionais normais, mas com frequência cardíaca elevada, que funciona como um sinal de alerta para a equipe que o assiste.

Apesar de muito valorizados e úteis para a avaliação inicial, esses elementos não são sempre confiáveis, pois sofrem influência da idade, compleição física, doenças subjacentes e uso de medicamentos, álcool e drogas, frequentemente envolvidos em eventos traumáticos. Há também uma razoável variabilidade biológica na resposta sistêmica ao trauma que pode levar a erros de interpretação quanto a sua superficialidade ou profundidade, uma vez que a resposta ao evento traumático pode não ser a mesma entre os membros da população e, portanto, não retratar a gravidade do quadro. Em realidade há uma tendência à individualização progressiva desta avaliação, buscando diferenciar as respostas de cada indivíduo utilizando marcadores. O tema é inovador e incipiente, mas está detalhado no Capítulo 2 deste livro. Novamente, identificando a grande variação biológica que se dá em resposta a um evento traumático, a última edição do programa ATLS procura adequar a valorização das medidas tensionais e outros sinais clínicos, que não perdem sua importância, evitando estabelecer uma relação absoluta com a classificação do choque, medida que parece bastante acertada.

Diversos estudos relatam que pacientes com compensação inadequada ao choque podem não apresentar aumento significativo da frequência cardíaca, mesmo com uma perda sanguínea estimada em até 20 a 30% do volume total circulante[3].

Por outro lado, ainda que haja certa relutância em utilizar exames laboratoriais para instrumentalizar o atendimento inicial ao trauma, há trabalhos mostrando que certos parâmetros hematimétricos, tais como mensuração do excesso de base e ácido lático, podem ser os melhores indicadores da intensidade da hipoperfusão tecidual, permitindo identificar com segurança os pacientes em estágios iniciais de choque e servindo também de balizadores da eficácia do processo de reanimação adotado. Servem também como fiéis indicadores de mortalidade[4].

Tipo de fluido a escolher

Os fluidos utilizados em casos de trauma podem ser divididos em produtos cristaloides, coloides ou sangue e derivados. A escolha do líquido para repor a volemia está baseada não só no objetivo indispensável de manter o volume circulante efetivo do espaço intravascular, mas também no grau de necessidade de recuperar a capacidade de transporte de oxigênio aos tecidos e corrigir ou evitar alterações na coagulabilidade do sangue, sem que haja efeitos adversos graves.

Assim, de acordo com o que está estabelecido na literatura, não há dúvida de que uma anemia branda seja mais bem tolerada do que um decréscimo significativo no volume de sangue ou uma excessiva reposição hídrica, o que sustenta e dá crédito à atitude de buscar níveis tensionais e concentração de hemácias subnormais durante a avaliação inicial para depois, gradativamente, tentar obter a recuperação do volume perdido.

■ Cristaloides

Devido a sua baixa complexidade, os cristaloides representam os fluidos mais utilizados para a reposição inicial, sendo particularmente eficientes em pacientes que apresentam graus menores de choque. Entre os diversos tipos de cristaloides, os mais utilizados no trauma são a solução de cloreto de sódio a 0,9% que, por apresentar a mesma concentração de cloro e sódio, é conhecida como solução fisiológica, e a solução de Ringer lactato que, além de cloro e sódio, contém potássio, lactato e cálcio, sendo considerada levemente hipotônica.

Além da grande disponibilidade, relacionada ao fato de se tratar de um produto sintético, seu baixo custo e facilidade de estocagem e administração contribuem para sua maior utilização. Por se tratarem de soluções aquosas, geram a percepção de uma aparente inocuidade que, no entanto, não corresponde à realidade. Entre os seus mais deletérios efeitos se inclui o edema tecidual, já que após 1 hora de infusão mais de 75% do líquido administrado se dirigem ao espaço extravascular, situação que pode levar a um grave estado de hipocoagulabilidade do sangue produzida pela diluição dos fatores de coagulação, entre outras coisas.

Teses como a da reposição de 300 mL de cristaloides para cada 100 mL de perda estimada de sangue (3:1) jamais foram comprovadas cientificamente e encerram sério risco de induzir alterações volêmicas caso o sangramento seja mal estimado.

A perda de líquidos para o terceiro espaço, acentuada pelas lesões de base do paciente traumatizado, como o dano tecidual e de órgãos, pode corresponder a um fator de acentuação da "Síndrome de Resposta Inflamatória Sistêmica" (SRIS ou SIRS), o que pode levar a síndromes respiratórias, hipertensão intra-abdominal e edema cerebral, quando usados indiscriminadamente[1].

■ Coloides

Os coloides são fluidos compostos por moléculas de um tamanho que não pode atravessar a membrana celular e, por conseguinte, possuem maior capacidade de expandir volume do que os cristaloides, sendo capazes de obter o mesmo efeito na manutenção do conteúdo intravascular com apenas 1/3 a 1/5 da quantidade de cristaloides administrada.

Os coloides podem ser divididos entre aqueles de origem humana, tais como a albumina, ou sintéticos, como os dextranos, que são polissacarídeos de elevado peso molecular, as gelatinas, que são polipeptídios derivados do colágeno, e o hidroximetilamido, composto por polímeros de amilopectina, entre outros.

Apesar de seus benefícios estarem bem estabelecidos, os coloides apresentam desvantagens que superam as dos cristaloides. Geralmente, têm maior custo financeiro do que as soluções salinas e podem levar a efeitos colaterais graves em nível renal, sobre a cascata da coagulação e, ainda, reações de hipersensibilidade, o que não ocorre com o emprego de cristaloides[1,5].

A albumina merece uma menção especial, pois conforme um estudo denominado SAFE, realizado em 2007, mostrou estar associada a um aumento da mortalidade até 20 dias após o evento em pacientes com lesão cerebral traumática, desencorajando totalmente seu uso neste grupo de pacientes[6].

Finalmente, este grupo inclui a solução salina hipertônica a 7%, apelidada no Brasil de "salgadão", cujas vantagens incluem a redução do edema tecidual na fase inicial do choque e melhora do fluxo sanguíneo utilizando volumes muito menores e resultando menos efeitos colaterais do que aqueles descritos para os cristaloides. Contudo, estes resultados não têm sido reproduzidos em diversos estudos ulteriores, e metanálises também não têm confirmado seus efeitos benéficos[7]. Uma exceção a isto são as soluções hipertônicas utilizadas logo após a cirurgia inicial para controle de danos. Nestes casos, tem sido relatada uma maior facilidade para o posterior fechamento da parede abdominal, assim como um desfecho mais precoce para esse fechamento em relação à cirurgia inicial, tendo sido utilizado um volume bastante menor de líquidos do que ocorreria utilizando apenas cristaloides[8].

Até agora não há estudos que mostrem que o uso de albumina ou outro coloide, exceto a solução salina hipertônica, na forma e na condição referida acima, possa acrescentar uma significativa melhora na sobrevida de pacientes com trauma; desta forma, seu uso é, em geral, desencorajado na reanimação inicial, exceto em casos especiais, como evidenciado pela revisão Cochrane de 2013[9].

■ Sangue e derivados

Neste item iremos tratar dos produtos de ordem hematogênica que podem ser empregados no atendimento ao trauma, tendo como opções o sangue total, glóbulos vermelhos, plasma fresco congelado e plaquetas.

Não é o propósito deste capítulo fazer uma profunda análise sobre cada um destes fluidos, mas realçar o espaço crescente que eles vêm ocupando nos últimos anos no atendimento ao trauma, particularmente em novos protocolos para pacientes candidatos à transfusão maciça, que revelam que o uso combinado de hemoderivados pode oferecer maior eficiência na recuperação dos pacientes, com mais segurança e menor índice de complicações transfusionais, além de tornar mais racional o uso e a disponibilidade do sangue[10].

Estes casos graves, onde pacientes demandam dez unidades ou mais de glóbulos vermelhos para sua estabilização, nas primeiras 24 h, não são os únicos a se beneficiarem de uma administração balanceada de sangue e seus derivados[11]. Sua principal vantagem é que, juntamente com a reposição de volume, são capazes de promover mais rapidamente a recuperação da capacidade de transportar oxigênio aos tecidos, o que reduz a chance de que se instale um processo irrecuperável de comprometimento da coagulação e permite uma reanimação circulatória mais equilibrada com base no uso de concentrado de hemácias fresco ou congelado, associado à infusão de plasma ou plaquetas, complementados ou não com menores volumes de cristaloides.

Estudo de Neal e cols. analisou qual a melhor proporção de cristaloides em relação às células vermelhas do sangue a ser empregada. Em seu trabalho ficou constatado que uma proporção maior do que 1,5:1 (cristaloides:sangue) eleva sobremaneira a probabilidade de efeitos secundários graves como dificuldade respiratória, hipertensão intra-abdominal e falência múltipla de órgãos, comprometendo consideravelmente a evolução do paciente[11]. Por sua vez, Brown e cols. mostraram que a reposição de glóbulos vermelhos acompanhada de grandes proporções de plasma e/ou de plaquetas é capaz de reduzir de forma significativa as taxas de mortalidade relativas às primeiras 24 horas após o trauma[12].

Após décadas de uso de cristaloides e coloides para reanimação em ambiente pré-hospitalar e de concentrado de hemácias no espaço intra-hospitalar, as evidências atuais sugerem que pode ser benéfico repor a perda maciça de sangue tão cedo quanto possível. Ainda que não haja acordo acerca da proporção dos componentes (concentrado de hemácias, plasma fresco congelado e plaquetas) a serem transfundidos, a experiência militar recomenda o emprego dos derivados do sangue na proporção de 1:1:1[13].

Qual a melhor estratégia para reposição de volume?

De acordo com a resposta fisiológica em relação ao volume perdido

Conforme foi exposto acerca do conceito de hipotensão permissiva, recomenda-se começar a reposição de líquidos ao paciente de trauma infundindo no máximo 1 litro de solução cristaloide de Ringer lactato ou solução fisiológica por meio de acessos venosos periféricos de grosso calibre. Esta é uma nova diretriz que está sendo incorporada à nova edição do ATLS que, até então, sugeria a infusão inicial de 2 litros de cristaloide.

Isso permitirá não só dar início imediato à reposição, mas também iniciar a categorização dos pacientes de acordo com a resposta obtida sobre os sinais vitais durante esta reposição inicial de volume. Nestas condições, há três tipos distintos de resposta quanto à tendência de normalização da condição hemodinâmica do paciente após uma rápida reposição inicial:

1. resposta satisfatória;
2. resposta transitória;
3. sem resposta.

Além de oferecer um aporte inicial de volume, esta estratégia possibilita avaliar mais claramente a extensão da hemorragia e a persistência ou não do sangramento.

Cabe ressaltar que em situações nas quais é possível identificar de antemão que há grande instabilidade hemodinâmica é necessário estabelecer de pronto outras medidas, como a reposição de sangue e derivados, simultaneamente ao início da reposição imediata de cristaloides. Estas medidas podem variar nos diferentes centros de trauma, de acordo com a disponibilidade de recursos físicos e humanos e os protocolos institucionais. Embora seja uma regra geral, em casos como estes é necessário envidar ainda mais esforços no sentido do imediato controle do sangramento, seja ele aparente ou não.

De acordo com o tipo de mecanismo envolvido

O mais importante para decidir sobre qual fluido escolher e quanto administrar é estabelecer se há ou não uma lesão cerebral traumática em curso. O conceito de hipotensão permissiva, conforme descrito por Mattox e cols.[2], está especialmente relacionado às lesões penetrantes de tronco, havendo restrições à sua aplicação no trauma contuso devido à probabilidade de haver trauma cranioencefálico associado, condição em que níveis tensionais subnormais devem ser evitados ao máximo. Sabe-se que manter a perfusão cerebral adequada nestas situações é essencial, a fim de preservar o tecido nervoso e, por conseguinte, reduzir a morbimortalidade neste grupo. Nestes casos, portanto, a reanimação circulatória deve ser plena, com objetivo de restabelecer completamente a normalidade hemodinâmica, o que inclui níveis tensionais normais.

De acordo com o local em que está sendo iniciada a reposição de volume

Por último, a administração de fluidos deve ser diferente dependendo do local e da fase do atendimento, conforme se esteja no atendimento de campo, no pré-hospitalar ou já no centro do trauma, no intra-hospitalar. Também será diferente a conduta se nos encontrarmos na sala de emergência iniciando o processo de reanimação ou numa fase mais avançada como o centro cirúrgico, unidade de terapia intensiva ou ambiente de angioembolização.

Esta diversidade está ligada não só aos recursos disponíveis no local de atendimento, mas também à filosofia definida pelo sistema de trauma local, que deve estabelecer quais diretrizes serão seguidas e, por exemplo, se o serviço ao atender um paciente acidentado terá como foco principal o rápido traslado ao centro de trauma ou se, ao contrário, deverá utilizar todo o tempo e recursos necessários para iniciar o processo de estabilização hemodinâmica antes de se direcionar ao atendimento hospitalar. Este sistema pode, dependendo dessas diretrizes e de seus recursos, incluir derivados do sangue para imediata reposição em casos graves, como ocorre em centros de nível 1.

Mesmo o atendimento hospitalar adequado está sujeito a estas variáveis, de acordo com a complexidade dos recursos humanos e materiais disponíveis, poderá prestar assistência dentro de sua limitação de recursos e, dentro dela, uma gama variada de opções pode ser a escolhida.

Conclusão

Empregando a máxima de que a perda de sangue deve ser reposta com sangue, podemos supor que aquele paciente que se encontra com quadro de choque estabelecido ou que esteja se encaminhando para a instabilidade hemodinâmica será mais bem tratado com reposição de sangue e de seus derivados, o mais breve possível. Naqueles casos em que não há sinais de comprometimento da estabilidade hemodinâmica, ou não há disponibilidade de hemoderivados, ou enquanto é aguardada sua disponibilização ou, ainda, como medida inicial, o uso de outros fluidos, em especial os cristaloides, pode ser benéfico e servir para contemporizar as perdas, desde que empregados de forma judiciosa, com conhecimento de suas limitações e seus efeitos adversos, respeitando as necessidades do paciente, em particular os casos mais graves.

A par do tempo e da grande quantidade de material publicado, o fluido ideal para a reanimação e controle do choque hemorrágico prossegue objeto de controvérsias.

Ganha força a ideia de que repor da forma mais imediata possível, com derivados do sangue, os casos em que há hemorragias maiores, resulta em grande benefício para o paciente traumatizado, ainda que não esteja disponível toda a gama de hemocomponentes considerada ideal.

Por outro lado, localizar e conter a hemorragia prossegue o principal foco do tratamento, pois controlar o sangramento na origem, seja qual for, é a forma mais eficiente de obter o melhor desfecho e o controle do choque.

■ Referências bibliográficas

1. Coppola S, Froio S, Chiumello D. Fluid resuscitation in trauma patients: what should we know? Curr Opin Crit Care. 2014 Aug;20(4):444-5.
2. Bickell WH, Wall MJ, Pepe PE, Martin RR, Ginger VF, Mattox KL. Immediate versus delayed fluid resuscitation for hypotensive patients with penetrating torso injuries. N Engl J Med. 1994 Oct;27;331(17):1105-09.
3. Nolan J. Fluid resuscitation for the trauma patient. Resuscitation. 2001 Jan;48(1):57-69.
4. Dezman ZDW, Comer AC, Smith GS, Narayan M, Scalea TM, Hirshon JM. Failure to clear elevated lactate predicts 24-hour mortality in trauma patients. J Trauma Acute Care Surg. 2015 Oct;79(4):580-85.
5. Maegele M, Fröhlich M, Caspers M, Kaske S. Volume replacement during trauma resuscitation: a brief sy-

nopsis of current guidelines and recommendations. Eur J Trauma Emerg Surg. 2017 Aug;43(4):439-43.
6. Myburgh J, Cooper Dj et al.; SAFE Study Investigators; Australian and New Zealand Intensive Care Society Clinical Trials Group; Australian Red Cross Blood Service; George Institute International Health. Saline or albumin for fluid resuscitation in patients with traumatic brain injury. N Engl J Med. 2007 Aug;357(9):874-84.
7. de Crescenzo C, Gorouhi F, Salcedo ES, Galante JM. Prehospital hypertonic fluid resuscitation for trauma patients. J Trauma Acute Care Surg. 2017 May;82(5):956-62.
8. Harvin JA, Mims MM, Duchesne JC, Cox CS, Wade CE, Holcomb JB, et al. Chasing 100%: the use of hypertonic saline to improve early, primary fascial closure after damage control laparotomy. J Trauma Acute Care Surg. 2013 Feb;74(2):426-30.
9. Perel P, Roberts I, Ker K. Colloids versus crystalloids for fluid resuscitation in critically ill patients. Cochrane Database Syst Rev. 2013 Feb;28(2):CD000567. DOI: 10.1002/14651858.CD000567.pub6.
10. Khan S, Allard S, Weaver A, et al. A major haemorrhage protocol improves the delivery of blood component therapy and reduces waste in trauma massive transfusion. Injury. 2013 May;44(5):587-92.
11. Neal MD, Hoffman MK, Cuschieri J, Minei JP, Maier RV, Harbrecht BG, et al. Crystalloid to packed red blood cell transfusion ratio in the massively transfused patient: when a little goes a long way. J Trauma Acute Care Surg. 2012 Apr;72(4):892-98.
12. Brown JB, Cohen MJ, Minei JP, Maier RV, West MA, Billiar TR, et al. Debunking the survival bias myth: characterization of mortality during the initial 24 hours for patients requiring massive transfusion. J Trauma Acute Care Surg. 2012 Aug;73(2):358-64.
13. Cap AP, Pidcoke HF, de Pasquale M, Rappold JF, Glassberg E, Eliassen HS, et al. Blood far forward: Time to get moving! J Trauma Acute Care Surg. 2015 Jun;78(6):S2-6.

14

Sangue Total no Tratamento do Choque Hemorrágico

Átila Velho

Resumo

É natural associar a reanimação dos estados hemorrágicos graves com a reposição de sangue total (ST). Esse pensamento foi dominante durante os primeiros 250 anos de prática da transfusão até ser substituído, nos anos 1970, pelos componentes do sangue. Contudo, definir o fluido mais eficiente para o tratamento das vítimas de trauma com choque hemorrágico permanece objeto de controvérsias. A experiência da medicina militar nas guerras do Iraque e do Afeganistão trouxe novas perspectivas e renovou antigas crenças sobre o emprego do sangue. O ambiente civil busca, com base na experiência das forças armadas, encontrar alternativas que possam ser referendadas e que assegurem maior sobrevida a esses pacientes. O recrudescimento do ST como antídoto para o sangramento e a coagulopatia acompanha o atual estágio do conhecimento sobre a fisiopatologia do choque. Questões de segurança biológica ainda representam um limitador a sua aceitação, mesmo diante de avanços que permitem maior resguardo ao receptor. No meio militar, o sangue já conquistou lugar como recurso valioso para assistência em locais inóspitos e no campo de combate. No universo civil, mais sensível aos potenciais riscos de uma transfusão, ocorrem experiências bem-sucedidas e pesquisas que serão úteis para definir o papel do sangue no sistema atual. A utilização de sangue total fresco (STF) ou congelado no tratamento do choque hipovolêmico, em vítimas de trauma ou pacientes com doenças hemorrágicas agudas, é tema atual e necessita ser melhor e mais intensamente estudado.

- **Descritores:** Choque, Hipovolemia, Ferimentos e Lesões, Sangue.
- **Nível de evidência científica predominante:** 2A.

Introdução

Problemas atuais às vezes sofrem uma espécie de perda da perspectiva histórica no momento do planejamento para contingências futuras. Isso enseja que soluções meramente tecnológicas preencham lacunas de conhecimento que deveriam ser ocupadas com base em dados da experiência recente[1,2].

Quando a hemorragia ocorre rapidamente, como acontece no campo de batalha, é natural pensar em uma reanimação feita com o emprego de sangue. Esse pensamento perdurou durante os primeiros 250 anos de prática da transfusão e modificou-se na década de 1970, em favor de inovações cuja superioridade não foi determinada a partir de evidências científicas[3,4].

Vale a pena lembrar que a fundação dos modernos bancos de sangue, ocorrida no início do século XX, está ligada à descoberta dos principais grupos sanguíneos no ano de 1900 pelo médico austríaco Karl Landsteiner, trabalho que lhe rendeu o Prêmio Nobel de Medicina em 1930. O uso de sangue total fresco (STF) no local de um evento foi fortemente impulsionado por esse estudo e adotado por militares canadenses já em 1915, e por militares franceses e britânicos em 1918, durante a Primeira Grande Guerra[5-7].

O conceito de STF depende principalmente da temperatura e do prazo de conservação. Para as forças armadas americanas é aquele usado até 24 horas após a coleta, devendo ser estocado à temperatura de 1 a 6°C até 8 horas após a mesma. A maior parte das instituições civis define como fresco o sangue armazenado durante 48 horas em temperaturas de 2 a 6°C. Também é possível qualificar o ST como quente ou frio, pois existem diferenças adicionais entre essas duas situações. Uma grande diferença entre a forma quente e a fria é que a baixa temperatura possibilita o rastreamento de doenças transmissíveis, o que não ocorre com o sangue quente, e isso atende às normas da *Food and Drugs Administration* (FDA) americana[4].

No início da Segunda Guerra Mundial os Estados Unidos da América (EUA) adotaram um programa de suporte de sangue com base na menor taxa de mortalidade obtida entre os soldados britânicos feridos, atribuída à adoção do STF do tipo O. Quase todo o sangue usado em vítimas das forças armadas americanas durante esse confronto teve por base esse modelo[5,8].

Posteriormente, durante a guerra da Coreia, cerca de 400.000 U de ST estocado, do tipo O, com baixos títulos de anticorpos, foram infundidos sem que restassem descritas quaisquer reações graves. Esse programa foi incrementado pelas forças americanas na guerra do Vietnã, a ponto de levar a um pico de 38.000 U transfundidas por mês, correspondendo a mais de 1 milhão de unidades de ST armazenado empregado durante todo o episódio. A partir de 1940, por quase 3 décadas, a coleta passou a ser realizada próxima ao campo de batalha e serviu de base para o programa militar americano de sangue[5].

No ano de 1965, em meados da guerra do Vietnã, surgiu a terapia com componentes do sangue: concentrado de hemácias, plasma fresco e plaquetas. Essa foi uma guerra longa, onde o ST foi o principal agente na reanimação do choque hemorrágico, e chegou ao fim no início dos anos 1970, quando as novas práticas de fracionamento se tornaram rotineiras nos bancos de sangue. Os centros de doação passaram a fornecer aos hospitais os componentes do sangue e, gradativamente, o ST se tornou um produto pouco disponível. Essa mudança, no entanto, sequer considerou o potencial benefício hemostático que costumava trazer às vítimas de trauma em países em desenvolvimento[2,5-7,9].

A partir daí a aceitação e utilização do sangue do tipo O, com baixa titulação, cessou quase completamente, substituído pela terapia com componentes que domina o cenário da reanimação do trauma grave até os dias de hoje[6].

A par do tempo e da grande quantidade de material publicado, o fluido ideal para a reanimação e o controle do choque hemorrágico prossegue objeto de controvérsias. Após décadas de uso de cristaloides e coloides para a reanimação no ambiente pré-hospitalar e de concentrado de hemácias no espaço intra-hospitalar, evidências atuais sugerem que pode ser benéfico, após uma perda maciça de sangue, utilizar o próprio sangue para reposição, o mais cedo possível. Ainda que não haja acordo acerca da proporção dos componentes (concentrado de hemácias, plasma fresco congelado e plaquetas) a serem transfundidos, um conceito recente na "Reanimação Remota para Controle de Danos (RRCD)", criada no atendimento pré-hospitalar e adaptada ao meio militar como "Reanimação com Controle de Danos (RCD)", recomenda o emprego de componentes do sangue na proporção de 1:1:1[1,4,7,9,10].

Foi o reconhecimento da limitação dos métodos tradicionais em reverter a coagulopatia e o choque que levou a esse novo conceito que envolve, não só o uso de componentes, mas a utilização de sangue, posição sustentada por várias publicações recentes da literatura civil e militar, referente ao trauma[11].

Mediante o entendimento dominante, em que pese se tratar de um tema conflituoso, a infusão de STF no atendimento inicial às vítimas de trauma deve ser reservada aos cenários em que há risco à vida, o tempo previsto para a evacuação não seja imediato ou os componentes armazenados estejam indisponíveis. Em tais condições, estima-se que essas transfusões constituam a melhor alternativa disponível[9,11,12].

Há, no momento, reconhecimento e entusiasmo com o sucesso recente do emprego do ST no ambiente operacional militar, onde as dificuldades logísticas impossibilitam manter um estoque suficiente de componentes, assim como há expectativa do sistema civil em relação às iniciativas bem-sucedidas e às novas pesquisas, que admitem a hipótese de que essa possa ser uma boa alternativa para a reanimação do choque hipovolêmico[5,7].

Revisão da literatura

Choque hemorrágico

Em pacientes com lesão traumática grave os objetivos do tratamento inicial, além de minimizar o potencial iatrogênico da reanimação, consistem em prevenir o agravamento do choque e impedir a coagulopatia, melhorando a oferta de oxigênio aos tecidos e a capacidade hemostática do sangue[9].

Conhecendo esses princípios básicos, parece coerente que toda a abordagem ou tecnologia aplicadas às vítimas portadoras de hemorragia de maior vulto devam estar fundamentadas na fisiopatologia do choque. O quadro de má perfusão tecidual se instala quando o fornecimento de oxigênio não atende às necessidades funcionais das células, embora uma privação parcial possa ser compensada com maior captação de oxigênio pelos próprios tecidos que, normalmente, apresentam uma reserva funcional destinada a suportar situações de excesso de consumo. Essa alteração, aparentemente simples, não é inócua, pois produz uma queda mensurável na saturação de oxigênio da hemoglobina. Nos casos em que a hemorragia continua, a reserva pode se esgotar e levar à isquemia celular e ao metabolismo anaeróbico, que se manifesta sistemicamente por aumento dos níveis de lactato circulante[7,8].

Em tese, essa linha de pensamento pode dar a entender que o STF oferece benefícios adicionais em relação aos seus componentes, quais sejam, a maior eficácia em carrear oxigênio, o menor risco de hemodiluição e profilaxia das lesões de armazenamento. Ademais, trata-se de um produto concentrado, com menos anticoagulantes e aditivos do que suas frações estocadas[4,11].

Entendendo o processo do choque, não é difícil perceber que o défice de oxigênio corresponde à quantidade do gás que falta para a manutenção do metabolismo aeróbico (efeito preventivo) ou para que seja revertido o metabolismo anaeróbico (efeito terapêutico), isso depende da fase em que se dá o atendimento. Quando essa dívida se acumula, o nível de deficiência de oxigênio pode ser determinado e utilizado para monitorar o grau de choque[12].

Tradicionalmente, o choque é diagnosticado e quantificado através de medidas como a perda estimada de sangue, o nível de consciência, sinais vitais e saturação de oxigênio da hemoglobina. Convém lembrar que essas variáveis podem estar alteradas por outras razões clínicas, por erros de medição e pelo uso de medicamentos. Ainda por cima, as variações individuais da reserva fisiológica as tornam inadequadas para fins de aferição do défice de oxigênio. Testes empregando marcadores bioquímicos do metabolismo anaeróbico podem ser empregados para esse fim, como é o caso da análise seriada dos níveis de lactato. Apesar de seu papel não estar tão bem definido nos casos de trauma como está para a sepse, há autores que o consideram capaz de refletir o grau de deficiência de oxigênio e, indiretamente, a probabilidade de morte, de coagulopatia e falência de múltiplos órgãos, e sugerem sua utilização desde o atendimento pré-hospitalar[1,2].

A necessidade de medir o défice de oxigênio em tempo real enfrenta problemas tecnológicos, mas técnicas não invasivas de espectroscopia com radiação infravermelho estão disponíveis no mercado e podem agregar rapidez e precisão ao diagnóstico e ao acompanhamento dos níveis de saturação de oxigênio da hemoglobina, evitando complicações e propiciando correções específicas na coagulabilidade sanguínea[8].

Coagulopatia

As mortes por hemorragia ocorrem cedo, geralmente nas primeiras 6 horas de admissão. Aproximadamente 25 a 33% dos pacientes com lesão traumática grave são admitidos com choque e coagulopatia que se associam de forma independente com transfusão maciça e maior mortalidade[6,11].

As alterações da coagulação associadas à hemorragia pós-trauma são conhecidas de longa data. No Vietnã, essa manifestação clínica foi muitas vezes descrita como "Síndrome do Escorrimento", "Síndrome do Suco de Tomate" ou "Síndrome da Tinta Vermelha". Uma cadeia de fatores contribui para que a coagulopatia se instale e avance. Logo após a lesão, o estado de hipoperfusão eleva os níveis de proteína C ativada, o que reduz a capacidade de coagulação e induz a hiperfibrinólise, um processo chamado de coagulopatia aguda do trauma e do choque. Esse tipo de hemorragia, devida à hipocoagulabilidade, está associado à tríade letal e pode ocorrer precocemente em casos de trauma, exacerbado pela perda continuada de sangue, consumo de fatores de coagulação, fibrinólise e hemodiluição[5,9,11].

O trauma grave apresenta uma frequente associação com a coagulação intravascular disseminada (CIVD) e uma combinação de mecanismos contribui para a ativação sistêmica da coagulação: liberação de fosfolipídios tissulares e gordura na circulação, hemólise e lesão endotelial. O padrão de liberação de citocinas (ou citoquinas) nessas situações é semelhante àquele observado nos pacientes sépticos, o que se soma a outras evidências sobre sua participação no desenvolvimento da síndrome[2].

Em 1969, a partir de um estudo *in vitro*, a estocagem das plaquetas a 4°C foi substituída pela conservação em temperatura ambiente (22 a 24°C). Essa técnica, além do maior risco de contaminação bacteriana, faz com que as plaquetas permaneçam metabolicamente ativas, sendo removidas mais rapidamente da circulação. Esse estado ativo prolongado provoca acúmulo progressivo de lactato e queda do pH que, por sua vez, reduz a viabilidade das plaquetas. Essas características levaram a FDA a limitar sua vida útil a 5 a 7 dias, desde que as culturas sejam negativas. Trabalhos subsequentes mostraram que o armazenamento a 4°C proporciona redução do tempo de sangria em casos de trombocitopenia, mantém a função de agregação por pelo menos 14 dias, minimiza o risco de contaminação bacteriana, retarda o declínio funcional e reduz o metabolismo das plaquetas, aumentando a vida útil e diminuindo o acúmulo de lactato[4,5,7].

Transfusão maciça

As equações de predição de gravidade em vítimas de trauma, militares ou civis, são constituídas por: pressão arterial, frequência cardíaca, défice de base, índice internacional normalizado de protrombina (INR) e dosagem de hemoglobina. A principal vantagem desses métodos é que eles aumentam a capacidade de determinar de imediato os pacientes candidatos à RCD e evitam transfusões desnecessárias em pacientes que não são críticos[9].

A maior parte das orientações, no panorama atual, sugere o uso de STF nas situações em que se antecipa a necessidade de transfusão maciça (10 U ou mais de concentrado de hemácias em 24 horas, em adultos) ou quando a terapia tríplice-componente (hemácias, plasma e plaquetas) estiver indisponível ou se mostrar ineficiente para a reanimação[5,6,9,11].

A reposição de fatores de coagulação com plasma fresco congelado é um ponto crucial da reanimação hemostática em protocolos de transfusão maciça. Em 2008, foi implementado pela *Mayo Clinic*, em Minnesota, um programa com plasma fresco descongelado para pacientes que necessitam de rápida administração do fluido, o que não é possível com o produto congelado, nesse protocolo o plasma é mantido refrigerado durante um período de até 4 dias e sua disponibilidade é imediata[2].

No Reino Unido esses protocolos para pacientes com hemorragia grave são obrigatórios nos grandes centros de trauma. Esse sistema evoluiu para uma política específica do tipo "Código Vermelho", que libera um pacote de sangue e hemoderivados para esses casos. O alarme é ativado pelo líder da equipe de trauma do hospital ou pelo médico que atende a cena, no pré-hospitalar. Os critérios de ativação são a suspeita ou confirmação de sangramento ativo e pressão arterial sistólica menor que 90 mmHg[13].

Em 2012, o *Royal London Hospital* se tornou o primeiro serviço pré-hospitalar civil do Reino Unido a levar rotineiramente concentrado de hemácias para a cena em *coolers* leves e pequenos, com monitores de temperatura. O sangue não utilizado após 24 horas é devolvido ao banco de sangue. Nos primeiros 3 meses de operação 23 transfusões de sangue foram realizadas na cena, o que representou 4% das vítimas de trauma. O plasma fresco congelado não tem sido empregado em combinação com o sangue devido às dificuldades logísticas e ao custo. A mudança na atual prática, nesse relato, é a substituição dos cristaloides pelo concentrado de hemácias na fase pré-hospitalar do atendimento. Essa opção oferece uma chance às vítimas de trauma que hoje têm 100% de mortalidade[13].

Um trabalho de Cap e cols., revisando 8.618 casos de transfusão maciça na guerra do Iraque, tratados com terapia tríplice-componente, concluiu que os casos que receberam plasma e plaquetas em até 6 horas do evento tiveram uma sobrevida significativamente maior em um período de 30 dias. Não foi possível definir o período crítico dentro destas 6 horas para a administração de plasma e plaquetas, nem estabelecer a melhor proporção entre o volume de plaquetas e o concentrado de hemácias a ser infundida[14].

Segurança biológica

Classicamente, não eram atribuídos efeitos clínicos relevantes às lesões de armazenamento. Hoje, embora não haja um estudo clínico conclusivo, há um grande volume de evidências de que o tempo de estocagem do ST e das plaquetas afeta a imunomodulação, a vasorregulação e a coagulação[4,7].

As principais razões da resistência ao uso de sangue são os riscos de incompatibilidade ABO e doenças transmissíveis, ainda que, em comparação com outras intervenções plenamente aceitas no ambiente pré-hospitalar, esse procedimento seja mais seguro. O risco de transmissão de doenças infecciosas com STF pode ser significativamente reduzido para os vírus da imunodeficiência humana, da hepatite B e da hepatite C com a aplicação da testagem rápida, mas há diversos agentes infecciosos para os quais não há testes de triagem. Não deve ser esquecido o risco de transmissão de doenças parasitárias que, em locais inóspitos, podem não ser passível de controle[4,8].

O risco de anafilaxia usando a terapia com componentes é de 1:18.017 U, enquanto o de reação hemolítica aguda é de 1:50.917 U. Todavia, é razoável que o benefício dessa intervenção seja sopesado contra os relevantes riscos associados à sua não utilização. Em 10.000 transfusões de STF realizadas nas guerras do Iraque e do Afeganistão houve apenas dois registros relacionados à contaminação do sangue[4,6,8].

Em um raro trabalho com dados coletados prospectivamente, realizado durante a guerra do Afeganistão, foram analisados 488 pacientes, entre os quais 94 receberam STF e 394 receberam outras formas de sangue. Uma análise do primeiro grupo, avaliando o tipo de sangue recebido e o tipo de sangue do doador, revelou que 51% foram do tipo específico e 49% do tipo inespecífico, não havendo diferença na mortalidade entre esses dois subgrupos, nem a ocorrência de reações transfusionais[11].

O risco de contágio será sempre uma preocupação quando o STF for empregado, ainda mais em cenários de exceção, utilizando doadores locais. Outra fonte de preocupação é a contaminação do sangue coletado nessas circunstâncias especiais, em que pese não haver nenhuma evidência científica que sustente essa relação, uma vez que os protocolos de campo utilizados atualmente obedecem rigorosas medidas de controle de infecção[6,8].

Um elevado número de leucócitos no sangue do doador pode levar a uma série de respostas imunes por parte do receptor, tais como doença do enxerto *versus* hospedeiro, reações febris não hemolíticas e indução de anticorpos. Alguns autores associam infusões de STF sem redução do número de leucócitos (leucorredução) com quadros eventuais de insuficiência renal aguda e síndrome da angústia respiratória aguda (SARA)[15,16].

Reanimação com controle de danos (RCD)

O conceito de cuidados médicos em zona militar está sujeito a questões táticas e, por isso, procedimentos realizados com fins militares podem não corresponder àqueles utilizados em pacientes de áreas urbanas e rurais[2].

Experiências militares consolidaram o tratamento do choque hemorrágico pelo sistema de RCD, adaptado do quase homônimo RRCD destinado a situações extremas do atendimento pré-hospitalar. Essa abordagem foi validada inicialmente para tempos curtos de evacuação, em pacientes reanimados com base nas diretrizes padrão, usando cristaloides e coloides[2,-10].

Sabendo que o tempo e o grau em que o défice de oxigênio é reposto são peças-chave para a sobrevivência e mitigação da falência de órgãos, é possível perceber a necessidade de alternativas mais eficientes, capazes de controlar o défice de oxigênio e otimizar a hemostasia. Os fluidos padrão possibilitam compensar parcialmente o sangramento, mas sacrificam o estado de perfusão, situação dificilmente tolerável durante uma evacuação mais demorada[6,8,9,12].

Devido às peculiaridades da zona militar foram acrescidas hemácias à terapêutica de reposição de plasma congelado, resultando em maior sobrevida daqueles pacientes que requerem grandes volumes para reanimação. Essa combinação passou a ser adotada nas guerras do Iraque (2003 a 2011) e do Afeganistão (2001) na proporção de 1:1. A evolução seguinte desse sistema foi o acréscimo das plaquetas aos outros dois componentes, em uma proporção de 1:1:1, que se traduz na prática por 1 U de plaquetas para cada 6 U de concentrado de hemácias e 6 U de plasma fresco congelado. Na ausência deles foi estabelecido o uso de STF coletado no local como opção para otimizar a oxigenação e a hemostasia[1,5,7,10,11,17].

Contudo, a indisponibilidade dos componentes durante a guerra do Vietnã fez com que essa última opção fosse a principal arma contra o choque hipovolêmico. Hoje, o concentrado de hemácias e o plasma fresco congelado estão mais disponíveis, tanto em combate como no pré-hospitalar, capazes de serem transportados em pequenos *coolers*. O mesmo não se pode dizer a respeito das plaquetas[4-6,9,11].

Para superar os desafios ambientais e logísticos do atendimento de campo são necessárias novas tecnologias, equipamentos adequados e recursos leves e fáceis de carregar, destinados a vencer as intempéries, o acesso difícil, os riscos e a falta de recursos. Um bom exemplo disso é o fato de 1 L de solução cristaloide pesar 1 kg, enquanto um *kit* para coleta e administração de 1 U de sangue pesa menos de 200 g[6-8,11].

Novos testes tromboelastoméricos *point of care*, mais rápidos que os atuais, que oferecem uma análise completa da cascata da coagulação e da fibrinólise, permitirão a reposição de deficiências específicas como a de fibrinogênio. Com esses dados, um sistema eletrônico será capaz de indicar o melhor momento para iniciar uma transfusão. São avanços que, em breve, deverão estar disponíveis[9,12,13].

Para sua administração em situações inóspitas o STF deve ser tão seguro e eficaz quanto possível, protocolos e equipamentos devem ser simples e ágeis, uma vez que a restrição de peso e de espaço são preponderantes, em especial quando todo o equipamento deve estar incorporado à pessoa que presta o atendimento[7,18]. O sucesso das transfusões entre companheiros – *buddy transfusion* –, realizadas durante os últimos anos dos conflitos do Iraque e do Afeganistão, confirmam essa realidade[10,11,18].

Um dos maiores legados da experiência militar, sem dúvida, é o porte de *kits* de sangue pelos soldados, associado a capacidade de identificar entre os companheiros os potenciais doadores locais[9].

■ Reanimação remota com controle de danos (RRCD)

O interesse no STF já não está restrito ao ambiente militar. Na Noruega, os planos de contingência para catástrofes incluem administrá-lo quando os produtos derivados se esgotarem. Nesse caso, o sangue tipo O com leucorredução e baixa titulação de anticorpos seria disponibilizado através de uma rede de doadores pré-cadastrados[5,7,8].

O sucesso de um plano de uso de ST no pré-hospitalar envolve um protocolo rigoroso de cuidados e treinamento dos envolvidos[10] (Quadro 14.1).

Quadro 14.1. Cuidados essenciais na transfusão de ST
1. Se o tipo de sangue do receptor não for identificado, utilizar o tipo O com baixos títulos de anticorpos
2. Se a titulação não for conhecida a escolha permanece sendo o tipo O, a menos que haja sangue do tipo específico
3. O sangue do tipo A deve ser ministrado aos receptores do tipo A, enquanto o sangue do tipo O se destina aos demais receptores
4. Se a transfusão inicial for com sangue tipo O é recomendável prosseguir com o tipo O
5. Se a transfusão inicial for do tipo específico e não houver disponibilidade para prosseguir com esse tipo, mudar para o tipo O
6. Sempre que possível, a melhor reposição é do tipo ABO específico durante todo o tratamento

Fonte: Adaptado de Strandenes G et al.[10].

Um elemento favorável ao sangue, e que não deve ser esquecido, é que o risco de morte por sangramento excede em muito o risco de morte por reação transfusional[9,10].

Considerando como cenário um local ermo, de difícil acesso e com poucos recursos, pode haver muita semelhança entre área civil e militar. Porém, em áreas rurais e urbanas, os pacientes com sangramento são de todas as idades, com todo o tipo de comorbidades e sangram pelos mais variados motivos[2].

A grande dificuldade em atender passageiros com choque hemorrágico a bordo de embarcações de cruzeiro, por exemplo, é o prolongado tempo de evacuação para o tratamento médico em terra. Como esses eventos críticos são incomuns, torna-se proibitivo manter uma estrutura complexa e antecipar as necessidades de sangue e seus componentes[2,9].

Em um período de 3 anos, 37 passageiros da *Royal Caribbean* apresentaram choque hemorrágico consequente a hemorragia digestiva grave e receberam STF coletado a bordo das embarcações. Essa é uma das raras experiências publicadas sobre o uso pré-hospitalar com coleta de campo em ambiente civil. A empresa adotou uma prática de RCD com STF mediante um protocolo com medidas de segurança significativas. Como esse protocolo não é reconhecido pela FDA, essas embarcações buscam águas internacionais para executá-lo. O principal critério adotado para indicar esse tipo de transfusão a bordo é a instabilidade hemodinâmica na presença de hemorragia. O êxito do programa se deve ao seu planejamento e ao treinamento das equipes[2,9].

Comentários

A ausência de uma política definida para a utilização de ST por parte da comunidade dos bancos de sangue representa um grande obstáculo a sua aplicação. Não que a terapia com hemocomponentes não seja uma estratégia prudente face à quantidade limitada de doadores saudáveis, buscando atender mais pacientes a partir de uma base pequena de doação. No entanto, se o ST constitui uma terapêutica benéfica, faz-se necessário pagar os custos que houver a fim de garantir o acesso de doentes graves a essa terapia. Nesse sentido, seria oportuno que os centros especializados estivessem à frente e apoiassem estudos randomizados com o propósito de avaliar as evidências científicas dessa possibilidade, sua demanda e seus custos[7].

Mesmo o sangue regularmente estocado pode não ser disponibilizado devido à crença equivocada de que perde suas propriedades se permanecer assim por mais de 48 horas. Nada há que apoie essa afirmação, pois o ST preserva uma adequada função hemostática até 14 dias armazenado em temperatura de 4°C[4].

Quente ou frio, regulado ou não por órgãos oficiais, o ST é utilizado com frequência em áreas subdesenvolvidas, mas também em áreas desenvolvidas como Israel e Japão. Seu uso na África subsaariana, por exemplo, não se deve apenas à falta de recursos técnicos ou financeiros, mas ao entendimento de que é o produto de escolha para o sangramento maciço e a malária. Nos EUA e no Canadá 15% dos hospitais infantis usam o ST frio em pacientes que necessitam de transfusões maciças, tais como cirurgia cardíaca e transplante de fígado[9].

Há muitas evidências biológicas e teóricas que suportam infundir STF quente, em lugar de suas frações, para pacientes com choque hemorrágico grave com risco de vida. Ele fornece uma quantidade equilibrada de hemácias, plasma e plaquetas, maior concentração dos componentes celulares, maior oferta de oxigênio e atividade anticoagulante mais efetiva quando comparado com os componentes armazenados. Clinicamente, uma única unidade quente tem efeito hemostático semelhante a 10 U de concentrado de plaquetas[4,10].

O STF reduz o uso de componentes estocados e, por consequência, as lesões de armazenamento, que estão associadas à falência de órgãos e maior mortalidade em pacientes criticamente enfermos. Vantagens adicionais da forma quente, em pacientes com hemorragia maciça, são a pouca influência do processamento do fluido sobre sua função, menor risco de hipotermia e hipercalemia e redução do número de doadores expostos. Além disso, o STF fornece hemoglobina totalmente funcional e possui maior concentração de hemácias, plaquetas e plasma do que os componentes somados[4,9].

Se é verdadeiro que o STF continua a ser utilizado numa variedade de situações clínicas e lugares, e dados observacionais o avaliam positivamente, também é verdade que faltam dados científicos a esse respeito. Entretanto, simplesmente prosseguir usando derivados do sangue, cuja eficácia carece igualmente de provas científicas, é algo preocupante, especialmente em se tratando de doentes graves[4].

A adequação dos métodos de processamento e conservação do sangue e seus componentes exige uma profunda reavaliação. Os dados sobre sua manutenção em temperatura de 2 a 6°C são encorajadores, mas não definitivos. O fluido ideal para reanimar pacientes com choque hemorrágico ainda está por ser definido e isso, no atual cenário científico, enseja explorar outras alternativas.

Dois estudos agregam interessantes elementos à avaliação da questão. Um deles é um ensaio clínico randomizado, comparando o uso de ST frio com o de suas frações, que apresentou resultados clínicos semelhantes em ambos os grupos, mas onde os pacientes do grupo tratado com sangue necessitaram de menor volume total de transfusão. O outro constitui uma das mais fortes evidências a favor dos efeitos benéficos do STF, trata-se também de um ensaio clínico randomizado com crianças submetidas à cirurgia cardíaca. Nesse trabalho, o sangue otimizou a ação das plaquetas e reduziu o sangramento de forma mais efetiva do que os seus componentes. Em análise complementar, o autor concluiu, ainda, que a sua utilização diminuiu de forma significativa a perda de sangue pós-operatória nesse grupo de pacientes[4-6,18].

Com base na transfusão de sangue com baixa titulação de anticorpos, onde o risco de reações fatais devidas à incompatibilidade ABO parece estar controlado, e admitindo que a concentração de hemoglobina é 30% maior no STF do que em seus componentes, o Comitê Americano de Combate Tático considera que há evidências suficientes de sua eficácia na reanimação em áreas de combate[1,5,8].

Embora fortes, essas evidências estão apoiadas, predominantemente, em trabalhos retrospectivos. Analisá-las por intermédio de uma metodologia mais robusta poderia dar um grande impulso a sua aceitação[4,6,9,16].

Na medicina civil, o emprego de ST ainda é preterido em favor da terapia com componentes, em que pese forneça os elementos necessários, em uma embalagem conveniente e fácil de armazenar e transportar[5,19] (Tabela 14.1).

Uma nova abordagem que está sendo explorada para determinar a ação *in vivo* de produtos derivados do sangue aplica um modelo no qual ratos imunodeficientes recebem glóbulos vermelhos humanos ou plaquetas. Métodos como esse, em animais e seres humanos, são importantes para estabelecer a eficácia e a segurança do sangue e derivados[4].

Tabela 14.1. Questões que dificultam o uso de sangue na área civil

1. Redução teórica da eficácia das plaquetas conservadas a frio	• Tema que admite evidências clínicas a favor e contra[5]
2. Risco de reações transfusionais graves com utilização do grupo O	• Ministrar sangue do tipo O com baixos títulos apresenta um risco muito inferior ao do choque hemorrágico[9]
3. Dificuldade de fornecimento pelos bancos de sangue	• Assunto complexo que merece uma análise que foge ao escopo deste texto[7]

Fonte: Adaptado de vários autores[5,7,9,19].

Conclusão

A experiência militar recente fornece a base racional biológica para o uso de STF no tratamento do choque hemorrágico, despertando o interesse em seu emprego no atendimento em áreas remotas, ambientes inóspitos e zonas de combate. A maior parte da literatura médica militar defende essa opção, apesar de subsistir a tese de que deva ser reservada a situações nas quais não estejam disponíveis os componentes do sangue fracionado, não for obtido sucesso com sua utilização ou o tempo de evacuação se prolongar. Na prática, os componentes do sangue não costumam estar disponíveis nas quantidades necessárias, razão do predomínio do STF e da confiança nele depositada pelas forças militares.

Para um uso bem-sucedido, em zonas de conflito, são necessários planejamento, treinamento rigoroso e simplicidade nas ações, de modo a maximizar a eficiência e a segurança. Os médicos militares devem ser treinados com base nos novos protocolos de RCD que permitem a coleta e a reposição de sangue em campo.

Os avanços no conhecimento acerca da fisiopatologia do choque, os estudos *in vitro*, algumas pesquisas clínicas recentes, novas possibilidades de lidar com os tipos sanguíneos e minimizar as reações transfusionais, a maior segurança oferecida pelos testes de triagem, o menor risco de ministrar STF frente ao de um choque grave, as experiências de campo no meio militar e também no civil, são evidências que impõem dar mais atenção a essa alternativa, mesmo que ainda se necessite de maior aval científico para garantir a segurança de seu uso e, quem sabe, ampliá-lo.

Muitos consideram essas evidências escassas para autorizar esse modelo de reanimação no ambiente civil e preferem se alinhar às não menos escassas evidências sobre a eficácia da terapêutica tríplice-componente e sua frequente indisponibilidade, exaltando sua segurança. A experimentação clínica, atual e pregressa, e a evolução científica tentam definir o lugar do ST no moderno atendimento pré-hospitalar, uma vez que já não apresenta os mesmos riscos e que a taxa de mortalidade do choque hemorrágico nesse cenário é elevada.

Ensaios clínico randomizados, com sangue e seus derivados, são ainda necessários, e o foco da questão é extrair o risco-benefício mais favorável para desenvolver estratégias dirigidas a cada segmento da população nas mais diferentes circunstâncias.

À medida que mais estudos abrem espaço para a transfusão de ST em pacientes com choque hemorrágico, os sistemas especializados e o estado devem procurar conhecer melhor essa situação, avaliar sua demanda, buscar meios de atendê-la e, principalmente, regular o seu uso.

A estratégia desenvolvida ao longo do tempo, de desconstruir o sangue e reconstruí-lo através da reposição de seus componentes, merece reavaliação à luz do conhecimento atual, pois é possível que já não responda uma questão essencial: se a reposição das frações do sangue combinadas é benéfica, porque não utilizar o sangue total?

■ Referências bibliográficas

1. Cap AP, Pidcoke HF, De Pasquale M, Rappold JF, Glassberg E, Eliassen HS, et al. Blood far forward: Time to get moving! J Trauma Acute Care Surg. 2015 Jun;78(6):S2-S6.
2. Jenkins D, Stubbs J, Williams S, Berns K, Zielinski M, Strandenes G, et al. Implementation and execution of civilian remote damage control resuscitation programs. Shock. 2014 May;41(1):84-89.
3. Davies RL. Should whole blood replace the shock pack? J R Army Med Corps. 2016 Feb;162(1):5-7.
4. Spinella PC, Holcomb JB. Resuscitation and transfusion principles for traumatic hemorrhagic shock. Blood Rev. 2009 Nov;23(6):231-40.
5. Bahr MP, Yazer MH, Triulzi DJ, Collins RA. Whole blood for the acutely haemorrhaging civilian trauma patient: a novel idea or rediscovery? Transfus Med. 2016 Dec;26(6):406-14.
6. Beckett A, Callum J, da Luz LT, Schmid J, Funk C, Glassberg E, et al. Fresh whole blood transfusion capability for Special Operations Forces. Can J Surg. 2015 Jun;58(3):S153-S56.
7. Weiskopf RB, Ness PM. Transfusion for remote damage control resuscitation. Transfusion. 2013 Jan;53(1):S1-S5.
8. Hooper TJ, De Pasquale M, Strandenes G, Sunde G, Ward KR. Challenges and possibilities in forward resuscitation. Shock. 2014 May;41(1):13-20.
9. Spinella PC, Reddy HL, Jaffe JS, Cap AP, Goodrich RP. Fresh Whole Blood Use for Hemorrhagic Shock: Preserving Benefit While Avoiding Complications. Anesth Analg. 2012 Oct;115(4):751-58.
10. Strandenes G, De Pasquale M, Cap AP, Hervig TA, Kristoffersen EK, Hickey M, et al. Emergency whole-blood use in the field: a simplified protocol for collection and transfusion. Shock. 2014 May;41(1):76-83.
11. Nessen SC, Eastridge BJ, Cronk D, Craig RM, Berséus O, Ellison R, et al. Fresh whole blood use by forward surgical teams in Afghanistan is associated with improved survival compared to component therapy without platelets. Transfusion. 2013 Jan;53(1):S107-S13.
12. Strandenes G, Hervig TA, Bjerkvig CK, Williams S, Eliassen HS, Fosse TK, et al. The Lost Art of Whole Blood Transfusion in Austere Environments. Curr Sports Med Rep. 2015 Mar-Apr;14(2):129-34.
13. Lockey DJ, Weaver AE, Davies GE. Practical translation of hemorrhage control techniques to the civilian trauma scene. Transfusion. 2013 Jan;53(1):S17-S22.
14. Cap AP, Spinella PC, Borgman MA, Blackbourne LH, Perkins JG. Timing and location of blood product transfusion and outcomes in massively transfused combat casualties. J Trauma Acute Care Surg. 2012 Aug;73(2):S89-S94.
15. Rentas F, Lincoln D, Harding A, Maas P, Giglio J, Fryar R, et al. The Armed Services Blood Program: blood support to combat casualty care 2001 to 2011. J Trauma Acute Care Surg. 2012 Dec;73(6):S472-S78.
16. Perkins JG, Cap AP, Spinella PC, Shorr AF, Beekley AC, Grathwohl KW, et al. Comparison of platelet transfusion as fresh whole blood versus apheresis platelets for massively transfused combat trauma patients (CME). Transfusion. 2011 Feb;51(2):242-52.
17. Auten JD, Lunceford NL, Horton JL, Galarneau MR, Galindo RM, Shepps CD, et al. The safety of early fresh, whole blood transfusion among severely battle injured at US Marine Corps forward surgical care facilities in Afghanistan. J Trauma Acute Care Surg. 2015 Nov;79(5):790-96.
18. Cotton BA, Podbielski J, Camp E, et al. A randomized controlled pilot trial of modified whole blood versus component therapy in severely injured patients requiring large volume transfusions. Ann Surg. 2013 Oct;258:527-32.
19. Murdock AD, Berséus O, Hervig T, Strandenes G, Lunde TH. Whole blood: the future of traumatic hemorrhagic shock resuscitation. Shock. 2014 May;41(1):62-69.

15

Ferimentos Penetrantes do Diafragma

Tratamento Clínico *versus* Cirúrgico

Roberto Saad Jr.

■ Resumo

Tradicionalmente, devido a uma série de conceitos incorporados à cultura e à ciência médica, os ferimentos diafragmáticos se tornaram rotineiramente uma patologia de tratamento cirúrgico inequívoco. Essa conduta se estabeleceu não só por convicção, mas também devido às graves complicações que costumam suceder, tardiamente, em casos onde não houve o diagnóstico e tratamento precoce da lesão. Por outro lado, a grande dificuldade em estabelecer um diagnóstico de certeza, uma vez que não há métodos de imagem com sensibilidade e especificidade suficientes para isso, sugere que, não raras vezes, essas lesões transcorrem despercebidas e evoluem para a cura sem intervenção cirúrgica. Diversos trabalhos experimentais corroboram essa tese, assim como a sempre propalada proteção dada pelo fígado às lesões diafragmáticas do lado direito. Quando a lesão do músculo é assintomática, como ocorre em lesões isoladas do diafragma ou quando um ferimento da zona de transição toracoabdominal está associado a uma lesão visceral abdominal de baixo grau, passível de tratamento seletivo não operatório, o autor considera duas possibilidades distintas de conduta: utilizar a videolaparoscopia diagnóstica ou ignorar a possibilidade de uma lesão do diafragma, mantendo uma conduta expectante. Ambas as vertentes, é claro, encerram vantagens e desvantagens.

- **Descritores:** Diafragma, Hérnia Diafragmática, Trauma Penetrante, Zona de Transição Toracoabdominal (ZTTA).

- **Nível de evidência científica predominante:** 2A.

Introdução

Trata-se de um tema pertinente e atual, que merece uma análise profunda. Neste capítulo será analisada a origem da questão – suturar ou não suturar o diafragma –, discutir a evolução dessa dicotomia e abordar o *status* terapêutico dessas lesões à luz do conhecimento atual.

Por muito tempo predominou a crença de que uma lesão diafragmática jamais poderia cicatrizar espontaneamente. A teoria aceita para este músculo divisor das cavidades torácica e abdominal é de que, havendo grande diferença de pressão entre esses dois compartimentos – pressão negativa no tórax e pressão positiva no abdome – não haveria possibilidade de cicatrização devido à não confrontação das bordas lesadas que, com certeza, estariam entremeadas por uma víscera abdominal. Além disso, havia consenso de que para ocorrer a cicatrização seria necessário um repouso no local do ferimento onde é esperado um processo cicatricial. A inevitável conclusão, então, é de que esses dois fenômenos seriam incompatíveis com uma perspectiva de cura espontânea de uma lesão diafragmática[1].

A literatura é controversa quando se trata da incidência real de lesão do diafragma ocasionada por ferimento penetrante na zona de transição toracoabdominal (ZTTA). Segundo Rosati[2], essa lesão pode estar presente em 10 a 15% dos casos de trauma penetrante que necessitam de internação hospitalar. Shah e cols.[3] relatam a presença dessas lesões em 6% dos casos submetidos a laparotomia ou toracotomia. Estudos reportam que ferimentos penetrantes da ZTTA podem cursar com lesão diafragmática em 20 a 40% dos casos[4] ou até 48%[5]. Na verdade, a literatura é farta em publicações, com séries mostrando a alta incidência da lesão dessa estrutura, principalmente em ferimentos nessa topografia. Um fato a ser destacado é que a lesão isolada do diafragma, que era observada em cerca de 2 a 12% dos ferimentos da ZTTA, passou a incidir em aproximadamente 25% dos casos após a utilização da videocirurgia diagnóstica, o que pode sugerir que indivíduos submetidos à simples observação após trauma penetrante e sem a confirmação da presença da lesão, talvez tenham recebido alta hospitalar com a lesão presente[6]. Embora controversa, a literatura mostra cada vez mais uma maior incidência de lesões diafragmáticas, embora não seja relatado um número maior de herniações diafragmáticas, como seria de esperar. Esse fato chamou a atenção de vários autores, entre eles Demetriades e cols.[7] e Chen e Wilson[8], pois muitos pacientes que sofreram esses ferimentos com grande potencial de complicações, sem terem sido investigados, evoluíram sem intercorrências. Isso remete a tese de que, em alguns casos, a lesão diafragmática poderia ter cicatrizado *per se*, sem evoluir para uma hérnia diafragmática e suas complicações. Essa questão levanta uma série de teorias e questionamentos que desafiam à reflexão:

1. Há possibilidade de cicatrização nesse tipo de lesão?
2. A mobilidade diafragmática e as diferenças de pressões entre as cavidades abdominal e torácica impedem ou não a cicatrização?
3. Qual a verdadeira história natural de uma lesão diafragmática?

Essas perguntas só podem ser respondidas por meio de trabalhos experimentais e sobre eles é que está baseada a discussão ilustrada neste capítulo.

Pesquisa experimental: a história natural dos ferimentos diafragmáticos

No final do século passado, o Grupo de Cirurgia Torácica da Faculdade de Ciências Médicas da Santa Casa de São Paulo (FCMSCSP) iniciou alguns estudos experimentais com o objetivo de verificar como um ferimento do diafragma evolui.

Giannini e cols.[9], em defesa de tese de doutorado na FCMSCSP, elaborou um modelo experimental para estudo da evolução de um ferimento perfurocortante diafragmático bilateral. Foi o primeiro trabalho de uma linha de pesquisa criada com o objetivo de responder se poderia ocorrer cicatrização desse órgão mediante uma lesão realizada por videolaparoscopia acometendo 5% da superfície diafragmática. Foram utilizados 56 ratos Wistar e o experimento teve duração de 90 dias. O trabalho concluiu que houve cicatrização espontânea de 86% das lesões no lado esquerdo do diafragma e 100% de cicatrização das lesões no lado direito. Uma curiosidade desse estudo foi o fato de que em 33% dos animais houve fechamento do diafragma, mas não foi verificada uma cicatriz com colágeno, nesses ratos não houve indícios de uma verdadeira cicatriz. A melhor hipótese para essa situação é que possa ter havido uma hiperplasia de células musculares que levou à oclusão da lesão, embora ainda não haja estudos suficientes para confirmá-lo.

De qualquer modo, e indiscutivelmente, este experimento mostrou que pode ocorrer cicatrização do músculo, tanto do lado direito como do lado esquerdo.

Gonçalves[10] recriou este experimento, mas provocando um ferimento diafragmático à esquerda, com extensão de 30% da superfície do músculo. Foram utilizados 40 ratos Wistar, durante 21 dias de experimentação, que culminou com o estudo macroscópico e histológico das lesões. Nesse estudo foi constatada a presença de hérnia diafragmática em 26 animais (65%), lesão diafragmática sem hérnia em nove animais (22,5%) e cicatrização espontânea em cinco animais (12,5%). Os resultados mostraram que ocorreu cicatrização espontânea, mesmo em extensas lesões diafragmáticas do lado esquerdo, local que prescinde da proteção por vísceras maciças como ocorre do lado direito em relação ao fígado. Contudo, é importante ressaltar que a cicatrização espontânea, nessa série, ocorreu em um pequeno número de animais.

Rivaben e cols.[11] também replicaram o método, porém do lado direito do diafragma, ou seja, provocando um ferimento perfurocortante abrangendo 30% da superfície diafragmática e utilizando o mesmo número amostral. Dois animais foram a óbito durante a produção das lesões, o que reduziu a amostra para 38 indivíduos. A análise dos animais, após o sacrifício, mostrou a presença de cicatrização espontânea do diafragma em 15 animais (54%), hérnia diafragmática em 11 (39%) e persistência da lesão diafragmática, sem cicatrização e sem hérnia, em dois animais. Os autores observaram que nos 15 animais com cicatrização do diafragma, o fígado estava aderido a esse órgão na área previamente lesada, indicando ter havido um efeito protetor do fígado em relação ao ferimento diafragmático em todos esses casos. A mesma situação ocorreu no restante dos 13 animais nos quais não houve cicatrização.

Em 2016, Caiel e cols.[12] intentaram um procedimento mais ousado para avaliar a resposta diafragmática e sua evolução, com a retirada de 10% do lado direito do diafragma. Essa nova experimentação, com caráter mais agressivo do que as anteriores, também foi realizada em 40 ratos Wistar e avaliada após 30 dias da execução da lesão. Os autores relatam duas mortes, correspondendo a 5% da série. Em 17 animais (42,5%) havia herniação presente e em três (7,5%) houve cicatrização espontânea. Em 20 animais (50%), ocorreu proteção pelo fígado, que impediu a formação de uma hérnia diafragmática.

Esse trabalho mostrou que mesmo retirando um fragmento do diafragma existe chance de não se formar uma hérnia diafragmática. E são dois os mecanismos presentes de proteção: a própria cicatrização do músculo ou a interposição do fígado, que impede a ascensão de uma víscera abdominal.

Resumindo os resultados desses trabalhos experimentais, é possível afirmar:

1. existe cicatrização espontânea do diafragma, mas não em 100% das lesões penetrantes;
2. lesões do lado direito do diafragma cicatrizam espontaneamente com maior frequência do que no lado esquerdo;
3. o fígado, de fato, oferece uma proteção contra a formação de uma hérnia diafragmática;
4. mesmo com a perda de um fragmento diafragmático, o músculo pode evoluir para a cicatrização, embora essa ocorrência seja mais rara quando comparada com ferimentos lineares.

Tratamento não operatório em trauma abdominal

No final dos anos 1950 foi implantado o tratamento conservador para pacientes vítimas de lesões abdominais traumáticas não penetrantes e de lesões penetrantes, em casos com estabilidade hemodinâmica. Foram elaborados protocolos para condução desses casos, sendo propostos algoritmos de tratamento conservador para o manejo dessas lesões, incluindo casos selecionados de lesões produzidas por projetis de arma de fogo[13]. Isso ocorreu devido ao fato de que diversos relatos mostraram que vítimas de ferimentos por arma branca apresentavam taxas de laparotomia terapêutica de 50% ou menos, pois em cerca de 35% dos casos o ferimento não era penetrante ou a penetração não causava qualquer lesão que necessitasse de tratamento operatório. Além disso, a laparotomia não terapêutica está associada a elevadas taxas de morbimortalidade e elevados custos operatórios[14].

Desde então, o tratamento não operatório do trauma abdominal em pacientes selecionados tornou-se uma possibilidade terapêutica e revelou-se um sucesso. Contudo, a consagração do tratamento seletivo do trauma abdominal só se tornou realidade após o desenvolvimento e maior disponibilidade dos exames de imagem.

A tomografia computadorizada do abdome permitiu com segurança:

a) diagnosticar a maioria das lesões presentes na cavidade abdominal;
b) caracterizar a lesão, dimensionar o tamanho, verificar sangramento ativo e classificá-la através de escores de gravidade;

c) acompanhar a evolução da lesão, sua cicatrização ou agravamento.

Somente de posse desses dados o cirurgião passou a poder abdicar do clássico tratamento operatório.

Com base nessa tendência, cabe analisar se seria viável ou não o tratamento seletivo não operatório das lesões diafragmáticas. Como ressaltado anteriormente, para essa tomada de decisão seria mister: realizar o diagnóstico da lesão, caracterizar sua extensão e gravidade (grau da lesão) e dispor desses recursos durante o acompanhamento do caso até o fim do processo[15].

Assim sendo, alguns cenários podem ser possíveis em casos de ferimentos penetrantes da zona de transição toracoabdominal em sua fase aguda:

a) lesões com sinais de peritonite;
b) lesões com sinais de comprometimento de órgãos torácicos que necessitam de toracotomia para sua correção;
c) lesões seguidas de imediata herniação visceral abdominal para o tórax;
d) lesões em pacientes hemodinamicamente instáveis;
e) lesões isoladas do diafragma;
f) lesão do diafragma associada a um tipo de lesão visceral abdominal passível de tratamento não operatório.

Nas situações descritas nas letras a, b, c e d não há dúvida de que o tratamento cirúrgico é necessário, pois além de corrigir as lesões existentes, o diafragma será tratado caso haja algum tipo de lesão presente. Nesses casos, não há que se falar em tratamento seletivo conservador.

Nas duas últimas situações talvez seja possível avaliar a introdução de uma conduta mais inovadora, ou seja, a possibilidade de não suturar o diafragma.

Como já indicado em parágrafos anteriores, com base em pesquisas experimentais, há indícios concretos de que esse músculo pode sim, evoluir para uma cicatrização espontânea. A questão crucial, no entanto, é se o diagnóstico dessas lesões é possível. Se existem meios efetivos que permitam diagnosticar, caracterizar e acompanhar a evolução de um ferimento diafragmático.

Em presença de lesões traumáticas do diafragma a radiografia convencional de tórax possui baixa sensibilidade e especificidade e, na maioria das vezes, apresenta-se sem nenhum achado anormal[16].

A tomografia axial computadorizada possui valor limitado para avaliação das feridas diafragmáticas, principalmente na fase aguda. Várias séries mostram falhas diagnósticas com achados positivos em cirurgias executadas ulteriormente ao exame[17].

Exames utilizando ressonância magnética têm mostrado resultados promissores, embora a maior parte dos trabalhos envolva o uso do método em circunstâncias de trauma contuso. Sua grande limitação é o fato de se tratar de um método demorado, pouco disponível em centros de trauma e sem indicação na fase aguda do trauma[18].

O lavado peritoneal para detecção de lesão diafragmática, ainda que em circunstâncias especiais, desde há muito se revelou inútil para a realização desse diagnóstico[19].

A realidade é que, juntos, o exame físico, os exames de imagem e o lavado peritoneal não possuem a especificidade e a sensibilidade necessárias para diagnosticar ferimentos diafragmáticos[20].

Desse modo, é possível concluir com segurança que nos dias atuais não existe qualquer exame não invasivo que permita diagnosticar com precisão esse tipo de lesão.

De acordo com o exposto, cabe buscar a resposta para três perguntas:

1. É possível propor um tratamento não operatório para essas lesões diafragmáticas sem ao menos haver o diagnóstico de sua existência?
2. Como propor um tratamento não operatório sem a devida caracterização da lesão?
3. Como propor um tratamento não operatório se não há como acompanhar a evolução da lesão?

Atualmente, o método ideal para diagnosticar uma lesão diafragmática é a videocirurgia, contudo, uma vez levada a efeito, impõe-se a imediata sutura diafragmática realizada por essa via.

Tratamento não operatório dos ferimentos diafragmáticos

Apesar das controvérsias, alguns autores[14] só admitem o tratamento não operatório do ferimento diafragmático quando este ocorre na ZTTA do lado direito, pois como já foi exposto e demonstrado experimentalmente a possibilidade de cicatrização espontânea é muito maior do que no lado esquerdo.

Em 1994, Renz e cols.[14] publicaram o resultado do tratamento não operatório de doentes portadores de ferimentos toracoabdominais do lado direito. Foram analisados 13 pacientes hemodinamicamente estáveis e a drenagem pleural foi realizada em todos. Nenhum deles, durante a admissão, apresentava sinais de peritonite. Lesões do pulmão ou do fígado estavam presentes. Esses autores acreditam que casos selecionados, com esse tipo de ferimento, podem ser tratados de modo não operatório, pois no período de acompanhamento não verificaram maiores complicações. Nesse estudo não houve referência sobre eventual ferimento diafragmático, presente ou não.

É bastante provável que entre esses casos houvesse ferimentos diafragmáticos, mas o que teria ocorrido com eles? E o risco de hérnias tardias com todas as suas graves complicações? O estudo não forneceu essas respostas e, portanto, não é possível ter certeza de que o tratamento não operatório foi a melhor conduta. Todos esses pacientes obtiveram alta após um período de observação clínica, mas como saber se alguns deles, em algum momento, irá desenvolver hérnias diafragmáticas?

Neste relevante estudo não foi diagnosticada ou excluída a existência de ferimentos do diafragma, tampouco ficou caracterizada a evolução desse tipo de lesão, pois os autores não possuíam informação sobre sua existência ou não. Assim, parece inseguro confiar num tratamento conservador realizado sem uma sólida base de diagnóstico.

No entender do autor deste capítulo, a única maneira de propor um tratamento não operatório seria se houvesse algum exame de imagem especifico para lesão diafragmática, que fosse capaz de diagnosticar e acompanhar sua evolução com segurança. Infelizmente, este tipo de exame ainda não está disponível.

É quase certo que algumas cicatrizações espontâneas ocorrerão, mas não sabemos quais. Então, é preferível realizar o diagnóstico por meio de uma técnica invasiva, mas segura (videocirurgia), e durante esse mesmo procedimento promover a sutura das lesões, evitando verdadeiras catástrofes em consequência de complicações tardias que ocorrem quando o ferimento diafragmático não é diagnosticado e adequadamente tratado.

Conduta nos ferimentos da ZTTA à direita

A maioria das lesões da zona da transição toracoabdominal direita tem uma apresentação que não deixa dúvidas sobre qual a conduta a ser adotada. Como já foi aqui descrito, os sintomas presentes, locais ou sistêmicos, apontam para a indicação de uma laparotomia que, invariavelmente e sem dificuldade, revelará o ferimento diafragmático e levará a sua sutura.

A polêmica se instala quando a lesão do músculo é assintomática, como ocorre nas lesões isoladas do diafragma, ou ainda quando um ferimento dessa região se associa a um tipo de lesão visceral abdominal passível de tratamento não operatório, como por exemplo uma lesão hepática de baixo grau.

Nessas circunstâncias, o autor entende que duas condutas são possíveis:

1. insistir no diagnóstico da presença ou não da lesão do músculo diafragmático e, para tanto, realizar uma videocirurgia, uma vez que nenhum outro exame não invasivo é capaz de fazer esse diagnóstico;
2. ignorar a possibilidade de um ferimento diafragmático e tratar o paciente com a expectativa de que, se houver lesão, ela cicatrizará.

Vantagens e desvantagens

Na primeira conduta, é óbvio que a grande desvantagem é submeter o doente a um procedimento invasivo, além do que aproximadamente 70% das vítimas com ferimentos da ZTTA não terão lesões diafragmáticas e a videocirurgia terá sido em vão. Por outro lado, essa conduta permite ao cirurgião a certeza da condição do diafragma e responde se há ou não lesão.

Alguns autores argumentam que a maioria dos serviços de emergência não possui condições técnicas e aparelhagem para realização da videocirurgia. Essa dúvida pode, de forma equivocada, fazer emergir a hipótese de uma laparotomia, que não deve ser indicada com base nessa razão.

Como se trata de um paciente assintomático, hemodinamicamente estável, não há necessidade de que o diagnóstico seja feito de imediato. Inicialmente, ele deverá ser submetido ao protocolo de atendimento para vítimas de trauma e, nas horas seguintes, pode ser transferido para um centro que tenha condições para realizar a videocirurgia. Esta é a conduta adotada pelo Serviço da Disciplina de Cirurgia Torácica da Faculdade de Ciências Médicas da Santa Casa de São Paulo.

A segunda conduta possível, que é ignorar o diagnóstico da lesão diafragmática e tratar o paciente sem esta preocupação, traz a vantagem evidente de não submeter o indivíduo a um exame invasivo. Em oposição, tem a grande desvantagem de propiciar que, anos depois, venha a se manifestar uma hérnia diafragmática à direita com todas as suas graves complicações.

Conclusão

O entendimento do autor é de que as duas condutas podem ser admitidas ressalvando, para aqueles que optarem pela conduta mais conservadora, a prudência de não emitir uma alta definitiva ao paciente quando de sua liberação do pronto-socorro e encaminhá-lo para o ambulatório de cirurgia torácica para um acompanhamento mais longo e específico.

Referências bibliográficas

1. Marchant P. A study of the forces productive of gastro-esophageal regurgitation and herniation through the diaphragmatic hiatus. Thorax. 1957;12(3):189-02.
2. Rosati C. Acute Traumatic injuries of the diaphragm. Chest Surg Clin North Am. 1998;8:371.
3. Shah S, Sabarantnam S, Mearns AJ, Choudhury AK. Traumatic rupture of diaphragm. Ann Thorac Surg. 1995;60(5):1444-49.
4. Zantut LF, Ivatury RR, Smith S, Kawahara NT, Porter JM, Fry WR, et al. Diagnostic and therapeutic laparoscopy and penetrating abdominal trauma: a multicenter experience. J Trauma. 1997;42(5):825-31.
5. Ivatury RR, Simon RJ, Sthal WN. A critical evaluation of laparoscopy im penetrating abdominal trauma. J Trauma. 1993;34(6):822-28.
6. Soldá SC. Videolaparoscopia no trauma abdominal. Rev Col Bras Cir. 2002;29(1):49-53.
7. Demetriades D, Kakoyiannes S, Paresh D, Hatzitheolfilou C. Penetrating injuries of diaphragm. Br J Surg. 1988;75(8):824-26.
8. Chen JC, Wilson SE. Diaphragmatic injuries: Recognition and manegement in sixty-two patients. Am Surg. 1991;57:810-15.
9. Giannini JA, Saad Jr R, Rasslan S, Lanceloti C. The natural course of penetrating diaphragmatic injury: an experimental study. J Trauma. 2002;53:194.
10. Gonçalves R. Análise da evolução natural das feridas perfurocortantes equivalentes a 30% do diafragma esquerdo. Estudo experimental em ratos (Dissertação de Mestrado). São Paulo: Faculdade de Ciências Médicas da Santa Casa de São Paulo; 2008.
11. Rivaben JH, Saad Jr R, Dorgan Neto V, Botter M, Gonçalves R. História Natural do Ferimento Diafragmático extenso à Direita: estudo experimental em ratos. Rev Col Bras Cir. 2014;41(4):267-71.
12. Caiel BA, Scapulatempo Neto C, Souza Junior AS, Saad Junior R. Análise da evolução natural dos ferimentos diafragmáticos à direita em ratos. Rev Col Bras Cir. 2015;42(6):386-92.
13. Pryor JP, Reilly PM, Dabrowski GP, Grossman MD, Schwab CW. Nonoperative management of abdominal gunshot wounds. Ann Emerg Med. 2004;43(3):344-53.
14. Renz BM, Feliciano DV. Unnecessary laparotomies for trauma: a prospective study of morbidity. J Trauma. 1995;38(3):350-56.
15. Saad Jr R, Gonçalves R. Toda lesão do diafragma por ferimento penetrante deve ser suturada? Rev Col Bras Cir. 2012;39(3):222-25.
16. Feliciano DV, Cruse PA, Mattox KL, Bitondo CG, Burch JM, Noon GP, et al. Delayed diagnosis of injuries to the diaphragm after penetrating wounds. J Trauma. 1988;28(8):1135-41.
17. Randall SF, Coln CE, Gentilello R. Laparascopy is sufficient to exclude occult diaphragm injury after penetrating abdominal trauma. J Trauma. 2005;58(4):789-92.
18. Gierada DS, Slone RM, Fleishman MJ. Imaginng evaluation for the diaphragm. Chest Surg Clin North Am. 1998;8:237-80.
19. Feliciano DV, Bitondo CG, Steed G, et al. Five hundred open traps or lavages in patients with abdominal stab wounds. Am J Surg. 1984;59:1230-35.
20. Madden MR, Paull DE, Finkelstein JL, Goodwin CW, Marzulli V, Yurt RW, et al. Occult diaphragmatic injury from stab wounds to the lower abdomen. J Trauma. 1989;29(3):292-02.

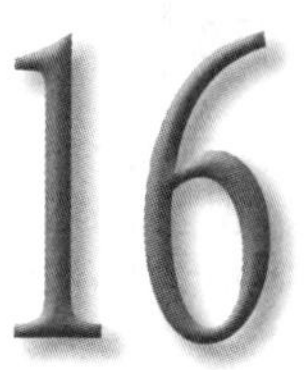

Tratamento Não Operatório dos Ferimentos Penetrantes das Vísceras Abdominais

Levy D. Procter
Rao R. Ivatury

Resumo

O trauma abdominal penetrante pode envolver uma tomada de decisão clinicamente complexa quanto ao seu manejo ideal. A indicação de exploração cirúrgica para todo o trauma abdominal penetrante, desde há muito se mostrou duvidosa. Apesar dessa constatação, há vasta literatura demonstrando elevadas taxas de laparotomia não terapêutica no tratamento do trauma penetrante de baixa velocidade em ambiente civil, o que implica morbidade relativamente alta. A escolha do manejo não cirúrgico para ferimentos penetrantes requer informação sobre o grau de energia despendido (baixa velocidade *vs*. alta velocidade), conhecimento sobre o mecanismo do trauma envolvido (ferimento por arma de fogo *vs*. ferimento por arma branca), disponibilidade de recursos avançados de imagem, radiologia e endoscopia intervencionista e cirurgiões experientes nesse tipo de manejo. Neste capítulo, foram estudadas as principais evidências que sustentam o manejo não cirúrgico dos ferimentos penetrantes das vísceras abdominais.

- **Descritores:** Ferimentos por Arma de Fogo, Ferimentos e Lesões, Trauma abdominal, Trauma penetrante.
- **Nível de evidência científica predominante:** 2B.

Introdução

Antes da Primeira Guerra Mundial, o trauma abdominal penetrante era tratado de forma expectante. A indicação sistemática de intervenção cirúrgica surgiu com base na medicina militar durante a Primeira Grande Guerra[1].

O pêndulo começou a retroceder na direção do tratamento não operatório seletivo (TNOS) na década de 1960, após um importante artigo que demonstrou a alta incidência de laparotomias não terapêuticas decorrentes do tratamento de traumas civis penetrantes[2]. Estudo posterior obteve sucesso empregando o TNOS em ferimentos abdominais por armas brancas (FAB)[3]. Uma das maiores séries estudadas avaliou mais de 1.800 pacientes, na qual cerca de 89% do grupo selecionado para manejo clínico evoluíram sem necessitar de intervenção cirúrgica[4].

A laparotomia não terapêutica implica morbidade significativa em até 20% dos casos[5,6], incluindo hérnias incisionais, infecção de feridas, lesões viscerais, dor crônica, obstrução por aderências intestinais e maior tempo de internação hospitalar[2,3,6,7].

Avanços na rapidez e na resolução dos métodos de imagem levaram ao aumento do uso desses recursos antes da indicação de uma cirurgia de urgência. O excesso de confiança neles depositado pode comprometer o manejo adequado do trauma abdominal penetrante, pois a identificação de lesões de vísceras ocas é bem mais difícil e complexa que a de órgãos sólidos, o que pode induzir a erro. Ocorre ainda que, na dependência do instrumento causador da lesão, os achados de gás livre, extravasamento entérico, acúmulo de gordura (*fat trading*) e outros sinais inflamatórios agudos podem não ser tão facilmente identificáveis em FAB do abdome anterior.

Portanto, o mais importante para a correta aplicação do TNOS no trauma abdominal penetrante é a escolha adequada dos pacientes. Não devem ser considerados para essa modalidade terapêutica pacientes com instabilidade hemodinâmica, lesões de distração (*distracted pain*) ou um exame clínico inconfiável. A realização de exames de imagem em paciente instável com trauma penetrante deve ser evitada, podendo constituir um erro grave. Meizoso publicou recentemente que pacientes com trauma torácico penetrante exsanguinante, hipotensos, necessitando de intervenção cirúrgica, apresentam tempo mediano de morte (TM50) de 16 minutos[8]. Portanto, uma rápida avaliação do paciente com trauma penetrante é fundamental para determinar quem se beneficiará de uma abordagem operatória ou não.

Revisão da literatura

■ Tomografia computadorizada (TC)

Indispensável para a aplicação do TNOS é a disponibilidade de recursos avançados de imagem, pois a taxa de êxito é significativamente aumentada com o uso de cortes transversais à tomografia computadorizada. No trauma em geral, mas especialmente na avaliação de lesões viscerais penetrantes, o uso de contraste endovenoso é importante. O uso de agentes de contraste orais não é necessário, mas pode ser utilizado para avaliar extravasamento de conteúdo intestinal. Uma avaliação adequada do cólon somente pode ser obtida mediante distensão intraluminal com enema de contraste.

O trajeto dos FAB e o mapeamento das lesões dificilmente são constatados à TC, uma vez que a energia envolvida é baixa e há menos dano tecidual, resíduos ou ar ao longo do percurso do instrumento. Os ferimentos por arma de fogo (FAF) desenvolvem um caminho impressionante de destruição, deixando para trás vestígios e bolhas de ar ao longo de um bem definido trajeto, que permite antever as potenciais lesões associadas[9-11] com sensibilidade e especificidade de 90% e 96%, respectivamente[12].

Ferimento Abdominais por Arma Branca

Os FAB abdominais são frequentemente de baixa velocidade e, portanto, têm um padrão de lesão mais previsível e uma trajetória mais regular. Mais da metade dos pacientes com trauma abdominal penetrante apresentam indicação cirúrgica imediata (peritonite, hipotensão e evisceração)[13], que não pode ser evitada. Somente se esses sinais estiverem ausentes, o TNOS deve ser considerado viável. Demetriades e cols. obtiveram bastante sucesso em evitar o tratamento cirúrgico nos FAB de abdome anterior e posterior (50% e 80% dos casos, respectivamente)[14,15].

A ação das armas brancas no interior do abdome possui componentes multifatoriais. Instabilidade clínica, peritonite, empalamento e evisceração intestinal são indicativos para cirurgia imediata. A maior dificuldade reside em fazer a triagem de pacientes que não apresentam achados tão evidentes após FAB no abdome.

Os traumas penetrantes de tronco não são iguais aos contusos e, por isso, requerem uma atenção diferente. Como o controle emergencial da hemorragia é a chave da sobrevivência no trauma penetrante do tronco, uma avaliação não simplificada nesse direcionamento costuma levar a maus resultados[16-19]. O primordial em qualquer trauma penetrante, após avaliação inicial das vias aéreas, respiração e circulação (ABC do trauma), é a exposição imediata de todo o paciente e uma diligente inspeção em busca de mais ferimentos. As áreas mais comumente negligenciadas nessa procura são: a região axilar, períneo, flancos, perianal e inguinal[20]. A importância de conhecer todas as feridas não deve ser subestimada, uma vez que a presença de lesões despercebidas pode acarretar complicações letais e maior morbidade, muitas vezes relacionadas com lesão vascular importante não diagnosticada.

Após ter sido avaliado o corpo inteiro e todas as feridas estarem mapeadas com segurança, a equipe deve evoluir para a próxima etapa do atendimento, que pode incluir intervenção imediata, exploração local do ferimento, ultrassonografia, tomografia computadorizada, exames abdominais seriados e, hoje menos frequentemente, lavagem peritoneal diagnóstica. A videolaparoscopia tem papel diagnóstico definido nos FAB e FAF do abdome, contribuindo para determinar se houve penetração peritoneal (exclusão de ferimentos tangenciais) mesmo em áreas difíceis como a transição toracoabdominal. Em caso positivo, os pacientes podem ser submetidos a TNOS em situações como: pequenos ferimentos de fígado, baço, serosa intestinal e hematomas retroperitoneais não expansíveis, em áreas não críticas. Em alguns casos pode desempenhar também papel terapêutico[1,21-23].

A exploração local do ferimento é um procedimento cirúrgico estéril e não deve ser visto como sinônimo de sondagem. A sondagem das feridas é ineficaz, causa dor, não possui sensibilidade suficiente para excluir lesões intraperitoneais e pode contribuir para aumentar a taxa de falso-positivos, levando a laparotomias desnecessárias. O procedimento deve obedecer a um rito cirúrgico, com antissepsia, campos esterilizados, anestesia local e uso de instrumentos adequados para avaliar se do ferimento resultou violação fascial ou aponeurótica. A violação dessas estruturas da parede abdominal é considerada um teste positivo e aumenta muito a probabilidade de haver lesão intra-abdominal e, consequentemente, de que uma cirurgia seja necessária. Como já foi comentado, a constatação inequívoca de penetração pode ser mais bem avaliada com o emprego de videolaparoscopia. Se a exploração resultar negativa, é admissível complementar a avaliação com exames de imagem ou, se o quadro clínico permitir, encaminhar o paciente para alta domiciliar[21-23].

O ultrassom tem um relevante papel no trauma abdominal penetrante, o de avaliar a presença de derrame pericárdico e pneumotórax. Líquido pericárdico em vigência de trauma penetrante de tronco pode indicar hemopericárdio consequente a uma lesão cardíaca traumática, assim como um pneumotórax pode indicar violação pleural e diafragmática. O restante da avaliação estendida com ultrassom focada para o trauma (eFAST) tem pouca utilidade em ferimentos abdominais penetrantes. Mais especificamente, a falta de achados no restante do exame ultrassonográfico não exclui danos e pode fornecer uma falsa sensação de segurança.

O uso de imagens tomográficas pode ser útil em certos casos de FAB abdominais se o paciente possuir um panículo adiposo avantajado, pois, dependendo da arma utilizada, o trajeto pode ser tipicamente estimado. Entretanto, a falta de um trajeto convincente nos tecidos moles próximos à fáscia, que é a regra geral, não elimina a possibilidade de violação fascial.

Portanto, ferimentos ocasionados por mecanismos de baixa velocidade de penetração (facadas) que não apresentam indicação para cirurgia imediata podem ser considerados para tratamento conservador, desde que haja uma atitude agressiva visando definir os órgãos acometidos e a gravidade das lesões. Nesse caso, o paciente também deve estar hemodinamicamente equilibrado, considerando a necessidade de manter a melhor condição cardiovascular e imunológica possível diante da hipótese de que sobrevenha um quadro hemorrágico ou séptico.

Ferimentos Abdominais por Arma de Fogo

Estimar a energia envolvida em um ferimento "a bala" e as propriedades dos projetis empregados é necessário para avaliar as possíveis lesões, sua extensão e seu manejo. Os projetis de arma de fogo carreiam consigo grande energia, quer diretamente no ferimento, quer no processo de cavitação ou mesmo quando de uma possível fragmentação do projetil no interior do corpo da vítima. De acordo com essas propriedades, alteram-se significativamente a complexidade da lesão e o risco de lesões associadas. O manejo não cirúrgico de ferimentos por arma de fogo abdominal é seguro, mas requer critérios firmes. O paciente deve apresentar um exame abdominal confiável, não pode haver comprometimento hemodinâmico e deve se tratar de um evento envolvendo, predominantemente, o uso de armas próprias do ambiente civil. Os dados e o manejo dos ferimentos produzidos por armas militares não podem, necessariamente, ser extrapolados para o setor civil, sobretudo se armas de alta velocidade estiverem sendo utilizadas. Demetriades e cols. avaliaram prospectivamente o TNOS em ferimentos de tronco em um movimentado centro de trauma urbano[24]. Nesse estudo, 63% dos pacientes com FAF, nos quais a TC foi negativa ou duvidosa, foram submetidos com sucesso ao tratamento conservador.

Lesões de Vísceras Ocas

Traumas penetrantes de alta velocidade exigem intervenção cirúrgica diante da grande perspectiva de lesão de víscera oca. O TNOS nesse tipo de situação tem uma taxa de falha de quase 100%, em razão de destruição significativa de tecidos e lesões associadas. Os achados da TC que mais comumente levam à suspeita de perfuração intestinal são: ar livre intraperitoneal ou retroperitoneal, extravasamento de contraste oral, líquido livre no abdome na ausência de lesão de órgãos sólidos, espessamento da parede intestinal e trajeto de projetis próximo a uma víscera oca, com formação de hematoma[24]. Todos esses achados justificam a indicação imediata de tratamento operatório.

Pacientes com abdome hostil, em presença de fístula enteroatmosférica ou enterocutânea, grandes hérnias ventrais incisionais, com ou sem tela, ou história de cirurgias complexas prévias poderiam ser considerados potenciais candidatos para TNOS após perfuração de víscera oca. Contudo, tratar-se-iam de pacientes do mais elevado grau de complexidade e risco, que demandariam um nível muito sofisticado de cuidados. Esses pacientes exigiriam uma equipe de cirurgiões altamente treinados, radiologistas intervencionistas, equipes de acesso nutricional, gastroenterologistas e prestadores avançados de cuidados com feridas, para o manejo de uma situação de difícil controle. Ainda assim, o risco de falha no tratamento seria enorme. A maior taxa de êxito do TNOS em lesões penetrantes de vísceras ocas ocorre em perfurações localizadas em segmentos viscerais retroperitoneais.

Trauma Esplênico

O baço guarda uma estreita relação topográfica com o tórax, diafragma, pâncreas, estômago e cólon. Seu rico suprimento sanguíneo e a cápsula fina reduzem a possibilidade de evitar uma intervenção após trauma penetrante.

Demetriades e cols. relataram sucesso menor que 10% no tratamento conservador das lesões penetrantes do baço de graus I e II. Nenhum caso, entre lesões de graus III a V, obteve êxito com o TNOS[24]. Pachter e cols. publicaram um relato de seis casos de tratamento não cirúrgico em paciente com lesão esplênica penetrante[25].

Centros com radiologistas intervencionistas especializados podem considerar a embolização arterial, seletiva ou não, para o controle da hemorragia na ausência de choque e de peritonite. Apesar da possibilidade de controle da hemorragia de uma lesão esplênica penetrante com técnicas de radiologia intervencionista, o cirurgião deve considerar fortemente a presença de uma lesão associada despercebida, como do diafragma, e usar a videolaparoscopia para melhor avaliação do caso, independentemente do controle da hemorragia. No estudo de Demetriades, anteriormente citado, apenas 10% das lesões esplênicas penetrantes não apresentavam lesões associadas[24].

Trauma Hepático

O fígado guarda estreita relação topográfica com o tórax, o diafragma, o pâncreas, o duodeno e o cólon. Recebe um rico suprimento sanguíneo da veia porta e, em menor monta, da artéria hepática. A pressão vascular relativamente baixa, decorrente do predomínio do fluxo venoso, possibilita a interrupção espontânea do sangramento. O fígado tem uma grande capacidade regenerativa e de recuperação, o que aumenta a probabilidade de sucesso em longo prazo do tratamento conservador. O mesmo acontece com lesões hepáticas de baixa e alta velocidades que podem ser passíveis de TNOS. Lesões penetrantes de baixa velocidade podem ter um padrão mais previsível de lesão do fígado, enquanto projetis de alta velocidade podem produzir uma área significativa de destruição tecidual que pode levar a uma isquemia tardia e causar complicações graves como: biliomas, abscessos hepáticos, pseudoaneurisma e perfuração retardada de víscera oca.

O emprego do TNOS em lesões hepáticas penetrantes exige o uso liberal de TC com contraste endovenoso. Imagens da fase tardia (venosa) do fígado podem mostrar lesões venosas que, de outra forma, não poderiam ser evidenciadas.

As feridas penetrantes do fígado podem gerar grande hemorragia, com risco iminente à vida, e dificuldades para o controle de lesões biliares e fístulas. Pacientes hemodinamicamente instáveis, com peritonite ou com exame clínico inconfiável devem ser submetidos à intervenção cirúrgica imediata. Pacientes sem esses achados devem ser avaliados com imagens transversais obtidas por tomografia computadorizada. Esses exames devem se acompanhar de injeção endovenosa de contraste, que permite identificar sangramento vascular ativo e determinar o grau de perfusão do parênquima.

A constatação de pseudoaneurisma, identificado pela TC com contraste, deve envolver a colaboração do serviço de radiologia para determinar se procedimentos intervencionistas podem ser realizados de imediato ou devem aguardar as imagens tardias. A presença de *contrast blush* (concentração localizada de contraste) no exame tomográfico, indicando sangramento ativo, aumenta a probabilidade de falha do TNOS em ferimentos por arma de fogo do fígado[26]. As tentativas de manejo clínico das lesões hepáticas de alto grau dependem da disponibilidade de radiologia intervencionista e endoscopia avançada, pois ambas são indispensáveis para garantir a segurança da indicação nesses casos. Em pacientes adequadamente selecionados, a taxa de sucesso do tratamento conservador das lesões hepáticas penetrantes, dependendo do grau, pode variar de 67 a 100%[27].

Trauma Urinário

Devido à localização retroperitoneal e à exuberância do fluxo sanguíneo, os rins possuem boa tolerância quanto a lesões e hemorragias. A localização retroperitoneal pode funcionar como uma espécie de compartimento capaz de conter e tamponar a maior parte dos sangramentos. No trauma renal, a maior parte das indicações de cirurgia de urgência está associada a alterações hemodinâmicas acompanhadas de hemorragia ativa. O tratamento conservador dos FAB e FAF renais pode ser instituído em cerca de 40 a 50% dos pacientes com lesões isoladas, particularmente na ausência de ferimentos vasculares maiores ao nível do hilo[28,29]. A exploração cirúrgica rotineira dessas lesões aumenta o risco de perda do rim e de insuficiência renal subsequente. Segundo a literatura, a nefrectomia foi evitada em apenas 14,9% dos casos em que havia outras lesões concomitantes[24].

O TNOS do trauma renal penetrante requer da equipe a capacidade de administrar complicações frequentes como: urinoma, extravasamento de urina, ascite urinária, abscesso renal, fístula arteriovenosa e pseudoaneurisma. Novamente, o concurso de equipes multidisciplinares que incluem radiologia intervencionista e urologia aumenta a chance de êxito dessa terapêutica no trauma renal.

No transoperatório, evitar a exploração de lesões renais de graus I e II não expansivas e sem evidência de sangramento ativo parece ser a abordagem mais segura, uma vez que a exploração de ferimentos penetrantes costuma resultar em conversão para nefrectomia em mais de 75% dos casos[30]. Esse manejo, entretanto, requer uma rigorosa avaliação pré-operatória, com métodos de imagem que possam definir com segurança os detalhes e o grau da lesão. Se os recursos de imagem, em particular a TC, não estiverem disponíveis no pré-operatório, uma cirurgia de controle de danos seguida da tomada de imagens pós-operatórias imediatas pode representar uma alternativa para definir a extensão da lesão renal e direcionar o tratamento antes do fechamento definitivo.

Na ausência de lesões associadas significativas, as lesões extraperitoneais da bexiga, produzidas por mecanismo de baixa velocidade, podem ser tratadas de forma não cirúrgica, com o emprego de um cateter de demora para drenagem e posterior realização de cistografia para checar a resolução do processo[31]. Pesquisa criteriosa de lesões associadas é necessária, pois há um alto risco de lesões associadas acompanhando o trauma penetrante de bexiga. Lesões extraperitoneais da bexiga, com alta velocidade e sem lesões associadas, costumam ser submetidas a manejo cirúrgico a fim de desbridar o tecido desvitalizado e promover o reparo direto e a drenagem.

Essas lesões, em geral, resolvem-se mais rapidamente e com menos morbidade se forem reparadas cirurgicamente. O TNOS pode ser aplicado com drenagem transuretral e cistografia intervalada para acompanhar a cicatrização. Não há dados de nível de evidência 1 em relação à melhor abordagem para esses cenários.

Conclusão

As diretrizes para o manejo atual do trauma apontam que o tratamento não cirúrgico das lesões abdominais penetrantes é seguro para pacientes selecionados, com lesões de órgãos sólidos. Lesões de baixo grau do fígado, baço, rins e até mesmo do pâncreas podem ser controladas por TNOS, desde que estejam disponíveis recursos de imagem avançados e tenha sido excluída com segurança a presença de lesões associadas que exigem tratamento operatório ou representam risco adicional ao tratamento conservador. Como visto anteriormente, as lesões associadas estão presentes em grande parte dos casos. Além disso há órgãos, como o baço, que possuem uma constituição que não propicia as melhores expectativas para o tratamento conservador do trauma penetrante, diferentemente do fígado, cujos tecidos e vascularização oferecem melhores possibilidades de sucesso. Portanto, no ambiente apropriado, em um centro de trauma qualificado, o TNOS das lesões penetrantes de órgãos sólidos abdominais, especialmente as lesões hepáticas, tem uma alta taxa de sucesso e uma baixa taxa de complicações. Lesões de alto grau não constituem, *per se*, um impedimento ao TNOS.

Lesões de víscera oca altamente selecionadas, fruto de mecanismos de baixa velocidade, como disparos de espingarda com grãos de chumbo a longa distância e pequenas facadas, acometendo apenas a serosa do intestino, sem evidência de penetração, podem eventualmente ser detectadas por videolaparoscopia e tratadas conservadoramente.

Um importante princípio, que deve ser sempre observado, é que a equipe de trauma que opta pelo TNOS deve ser experimentada e estar ciente da necessidade de abandonar essa abordagem diante do menor indício de falha, tendo em vista que o objetivo não é evitar a laparotomia, mas sim preservar a segurança do paciente.

Referências bibliográficas

1. Como JJ, Bokhari F, Chiu WC, Duane TM, Holevar MR, Tandoh MA, et al. Practice management guidelines for selective nonoperative management of penetrating abdominal trauma. J Trauma. 2010;Mar;68(3):721-33.
2. Shaftan GW. Indications for operation in abdominal trauma. Am J Surg. 1960;99(5):657-64.
3. Nance FC, Cohn I Jr. Surgical judgment in the management of stab wounds of the abdomen: A retrospective and prospective analysis based on a study of 600 stabbed patients. Ann Surg. 1969;170(4):569-80.
4. Velmahos GC, Demetriades D, Toutouzas KG, Sarkisyan G, Chan LS, Ishak R, et al. Selective nonoperative management in 1,856 patients with abdominal gunshot wounds: should routine laparotomy still be the standard of care? Ann Surg. 2001;234(3):393-402.
5. Leppaniemi AK, Haapiainen RK. Selective nonoperative management of abdominal stab wounds: prospective, randomized study. World J Surg. 1996;20(8):1101-06.
6. Renz BM, Feliciano DV. Unnecessary laparotomies for trauma: a prospective study of morbidity. J Trauma. 1995;38(3):350-56.
7. Friedmann, P. Selective management of stab wounds of the abdomen. Arch Surg. 1968;96(2):292-95.
8. Meizoso JP, Ray JJ, Karcutskie CA 4th, Allen CJ, Zakrison TL, Pust GD, et al. Effect of time to operation on mortality for hypotensive patients with gunshot wounds to the torso: The golden 10 minutes. J Trauma Acute Care Surg. 2016;81(4):685-91.
9. DuBose J, Inaba K, Teixeira PGR, Pepe A, Dunham MB, McKenney M. Selective non-operative management of solid organ injury following abdominal gunshot wounds. Injury. 2007;38(9):1084-90.
10. Inaba K, Okoye OT, Rosenheck R, Melo N, Branco BC, Talving P, et al. Prospective evaluation of the role of computed tomography in the assessment of abdominal stab wounds. JAMA. 2013;148(9):810-16.
11. Salim A, Sangthong B, Martin M, et al. Use of computed tomography in anterior abdominal stab wounds: results of a prospective study. Arch Surg. 2006;141:745-750; discussion 750-742, doi: 10.1001/archsurg.141.8.745.
12. Benjamin E. aDD Nonoperative management of penetrating injuries to the abdomen. Current Trauma Reports. 2015;1(2):102-06.
13. Feliciano DV, Rozycki GS. The management of penetrating abdominal trauma. Adv Surg. 1995;28:01-39.
14. Demetriades D, Rabinowitz B, Sofianos C, Charalambides D, Melissas J, Hatzitheofilou C, et al. The management of penetrating injuries of the back. A prospective study of 230 patients. Ann Surg. 1988;207(1):72-74.
15. Demetriades D. Rabinowitz B. Indications for operation in abdominal stab wounds. A prospective study of 651 patients. Ann Surg. 1987;205(2):129-32.
16. Ball CG, Feliciano DV. Damage control techniques for common and external iliac artery injuries: have temporary intravascular shunts replaced the need for ligation? J Trauma. 2010;68(5):1117-20.
17. Davis TP, Feliciano DV, Rozycki GS, Bush JB, Ingram WL, Salomone JP, et al. Results with abdominal vascular trauma in the modern era. Am Surg. 2001;67(6):561-570.
18. Feliciano DV. Abdominal vascular injuries. Surg Clin North Am. 1988;68(4):741-55.
19. Sirinek KR, Gaskill HV 3rd, Root HD, Levine BA. Truncal vascular injury factors influencing survival. J Trauma. 1983;23(5):372-77
20. Ball CG. Current management of penetrating torso trauma: nontherapeutic is not good enough anymore. Can J Surg. 2014;57(3):E36-E43.
21. Ivatury RR, Simon RJ, Stahl WM. A critical evaluation of laparoscopy in penetrating abdominal trauma. J Trauma. 1993;34(6):822-28.
22. Zantut LF, Ivatury RR, Smith RS, Kawahara NT, Porter JM, Fry WR, et al. Diagnostic and therapeutic laparoscopy for penetrating abdominal trauma: a multicenter experience. J Trauma. 1997;42(5):825-31.
23. Ivatury RR. Laparoscopy and thoracoscopy in penetrating thoraco-abdominal injuries. Eur Surg. 2005;37(1):19-27.

24. Demetriades D, Hadjizacharia P, Constantinou C, Brown C, Inaba K, Rhee P, et al. Selective nonoperative management of penetrating abdominal solid organ injuries. Ann Surg. 2006;244(4):620-28.
25. Pachter HL, Guth AA, Hofstetter SR, Spencer FC. Changing patterns in the management of splenic trauma: the impact of nonoperative management. Ann Surg. 1998;227(5):708-19.
26. Renz BM, Bott J, Feliciano DV. Failure of nonoperative treatment of a gunshot wound to the liver predicted by computed tomography. J Trauma. 1996;40(2):191-93.
27. Starling SV, Rodrigues BL, Martins MP, Silva MS, Drumond DA. Non-operative management of gunshot wounds on the right thoracoabdomen. Rev Col Bras Cir. 2012;39(4):286-94.
28. Velmahos GC, Demetriades D, Cornwell EE 3rd, Belzberg H, Murray J, Asensio J, et al. Selective management of renal gunshot wounds. Br J Surg. 1998;85(8):1121-24.
29. Wessells H, McAninch JW, Meyer A, Bruce J. Criteria for nonoperative treatment of significant penetrating renal lacerations. J Urol. 1997;157(1):24-27.
30. Moolman C, Navsaria PH, Lazarus J, Pontin A, Nicol AJ. Nonoperative management of penetrating kidney injuries: a prospective audit. J Urol. 2012;188(1):169-173.
31. Kotkin L, Koch MO. Morbidity associated with nonoperative management of extraperitoneal bladder injuries. J Trauma. 1995;38(6):895-98.

17

Angiografia no Trauma Esplênico

Átila Velho

■ **Resumo**

Em busca de aperfeiçoamento técnico e melhor atendimento às vítimas de trauma, há uma incessante busca por tecnologias que acenem com mais possibilidades ao tratamento conservador. O tratamento não operatório (TNO) do trauma esplênico grave constitui uma dessas situações em que a tentativa de preservar o órgão deve respeitar limites e conceitos científicos de segurança que otimizem a vida dos pacientes. Neste sentido, devem ser muito bem avaliadas as diretrizes que a tecnologia oferece para o tratamento conservador e até que ponto adicionam risco ao evitarem uma cirurgia precoce. Vários trabalhos da literatura tentam jogar luz nesta questão complexa, mas reconhecidamente enfrentam limitações quanto à qualidade das evidências disponíveis para análise, como a limitada possibilidade de randomização e os diferentes critérios empregados, o que determina um baixo nível de recomendação científica e, consequentemente, baixa capacidade para indicar este ou aquele procedimento. Com base na experiência clínica, mais do que em critérios analíticos e epidemiológicos, a literatura procura avançar nas alternativas de tratamento conservador das lesões maiores do baço, ainda que o faça de forma insidiosa, sem ignorar o contexto em que se inserem e a gravidade que certas decisões podem representar. Algumas entidades internacionais, como a *American Association for the Trauma Surgery* (AAST) e a *Western Trauma Association* (WTA), apresentam recomendações a partir de opiniões de experts e estudos observacionais, alguns prospectivos, que não possuem o cabedal necessário para definir a questão, mesmo que estejam alicerçadas nas melhores evidências disponíveis. De toda sorte, essas tentativas só se aplicam ao seleto grupo dos Centros de Trauma de Nível 1, conforme definido pelo sistema americano, fora do qual o TNO de lesões de níveis IV e V permanece impensável.

- **Descritores:** Angiografia, Arteriografia, Baço, Ruptura do Baço.
- **Nível de evidência científica predominante:** 2B.

Introdução

A partir de modelos de atendimento ao trauma infantil, nascedouro do tratamento não operatório (TNO) das lesões de vísceras maciças[1], é possível compreender não só o principal significado da preservação do órgão, mas identificar o nicho em que essa questão alcançou o seu melhor nível científico que, infelizmente, não pôde ser simplesmente transferido ao paciente adulto.

O tratamento conservador constitui hoje uma das principais causas de redução do número de cirurgias relacionadas com trauma abdominal contuso e isso se deve a sua frequência e prevalência. A maioria dos pacientes com lesão esplênica contusa é passível de TNO, desde que haja disponibilidade de recursos humanos e materiais, podendo alcançar taxas gerais de sucesso de até 80%. Além de se tratar de um procedimento menos invasivo, a grande vantagem deste tipo de abordagem é o salvamento do baço, preservando sua função e evitando as complicações decorrentes de sua ablação[2].

Entretanto, é sempre bom lembrar que nenhum tratamento está isento de riscos, nem assegura eficácia em todos os casos. Complicações como ruptura esplênica retardada, possibilidade de ressangramento, formação de abscessos e presença de lesões associadas despercebidas, são alguns exemplos de situações delicadas que podem apresentar-se durante o TNO[2].

As lesões de graus I e II, por sua maior incidência, menor complexidade e menor contingente de exigências operacionais e de obstáculos ao manejo conservador, são as que respondem pelo maior número de casos e, consequentemente, pelo sucesso e boa reputação do TNO[3]. Não serão elas o tema central deste capítulo.

Embora haja autores com uma visão mais otimista[4], não há dados novos que permitam ignorar que algumas variáveis se comportam como indicadores prognósticos relacionados com o insucesso do TNO nas lesões esplênicas maiores (graus III a V pela classificação da AAST), este é o caso de um *Injury Severity Score* (ISS) ≥ 25 e idade superior a 39 anos[2].

Essas lesões mais complexas, nas quais a evitação do ato cirúrgico é vista com certa temeridade, exigem ambientes de maior complexidade e tecnologia para o seu tratamento, constituindo-se ainda em um ponto controverso neste espaço ocupado mais e mais pelo TNO.

Um conceito que precede todas as proposições anteriores, no entanto, é o de que apenas em centros de trauma de nível 1 se pode pensar em não levar esses casos a uma cirurgia precoce. Esta decisão, que ainda suscita dúvidas e abriga indefinições, talvez possa ser auxiliada pela angiografia esplênica, cuja disponibilidade em regime de tempo integral consta como uma das condições para que um centro de trauma seja considerado como nível 1.

No Brasil, dispomos de poucos centros de trauma avançados o que, por si só, limita imensamente o emprego do TNO em vítimas de trauma esplênico grave. Naqueles poucos serviços que detêm as condições necessárias para serem denominados centros de nível 1, a adesão aos protocolos internacionais pode, em tese, representar um benefício destinado a uma pequena parcela de pacientes, pois as vantagens do estudo angiográfico permanecem indefinidas pelos dados disponíveis na literatura. Portanto, cuidado ao escolher a melhor terapêutica é uma receita que se impõe, uma vez que muitos passos têm sido dados na direção do TNO no trauma esplênico grave sem que estejam disponíveis evidências maiores para consagrar este conceito.

Outras condições que afetam o trauma esplênico, como a existência de comorbidades, lesões associadas e extravasamento de contraste durante a fase venosa da tomografia computadorizada (*contrast blush*), embora não constituam para todos uma contraindicação absoluta ao tratamento conservador, são sinais de alerta que, por se revestirem de maior gravidade, merecem um exame especial na hora da tomada de decisão[3].

Há, entre os diversos centros de trauma, uma significativa variabilidade quanto a definição de instabilidade hemodinâmica, estratégias de reanimação e disponibilidade e indicação de angiografia e angioembolização, responsáveis por resultados díspares, muito difíceis de serem interpretados[4].

Por outro lado, o tratamento do trauma esplênico com angioembolização, uma das principais razões para considerar a indicação de arteriografia no trauma esplênico contuso, busca uma comprovação estatística capaz de ratificar sua teórica superioridade diante do tratamento convencional – muito menos complexo –, nos casos de lesões de graus III, IV e V. Nestes casos graves, é necessário saber, a angioembolização apresenta índices significativos de insucesso no controle do sangramento e de complicações graves como isquemia, infecção e nefropatia, diretamente relacionadas com o procedimento.

Revisão da literatura

■ Tomografia computadorizada

Pacientes com trauma abdominal contuso e estabilidade hemodinâmica devem ser submetidos à tomografia computadorizada abdominal (TC) caso não haja outra indicação para intervenção cirúrgica urgente. O exame padrão é a TC com contraste endovenoso, capaz de determinar o grau de lesão esplênica, quantificar o volume de hemoperitônio, avaliar a atividade do sangramento e detectar a presença de lesões associadas, pseudoaneurismas e fístulas arteriovenosas[4].

O chamado *contrast blush* ou *blush sign* é um extravasamento de contraste no interior ou em torno do baço visto na fase venosa da TC, que é capaz de distinguir melhor este tipo de sangramento originado em pequenas artérias. Esta concentração de radiofármaco próxima à lesão pode indicar hemorragia intraperitoneal ativa ou lesão vascular contida[3].

Os algoritmos de tratamento para adultos frequentemente incluem o *blush* como indicação para angiografia esplênica e angioembolização ou intervenção cirúrgica. As novas gerações de *scanners*, porém, identificam a presença desta alteração com frequência cada vez maior, suscitando dúvidas quanto à indicação sistemática de cirurgia[5]. Alguns autores sugerem que a presença de um *blush* ≥ 1,5 cm pode representar um critério mais refinado para indicar o tratamento operatório[6], enquanto outros sugerem que a conduta deva estar baseada, prioritariamente, na resposta fisiológica à lesão e não nas características radiológicas das mesmas[4].

Mesmo quando associado aos mais altos graus de lesão esplênica, o *blush sign* não deve ser mandatório para angioembolização ou intervenção cirúrgica em crianças, pois mesmo em lesões graves com este tipo de extravasamento na TC inicial o TNO pode obter sucesso mediante um protocolo bem estabelecido[1].

Em análises retrospectivas feitas às cegas, por experientes radiologistas de centros de trauma avançados, a sensibilidade da TC para pseudoaneurisma intraparenquimatoso foi de 70% na imagem da fase arterial e de apenas 17% na análise da fase venosa[5]. De maneira semelhante, cerca de 60% das lesões vasculares presentes (pseudoaneurismas e fístulas arteriovenosas) somente foram diagnosticadas na fase arterial do exame[7]. No que tange à avaliação da atividade do sangramento e presença de lesão intraparenquimatosa, a fase portal registrou maior sensibilidade e maior acurácia do que a fase arterial[5].

■ Tratamento não operatório (TNO)

Embora o manejo cirúrgico seja idealmente indicado apenas àqueles casos em que haja instabilidade hemodinâmica não responsiva a adequada reposição ou lesões intra-abdominais associadas, é inegável que a disponibilidade de recursos humanos e materiais, ou seja, de centros mais avançados, constitui importante barreira ao TNO e que isso acarreta, por si só, um aumento considerável na indicação de cirurgias pela ausência de requisitos básicos, mormente nos casos de lesões de mais alto grau (IV-V).

Para que o TNO seja indicado devem estar disponíveis, no centro de trauma, durante as 24 horas do dia, uma sala de cirurgia, um *staff* constante de médicos e enfermagem, um centro de radiologia de alta complexidade e reposição de sangue e derivados. Os casos de lesões de alto grau devem ser conduzidos apenas em centros avançados onde, entre outras coisas, são demandados leitos de UTI e arteriografia com angioembolização em regime de tempo integral[4].

É necessário ressaltar que em centros sem instalações radiológicas complexas e modernas o TNO não deve prevalecer sobre o manejo cirúrgico que, nestas condições, oferece menos risco aos pacientes[2].

Por sua frequência e variabilidade das lesões traumáticas do baço, o TNO apresenta grande relevância clínica e representa uma tendência mundial. Contudo, apesar da popularidade, os dados disponíveis não esclarecem todos os aspectos relativos a esta modalidade terapêutica, uma vez que não há estudos randomizados sobre o tratamento da lesão esplênica grave em adultos. Como as recomendações e os algoritmos existentes se baseiam em estudos observacionais e pareceres de especialistas, não é possível estabelecer uma padronização capaz de aferir com exatidão os resultados do TNO nestas lesões esplênicas maiores, nem as causas da ampla variação das taxas de insucesso publicadas na literatura, em todos os graus de lesão, mais pronunciadas nos níveis mais altos, nos quais podem alcançar índices de 43,7% em lesões de grau IV e de 83,1% em lesões de grau V, segundo Susan e cols.[4].

Em um grande estudo multicêntrico, retrospectivo, composto por 1.488 pacientes com trauma esplênico contuso, o insucesso do TNO cresceu progressivamente acompanhando o grau da lesão: 4,8% no grau I, 9,5% no grau II, 19,6% no grau III, 33,3% no grau IV e 75% no grau V. Nesse mesmo sentido, os pacientes que tiveram indicação cirúrgica em algum momento da evolução melhoraram, incluindo aqueles que foram da admissão direto para a sala de cirurgia: 25% dos pacientes com lesões de grau I, 30% do grau II, 50,7% do grau III, 83,1% do grau IV e 98,7% do grau V. Importante salientar que durante a realização deste estudo a arteriografia esplênica e a angioembolização não eram utilizadas com tanta frequência[8].

Desse modo, as lesões esplênicas mais graves, respeitada a classificação proposta pela AAST (Tabela 17.1), estão associadas a maiores taxas de insucesso do TNO e maior indicação de cirurgia durante sua evolução.

Tabela 17.1. Graduação das lesões esplênicas

*Grau**	*Descrição das lesões*
I	Hematoma subcapsular < 10% da superfície do órgão
	Ferimento com menos de 1 cm de profundidade
II	Hematoma subcapsular acometendo 10 a 50% da superfície do órgão
	Hematoma intraparenquimatoso < 5 cm de diâmetro
	Ferimento com 1 a 3 cm de profundidade sem acometer vasos trabeculares
III	Hematoma subcapsular > 50% da superfície do órgão ou expansivo
	Hematoma subcapsular ou intraparenquimatoso roto
	Hematoma intraparenquimatoso > 5 cm ou expansivo
	Ferimento com mais de 3 cm de profundidade ou acometendo vasos trabeculares
IV	Ferimento que compromete vasos segmentares ou hilares causando desvascularização > 25% do órgão
	Hematoma subcapsular ou intraparenquimatoso roto
V	Ferimentos esplênicos múltiplos com fragmentação do órgão
	Ferimento de vasos hilares causando desvascularização do órgão

**Avançar um grau nas lesões múltiplas, até o grau III.*
Fonte: Adaptado de Moore EE et al.[9].

A revisão de 2012, das diretrizes da *Eastern Association for the Surgery of Trauma* (EAST) para o TNO seletivo das lesões esplênicas contusas, ressalta que este modelo pode ser estendido a todos os graus de lesão e que lesões de alto grau (IV-V) não constituem uma necessária contraindicação ao TNO[3]. Contudo, as expressivas taxas de insucesso em lesões de alto grau, já relatadas acima e confirmadas pelo estudo da EAST, alertam para a importância de realizar uma seleção mais cuidadosa dos pacientes mais graves submetidos a TNO, como forma de evitar mortes preveníveis[10].

Em outra análise retrospectiva de casos, foram analisados 388 pacientes submetidos a tratamento de lesões esplênicas contusas de alto grau (IV-V), no período de 2001 a 2008, em 14 centros de trauma da Nova Inglaterra. Um total de 164 deles (42%) foi submetido a cirurgia imediata, enquanto os restantes 224 (58%) foram selecionados para TNO. Neste último grupo, houve insucesso em 85 casos (38%). A análise multivariada mostrou que a lesão cerebral associada ao trauma esplênico contuso foi um fator independente capaz de predizer o insucesso do TNO. Outra importante constatação emanada deste estudo foi de que a mortalidade entre os pacientes nos quais o TNO falhou foi sete vezes maior do que nos casos em que obteve sucesso[11].

Uma constatação clínica que auxilia no manejo do TNO é que após 24 horas de evolução é rara a indicação de esplenectomia. Após este período, portanto, não são necessárias intervenções especiais na evolução dos casos de lesões de grau I. Para os casos de graus II a V recomenda-se observação em regime de internação ou ambulatorial, por 10 a 14 dias (Tabela 17.2).

Tabela 17.2. Retomada das atividades de acordo com o grau de lesão esplênica em pacientes submetidos a TNO

Tipo de atividade	*Grau de lesão*	*Tempo de retorno*
Atividades cotidianas	I a V	2 semanas
Esforços físicos	I, II, III	2 meses
	IV, V	3 meses
Esportes de contato	I, II, III	6 meses
	IV, V	12 meses

Fonte: Adaptado de Carlotto JRM e cols.[12].

▪ Angiografia e angioembolização

A arteriografia esplênica é considerada uma espécie de coadjuvante diagnóstico na busca de ampliar a taxa de sucesso do TNO em portadores de lesão esplênica com comprometimento vascular na avaliação tomográfica (fístula arteriovenosa, pseudoaneurisma e extravasamento de contraste)[2]. Em muitos destes casos, onde a angiografia é positiva, a angioembolização tem sido preconizada como alternativa de tratamento para todas as vítimas de trauma abdominal e pélvico estáveis hemodinamicamente[13,14].

Os resultados e a segurança da angioembolização em complemento ao TNO nas lesões esplênicas de alto grau permanecem controversos. No início dos anos 2000, no Hospital Universitário de Ulleval, em Oslo, o estudo angiográfico se tornou obrigatório para pacientes hemodinamicamente estáveis com lesões viscerais classificadas como graus III a V pela AAST. A partir de outubro de 2008 o procedimento foi reavaliado e tornou-se restrito às lesões de graus IV ou V, o que parece ter levado à melhora dos resultados[13].

Diversos estudos relatam uma alta incidência de complicações com o uso de angioembolização. Ressangramento, isquemia e infecção são achados frequentes e nefropatia induzida pelo contraste pode estar presente em até 24% de todos os pacientes submetidos à angioembolização, situação que exige toda a sorte de cuidados para prevenir esta grave de complicação. No trabalho de van der Vlies e cols., com pacientes vítimas de trauma abdominal incluídos consecutivamente na série, tanto as complicações relacionadas com a realização do procedimento quanto com as órgão-específicas foram, em sua maioria (83%), solucionadas conservadoramente ou por meio de procedimento percutâneo[14].

Um dos grandes dilemas na avaliação da eficiência da angiografia no trauma esplênico contuso é estabelecer o quanto sua utilização em lesões de alto grau (IV-V) permite reduzir as taxas de insucesso do TNO. Outra questão que merece ser esclarecida diz respeito ao impacto de sua não realização sobre as taxas de sucesso do TNO em lesões de grau III, quando se procuram evitar angiografias desnecessárias e seus riscos.

Em análise retrospectiva, comparando a mudança de protocolos dentro do serviço, foram avaliados 712 pacientes submetidos a TNO, dos quais 522 (73%) estavam no grupo relativo ao período de 2000 a 2010 (protocolo antigo) e 190 (27%) estavam no grupo relativo ao período de 2011 a 2014 (protocolo novo). O antigo protocolo recomendava angiografia seletiva para todos os graus de lesão (I-V) em presença de *contrast blush*, enquanto o novo protocolo passou a incluir angiografia mandatória para as lesões de alto grau (IV-V) sem *contrast blush*. Segundo os autores, a mudança promoveu redução significativa na taxa de insucesso do TNO, que passou de 19% para 3%[15].

Miller e cols., comparando os dados de uma série recente de pacientes com lesão esplênica contusa de graus III a V com os de uma série histórica, tentam suportar as vantagens da indicação sistemática da arteriografia e da angioembolização. Na série recente, pacientes hemodinamicamente estáveis foram submetidos a angiografia e angioembolização sistemática, enquanto na série histórica foram tratados de acordo com a preferência do cirurgião, o que teria influenciado a melhora das taxas de sucesso do TNO ocorrida na série mais nova[16]. Uma consideração metodológica que se impõe na análise deste estudo é que mais de 50% dos casos correspondiam a lesões de grau III e que havia apenas quatro casos de lesões de grau V presentes nas duas séries estudadas.

A partir de uma metanálise de 33 artigos sobre trauma esplênico contuso, publicados entre 1994 e 2009, Peitzman e cols. sintetizaram os resultados do TNO por modalidade e grau de lesão esplênica. Um dos resultados verificados foi que a taxa de insucesso do TNO aumentou com o grau de lesão esplênica, embora a eficiência da angioembolização não se tenha alterado de maneira significativa[8]. Nessa análise, a angioembolização esteve associada a taxas de preservação do baço significativamente maiores quando indicada em todas as lesões esplênicas de graus IV e V[17].

Recentemente, foi noticiado o uso de angioembolização profilática de lesões esplênicas contusas de acordo com o índice de risco observacional (IRO) determinado pela TC. Esse índice se refere a pacientes submetidos a tratamento conservador que apresentam o que foi rotulado de alto risco tomográfico, definido pela presença de um ou mais dos seguintes sinais: *contrast blush*, pseudoaneurisma, lesão esplênica de grau III com grande hemoperitônio ou lesões de graus IV e V. Neste estudo de Brault-Noble e cols. foram analisados 208 pacientes, dos quais 161 (77%) foram selecionados para TNO e avaliados de acordo com o IRO. Nesta série, um IRO elevado e idade ≥ 50 anos se revelaram fatores independentes relacionados com o insucesso do TNO. Os autores concluem que a idade deve ser considerada ao se identificarem pacientes candidatos à angioembolização esplênica profilática[18].

Há ainda que se considerar as implicações de saúde pública quanto aos fracos resultados esperados com o uso de angiografia e angioembolização. Em trabalho de Zarzaur e cols., do qual participaram 11 grandes centros de trauma americanos, foi estimado que 39.000 pessoas são vítimas de trauma esplênico contuso todos os anos, naquele país. Cerca de 10% delas sofreriam esplenectomia dentro das primeiras 24 horas após a admissão, enquanto as restantes 35.100 seriam inicialmente manejadas por TNO. Ainda com base nos dados deste estudo foi calculado que 8.340 pacientes com qualquer grau de lesão realizariam ao menos uma angiografia e, destes, 552 passariam por esplenectomia. Entre os 26.760 pacientes que nunca fariam angiografia, 639 necessitariam de uma esplenectomia. A diferença é de 87 casos de potencial preservação do baço. Também foi estimado pelos autores que, entre os 15.030 casos com lesões de graus III a V, seriam evitadas apenas 274 esplenectomias, o que corresponde a apenas 0,7% do universo de pacientes. Ainda que este número represente uma preservação de até três vezes mais baços, não há como deixar de questionar se o dispêndio de recursos na realização de angiografia e angioembolização estaria plenamente justificado diante de um benefício tão relativo, concentrado em tão poucos casos[19].

Comentários

A TC evolui progressivamente no detalhamento das lesões esplênicas contusas e das alterações associadas, disponibilizando maiores subsídios e minúcias. Não é aí que residem as dificuldades, mas sim no que pode ser feito com estes achados. Se, de um lado, dizem alguns, a presença de alterações tomográficas, embora relevantes, não deve subsidiar a conduta sem que sejam cotejadas com a avaliação clínica[4,5], de outro lado há quem preconize a angioembolização com base nas dimensões do *blush*[6] ou, ainda, de forma preventiva, ambas com base em critérios puramente tomográficos[18].

Destarte, este reconhecido indicador de gravidade não tem um papel consensualmente definido na indicação ou não de cirurgia no adulto.

O emprego bem-sucedido e quase rotineiro do TNO nas lesões esplênicas de baixo grau (I-II) é assunto pacificado pela literatura e tem espaço assegurado nos mais diversos centros de trauma, conquanto esteja disponível um certo nível de recursos médicos e materiais que, por sua acessibilidade, não costumam constituir uma barreira ao exercício do manejo conservador em detrimento do cirúrgico.

No que tange às lesões de grau III e às lesões de alto grau (IV-V) a realidade é outra. Estes pacientes demandam maior complexidade para o seu atendimento e, para que seja evitado o ato cirúrgico, uma série de condições locais e gerais deve ser atendida previamente a fim de que a preservação do baço não se transforme em uma desnecessária situação de risco para o paciente, maior que as consequências de sua ablação.

A grande dificuldade, comum a quase todas as situações que envolvem estudos com vítimas de trauma, é estabelecer de forma científica quais procedimentos podem levar a melhores resultados, ao ponto de justificar a omissão do tratamento-padrão ou sua substituição por um novo método. A grande variabilidade da avaliação clínica, às vezes no mesmo serviço, torna impossível uma randomização, pareamento e estratificação adequados, dada a urgência e a heterogeneidade dos pacientes vítimas de trauma, induzindo a aceitação de condutas baseadas em evidências de menor nível, como aqui é o caso, no que tange às lesões esplênicas de alto grau (IV-V).

Diante da ausência de evidências maiores, importantes instituições como a WTA[4], EAST[10] e AAST[9] e autores renomados tentam propor o gerenciamento das lesões maiores do baço com base em estudos observacionais, raramente prospectivos, e na experiência coletiva e opinião de *experts*.

A revisão de diretrizes da EAST, em 2012, já relatada aqui, salienta a importância da seleção de pacientes para o TNO, em particular nas lesões graves, uma vez que esta é uma das constantes envolvidas na grande e variável taxa de insucesso do tratamento conservador neste grupo[10]. Ressalte-se que o insucesso do TNO nas lesões de alto grau (IV-V) eleva sobremaneira a taxa de mortalidade[11]. Outros trabalhos apontam a mesma direção quando revelam que as taxas de insucesso do TNO crescem progressiva e intensamente à medida que aumenta o grau da lesão[4,8].

A arteriografia e a angioembolização, vistas como métodos auxiliares do TNO, respectivamente complementares ao diagnóstico e tratamento, estão entre aqueles procedimentos que, embora muito úteis no trauma abdominal, carecem de evidências que amparem definitivamente a sua utilização nas lesões esplênicas de graus III a V.

A alta incidência de complicações graves e de nefropatia devidas ao contraste devem servir para que sua indicação seja sopesada minuciosamente em relação ao custo-benefício que pode oferecer.

As taxas de sucesso da angioembolização variam amplamente entre as séries quando o tema é trauma esplênico de alto grau, mas mesmo naqueles estudos que mostram resultados animadores, cujas limitações já foram alvo de discussão neste capítulo, estas taxas não apresentam diferença significativa estatisticamente em relação ao desfecho obtido nos casos em que não foi utilizada.

É com base nesse estágio de conhecimento que, buscando aprimorar o tratamento de uma condição tão corriqueira como é o trauma esplênico, diversas e reconhecidas instituições lançam mão das escassas evidências disponíveis para tentar sistematizar minimamente a assistência a uma condição tão comum quanto urgente.

E, nesse barco de incertezas, vagueiam angiografia e angioembolização, cujo papel exato necessita ser comprovado e mais bem definido.

Por último, há uma importante questão epidemiológica quanto à utilização e ao investimento de recursos e sua relação com a expectativa de resultados a serem obtidos. No que se refere ao trauma esplênico contuso, estima-se que a capacidade da angiografia e da angioembolização em reduzir o número de esplenectomias seja inferior a 1% dos casos. Esta é uma hipótese que também suscita dúvidas e que apenas ensaios controlados randomizados em larga escala poderão ajudar a esclarecer[19].

Conclusão

Não há estudos randomizados sobre o tratamento da lesão esplênica grave em adultos, nem sobre o uso de angiografia e angioembolização. Segundo a literatura, a estabilidade hemodinâmica é a pré-condição que determina a perspectiva de TNO para todos os graus de lesão. Todos os algoritmos e recomendações vigentes carreiam um grande esforço na tentativa de fazer progredir o TNO como alternativa terapêutica para o trauma esplênico contuso de graus III a V, contudo, mesmo autores dedicados a esses estudos salientam que ainda é insuficiente a base científica utilizada neste sentido[4].

Se o tratamento conservador para as lesões esplênicas de menor grau está consagrado há mais de 2 décadas, com pequenas divergências acerca do emprego de exames de imagem no transcurso do processo, esta é uma regra que não se aplica às lesões esplênicas de graus III a V, que permanecem objeto de controvérsias devido às altas taxas de insucesso do TNO neste grupo, em particular no trauma esplênico de alto grau (IV-V), mesmo que haja disponibilidade de angiografia e angioembolização, entre outros recursos[2,15]. Nesses casos, segundo Olthof e cols.[2], "o grande objetivo do tratamento é estabelecer uma rápida interrupção do sangramento, aplicando a técnica mais adequada, menos invasiva e que permita reduzir o número de esplenectomias de forma segura, sem somar complicações, readmissões e morbimortalidade, maximizando os benefícios e a sobrevida dos pacientes".

Aproximadamente 2/3 dos pacientes com lesões de alto grau (IV-V) requerem cirurgia nas primeiras 24 horas, pois fatores como a presença de trauma cranioencefálico ou persistência do sangramento representam reais impeditivos ao TNO. Dados como este devem ser levados em consideração quando há generalizações sobre o sucesso do TNO, pois não podem ser estendidos às lesões de alto grau[11].

Em estudo de Skattum e cols., o uso mandatório da angioembolização em lesões de graus IV e V levou a maior sucesso do TNO, enquanto em lesões de grau III não houve elementos para justificar a mesma obrigatoriedade[13]. Como foi mostrado anteriormente, diversos autores fazem considerações semelhantes, apesar de as análises estatísticas produzidas por eles próprios não revelarem diferença significativa em favor dos recursos angiográficos; para não falar na impossibilidade de uma análise verossímil a partir da ausência de uniformidade dos métodos de seleção de pacientes e da precariedade das metodologias empregadas, conforme já foi sobejamente exposto.

Trabalhos de centros conhecidos recomendam, com base na opinião de *experts*, que a angiografia e a angioembolização sejam utilizadas seletivamente em todas as lesões de graus I a V, em presença de *contrast blush*, desde que não haja outro motivo para indicação cirúrgica. Para as lesões de alto grau (IV-V) recomendam que seja mandatório o estudo angiográfico na ausência de *blush* e, se for o caso, a angioembolização. Segundo eles, as lesões de grau III permanecem numa situação intermediária, mas sua recomendação atual quanto a angiografia e angioembolização, como se constata acima, é que sejam tratadas à semelhança das lesões de graus I e II, e não como as lesões de alto grau.

O TNO do trauma esplênico contuso de alto grau resulta de uma proposta empírica que, ademais, demanda um centro de trauma de nível 1 para sua execução. Em regiões onde não há centros avançados disponíveis, como é o caso brasileiro, é importante admitir que o tratamento cirúrgico seja mais utilizado a fim de proporcionar maior segurança aos pacientes. Por via de consequência, a arteriografia será indicada apenas em centros de nível 1, mediante protocolo rigoroso, com objetivo de estudar e avaliar a sua eficiência em garantir o TNO. Com base nisto é possível projetar que o uso da arteriografia e angioembolização em lesões de alto grau, ainda que seja confirmada sua eficiência, resultará em benefício dirigido a muitos poucos pacientes e que o dispêndio de recursos, conforme exposto por Zarzaur e cols., será destinado a menos de 1% das vítimas de trauma esplênico.

A influência do modo de seleção de pacientes sobre a variabilidade dos resultados é tema que deve pautar futuras pesquisas sobre o uso do TNO em lesões maiores do baço, assim como o detalhamento dos resultados de médio e longo prazos (preservação da função, episódios infecciosos, internações consecutivas e qualidade de vida) da angiografia e da angioembolização[2].

■ Referências bibliográficas

1. Lutz N, Mahboubi S, Nance ML, Stafford PW. The significance of contrast blush on computed tomography in children with splenic injuries. J Pediatr Surg. 2004 Mar;39(3):491-94.
2. Olthof DC, Van der Vlies CH, Goslings JC. Evidence-based management and controversies in blunt splenic trauma. Curr Trauma Rep. 2017 Feb;3(1):32-37.
3. Watson GA, Hoffman MK, Peitzman AB. Nonoperative management of blunt splenic injury: what is new? Eur J Trauma Emerg Surg. 2015 Jun;41(3):219-28.
4. Rowell SE, Biffl WL, Brasel K, Moore EE, Albrecht RA, DeMoya M, et al. WTA Critical Decisions in Trauma: management of adult blunt splenic trauma. J Trauma Acute Care Surg. 2016;82(4):787-93.
5. Boscak AR, Shanmuganathan K, Mirvis SE, Fleiter TR, Miller LA, Sliker CW, et al. Optimizing trauma multidetector CT protocol for blunt splenic injury: need for arterial and portal venous phase scans. Radiology. 2013 Jul;268(1):79-88.
6. Michailidou M, Velmahos GC, van der Wilden GM, Alam HB, de Moya M, Chang Y. "Blush" on trauma computed tomography: not as bad as we think! J Trauma Acute Care Surg. 2012;73:580-84.
7. Uyeda JW, LeBedis CA, Penn DR, Soto JA, Anderson SW. Active hemorrhage and vascular injuries in splenic trauma: utility of the arterial phase in multidetector CT. Radiology. 2014 Jan;270(1):99-06.
8. Peitzman AB, Heil B, Rivera L, Federle MB, Harbrecht BG, Clancy KD, et al. Blunt splenic injury in adults: multi-institutional study of the Eastern Association for the Surgery of Trauma. J Trauma Acute Care Surg. 2000 Aug;49(2):177-89.
9. Moore EE, Cogbill TH, Jurkovith GJ, Shackford SR, Malangoni MA, Champion HR. Organ injury scaling: spleen and liver. J Trauma and Acute Care Surg. 1995 Mar;33(3):323-24.
10. Stassen NA, Bhullar I, Cheng JD, Crandall ML, Friese RS, Guil-lamondegui OD, et al. Selective nonoperative management of blunt splenic injury: an Eastern Association for the Surgery of Trauma practice manage-ment guideline. J Trauma Acute Care Surg. 2012;73(5):S294-S300.
11. Velmahos GC, Zacharias N, Emhoff TA, Feeney JM, Hurst JM, Crookes BA, et al. Management of the most severely injured spleen: a multicenter study of the Research Consortium of New England Centers for Trauma (ReCONECT). Arch Surg. 2010 May;145(5):456-60.
12. Carlotto JRM, Lopes-Filho GJ, Colleoni-Neto R. Main controverses in the nonoperative management of blunt splenic injuries. Arq Bras Cir Dig. 2016 Jan;29(1):60-64.
13. Skattum J, Naess PA, Eken T, Gaarder C. Refining the role of splenic angiographic embolization in high grade splenic injuries. J Trauma Acute CareSurg. 2013;74:100-03.
14. van der Vlies CH, Saltzer TP, Reekers JA, Ponsen KJ, van Delden OM, Goslings JC. Failure rate and complications of angiography and embolization for abdominal and pelvic trauma. J Trauma Acute Care Surg. 2012;73:1208-12.
15. Bhullar IS, Tepas JJ 3rd, Siragusa D, Loper T, Kerwin A, Frykberg ER. To nearly come full circle: nonoperative management of high-grade IV-V blunt splenic trauma is

safe using a protocol with routine angioembolization. J Trauma Acute Care Surg. 2017 Apr;82(4):657-64.

16. Miller PR, Chang MC, Hoth JJ, Mowery NT, Hildreth AN, Martin RS, et al. Prospective trial of angiographyand embolization for all grade III to V blunt splenic injuries: nonoperative management success rate is significantly improved. J Am Coll Surg. 2014 Apr;218(4):644-48.
17. Requarth JA, D'Agostino RB Jr, Miller PR. Nonoperative management of adult blunt splenic injury with and without splenic artery embolotherapy: a metanalysis. J Trauma Acute Care Surg. 2011;71:898-03.
18. Brault-Noble G, Charbit J, Chardon P, Barral L, Guillon F, Taourel P, et al. Age should be considered in the decision making of prophylactic splenic angioembolization in nonoperative management of blunt splenic trauma: a study of 208 consecutive civilian trauma patients. J Trauma Acute Care Surg. 2012;73:1213-20.
19. Zarzaur BL, Kozar R, Myers JG, Claridge JA, Scalea TM, Neideen TA, et al. The splenic injury out comes trial: an American Association for the Surgery of Trauma multi-institutional study. J Trauma Acute Care Surg. 2015;79:335-42.

PARTE 4

SITUAÇÕES CRÍTICAS

18

Tríade Letal
Arquétipo de Gravidade da Doença Trauma

James W. Suliburk
Kenneth L. Mattox

"O homem está destinado a morrer uma só vez e depois disso enfrentar o juízo."
Hebreus 9:27

■ Resumo

A par da evolução diagnóstica e terapêutica experimentada pelo trauma nas últimas décadas, a capacidade de prever um desfecho ruim através de indicadores está longe de ser alcançada. A percepção de que um quadro grave se instala permanece um diferencial do profissional esmerado, cuidadoso e experiente, capaz de perceber de forma rápida o risco de vida implicado durante um atendimento. A tríade letal, formada por uma associação entre acidose, hipotermia e coagulopatia, é uma destas condições que necessita de medidas para impedir sua instalação ou, na pior das hipóteses, ser reconhecida e tratada precocemente. Neste sentido, evitar o uso de soluções eletrolíticas, especialmente em grandes volumes, e iniciar precocemente a reposição de sangue e derivados, inclusive no local do evento, podem ser determinantes para que pacientes com grandes perdas volêmicas possam ser recuperados. A queda do pH sanguíneo abaixo de 7,1, devido ao metabolismo anaeróbico, a presença de temperatura central abaixo de 35°C, consequente à vasoconstrição, e as alterações da coagulação originadas em consequência, exigem cuidados agressivos e precoces mantidos durante todo o atendimento. Atenção especial deve ser dada àqueles casos que respondem transitoriamente à estratégia de reanimação, a fim de que não seja desperdiçado tempo que seria útil para o tratamento definitivo do foco hemorrágico ou que não tenham seu quadro agravado longe da sala de emergência, onde há recursos disponíveis.

- **Descritores:** Acidose, Choque, Coagulopatia, Hipotermia.
- **Nível de evidência científica predominante:** 2A.

Introdução

Embora a morte seja uma consequência natural e inevitável da vida, o trauma é sem dúvida um importante fator de mortalidade em todas as populações, ao longo da história, especialmente em indivíduos com menos de 46 anos de idade. Profissionais médicos, em particular emergencistas e cirurgiões, que tratam hodiernamente de vítimas de trauma, lutam para modificar essa realidade e reduzir seu impacto sobre a mortalidade e a morbidade da doença desenvolvendo recursos e realizando intervenções.

Apesar da disponibilidade de diversos recursos: auxílio multidisciplinar, exames laboratoriais, recursos de imagem e até mesmo inteligência artificial, projetar a gravidade de uma doença aguda como o trauma e, em especial, a probabilidade de um desfecho letal, ainda é uma tarefa difícil, uma vez que todos esses indicadores só avaliam genericamente a perspectiva de sobrevida e a iminência da morte. Quem sabe, apenas uma centelha divina possa, com precisão, determinar o momento em que a vida começa a expirar inexoravelmente. Tais indicadores são frequentemente citados durante conferências sobre morte, complicações ou revisão da qualidade hospitalar, assim como em publicações sobre trauma, para indicar a gravidade de doenças observadas em determinados grupos de pacientes. Mais recentemente, os profissionais que se dedicam ao trauma têm se defrontado com uma grave síndrome chamada tríade letal, composta por hipotermia, coagulopatia e acidose, capaz de determinar um quadro associado a altas taxas de mortalidade.

O objetivo deste capítulo é fomentar o debate sobre estas alterações clínicas relacionadas com trauma grave, caracterizadas por essa tríade letal, também conhecida como tríade da morte, que atemoriza a equipe que assiste vítimas de trauma grave e impõe medidas rápidas e agressivas antes que se instalem aquelas condições que indicam que a morte se aproxima.

Tríade letal

A tríade letal, desencadeada pelo tripé: acidose, hipotermia e coagulopatia, corresponde historicamente à base fundamental dos distúrbios fisiopatológicos dos pacientes gravemente traumatizados. Dezenas de livros didáticos, periódicos e publicações no campo da Medicina de Emergência, Terapia Intensiva e Cirurgia do Trauma associam esta síndrome com mau prognóstico e morte, que só podem ser evitados caso seja reconhecida precocemente e rápida e efetivamente revertida.

Apesar dos avanços da medicina de emergência, da criação de sistemas locais de atendimento ao trauma, regionais e nacionais, e do desenvolvimento de novas estratégias de tratamento, o trauma continua a ser a principal causa de óbito na população com menos de 46 anos de idade, um verdadeiro carrasco situado em terceiro lugar no *ranking* geral de mortes abrangendo todas as idades[1].

A análise detalhada dessas mortes indica que a hemorragia incontrolável é a principal causa de mortalidade nas primeiras 24 horas, quando os pacientes com lesões irreversíveis de crânio não são incluídos[1]. A tríade da morte, historicamente citada, é formada por um conjunto de manifestações clínicas que resultam desta hemorragia descontrolada. Este quadro costuma se manifestar por causa da incapacidade do organismo em manter a homeostase diante de uma lesão de grandes proporções, mas também pode ser desencadeada por tentativas equivocadas (iatrogênicas) de reanimação empregando recursos que agravam sua condição e podem ser fatais. A causa não é apenas o próprio trauma, nem uma infecção por si só, mas o inevitável caminho da morte que conduz à tríade letal.

Entre os traumatizados graves, a maioria sucumbe a uma hemorragia não compressível de tronco onde, apesar do aparente controle cirúrgico do sangramento, a perturbação dos mecanismos normais de homeostase é tal que leva a prejuízo da coagulação e da regulação de temperatura, determinando que os tecidos lesados apresentem sangramento superficial difuso e extravasamento capilar profundo. Uma vez que este ciclo vicioso tenha começado é extraordinariamente difícil reanimar o paciente. Todo médico que trabalha com trauma deve estar preparado para reconhecer rapidamente o conjunto de manifestações e os padrões de lesões que predispõem a um choque irreversível, somente assim poderá percorrer caminhos de tratamento que impeçam o paciente de evoluir para uma situação de menor reversibilidade. O profissional que trabalha com trauma, em particular o cirurgião, deve ser tão habilidoso no reconhecimento prodrômico da tríade letal como costuma ser na realização de manobras técnicas, operatórias ou não, para controle da hemorragia. Isso envolve reconhecimento embasado nos sinais clínicos, na história do mecanismo de lesão e sua apresentação, limitando a dependência do diagnóstico a parâmetros laboratoriais, reanimação com controle de dano, hipotensão permissiva, cirurgia de controle de dano, uso apropriado de agentes hemostáticos tópicos de nova geração e uso de intervenção radiológica ou técnicas endovasculares para controle de hemorragia.

■ Acidose

A hipoperfusão ocasionada pela perda aguda de volume associada à dificuldade respiratória promove uma baixa oxigenação dos tecidos, essa combinação pode levar à reversão do metabolismo celular no sentido anaeróbico, o que resulta em acidose devida ao acúmulo de ácido lático. À medida que o pH arterial cai abaixo de 7,1 começa a se instalar a coagulopatia, uma vez que o fator VII ativado, uma das principais vias do processo normal de coagulação, é extremamente sensível a mudanças de pH[2]. Além de grande redução da atividade do fator VII, há também redução da atividade das plaquetas e da maioria dos outros fatores de coagulação[3].

Para combater o estado de hipoperfusão ocasionado pela queda do pH, estratégias de transfusão hemostática combinadas com controle rápido e agressivo da hemorragia são a melhor chance na tentativa de ajudar a restaurar o volume circulatório, a perfusão tecidual e a distribuição de oxigênio aos tecidos. A administração de cristaloides como parte de uma estratégia de reanimação pode contribuir para elevar a mortalidade, torna-se essencial que haja um sistema de transfusão maciça apropriado já no local de resgate desses pacientes. Embora no passado houvesse a sensação de que pacientes com pH inferior a 7,1 não eram recuperáveis, diversos autores, entre os quais nos incluímos, demonstraram que, embora esses pacientes apresentem elevadas taxas de mortalidade, mais da metade deles tem chance de sobreviver[4,5]. Assim, é necessário envidar medidas agressivas na tentativa de deter o avanço deste quadro se quisermos manter a vida dos pacientes com trauma grave que apresentam acentuado grau de acidose.

■ Hipotermia

Embora a hibernação seja um mecanismo de proteção natural entre alguns mamíferos, os seres humanos não possuem esta capacidade. A técnica de hipotermia controlada é usada deliberadamente como mecanismo de proteção cardíaca e cerebral em algumas situações clínicas[6,-9]. A baixa temperatura do corpo é relativamente comum em pacientes com trauma e pode estar presente em quase todos os pacientes gravemente feridos, já na primeira avaliação[10,11]. Uma temperatura central menor que 35°C é um fator de risco independente à vida que demanda rigoroso controle térmico dos líquidos a serem ministrados, tanto fluidos globais como sangue e seus derivados. A hipotermia está associada a maior mortalidade tanto nas primeiras 24 horas quanto após 30 dias do evento. Devido a isso, estratégias intensivas destinadas a restaurar a temperatura central do traumatizado devem ser empregadas simultaneamente, com a mesma dedicação e esforço dados ao controle imediato da hemorragia.

Embora sejam escassos os dados randomizados disponíveis, não há dúvida de que todos os esforços para o aquecimento do paciente hipotérmico devem ser empregados e continuados em cada etapa de seu atendimento, desde o transporte inicial, e talvez este seja o momento mais importante, mas também na sala de reanimação, na sala de cirurgia e na unidade de cuidados intensivos.

A partir do momento que um indivíduo hipotérmico entra no centro de emergência, a equipe médica deve garantir que ele seja mantido com dispositivos ativos de aquecimento, incluindo cobertores quentes, assim como o uso liberal de aquecedores de ar forçados. Na avaliação inicial de uma vítima de trauma, toda roupa é geralmente removida, o que a deixa completamente exposta a fim de que se possa diagnosticar e avaliar de forma abrangente todas as lesões presentes. A equipe de trauma deve permanecer atenta e manter o paciente coberto a fim de impedir o desenvolvimento ou agravamento da hipotermia. Infelizmente, a vasoconstrição da pele durante o choque reduz a transferência de calor por difusão, ou seja, o uso de dispositivos de aquecimento por contato com a pele não é suficiente para restaurar a temperatura central e, portanto, faz-se necessário empregar outros meios associados e que todos os fluidos intravenosos administrados passem por dispositivos de aquecimento. Em muitos casos, pode ser necessário aumentar a temperatura ambiente da sala de reanimação ou de cirurgia. Os pacientes com temperatura inferior a 34°C devem ser rapidamente aquecidos, pois esta é a temperatura crítica na qual o tromboxano A2 perde sua atividade enzimática, em particular sua capacidade de promover a agregação plaquetária[12]. Naqueles casos em que a temperatura é inferior a 32°C devem ser consideradas estratégias de reaquecimento baseadas em circulação extracorpórea, quando possível.

■ Coagulopatia

Para retirar o paciente da espiral da morte representada por este círculo vicioso de fundo hematológico, deve ser iniciado um rápido suporte capaz de manter funcional a fisiologia do paciente e, ao mesmo tempo, mobilizar recursos para o controle da hemorragia. A lesão traumática conhecida por induzir coagulopatia é denominada coagulopatia induzida pelo trauma; a liberação de fatores teciduais como resultado desta lesão desencadeia uma sucessão de reações que acometem várias etapas da cascata da coagulação[13].

Os cuidados de suporte incluem o clássico ABC da reanimação, com estabelecimento de uma via aérea segura e acessos venosos calibrosos, prevendo o início precoce de uma terapia adequada com sangue e derivados, mediante uma estratégia adequada de transfusão maciça que visa prevenir a indução de uma coagulopatia induzida pela transfusão. A infusão de sangue, concentrado de hemácias, plasma e plaquetas deve ser feita utilizando dispositivos de aquecimento, o que impede que a hipotermia seja exacerbada. Nestes casos, a infusão de cristaloides deve ser severamente limitada. Os dados históricos que apontavam o benefício de um *bolus* de 2.000 mL de cristaloide rapidamente administrado não são mais válidos para o paciente gravemente ferido que apresenta sinais da tríade letal ou que se encaminha nessa direção. A administração de qualquer quantidade de cristaloides nestes pacientes leva à diluição dos fatores de coagulação, com a resultante alteração da viscosidade do sangue, o que altera substancialmente as propriedades fornecidas originalmente pelo fluido corporal que sustenta a vida.

A transfusão deve incluir a operação logística de protocolos institucionais de transfusão maciça capazes de levar ao paciente, em curtíssimo espaço de tempo, *kits* padronizados contendo plasma, glóbulos vermelhos e plaquetas em proporções que podem variar, mas não devem ser maiores do que 1:2:2 (uma unidade de plasma para cada duas unidades de células vermelhas e de plaquetas)[14-18]. Conforme consta no Capítulo 14 deste livro, algumas instituições preferem empregar práticas de transfusão de sangue total[19].

Pacientes gravemente traumatizados requerem a administração imediata de sangue e derivados com estratégias de transfusão de sangue de tipo não específico, uma vez que dados laboratoriais como tipagem sanguínea não estão disponíveis no local do atendimento, pelos menos até que a transfusão possa ser mais bem orientada pelas provas cruzadas e que o sangue do tipo específico esteja disponível para uso. Os dados demonstram melhor resultado com este tipo de estratégia, especialmente em pacientes politransfundidos, ou seja, aqueles que recebem mais de dez unidades de concentrado de hemácias nas primeiras 24 horas[20].

É importante ter a noção de que há pacientes que poderão necessitar de taxas ainda maiores de plasma e plaquetas do que o preconizado pelos protocolos anteriormente citados. Esta é uma boa oportunidade para a produção de novos estudos que contribuam para um melhor esclarecimento desta questão, o quanto antes. O desenvolvimento da tromboelastografia trouxe uma grande contribuição neste sentido, pois permite corrigir uma determinada coagulopatia de forma mais específica e individualizada, indicando o melhor tratamento, o que serve de alerta para o emprego de outros recursos além de plasma fresco congelado, isto inclui o uso de plaquetas, crioprecipitado e até mesmo de complexos recombinantes de protrombina em casos extremos[20].

Apresentação clínica

O termo tríade letal foi inicialmente descrito durante os dias em que a reanimação cristaloide com grande volume era a conduta-padrão e a coagulopatia era uma consequência iatrogênica natural desta conduta[21]. Era lógico, com a mudança desta prática, que a coagulopatia que acompanha o choque hemorrágico fosse mais bem compreendida e isso se deveu a introdução e consolidação da hipotensão permissiva[22].

O paciente de risco para a tríade da morte pode ser reconhecido durante os primeiros minutos de cuidados na sala de emergência. A equipe de trauma deve prestar especial atenção ao relato feito pelos primeiros respondentes, observando o volume da perda de sangue na cena, o mecanismo de lesão e, em seguida, realizando uma rápida inspeção no paciente para detectar sinais de hipovolemia, incluindo diaforese, estado mental alterado, pele e olhos mal perfundidos. Os sinais característicos de manifestação da tríade letal incluem uma aparência acinzentada da pele, extremidades e tronco frios e redução generalizada da sensibilidade. Durante a avaliação das vias aéreas, se o paciente puder falar, o assistente deve ouvir suas queixas e observar especificamente se ele reclama de dor severa no tronco, sede extrema ou desejo por gelo.

Ocasionalmente, um paciente exclamará: "doutor, eu sinto como se fosse morrer!" Os membros iniciantes da equipe de trauma devem prestar atenção à experiência de enfermeiros e técnicos de enfermagem durante sua abordagem ao paciente na sala de emergência, pois a impressão inicial destes profissionais experimentados sobre a gravidade do quadro costuma estar correta.

Um médico emergencista ou cirurgião de trauma bem treinado consegue reconhecer de imediato achados da história e do exame físico que indicam tratar-se de um paciente de alto risco para a tríade letal, e o faz muito mais rapidamente do que resultados laboratoriais de qualquer espécie e, até mesmo, antes que tenha sido tomado um conjunto inicial de sinais vitais. Esse rápido reconhecimento durante a avaliação inicial, que toma poucos segundos, é a chave do sucesso na reanimação de pacientes mais gravemente traumatizados. De fato, os dados mostram que não só é crítico que essas vítimas sejam assistidas dentro da hora dourada, mas que os melhores resultados obtidos estão concentrados naqueles que são levados a controle definitivo da hemorragia, na sala de operações ou em uma sala híbrida, em menos de 10 a 15 minutos[23,24].

Os parâmetros tradicionais para reanimação, como os níveis de ácido lático, défice de base, pressão arterial média e diurese, são mais utilizados para determinar a adequação e a continuidade da terapia de reanimação na sala de cirurgia ou unidade de terapia intensiva, mas não têm lugar na identificação e no reconhecimento iniciais da tríade letal. Não se deve despender tanto tempo na expectativa de que determinações laboratoriais se tornem disponíveis, quando isso ocorrer será muito tarde no curso clínico da doença para recuperar o paciente de acidose, hipotermia e coagulopatia avançadas, instaladas de forma quase sempre irreversível. Esse tipo de avaliação rápida é inerente a profissionais, clínicos ou cirurgiões que trabalham em instituições dedicadas ao trauma que, com base em sua volumosa demanda de atendimento, possibilitam treinar e estabelecer padrões adequados de reconhecimento.

Essa melhora dos resultados relacionada com maior volume de atendimento se assemelha ao processo que se dá com procedimentos cirúrgicos de alto risco, por exemplo, nos quais o maior número de procedimentos realizados por um profissional tende a melhorar sua *performance* e seus resultados. Desta forma, nos centros de referência em trauma, onde há maior quantidade de casos, os resultados devem ser superiores aos de outros centros, particularmente no que se refere aos traumatismos de maior gravidade.

As armadilhas na avaliação inicial do paciente com trauma incluem o uso generalizado de betabloqueadores, que podem mascarar respostas fisiológicas, como a taquicardia, a intoxicação induzida por choque, álcool ou drogas, que pode comprometer o estado mental e alterar a frequência cardíaca e um determinado grupo de pacientes jovens, em geral atletas, cuja fisiologia robusta pode manter a pressão arterial sistólica elevada simplesmente devido à compensação pelo tônus simpático, mesmo à beira de uma falência circulatória.

Avaliação e manejo

Após poucos minutos de sua chegada, o paciente pode ser categorizado como respondedor, respondedor transitório ou não respondedor, para a terapia inicial. Os pacientes que respondem ao tratamento inicial tornando-se hemodinamicamente estáveis e recuperando seu estado de consciência podem seguir um processo de tratamento padronizado que se concentra na progressão ordenada do diagnóstico e da avaliação complementar, sendo menos provável que se tornem instáveis durante o tempo necessário para realizar essas avaliações.

Pacientes não respondedores são aqueles nos quais uma adequada tentativa de restaurar a estabilidade hemodinâmica não produz qualquer efeito; em geral são pacientes que exigem uma imediata intervenção cirúrgica. Nestes casos, já se estabeleceu ciclo vicioso hematológico que requer uma terapia de controle definitivo da hemorragia como única alternativa para restaurar a perfusão, prevenir a perda sanguínea persistente e impedir o agravamento da hipotermia.

O grupo mais desafiador é o dos traumatizados do grupo respondedor transitório. Estes pacientes apresentam uma restauração rápida da perfusão e do estado mental após uma adequada reanimação inicial, levando o médico a estabelecer uma estratégia de tratamento tal e qual a de um respondedor. Após essa resposta inicial, o paciente irá desestabilizar novamente durante a realização ou aguardo por diagnósticos adicionais, clínicos e laboratoriais. Esta descompensação secundária pode ser um evento particularmente desconcertante, pois além de seu difícil manejo, pode ocorrer fora da sala de reanimação, em um ambiente onde os recursos para o pronto-atendimento não costumam estar tão disponíveis.

Uma cilada de impacto significativo para a equipe de trauma e o futuro do paciente é elaborar uma hipótese inicial de que a estratégia de transfusão pode superar a perda contínua de sangue, isso pode aumentar o consumo de tempo em busca de diagnósticos adicionais e exames complementares. É preciso manter a convicção de que não há substituto para o controle definitivo do sangramento. Ministrar sangue e derivados sem ter em perspectiva o controle do foco de hemorragia e da perda sanguínea contínua de sangue somente servirá para agravar ainda mais o quadro de coagulopatia e acidose, levando à definitiva deterioração fisiológica do paciente.

Alguns defendem o monitoramento da pressão arterial média ou da pressão venosa central ou mesmo da variação da pressão sistólica para esses pacientes, na tentativa de determinar as fontes de perda de sangue ou a extensão da lesão. No entanto, convém lembrar que o serviço de radiologia do departamento de emergência não pode ser transformado em área de terapia intensiva. Além disso, um profissional experimentado pode formar seu juízo com exames mais simples e efetivos, empregando a radiologia e o ultrassom na sala de emergência, definindo ou descartando rapidamente as fontes de perda de sangue e choque e, em seguida, encaminhando o paciente para o atendimento definitivo. Alguns desses pacientes podem requerer intervenção cirúrgica ou endovascular, enquanto outros podem simplesmente requerer terapia intensiva não operatória na UTI. Independentemente disso, o traumatizado deve ser levado prontamente para a área de cuidados definitivos do hospital, onde os recursos apropriados estão acessíveis ao paciente, prevenindo que uma ocorrência grave tenha lugar em um ambiente não preparado para prestar a assistência necessária.

Conclusão

Mesmo com os constantes avanços no tratamento e no manejo das vítimas de trauma, a maneira mais eficaz de tratar os casos que se direcionam a um quadro compatível com a tríade letal, composta por acidose, hipotermia e coagulopatia, prossegue sendo o rápido reconhecimento e a prevenção, impedindo que o quadro se estabeleça ou avance. Portanto, o diagnóstico precoce desses pacientes permanece sendo um ponto-chave do prognóstico.

Avanços nos cuidados de campo, transporte rápido, cirurgia precoce para controle de dano, logística de protocolo de transfusão maciça e técnicas de reaquecimento rápido permitem a reanimação de pacientes que há apenas alguns anos não sobreviveriam aos seus ferimentos. Inovações futuras, incluindo fator de coagulação recombinante e substitutos do sangue, bem como técnicas de controle de hemorragia endovascular, permitirão melhorar ainda mais a sobrevida.

■ Referências bibliográficas

1. Spinella PC. Zero preventable deaths after traumatic injury: An achievable goal. J Trauma Acute Care Surg. 2017;82(6):S2-S8.
2. Meng ZH, Wolberg AS, Monroe DM, Hoffman M. The effect of temperature and pH on the activity of factor VIIa: implications for the efficacy of high-dose factor VIIa in hypothermic and acidotic patients. J Trauma Acute Care Surg. 2003;55(5):886-91.
3. Tieu, BH, Holcomb JB, Schreiber MA. Coagulopathy: its pathophysiology and treatment in the injured patient. World J Surg. 2007;31(5):1055-65.
4. Ross SW, Thomas BW, Christmas AB, Cunningham KW, Sing RF. Returning from the acidotic abyss: Mortality in trauma patients with a pH < 7.0. Am J Surg. 2017;214(6):1067-72.
5. Kaplan LJ, Kellum JA. Initial pH, base deficit, lactate, anion gap, strong ion difference, and strong ion gap predict outcome from major vascular injury. Crit Car Med. 2004;32(5):1120-24.
6. Elmistekawy E, Rubens F. Deep hypothermic circulatory arrest: alternative strategies for cerebral perfusion. A review article. Perfusion. 2011;26(1):27-34.

7. Holzer M, Bernard SA, Hachimi-Idrissi S, Roine RO, Sterz F, Müllner M. Hypothermia for neuroprotection after cardiac arrest: systematic review and individual patient data meta-analysis. Crit Care Med. 2005;33(2):414-18.
8. Leshnower BG, Myung RJ, Kilgo PD, Vassiliades TA, Vega JD, Thourani VH, et al. Moderate hypothermia and unilateral selective antegrade cerebral perfusion: a contemporary cerebral protection strategy for aortic arch surgery. Ann Thoracic Surg. 2010;90(2):547-54.
9. Sinclair HL, Andrews PJ. Bench-to-bedside review: Hypothermia in traumatic brain injury. Crit Care. 2010;14(1):204.
10. Bukur M, Hadjibashi AA, Ley EJ, Malinoski D, Singer M, Barmparas G. Impact of prehospital hypothermia on transfusion requirements and outcomes. J Trauma Acute Care Surg. 2012;73(5):1195-01.
11. Klauke N, Gräff I, Fleischer A, Boehm O, Guttenthaler V, Baumgarten G. Effects of prehospital hypothermia on transfusion requirements and outcomes: a retrospective observatory trial. BMJ Open. 2016;6(3):e009913.
12. Moncada S, Vane JR. Pharmacology and endogenous roles of prostaglandin endoperoxides, thromboxane A2, and prostacyclin. Pharmacol Rev. 1978;30(3):293-31.
13. Brohi K, Cohen MJ, Davenport RA. Acute coagulopathy of trauma: mechanism, identification and effect. Curr Op Crit Care. 2007;13(6):680-85.
14. Bawazeer M, Ahmed N, Izadi H, McFarlan A, Nathens A, Pavenski K. Compliance with a massive transfusion protocol (MTP) impacts patient outcome. Injury. 2015;46(1):21-28.
15. Bhangu A, Nepogodiev D, Doughty H, Bowley DM. Meta-analysis of plasma to red blood cell ratios and mortality in massive blood transfusions for trauma. Injury. 2013;44(12):1693-99.
16. Holcomb JB, Tilley BC, Baraniuk S, Fox EE, Wade CE, Podbielski JM, et al. Transfusion of plasma, platelets, and red blood cells in a 1: 1: 1 vs a 1: 1: 2 ratio and mortality in patients with severe trauma: the PROPPR randomized clinical trial. JAMA. 2015;313(5):471-82.
17. Holcomb JB, Wade CE, Michalek JE, Chisholm GB, Zarzabal LA, Schreiber MA, et al. Increased plasma and platelet to red blood cell ratios improves outcome in 466 massively transfused civilian trauma patients. Ann Surg. 2008;248(3):447-58.
18. Holcomb JB, Zarzabal LA, Michalek JE, Kozar RA, Spinella PC, Perkins JG, et al. Increased platelet: RBC ratios are associated with improved survival after massive transfusion. J Trauma Acute Care Surg. 2011;71(2):S318-S28.
19. ***Spinella PC***, Perkins JG, Grathwohl KW, et al. Warm fresh whole blood is independently associated with improved survival for patients with combat-related traumatic injuries. J Trauma. 2009;66(4):S69.
20. 20. ***Tapia NM***, Chang A, Norman M, Welsh F, Scott B, Wall MJ Jr., et al. TEG-guided resuscitation is superior to standardized MTP resuscitation in massively transfused penetrating trauma patients. J Trauma Acute Care Surg. 2013;74(2):378-86.
21. Lucas CE, Ledgerwood AM. The fluid problem in the critically ill. The Surgical Clinics of North America. 1983;63(2):439-54.
22. Bickell WH, Wall MJ, Pepe PE, Martin RR, Ginger VF, Allen MK, et al. Immediate versus delayed fluid resuscitation for hypotensive patients with penetrating torso injuries. N Egl J Med. 1994;331(17):1105-09.
23. Barbosa RR, Rowell SE, Fox EE, Holcomb JB, Bulger EM, Phelan HA, et al. Increasing time to operation is associated with decreased survival in patients with a positive FAST exam requiring emergent laparotomy. J Trauma Acute Care Surg. 2013;75(1):S48.
24. ***Meizoso JP***, Ray JJ, Karcutskie CA, Allen CJ, Zakrison TL, Pust GD, et al. Effect of time to operation on mortality for hypotensive patients with gunshot wounds to the torso: The golden 10 minutes. J Trauma Acute Care Surg. 2016;81(4):685-91.

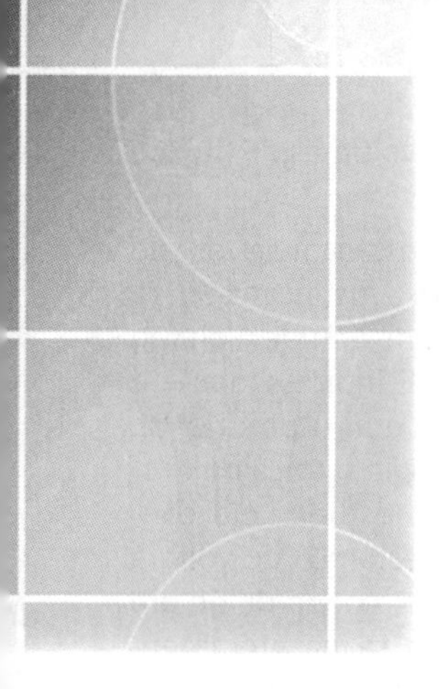

19

Análise Crítica do Emprego da Hipotensão Permissiva

Stefan W. Leichtle
Michel B. Aboutanos
Rao R. Ivatury

■ **Resumo**

As complicações relacionadas à administração de grande volume de soluções cristaloides para reposição volêmica, uma melhor avaliação da ocorrência de coagulopatia no trauma e os resultados de um estudo controlado, randomizado, que se tornou referência na década de 1990, levaram a uma mudança de paradigma na reanimação de pacientes com trauma. A hipotensão permissiva, ou seja, a aceitação de baixas pressões sanguíneas em pacientes com choque hemorrágico, substituiu a reanimação agressiva, via intravenosa, com o objetivo de restaurar os níveis normais da pressão arterial sistólica (PAS) em muitos protocolos modernos de atenção ao choque hipovolêmico. A hipotensão permissiva baseia-se no pressuposto de que pressões sanguíneas mais baixas diminuem a taxa de sangramento e evitam a ruptura do coágulo em pacientes com hemorragia ativa. Uma análise crítica das evidências do efeito da hipotensão permissiva sugere que a reanimação de baixo volume de soluções cristaloides pode ser mais importante que o próprio objetivo de manter uma PAS mais baixa. Além disso, é preciso que os profissionais que atendem vítimas de trauma estejam conscientes de que grupos específicos de pacientes, como aqueles com lesão cerebral traumática e idosos, podem ser prejudicados pela aplicação universal da hipotensão permissiva durante a reanimação.

Uma combinação de baixo volume, hipotensão permissiva, controle precoce de sangramento, antifibrinolíticos e protocolos de transfusão maciça deve ser empregada como estratégia de reanimação controlada ou equilibrada e adaptada a cada paciente individualmente.

- **Descritores:** Choque hipovolêmico; Hipotensão permissiva, Transfusão Sanguínea, Trauma.
- **Nível de evidência científica predominante:** 2A.

Introdução

A equipe pré-hospitalar responde à cena de uma agressão com arma branca. Um jovem de 24 anos tem uma única ferida no hipocôndrio direito. Ele está acordado, ansioso, taquicárdico e hipotenso, com PAS de 80/50 mmHg. Esse paciente deve receber um *bolus* de cristaloides de líquido intravenoso com o objetivo de normalizar sua pressão arterial ou deve ser transportado para o centro de trauma mais próximo sem qualquer atraso ou tentativa de reanimação volêmica?

A décima edição do manual do *Advanced Trauma Life Support* (ATLS) recomenda restaurar o volume intravascular perdido com fluidos e, como ponto de partida para toda a reposição volêmica, o uso de 1 litro de solução cristaloide. Em edições anteriores predominava a indicação de 2 ou mais litros dessas soluções infundidos por veias periféricas de grosso calibre. Em 1994, Bickell e Mattox desafiaram esse paradigma e demonstraram que pacientes jovens com trauma penetrante de tronco tinham maior sobrevida quando não recebiam reposição intravenosa no campo e permaneciam hipotensos até que o controle cirúrgico da hemorragia pudesse ser realizado[2].

Esse estudo reintroduziu o conceito de hipotensão permissiva, ou seja, aceitação de uma PAS inferior à normal em pacientes com hemorragia, para o moderno tratamento do trauma nos Estados Unidos. A ideia subjacente de que a substituição agressiva de fluidos sem transfusão de sangue ou controle de hemorragia é prejudicial aos pacientes com hemorragia descontrolada pode ser rastreada em observações feitas há quase um século pelo fisiologista americano Walter Cannon, durante a Primeira Guerra Mundial, e por cirurgiões militares durante Segunda Guerra Mundial[3,4].

Muitas diretrizes atuais para o atendimento ao choque pós-traumático recomendam estratégias de restrição à reposição de cristaloides e incentivam a hipotensão permissiva no tratamento das vítimas, particularmente naqueles pacientes com trauma penetrante e diante da suspeita de uma hemorragia ativa e descontrolada. A segurança da aplicação universal desta estratégia a todos os pacientes com trauma, no entanto, não está comprovada, e a maioria das evidências sobre seus benefícios é de qualidade científica limitada, baixa a moderada. Em particular, uma estratégia de hipotensão permissiva pode ser prejudicial para aqueles indivíduos com lesão cerebral traumática, idosos e crianças.

Base histórica do uso de reanimação agressiva

uma pressão arterial normal, de 120/80 mmHg, garante uma perfusão adequada e transporte de oxigênio para tecidos e órgãos finais. As pressões sanguíneas sistólicas menores que 90 mmHg são amplamente consideradas como representando um estado de hipotensão. Durante a Primeira e a Segunda Grandes Guerras, os médicos observaram a associação de hemorragia, hipotensão, acidose e morte[3,5,6]. Vários estudos com choque hemorrágico em grandes animais, realizados na década de 1960, demonstraram uma maior sobrevida de animais com hemorragia exsanguinante quando eram administrados grandes volumes de fluidos cristaloides[7-10].

Entre esses estudos, destacam-se os de Shires e cols. que forneceram a justificativa para a reanimação cristaloide com grande volume nas décadas subsequentes. É interessante – e parece ter sido esquecido – que o próprio Dr. Shires não defendeu a reposição maciça de cristaloides. Com base em seus estudos ele concluiu, em 1964: "Penso que estamos de volta à posição correta ... que é o uso moderado de um volume judicioso de solução salina juntamente com sangue total no tratamento de choque hemorrágico"[7]. Sua compreensão estava muito mais próxima das ideias atuais sobre reanimação do que a prática clínica das décadas que sucederam sua pesquisa.

O uso agressivo de soluções intravenosas para restaurar o volume intravascular e a PAS normais em pacientes traumatizados se tornou o padrão ouro durante a guerra do Vietnã e foi amplamente utilizado em centros de trauma civil em todo o mundo. As complicações graves, como a síndrome da angústia respiratória do adulto (SARA) e a síndrome compartimental abdominal (SCA), que correspondem a outro conceito reintroduzido, conhecido desde décadas anteriores[11], tornaram-se frequentes nos sobreviventes iniciais de hemorragias submetidas a reanimação volêmica maciça. Curiosamente, a SCA quase desapareceu na última década como consequência de o pêndulo da balança ter se movimentado em direção contrária à reposição agressiva de cristaloides nos quadros hemorrágicos.

Introdução da hipotensão permissiva na moderna assistência ao trauma

Bickell, Mattox e cols., em 1994, estudaram um grupo randomizado de 598 pacientes jovens e saudáveis, da área de Houston, que haviam sofrido ferimentos penetrantes (1/3 deles torácicos e 2/3 abdominais) empregando uma estratégia de reanimação retardada *vs.* reanimação imediata no ambiente pré-hospitalar[2]. Os pacientes do primeiro grupo não receberam reposição venosa de fluidos até sua chegada à sala de operação, independentemente das medidas de pressão arterial, enquanto o segundo grupo foi submetido à administração de fluidos intravenosos obedecendo o protocolo padrão.

Os pesquisadores constataram que os pacientes randomizados para a estratégia de reanimação retardada tiveram mortalidade e taxa de complicações significativamente inferiores (respectivamente, 30% e 23%) em relação ao grupo padrão de tratamento (respectivamente, 38% e 30%).

A este estudo, e seus resultados impressionantes, é creditada a introdução da hipotensão permissiva no moderno tratamento do trauma. Como a metodologia científica dificilmente é perfeita, este trabalho sofreu críticas relacionadas à temeridade de uma generalização excessiva de seus resultados para além de vítimas jovens, saudáveis e vítimas de trauma penetrante. O ambiente único da área de Houston, onde há um sistema de trauma eficiente e curtos tempos de transporte, assim como o fato de que esses resultados impressionantes não puderam ser reproduzidos em nenhum outro estudo, também foram alvo de considerações.

Talvez o mais interessante seja constatar que um olhar mais detalhado sobre os resultados deste estudo revela que os grupos de reanimação retardada ou imediata pouco diferiam em relação à medida da PAS (Tabela 19.1).

Não houve nenhuma diferença essencial, clinicamente relevante, na PAS dos dois grupos de pacientes após sua chegada à sala de emergência e, depois, em sua chegada à sala de cirurgia. O grupo submetido à estratégia de reanimação retardada, como esperado, recebeu um volume substancialmente menor de líquidos intravenosos. Assim, mais do que demonstrar os benefícios da hipotensão permissiva, este estudo de referência enfatiza a importância da reanimação com baixo volume e restrição da infusão de cristaloides.

Por que empregar reanimação com baixo volume

O senso comum sustenta a ideia de que manter uma PAS mais baixa em pacientes com sangramento ativo pode reduzir a perda total de sangue até que seja obtido o controle definitivo da hemorragia, além disso, coágulos frescos, recém-formados, podem ser desalojados caso a PAS se mantenha mais elevada, dificultando a tentativa de controle da hemorragia.

Como os produtos derivados do sangue não costumam estar prontamente disponíveis na maioria dos serviços pré-hospitalares e até em muitos departamentos de emergência, ter por objetivo atingir a normotensão exigirá a administração agressiva de cristaloides intravenosos, o que colocará os pacientes em risco de coagulopatia diluicional e hipotermia. A evidência combinada de 44 estudos em animais com hemorragia descontrolada demonstrou um quadro misto, em que houve a estabilização com o uso de soluções intravenosas em animais com hemorragia maciça e prejuízo para aqueles com sangramento menos grave. Houve uma redução da mortalidade geral com o emprego da hipotensão permissiva[10].

Pressão arterial baixa *versus* volume baixo. Qual é o mais importante?

Na década de 1990, pesquisadores estudaram a hipotensão permissiva em vários contextos clínicos. Em 2003, Dutton e cols. estudaram um grupo randomizado de 110 pacientes com hipotensão pós-trauma, no Centro de Trauma da Universidade de Maryland, utilizando estratégias de reposição de volume para manter a PAS em 100 mmHg ou mais *versus* manter a PAS em 70 mmHg ou mais[12]. Neste heterogêneo

Tabela 19.1. Medidas da PAS e da reposição de cristaloides no serviço de emergência e na sala de cirurgia, nos grupos estudados por Bickell e cols.

	Pressão Arterial Sistólica		*Volume Recebido*	
Grupos	Sala de emergência	Sala de cirurgia	Chegada à emergência	Chegada à cirurgia
Reanimação retardada	72 mmHg	112 mmHg	90 mL	283 mL
Reanimação imediata	79 mmHg	112 mmHg	870 mL	1.608 mL

Fonte: adaptado de Bickell WH, Wall MJ, Jr., Pepe PE, Martin RR, Ginger VF, Allen MK, et al. Immediate versus delayed fluid resuscitation for hypotensive patients with penetrating torso injuries. N Engl J Med. 1994;331(17):1105-09.

grupo de pacientes vítimas de traumatismo contundente e penetrante, a mortalidade foi baixa (7%) e não apresentou diferença significativa entre os dois grupos. A diferença de PAS entre os grupos foi estatisticamente significativa, embora provavelmente não tenha relevância clínica (114 *versus* 100 mmHg). Contudo, este estudo demonstrou não só a falta de benefícios para os pacientes com PAS mais baixa, mas também a tendência natural do organismo de minimizar a hemorragia e ajustar parâmetros fisiológicos e funções para preservar a vida em situações extremas, um conceito conhecido como adaptação fisiológica.

Em 2016, os investigadores do ensaio original de Bickell e Mattox tentaram expandir seus achados sobre a hipotensão permissiva pré-hospitalar para a configuração perioperatória[13]. Deste novo estudo tomaram parte 168 pacientes hipotensos submetidos à laparotomia ou toracotomia por trauma, que foram randomizados para estratégias de reanimação hipotensiva com meta de pressão arterial média (PAM) de 50 mmHg *versus* um grupo-controle com meta de PAM de 65 mmHg. O experimento teve duração curta e foi interrompido devido à preocupação com o equilíbrio clínico e ausência de impacto na sobrevida dos pacientes de ambos os grupos após 30 dias de estudo onde as PAM intraoperatórias do grupo experimental foram quase tão altas quanto as do grupo-controle (66 *vs*. 69 mmHg).

Um estudo realizado por Geeraedts e cols., na Austrália, analisou os volumes de cristaloides usados no pré-hospitalar em mais de 900 pacientes hipotensos conduzidos a um centro de trauma de Sydney[14] após uma média de 55 minutos de transporte. Pacientes que receberam entre 500 e 1.000 mL de soluções intravenosas apresentaram diminuição benéfica no índice de choque (IC, calculado como frequência cardíaca/PAS). Aqueles que receberam mais de 1.000 mL experimentaram uma diminuição adicional de seu IC, mas à custa de um dramático aumento na necessidade de reposição de sangue e derivados.

Uma análise de Maegele e cols., de 8.000 pacientes do Registro de Trauma Alemão, pode fornecer uma explicação para esses achados[15]. Volumes maiores de infusão intravenosa de soluções no pré-hospitalar aumentaram a incidência de coagulopatia: 2.000 mL ou mais de reposição estiveram associados à coagulopatia em mais de 40% dos casos; enquanto mais de 70% dos pacientes que receberam acima de 4.000 mL desenvolveram coagulopatia.

Recomendações e orientações

O programa ATLS do Comitê de Trauma do Colégio Americano de Cirurgiões, não endossa o uso da hipotensão permissiva e a reanimação com cristaloides para a perda de sangue ainda é uma parte importante deste programa, embora os volumes sugeridos tenham diminuído progressivamente nas edições mais recentes. A décima edição apresenta diversos avanços no tratamento do choque hipovolêmico e limita o volume de infusão inicial de soluções cristaloides sem estabelecer níveis pressóricos subnormais como estratégia de tratamento.

Em sua atualização de 2016, a Força-Tarefa Europeia de Cuidado Avançado com Sangramento em Trauma recomenda manter a PAS em níveis de 80 a 90 mmHg e restringe a reposição de volume até que o controle definitivo da hemorragia possa ser alcançado. Apesar de estarem classificadas como fortes recomendações, a força-tarefa salienta que a indicação do uso de controle da pressão arterial e de restrição de fluidos está baseada em evidências de baixa ou muito baixa qualidade científica e de qualidade científica mediana, respectivamente[16,17].

O "Instituto Nacional de Saúde e Excelência do Reino Unido" afirma que há evidências de benefício na redução da mortalidade com o uso da hipotensão permissiva no ambiente pré-hospitalar e na sala de emergência, e que esse efeito é, provavelmente, devido à restrição da reanimação com cristaloide, o que evitaria a coagulopatia diluicional associada[18].

Cuidados inerentes ao uso da hipotensão permissiva

Embora haja uma boa evidência experimental sobre os benefícios da hipotensão permissiva[10], a quantidade e a qualidade das evidências clínicas e dos dados sobre sua segurança são pobres. Em 2013, Brown e cols. analisaram dados de 1.200 pacientes em sete sistemas pré-hospitalares dos EUA. Enquanto os pacientes normotensos, que receberam mais de 500 mL de cristaloide no atendimento pré-hospitalar, apresentaram maior risco de morte e coagulopatia, os pacientes realmente hipotensos evoluíram melhor quando sua pressão arterial foi aumentada com o emprego de infusão intravenosa de cristaloides, onde cada aumento de 1 mmHg na PAS foi capaz de conferir um acréscimo de 2% à probabilidade de sobrevivência[19].

A estratégia de combater ativamente as baixas pressões sanguíneas pode ser prejudicial devido ao processo de adaptação fisiológica, mas também deve ser questionada por causa das limitações bem conhecidas da pressão arterial como marcador de perfusão tecidual. Além disso, as medidas não invasivas da pressão arterial estão propensas a erro, principalmente em situações emergenciais[20]. Um manguito muito pequeno informará uma pressão sanguínea falsamente elevada, assim como um alinhamento fraco do manguito com o nível do coração, doença vascular preexistente e arritmias cardíacas introduzem imprecisões adicionais. Mais importante ainda, as medidas não invasivas da pressão arterial tendem a superestimar a PAS em pacientes hipotensos[21], o que pode levar a uma falsa sensação de segurança.

Alguns grupos podem estar em risco particular de dano por uma estratégia de hipotensão permissiva. Em pacientes com trauma cranioencefálico (TCE), a manutenção de pressões de perfusão cerebral adequadas é imperativa para resultados neurologicamente favoráveis. Em situações de pressão intracraniana conhecida ou possivelmente elevada, uma PAS ou PAM mais alta do que a normal é essencial para garantir uma perfusão cerebral adequada. A Força-Tarefa Europeia de Cuidado Avançado com Sangramento em Trauma recomenda uma PAM de 80 mmHg ou superior em pacientes com TCE grave (Glasgow ≤ 8)[16]. As diretrizes da *Brain Trauma Foundation* recomendam uma PAS de pelo menos 100 mmHg para pacientes de 50 a 69 anos e de 110 mmHg ou mais para aqueles com 70 anos ou mais[22].

Não só em pacientes com TCE as metas de pressão devem ser ajustadas com base em fatores demográficos como a idade. A literatura sobre trauma, quando analisa grandes bases de dados americanos, sugere que em pacientes com 65 anos ou mais uma PAS menor que 110 mmHg pode ser um sinal de choque e estar associada a maior mortalidade[23,24]. Por essa razão, a maioria dos estudos sobre hipotensão permissiva e reanimação hipotensiva não inclui vítimas de trauma nos extremos de idade. Em crianças, a pressão arterial é um dos últimos sinais vitais a mudar como resposta à hemorragia, ocorre somente após o aumento compensatório da frequência cardíaca e a resistência vascular sistêmica terem sido esgotados. Portanto, a hipotensão representa um estágio tardio do choque hemorrágico que pode ser irreversível.

O papel da hipotensão permissiva também não é claro em pacientes com hipotensão crônica e comorbidades cardíacas. Não existem dados em pacientes traumatizados, mas o ensaio *Sepsis and Mean Arterial Pressure* (SEPSISPAM) demonstrou que a manutenção de uma PAM mais elevada em pacientes com choque séptico levou a menos complicações renais em doentes portadores de hipertensão arterial[25]. Entretanto, para tempos relativamente baixos de hipotensão, como os observados na reanimação por trauma, é improvável que dados de pacientes sépticos possam ser tão diretamente extrapolados para outros grupos.

Conclusão

O conceito geral de hipotensão permissiva e de reanimação hipotensiva faz sentido. Pacientes com sangramento ativo precisam ter a origem de sua hemorragia controlada o mais rápido possível. Particularmente, para grandes hemorragias intracavitárias e zonas de transição, isso requer intervenção cirúrgica, e qualquer atraso no transporte pré-hospitalar e agravamento da coagulopatia devido à hemodiluição pode ser prejudicial.

Estabelecer ativamente uma pressão arterial baixa, no entanto, é uma estratégia questionável. A pressão arterial é um marcador pobre da perfusão e oxigenação dos tecidos, as medidas não invasivas da pressão arterial são notoriamente imprecisas e o processo de adaptação fisiológica irá interferir com tentativas de perseguir metas próprias de pressão arterial em pacientes gravemente acometidos. A hipotensão, portanto, pode ser permitida, mas não provocada ativamente.

Em sua essência, todos os estudos clínicos sobre hipotensão permissiva realmente demonstraram os benefícios de limitar a reanimação cristaloide mais fortemente do que qualquer outra coisa. Termos alternativos como reanimação equilibrada, reanimação controlada ou reanimação com controle de dano traduzem melhor esse fato e devem ser preferidos. Reanimação com controle de dano incorpora estratégias como o controle precoce do sangramento com torniquetes (se aplicável), uso de ácido tranexâmico, protocolos de transfusão maciça e cirurgia de controle de dano, representando a melhor e mais abrangente abordagem para um paciente gravemente traumatizado.

Por fim, vale a pena relembrar que o que é apropriado para uma vítima com ferimento por arma de fogo, com 24 anos de idade, pode não ser para um paciente de 84 anos que sofreu uma queda. A idade do paciente e suas comorbidades precisam ser consideradas e as estratégias de reanimação devem ser adaptadas a cada caso, individualmente.

■ Referências bibliográficas

1. American College of Surgeons Committee on Trauma. ATLS Student Course Manual: Advanced Trauma Life Support. 9th ed. Chicago, Il: American College of Surgeons; 2012.
2. Bickell WH, Wall MJ Jr., Pepe PE, Martin RR, Ginger VF, Allen MK, et al. Immediate versus Delayed Fluid Resuscitation for Hypotensive Patients With Penetrating Torso Injuries. N Engl J Med. 1994;331(17):1105-09.
3. Beecher HK. Preparation of Battle Casualties for Surgery. Ann Surg. 1945;121(6):769-92.
4. Cannon WB, Fraze RJ, Cowell EM. The Preventive Treatment of Wound Shock. JAMA. 1918;70(9):618-21.
5. Cowell E. The Pathology and Treatment of Traumatic (Wound) Shock. Proc R Soc Med. 1928;21(9):1611-18.
6. Gurd FB. The Nature and Treatment of Wound Shock and Allied Conditions. Can Med Assoc J. 1920;10(8):760-67.
7. Shires T, Coln D, Carrico J, Lightfoot S. Fluid Therapy In Hemorrhagic Shock. Arch Surg. 1964;88:688-93.
8. Mcclelland RN, Shires GT, Baxter CR, Coln CD, Carrico J. Balanced Salt Solution in the Treatment of Hemorrhagic Shock. Studies In Dogs. Jama. 1967;199(11):830-34.
9. Dillon J, Lynch LJ Jr., Myers R, Butcher HR Jr., Moyer CA. A Bioassay of Treatment Of Hemorrhagic Shock. I. The Roles of Blood, Ringer's Solution with Lactate, and Macromolecules (Dextran and Hydroxyethyl Starch) in the Treatment of Hemorrhagic Shock in the Anesthetized Dog. Arch Surg. 1966;93(4):537-55.
10. Mapstone J, Roberts I, Evans P. Fluid Resuscitation Strategies: A Systematic Review of Animal Trials. J Trauma. 2003;55(3):571-89.
11. Kirkpatrick AW, Roberts DJ, De Waele J, Jaeschke R, Malbrain ML, De Keulenaer B, et al. Intra-Abdominal Hypertension and the Abdominal Compartment Syndrome: Updated Consensus Definitions and Clinical Practice Guidelines from the World Society of the Abdominal Compartment Syndrome. Intensive Care Med. 2013;39(7):1190-06.
12. Dutton RP, Mackenzie CF, Scalea TM. Hypotensive Resuscitation During Active Hemorrhage: Impact on in-Hospital Mortality. J Trauma. 2002;52(6):1141-6.
13. Carrick Mm, Morrison Ca, Tapia Nm, Leonard J, Suliburk Jw, Norman Ma, et al. Intraoperative Hypotensive Resuscitation for Patients Undergoing Laparotomy or Thoracotomy for Trauma: Early Termination of a Randomized Prospective Clinical Trial. J Trauma Acute Care Surg. 2016;80(6):886-96.
14. Geeraedts LM Jr., Pothof LA, Caldwell E, De Lange DE, Klerk ES, D'Amours SK. Prehospital Fluid Resuscitation in Hypotensive Trauma Patients: Do We Need A Tailored Approach? Injury. 2015;46(1):04-09.
15. Maegele M, Lefering R, Yucel N, Tjardes T, Rixen D, Paffrath T, et al. Early Coagulopathy in Multiple Injury: an Analysis from the German Trauma Registry on 8724 Patients. Injury. 2007;38(3):298-04.
16. Rossaint R, Bouillon B, Cerny V, Coats TJ, Duranteau J, Fernandez-Mondejar E, et al. The European Guideline on Management of Major Bleeding and Coagulopathy Following Trauma: 4th ed. Crit Care. 2016;20:100.
17. Spahn DR, Bouillon B, Cerny V, Coats TJ, Duranteau J, Fernandez-Mondejar E, et al. Management of Bleeding and Coagulopathy Following Major Trauma: An Updated European Guideline. Crit Care. 2013;17(2):R76.
18. Major Trauma: Assessment and Initial Management. National Institute for Health and Care Excellence: Clinical Guidelines. London. 2016.
19. Brown JB, Cohen MJ, Minei JP, Maier RV, West MA, Billiar TR, et al. Goal-Directed Resuscitation In the Prehospital Setting: A Propensity-Adjusted Analysis. J Trauma Acute Care Surg. 2013;74(5):1207-14.
20. Beevers G, Lip GY, O'brien E. Abc of Hypertension. Blood Pressure Measurement. Part I-Sphygmomanometry: Factors Common to all Techniques. Bmj. 2001;322(7292):981-85.
21. Lehman LW, Saeed M, Talmor D, Mark R, Malhotra A. Methods of Blood Pressure Measurement in the ICU. Crit Care Med. 2013;41(1):34-40.
22. Carney N, Totten AM, O'Reilly C, Ullman JS, Hawryluk GW, Bell MJ, et al. Guidelines for the Management of Severe Traumatic Brain Injury. 4th ed. Neurosurgery. 2017;80(1):06-15.
23. Brown JB, Gestring ML, Forsythe RM, Stassen NA, Billiar TR, Peitzman AB, et al. Systolic Blood Pressure Criteria In the National Trauma Triage Protocol for Geriatric Trauma: 110 Is The New 90. J Trauma Acute Care Surg. 2015;78(2):352-59.
24. Heffernan DS, Thakkar RK, Monaghan SF, Ravindran R, Adams CA, Jr., Kozloff MS, et al. Normal Presenting Vital Signs are Unreliable in Geriatric Blunt Trauma Victims. J Trauma. 2010;69(4):813-20.
25. Asfar P, Meziani F, Hamel JF, Grelon F, Megarbane B, Anguel N, et al. High versus Low Blood-Pressure Target in Patients with Septic Shock. N Engl J Med. 2014;370(17):1583-93.

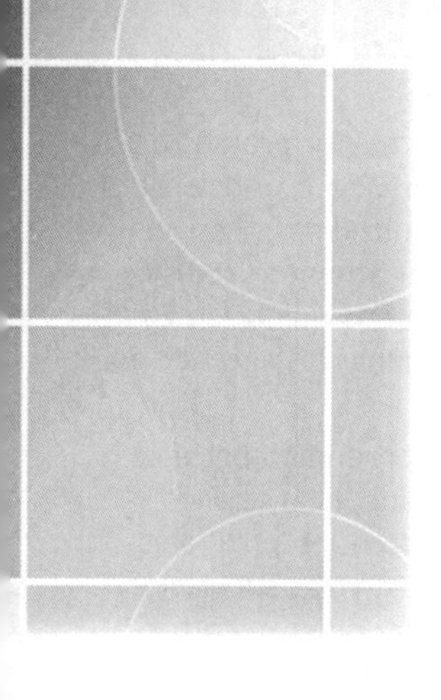

20

Ferimentos Penetrantes Cervicais

Luiz Carlos Von Bahten

■ Resumo

São muitas as controvérsias e dificuldades em torno da avaliação e do tratamento dos ferimentos penetrantes do pescoço. Anatomicamente, são observadas importantes diferenças entre os sistemas e aparelhos envolvidos que, clinicamente, encerram desfechos variados, alguns inclusive com alta morbimortalidade. Estruturas vasculares, respiratórias, digestivas e nervosas ocupam esse espaço restrito, dispondo-se muito próximas. Existe atualmente um grande debate em torno da conduta a ser adotada em tais lesões, pois o manejo operatório vem sendo substituído progressivamente por uma abordagem mais seletiva e conservadora. Diversos questionamentos têm sido levantados em relação ao mecanismo de lesão, à escolha da conduta, ao melhor exame diagnóstico para o tratamento não operatório, à indicação do tratamento cirúrgico e à melhor técnica para o reparo cirúrgico das diferentes lesões encontradas.

- **Descritores:** Ferimento Cervical, Ferimento de Laringe, Lesão de Carótida, Trauma Penetrante Cervical.
- **Nível de evidência científica predominante:** 2B.

Introdução

■ Breve histórico

Foi Ambroise Paré quem realizou, em 1552, o primeiro tratamento de uma lesão vascular cervical de um soldado francês por meio de ligadura da artéria carótida comum e veia jugular interna laceradas. O paciente sobreviveu, mas evoluiu com afasia e hemiplegia[1,2]. Em 1803, Fleming realizou a primeira ligadura da artéria carótida comum sem ter como resultado lesões neurológicas secundárias[3].

Durante o século passado, dois conceitos fundamentais revolucionaram o tratamento das lesões penetrantes de pescoço. Em 1944, Bailey propôs a exploração precoce de todos os hematomas cervicais, com base em sua experiência durante os conflitos de guerra[4]. Em 1956, Fogelman e Stewart, em um estudo clássico, relataram uma série de cem pacientes do Parlando Memorial Hospital, em Dallas, no qual eles mostraram uma taxa de mortalidade de 6% nos pacientes submetidos a exploração cervical precoce versus uma taxa de 35% nos pacientes que não foram submetidos imediatamente a cirurgia ou que sofreram exploração cirúrgica após uma lacuna de tempo. Esses autores também demonstraram um aumento na taxa de mortalidade dos pacientes cuja exploração ocorreu após 6 horas. Com base em sua experiência, eles defenderam a exploração precoce de todas as lesões cervicais que violavam o músculo platisma[5]. Assim sendo, durante longo período a exploração mandatória passou a constituir o tratamento cirúrgico para as lesões de pescoço. Com o passar do tempo foi observada uma redução no declínio da taxa de mortalidade operatória e uma elevação concomitante nas taxas de explorações cervicais negativas, que passaram a oscilar de 40 a 63%[6,7].

Em 1960, ficou estabelecida a necessidade de dividir a região cervical em zonas anatômicas, alguns pesquisadores passaram a defender que o tratamento das lesões dessa região deveria ser feito de acordo com a zona atingida. Dessa forma, para as lesões em zona II era recomendada a exploração cirúrgica e para a zonas I e III, uma conduta expectante[6]. Entre 1970 e 1980, a exploração cirúrgica mandatória para as lesões em zona II começou a ser questionada devido às altas taxas de exploração negativa e, por essa razão, foi acrescentada a arteriografia na avaliação de determinados pacientes[6,7].

Esses traumatismos estão intimamente relacionados com a violência urbana, atingindo sobretudo jovens e adultos jovens do sexo masculino, com mortalidade que varia de 0 e 15%[8].

■ Anatomia

Lesões graves e com elevada mortalidade podem ser causadas por ferimentos cervicais, mesmo quando considerados de baixa ofensividade. Isso é explicado pelo fato de a região ser bastante sensível ao trauma em função de abrigar múltiplas estruturas de diversos sistemas (respiratório, vascular, nervoso e digestivo) de maneira reclusa e estreita[7,8].

Em ferimentos penetrantes por projetis de arma de fogo deve ser observado o orifício de entrada para uma avaliação inicial das possíveis estruturas lesadas. Anatomicamente, conforme já foi referido, o pescoço é dividido em zonas I, II e III (Figura 20.1) e triângulos anterior e posterior[7,9].

A zona I é a porção compreendida entre as clavículas e a cartilagem cricoide, nela se encontram: as artérias carótidas comuns proximais, artérias vertebrais e subclávias, veias subclávias e jugulares, traqueia, nervos laríngeos recorrentes e vagos, esôfago e ducto torácico. A região localizada entre a cartilagem cricoide e o ângulo da mandíbula é a zona II, que abriga as artérias carótidas (carótidas comuns, carótidas internas proximais e carótidas externas), veias jugulares e vertebrais, traqueia proximal, esôfago, faringe, laringe, nervos laríngeos recorrentes e nervos vagos, assim como a medula espinal. A zona III prolonga-se do ângulo da mandíbula até a mastoide (base do crânio), onde estão alojadas as artérias carótidas internas, em sua porção mais distal, artérias vertebrais extracranianas, veias jugulares, medula espinal, nervos cranianos IX, X, XI, XII, tronco simpático e faringe[7,10-12].

O triângulo anterior está restrito à região demarcada entre a borda medial do músculo esternocleidomastoideo, a linha mediana anterior e a borda inferior da mandíbula. Já o triângulo posterior está localizado entre a borda

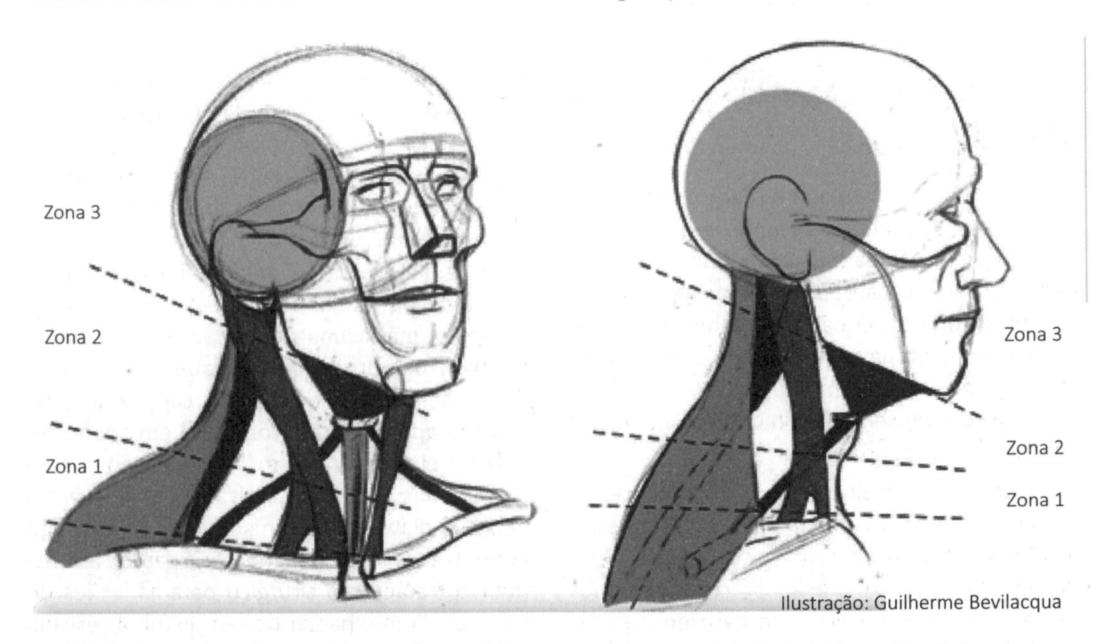

Figura 20.1. Zonas anatômicas da região cervical (Fonte: Acervo pessoal do Dr. Luiz Carlos Von Bahten).

lateral do músculo esternocleidomastoideo, a borda do músculo trapézio e a face superior da clavícula[7,10-12].

Os traumas do pescoço podem ser classificados como superficiais (não penetrantes), quando interrompem seu trajeto antes de atingir o músculo platisma, ou penetrantes, quando esse músculo é ultrapassado[10].

Epidemiologia

O aumento da violência urbana nas últimas décadas está intimamente relacionado aos ferimentos penetrantes do pescoço. Os principais agentes desses ferimentos são as armas de fogo e as armas brancas, que constituem a causa prevalente desse tipo de lesão[10,13,14].

O trauma cervical prevalece no sexo masculino, com um predomínio que está em torno de 85% e acomete principalmente adultos jovens, com idade média aproximada de 28 anos[10,13,14].

No que se refere às zonas lesadas, a mais atingida é a zona II, com taxas que variam de 55 a 74% dos casos. A zona I representa 23 a 36% das ocorrências e a zona III, 3 a 9%. O triângulo anterior é o mais atingido, participando de quase metade dos ferimentos cervicais[8,10,13,14].

As lesões com maior morbidade que preponderam nos ferimentos do pescoço são as vasculares (cerca de 25%) que, junto com as lesões da zona I, representam as principais variáveis associadas a maior mortalidade[10,13,14].

■ Diagnóstico

A região cervical possui uma densa concentração de estruturas vitais que não são facilmente acessadas pelo exame físico, nem pela exploração cirúrgica. Por isso, os traumas penetrantes dessa região representam um sério dilema no que tange ao diagnóstico das lesões. Apesar de não haver consenso sobre o tema, a maioria dos pesquisadores concorda que a abordagem deve ser individual e estabelecida de acordo com a experiência do serviço[8,15,16].

A arteriografia foi tradicionalmente considerada o método padrão para o diagnóstico das lesões vasculares em pacientes estáveis hemodinamicamente, com ferimentos em zonas I e III, mas pelo fato de ser um exame invasivo e no mais das vezes normal, perdeu prestígio para novos métodos diagnósticos com caráter menos agressivo[10,14-16].

A tomografia computadorizada em três dimensões vem sendo usada para avaliar o trajeto da lesão e sua relação com as estruturas vitais do pescoço. Esse exame identifica e diagnostica a necessidade de tratamento cirúrgico ou avaliza o tratamento não operatório. Pode, também, determinar a necessidade de realizar outros exames complementares (arteriografias, endoscopia digestiva e endoscopia respiratória), de forma mais seletiva. Alguns estudos propõem o uso de angiotomografia computadorizada para o diagnóstico de lesões ocultas em pacientes estáveis hemodinamicamente e para a avaliação de estruturas não vasculares, como a coluna e o trato aerodigestivo alto[17-22].

Para pacientes hemodinamicamente instáveis, com lesão óbvia de estruturas vitais, a exploração cirúrgica é mandatória[6]. Pacientes com hematoma expansível cervical, choque, via aérea comprometida, enfisema subcutâneo maciço e grandes sangramentos locais também devem receber intervenção cirúrgica imediata[6,8,12,17].

■ Atendimento inicial

Em razão da vulnerabilidade dos elementos anatômicos cervicais, o atendimento inicial rápido e eficiente, aliado a um diagnóstico precoce das lesões, oportuniza uma melhor resposta do paciente aos tratamentos específicos a ele oferecidos[23].

O atendimento inicial requer uma rápida avaliação com instituição imediata de medidas terapêuticas de suporte de vida[23]. Como se trata de um paciente traumatizado, a avaliação e o controle iniciais devem ser baseados no protocolo do ATLS (Advanced Trauma Life Support) utilizando o ABC do atendimento inicial ao trauma[12,17,23].

No caso específico dos traumatismos penetrantes, a avaliação da ferida, sua localização, trajeto, profundidade, acometimento de estruturas vasculares e estruturas vizinhas é de fundamental importância, pois direciona no sentido da melhor conduta terapêutica. O correto estudo da lesão evita cervicotomias exploradoras desnecessárias e um exame físico minucioso auxilia nessa orientação (Quadro 20.1)[6,12,17].

Quadro 20.1. Protocolo clínico para lesões cervicais
1. Local da lesão ( ) Triângulo anterior do pescoço ( ) Triângulo posterior do pescoço ( ) Zona I (entre fúrcula esternal e cricoide) ( ) Zona II (entre cartilagem cricoide e ângulo da mandíbula) ( ) Zona III (entre o ângulo da mandíbula e a base do crânio)
2. Trajeto da ferida ( ) Direção da linha média cervical ( ) Direção da clavícula ( ) Para longe da linha média cervical ( ) Não é possível avaliar
3. Estruturas vasculares ( ) Sangramento ativo ( ) Hipovolemia Hematoma: ( ) expansão ( ) pulsátil Pulsos periféricos: ( ) carótidas ( ) braquiais ( ) radiais ( ) Temporais superficiais ( ) Sopro carotídeo
4. Laringe, traqueia e esôfago ( ) Hemoptise (manobra de Valsalva) ( ) Bolhas de ar saindo pela ferida ( ) Enfisema subcutâneo ( ) Rouquidão ( ) Dor à deglutição ( ) Hematêmese
5. Sistema nervoso ( ) Escala de coma de Glasgow ( ) Sinais de localização Pupilas: ( ) isocóricas ( ) anisocóricas
6. Nervos cranianos ( ) Facial ( ) Glossofaríngeo (palato mole) ( ) Laringeo recorrente (rouquidão) ( ) Acessório (elevação de ombro) ( ) Hipoglosso (língua) ( ) Exame da medula espinal – normal ( ) Síndrome de Horner (miose e ptose)
7. Plexo braquial ( ) Radial (extensão do punho) ( ) Ulnar (abdução e adução dos dedos) ( ) Musculocutâneo (flexão do antebraço) ( ) Axilar (abdução do braço)

Fonte: Adaptado de Meyer JT et al.[6].

Deve ser inicialmente assegurada a permeabilidade da via aérea, sempre observando a presença de rouquidão, dispneia, tosse ou qualquer sinal que possa indicar anormalidades que são muito comuns no traumatismo cervical devido ao acometimento de estruturas próprias dessa topografia. No momento em que se suspeita de comprometimento é necessário fazer o diagnóstico da causa da obstrução através de exames específicos (Quadro 20.2), após estabelecer uma via aérea segura[23].

A seguir deve ser avaliado cuidadosamente o estado hemodinâmico, tendo em vista que o acometimento de estruturas vasculares é um dos achados mais comuns nos ferimentos cervicais[10,12,17].

Nessa etapa, diferenciar pacientes estáveis hemodinamicamente daqueles instáveis é de extrema importância para a definição da conduta a ser tomada. Pacientes instáveis são aqueles que apresentam alterações hemodinâmicas, hemorragia profusa, hematoma em expansão, escape de ar, enfisema subcutâneo, rouquidão e disfonia, e estão entre aqueles que merecem exploração cirúrgica. Pacientes estáveis, mesmo com sinais de penetração do platisma, podem, após realização do ABC, ser avaliados com métodos diagnósticos complementares, a fim de evitar uma cirurgia exploratória desnecessária[23,12,17].

A avaliação neurológica é feita através da escala de coma de Glasgow, avaliando a abertura ocular, resposta verbal e melhor resposta motora. Esse exame deve ser repetido com frequência para que qualquer oscilação possa ser observada e tratada o mais rapidamente possível[23].

Quadro 20.2. Exames úteis para o diagnóstico de lesões cervicais
• Radiografia simples da coluna cervical
• Radiografia simples do tórax
• Endoscopia digestiva alta
• Endoscopia respiratória (nasolaringoscopia e broncoscopia)
• Ultrassonografia com Doppler
• Angiotomografia cervical (padrão ouro)
• Angiografia (carótidas, vertebrais, arco aórtico)

Fonte: Adaptado de American College of Surgeons, Trauma Committe[23].

Tratamento

Pacientes instáveis hemodinamicamente

Os pacientes vítimas de trauma penetrante do pescoço que apresentam instabilidade hemodinâmica associada a choque que não responde a infusão de volume devem ser tratados com indicação de cervicotomia exploradora mandatória (Quadro 20.3)[1,12,17,24-26].

Quadro 20.3. Protocolo para atendimento de lesões cervicais penetrantes em paciente instáveis hemodinamicamente
Indicações de Cervicotomia Mandatória
1. Paciente instável
2. Sangramento ativo
3. Choque refratário
4. Pulso radial ausente
5. Bolhas de ar saindo pela ferida
6. Enfisema subcutâneo
7. Rouquidão e/ou disfonia

Fonte: Adaptado de Van Waes OJ et al.[24].

Pacientes estáveis hemodinamicamente

Paciente estável hemodinamicamente com ferimento cervical que ultrapassa o músculo platisma deverá ser avaliado de forma criteriosa através de protocolo clínico de ferimentos cervicais penetrantes (Quadro 20.1). Se nessa análise o examinador perceber alterações significativas, a tomografia computadorizada com contraste deve ser indicada[1,6,10,24,25]. Se forem identificadas alterações como as descritas no item 4 do Quadro 20.1 (hemoptise, rouquidão, deglutição com dor, enfisema subcutâneo e hematêmese) endoscopias respiratória e digestiva devem ser indicadas[24,25].

Caso o paciente apresente hematoma pulsátil local, mediastino alargado, pulso periférico diminuído, choque que responde à reanimação com fluidos, Glasgow abaixo de 8 e a angiotomografia não tenha sido conclusiva, a arteriografia deve ser realizada[19,20,22].

Tratamento de lesão laringotraqueal

O objetivo fundamental do tratamento da lesão de laringe e traqueia é a desobstrução da via aérea superior, o controle da hemorragia e estabilização da coluna cervical[1,19,20]. As abordagens utilizadas para a intubação traqueal são as vias orotraqueal, nasotraqueal, cricotireoidostomia, traqueostomia ou através da própria lesão. Há divergências quanto à melhor técnica realizada para essa finalidade, pois alguns preconizam traqueostomia de urgência sob anestesia local, outros defendem a intubação endotraqueal e há quem defenda a cervicotomia exploradora, desde que haja comprometimento do platisma[27].

O tratamento das lesões pode ser conservador ou cirúrgico, tendo em vista as condições do paciente, exames complementares e mecanismo de trauma. O tratamento conservador é utilizado em pacientes que não apresentam esforço respiratório, que possuem lesão de mucosa sem exposição de cartilagem, que não evidenciam aumento de volume cervical (edema ou hematoma), que detêm fratura isolada da cartilagem tireoide sem deslocamento de fragmento e com pregas vocais íntegras. A manutenção do tratamento conservador pode ser feita através de intubação com observação seriada e retirada do tubo com auxílio de laringoscopia[27].

O tratamento cirúrgico apresenta várias alternativas para o reparo da lesão. Um paciente que apresenta alterações respiratórias que necessitam intubação, ou sangramento profuso, deve ser submetido à exploração cirúrgica para reparo das vias aéreas. Tal reparo pode ser feito: através da secção da cartilagem tireoide longitudinalmente que, além de permitir a exposição da laringe, permite a ampliação da incisão para uma melhor visualização das estruturas anatômicas, por cervicotomia transversa em colar que, apesar de não ser ampliável, oferece melhor resultado estético, ou por via endoscópica, com fixação da cartilagem tireoide e colocação de um molde intraluminal de silicone[27-29].

Antibioticoterapia deve ser indicada quando há lesões associadas ao trauma de laringe ou utilização de moldes ou próteses. Uma vez que a etiologia bacteriana é ampla, os antibióticos utilizados também o são, sendo bastante comum o uso de cefalosporinas de 1ª ou 2ª geração. Em casos de lesões extensas ou que apresentam constrição, podem ser incluídos corticosteroides para auxiliar na redução do edema[1,8,15,27-29].

Tratamento de lesão faringoesofágica

O trauma de faringe isolado, por sua menor mortalidade quando comparado às outras lesões do pescoço, costuma ser mais comumente tratado sem a indicação de cirurgia. Entretanto, por ser raro e geralmente associado a lesões de outras estruturas, como vasos e nervos, o tratamento operatório não é totalmente dispensável, podendo ter lugar em casos de falhas ou complicações do tratamento conservador[1,8,15].

O tratamento conservador costuma ter sucesso em lesões diagnosticadas precocemente. Sua indicação no trauma de faringe está dirigida a lesões menores que 2 cm, limitadas à faringe e acima das aritenoides. Nesses casos, a antibioticoterapia endovenosa de largo espectro e jejum, com o posicionamento de uma sonda nasogástrica, são suficientes, além da monitoração contínua quanto ao desenvolvimento de abscessos[1,8,15].

A cirurgia, quando indicada, consiste na sutura primária da lesão com fios absorvíveis e drenagem de abscesso caso necessário, podendo ser utilizada a drenagem externa. No pós-operatório esses pacientes também devem ser mantidos em jejum e com antibioticoterapia endovenosa. A escolha pela sutura primária da lesão faringoesofagiana depende do tamanho e do local, sendo empregada preferencialmente para lesões amplas, de bordos afastados e lacerações que atingem o esôfago[1,8,15].

■ Tratamento das lesões vasculares

Ferimentos vasculares cursam com hematoma em expansão, défice neurológico, alteração de pulso, sopros e frêmitos, choque hipovolêmico e hemorragia persistente. O tratamento considerado ideal para essas lesões é controverso, há os que consideram o tratamento seletivo conservador como ideal e os que preferem o tratamento cirúrgico imediato[1,8].

Os ferimentos vasculares geralmente são graves e o tratamento deve ser precoce, com identificação e correção das lesões por meio de procedimento cirúrgico. O mais importante quando há comprometimento arterial é conter a hemorragia a fim de evitar danos neurológicos e manter o suprimento sanguíneo indispensável ao cérebro. O acesso cirúrgico para a carótida e veias jugulares internas, com o objetivo de explorar a lesão, deve ser feito ao longo da borda medial do esternocleidomastoideo e o cirurgião deve ter o controle proximal e distal da suposta lesão vascular antes de abordar o hematoma ou o local conflagrado. Para ter acesso à artéria vertebral a via recomendada é uma incisão oblíqua supraclavicular, também utilizada para o acesso às artérias subclávias[30-32].

Os ferimentos das grandes artérias podem ser reparados por sutura ou enxertos, preferencialmente de segmentos venosos retirados do próprio paciente (veia safena ou veia jugular interna). Nas lesões das duas veias jugulares internas deve ser evitada a ligadura de ambas para prevenir o edema cerebral. A artéria carótida externa pode ser ligada sem danos importantes, porém na necessidade de ligadura da artéria carótida interna é recomendável realizar uma arteriografia para avaliar a circulação colateral. Às vezes, é necessária a ligadura da artéria carótida comum, principalmente em casos de lesões destrutivas do vaso por disparo de arma de fogo, que afeta também as vias aéreas e o esôfago. Portanto, os grandes vasos devem ser preservados sempre que possível, exceto a artéria vertebral, que pode ser ligada quando lesada. Os pacientes geralmente se beneficiam quando é feita a reparação da artéria carótida ao invés de ligadura, que deve ser reservada para os casos de coma sem fluxo anterógrado, com hemorragia incontrolável ou por dificuldades técnicas. Lacerações parciais podem ser tratadas primariamente com *patches* de veia, que ajudam a prevenir estenoses subsequentes[30-32].

Se houver défices neurológicos centrais, a artéria deve ser reparada mesmo diante de um achado mínimo; quando houver défice importante, o restabelecimento do fluxo pode transformar um infarto isquêmico num infarto hemorrágico e, nesses casos, a melhor opção pode ser a ligadura do vaso. Uma deterioração do estado neurológico geralmente implica a realização de arteriografia e reexploração[30-32].

■ Tratamento da lesão do sistema nervoso

Nos traumatismos em que ocorre lesão nervosa, o quadro clínico costuma ser de rouquidão, défice de nervos cranianos, coma e hemiplegia. Nessas situações é necessário realizar um exame neurológico pré-operatório sempre que possível. Entre as estruturas que podem ser acometidas estão: plexo braquial, plexo cervical profundo, nervo frênico, nervos cranianos e nervo vago, que pode ser avaliado através das cordas vocais[1,6,8].

Quando o trauma é fechado não há evidências de que a cirurgia imediata tenha maior eficácia, por isso é melhor aguardar 3 a 6 meses para realizá-la. Se o trauma for penetrante e houver lesão de nervo, deve ser feito o desbridamento e a sutura primária descontínua, com fio inabsorvível[33,34].

Conclusão

Por possuir uma estrutura complexa o pescoço, quando submetido a um ferimento penetrante, deve ter atendimento inicial rápido, com diagnóstico precoce das lesões. Os principais fatores etiológicos desse tipo de lesão são a arma de fogo e a arma branca, acometendo principalmente adultos jovens.

A região cervical está dividida em zonas e triângulos anatômicos que contribuem para estabelecer o raciocínio clínico e a opção terapêutica.

O atendimento inicial dos ferimentos penetrantes cervicais é feito através do ABC do trauma, sendo de extrema importância a classificação dos pacientes nos primeiros momentos em estáveis ou instáveis, pois dela dependerá a sequência de atendimento. Se o paciente for classificado como instável, a cirurgia é mandatória. Se for considerado estável, deverá ser avaliado através de um protocolo clínico apropriado de avaliação cervical com estudos complementares. Inicialmente, a angiotomografia pode ser de grande ajuda, e tanto a arteriografia como os exames endoscópicos podem auxiliar a esclarecer dúvidas diagnósticas e definir a conduta mais apropriada para cada caso.

O acometimento de estruturas adjacentes como laringe, traqueia, faringe e vasos necessita de abordagem individualizada, conforme a topografia e a gravidade das lesões.

Referências bibliográficas

1. Feliciano DV. Penetrating Cervical Trauma. Current Concepts in Penetrating Trauma, IATSIC. International Surgical Society, Helsinki, Finland, August 25-29, 2013. World J Surg. 2015;39(6):1363-72.
2. Key G. The Apologie and Treatise of Ambroise Paré Containing the Voyages mad into Divers Places with Many Writings upon Surgery. London: Falcon Education Books; 1957.
3. Fleming D. Case of rupture of the carotid artery and wounds of several of its branches, successfully treated by tying the common trunk of the carotid itself. Med Chir J Rev. 1817;3(13):01-04.
4. Bailey H. Surgery of Modern Warfare. 3rd ed. Baltimore: Williams & Wilkins; 1944.
5. Fogelman MJ, Stewart RD. Penetrating wounds of the neck. Am J Surg. 1956;91(4):581-93.
6. Meyer JT, Barrett JA, Schuler JJ, Flanigan DP. Mandatory vs Selective Exploration for Penetrating Neck Trauma. Arch Surg. 1987;122(5):592-97.
7. Demetriades D, Theodorou D, Cornwell E, Berne TV, Asensio J, Belzberg H et al. Evaluation of Penetrating Injuries of the Neck: Prospective Study of 223 Patients. World J Surg. 1997;21(1):41-48.
8. Brywczynski JJ, Barrett TW, Lyon JA, Cotton BA. Management of penetrating neck injury in the emergency department: a structured literature review. Emerg Med J. 2008;25:711-15.
9. Walsh MS. The Management of Penetrating Injuries of the Anterior Triangle of the Neck. Injury. 1994;25(6):393-95.
10. Von Bahten LC, Duda JR, Zanatta PDS, Morais Al, Silveira F, Olandoski M. Neck injuries: retrospective analysis of 191. Rev Col Bras Cir. 2003;30(5):374-81.
11. Von Bahten LC, Silveira F, Nicoluzzi JE. Traumatismo Penetrante Cervical. In: Coelho JCU. Manual de Clínica Cirúrgica: Cirurgia geral e Especialidades. 3ª ed. São Paulo: Editora Atheneu; 2009; p. 255-58.
12. Ferrada R, Rodriguez A. Trauma. Sociedade Panamericana de Trauma. 2ª ed. São Paulo: Editora Atheneu; 2010.
13. Fraga GP, Mantovani M, Hirano ES, Crespo NA, Horovitz APNC. Trauma de laringe. Rev Col Bras Cir. 2004;31(6)6:380-85.
14. Nasr A, Oliveira JT, Mazepa MM, Albuquerque CLC, Martini GSM, Nazario M, et al. Avaliação da utilização da tomografia computadorizada no trauma cervical penetrante. Rev Col Bras Cir. 2015;42(4):215-19.
15. Burgues CA, Dale OT, Almeyda R, Corbridge RJ. An evidence-based review of the assessment and management of penetrating neck trauma. Clin Otolaryngol. 2012;37(1):44-52.
16. Demetriades D, Charalmabides D, Lakhoo M. Physical Examination and Selective Conservative Management in patients with Penetrating Injuries of the Neck. Br J Surg. 1993;80(12):1534-66.
17. Castillo FH, Moraga JC, Pérez PC, Borel C. Trauma Cervical Penetrante. Rev Chil Cir. 2015;67(6):584-89.
18. Miracle AC, Uzelac ADO. Imaging blunt and penetrating trauma to the neck: Clinical relevance and management. Applied Radiology. 2016;45(7):14-19.
19. Madsen AS, Oosthuizen G, Laing GL, Bruce JL, Clarke DL. The role of computed tomography angiography in the detection of aerodigestive tract injury following penetrating neck injury. J of Surg Res. 2016; 205(2):490-98.
20. Gracias VH, Reilly PM, Philpott J, Klein WP, Lee SY, Singer M, et al. Computed Tomography in the Evaluation of Penetrating Neck Trauma. Arch Surg. 2001;136(11):1231-35.
21. Jarvik JG, Philips GR, Schwab CW, Schwartz JS, Grossman RI. Penetrating neck trauma: sensitivity of clinical examination and cost-effectiveness of angiography. AJNR. 1995;16(4):647-54.
22. Mu F, Soto JA, Palacio DM, Morales C, Gutie JE, Garci G. Radiology Penetrating Neck Injuries : helical CT angiography for initial evaluation. Radiology. 2002;224(2):366-72.

23. American College of Surgeons- Committee on Trauma. Advanced Trauma Life Support Course - ATLS. 9th ed. Chicago: American College of Surgeons; 2012.
24. Van Waes OJ, Cheriex KC, Navsaria PH, van Riet PA, Nicol AJ, Vermeulen J. Management of penetrating neck injuries. Br J Surg. 2012;99(1):149-54.
25. Siau RT, Moore A, Ahmed T, Lee MS, Tostevin P. Management of penetrating neck injuries at a London trauma centre. Eur Arch Otorhinolaryngol. 2013;270(7):2123-28.
26. Neto JC, Dedivitis RA. Fatores prognósticos nos ferimentos cervicais penetrantes. Braz J Otorhinolaryngol. 2011;77(1):121-24.
27. Liao CH, Huang JF, Chen SW, Fu CY, Lee LA, Ouyang CH. Impact of deferred surgical intervention on the outcome of external laryngeal trauma. Ann Thorac Surg. 2014;98(2):477-83.
28. Schaefer SD. Management of Acute Blunt and Penetrating External Laryngeal Trauma. Laryngoscope. 2014;124(1):233-44.
29. Lyons JD, Feliciano DV, Wyrzykowski AD, Rozycki GS. Modern Management of Penetrating Tracheal Injuries. The Am Surg. 2013;79(2):188-93.
30. Fox CJ, Gillespie DL, Weber MA, Cox MW, Hawksworth JS, Cryer CM, et al. Delayed evaluation of combat-related penetrating neck trauma. J Vasc Surg. 2006;44:86-93.
31. Golueke P, Sclafani S, Phillips T, Goldstein A, Scalea T, Duncan A. Vertebral artery injury-diagnosis and management. J Trauma. 1987;27(8):856-65.
32. Zelenock GB, Huber TS, Messina LM, Lumsden AB, Moneta GL. Mastery of vascular and endovascular surgery. Philadelphia: Lippincott Williams & Wilkins; 2006.
33. Silva JLB, Silva PG, Gazzale A. Lesões do plexo braquial. Rev AMRIGS. 2010;54(3):344-49.
34. Salter RB. Distúrbios e lesões do sistema Músculo-esqueletico. 3ª ed. Rio de Janeiro: Medsi; 2001.

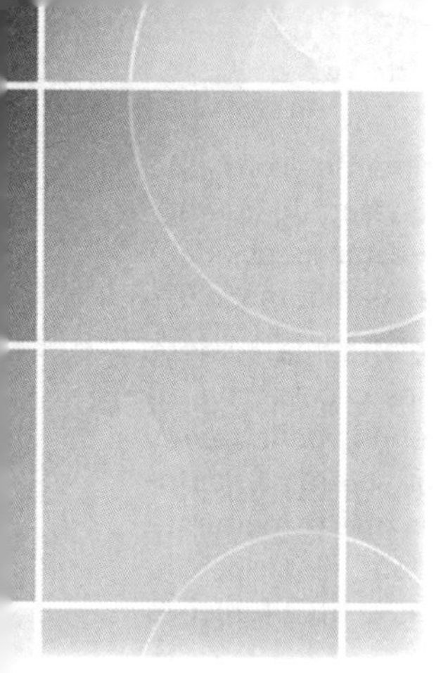

21

Ferimentos na Zona de Transição Toracoabdominal

Samir Rasslan
Roberto Rasslan

■ Resumo

A zona de transição toracoabdominal (ZTTA) é uma área que envolve o tórax inferior e o abdome superior. Isso significa que um ferimento nessa região pode acometer tórax e abdome através de uma lesão do diafragma. A maior dificuldade diagnóstica surge nos ferimentos por arma branca em pacientes assintomáticos, pois quando há sinais abdominais e irritação peritoneal a laparotomia se impõe e a lesão do diafragma é constatada no transoperatório. Há algumas décadas, era preconizada a laparotomia sistemática nos ferimentos por arma branca sem sintomas abdominais, o que resultava em índices muito elevados de laparotomias não terapêuticas e suas consequências. Por essa razão, passou a ser adotada uma indicação operatória mais seletiva, ou seja, apenas em presença de evidências ou de forte suspeita de lesão visceral. Devido à ausência de um exame mais sensível para o diagnóstico das lesões do diafragma, a videocirurgia (toracoscopia ou laparoscopia) passou a ocupar lugar de destaque no diagnóstico e tratamento dessas lesões, a par do grande índice de exames negativos. Nesse sentido, quatro parâmetros norteiam a escolha do melhor tratamento, que permanece objeto de discussão: a presença de instabilidade hemodinâmica, estabilidade com presença de sintomas abdominais, estabilidade com ausência de sintomas abdominais e a etiologia da lesão (arma de fogo ou arma branca).

- **Descritores:** Diafragma, Hérnia Diafragmática, Trauma Penetrante, Zona de Transição Toracoabdominal (ZTTA).
- **Nível de evidência científica predominante:** 2A.

Introdução

Os ferimentos das zonas de transição cervicotorácica, toracoabdominal e abdominopélvica representam temas especiais, pois envolvem mais de um segmento, com possibilidade de lesões de diagnóstico por vezes difícil, que demandam experiência clínica e recursos nem sempre disponíveis nos serviços de emergência. Os ferimentos da transição toracoabdominal talvez sejam aqueles que despertam maior interesse, pela frequência com que ocorrem, por prováveis lesões ocultas e por suas particularidades terapêuticas. Felizmente, graças aos avanços tecnológicos e aos métodos diagnósticos atuais, há melhores condições de tratar os doentes com este tipo de ferimento.

A zona de transição toracoabdominal (ZTTA) é uma área delimitada por uma linha superior, que passa pelo quarto espaço intercostal anteriormente, sexto espaço intercostal lateralmente e oitavo espaço intercostal posteriormente, cruzando a ponta das escápulas, e tem como limite inferior uma linha que acompanha as margens costais inferiores e atravessa o epigástrio.

Essa área anatômica está bem representada na Figura 21.1, correspondendo a uma faixa que envolve o tórax inferior e o abdome superior.

Isso significa que um ferimento penetrante nessa região pode ser exclusivamente torácico, exclusivamente abdominal ou então atingir as duas cavidades, caracterizando um ferimento toracoabdominal que, obrigatoriamente, envolve uma lesão do diafragma. Assim, ferimentos penetrantes na transição toracoabdominal podem provocar lesão do coração, de outros órgãos torácicos, do diafragma, do fígado, do baço, do cólon, do estômago e demais órgãos abdominais. Essas múltiplas possibilidades de lesões transformam o atendimento inicial desses pacientes numa situação por vezes desafiadora.

É importante salientar que a área de transição toracoabdominal inclui parte da chamada zona de Ziedler (região precordial), delimitada por uma linha que passa superiormente ao nível do manúbrio esternal, inferiormente ao nível do ângulo de Charpy (epigástrio) e lateralmente na borda direita do esterno e na linha axilar anterior esquerda. Cerca de 70% dos ferimentos cardíacos ocorrem em lesões que penetram nessa zona, e 30% dos ferimentos da área de Ziedler provocam trauma cardíaco[2]. As lesões do coração se manifestam por tamponamento cardíaco e seus sinais e sintomas clássicos, enquanto as lesões de outros órgãos torácicos se caracterizam principalmente por pneumotórax, pneumomediastino ou hemotórax, que não serão particularmente abordados no presente capítulo.

O grande desafio em ferimentos com essa localização é o diagnóstico da lesão do diafragma, que pode ser isolada ou estar associada a outros danos viscerais no tórax e abdome.

A preocupação com o diafragma sempre existiu, tanto que Demetriades e cols.[3], há 20 anos, já afirmavam que "as feridas penetrantes do tórax e abdome estão frequentemente associadas a lesões diafragmáticas que comumente não são diagnosticadas pela falta de suspeição clínica e ausência de sintomas e de alterações radiológicas".

Publicações recentes salientam ainda a dificuldade diagnóstica, revelando elevada incidência de lesão do diafragma, que varia de 9 a 47% dos casos[4-6]. A incidência real não é conhecida, pois muitos doentes com ferimentos penetrantes de tórax inferior por arma branca e sem sintomas recebem alta hospitalar sem o diagnóstico de uma eventual lesão do diafragma, que irá se manifestar apenas se houver complicações.

Diagnóstico

O atendimento de um doente com ferimento penetrante do tórax inferior ou da transição toracoabdominal é um dilema, pois com certa frequência não há sintomas torácicos ou abdominais. A situação é menos complexa para o diagnóstico dos ferimentos secundários a projetil de arma de fogo, pois a avaliação do orifício de entrada e de um eventual orifício de saída permite "mentalizar" o trajeto e eventuais lesões. Quando não há orifício de saída o emprego de radiografias simples de tórax e abdome,

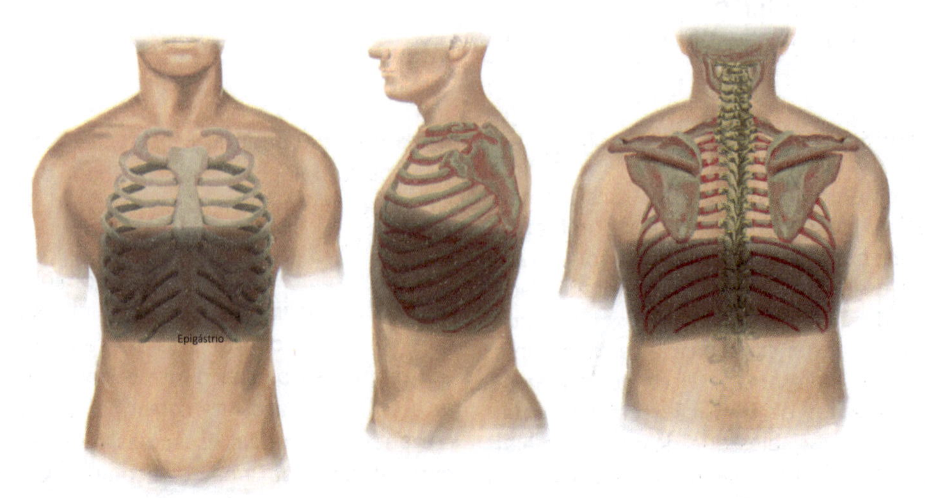

Figura 21.1. Limites da zona de transição toracoabdominal (Fonte: Madden e cols.[1]).

sempre associadas à imagem de perfil, ajuda a definir se o projetil está anterior ou posterior à coluna e acima ou abaixo da linha do diafragma. Essas informações, associadas ao exame físico, permitem definir a conduta com uma certa segurança. Hoje, com o auxílio da tomografia computadorizada (TC), a decisão está um pouco mais facilitada.

Maiores dificuldades surgem nos ferimentos por arma branca. Quando existe lesão associada com sinais abdominais e irritação peritoneal a laparotomia se impõe e a lesão do diafragma é um achado operatório incidental.

A lesão isolada do diafragma é pouco frequente e responde por 2 a 12% dos casos, sendo mais comum após ferimentos por arma branca[7,8]. A incidência de lesões é maior no lado esquerdo, pois o agressor é predominantemente destro e o ataque, frontal, o que resulta em uma tendência de a agressão ser dirigida para este lado do corpo; ao contrário dos ferimentos por projetil de arma de fogo, que costumam atingir igualmente os dois lados do tórax. Hirshberg e cols.[9], em 1999, afirmaram que o fator principal da dificuldade diagnóstica desses casos se deve ao fato de o exame físico do abdome ser comumente inexpressivo; situação diferente dos ferimentos por projetil de arma de fogo, que costumam apresentar lesões associadas que determinam sintomas que levam à indicação imediata de tratamento operatório.

Há algumas décadas, era preconizada a laparotomia sistemática nos ferimentos por arma branca sem sintomas abdominais, a fim de excluir lesão do diafragma, que resultava em índices elevados de laparotomias não terapêuticas e significativa morbidade pós-operatória. Por essa razão, foi necessário modificar a orientação em favor de uma indicação cirúrgica mais seletiva, ou seja, quando houvesse evidências ou forte suspeita de lesão visceral[10-12]. Apesar das altas taxas de laparotomias desnecessárias (40 a 60%) e da significativa morbidade, a laparotomia sistemática teve seus defensores, que consideravam mais graves as consequências tardias de uma lesão diafragmática não diagnosticada, com complicações por vezes fatais.

Nos ferimentos por arma branca, via de regra, a lesão diafragmática é pequena e, se for isolada, é praticamente impossível chegar ao diagnóstico apoiado no exame clínico e em exames de imagem. O exame físico é negativo em 20 a 40% de todos os doentes com lesão abdominal[1,3]. Por outro lado, no trauma fechado ocorrem extensas rupturas do diafragma acompanhadas de herniação de vísceras abdominais para o interior do tórax, o que facilita o diagnóstico, que pode ser confirmado por exames complementares como radiografia de tórax, estudo contrastado do tubo digestivo ou pelo exame tomográfico (Figuras 21.2 e 21.3). Os órgãos mais frequentemente herniados do abdome para o tórax são o colón e o estômago, nessa ordem.

Uma série de recursos são ou foram utilizados visando o diagnóstico da lesão diafragmática (Quadro 21.1). Alguns desses exames estão voltados mais para o diagnóstico de hérnia diafragmática, como é o caso do mapeamento hepático, em busca da presença do fígado no tórax, a instilação intraperitoneal de radioisóto-

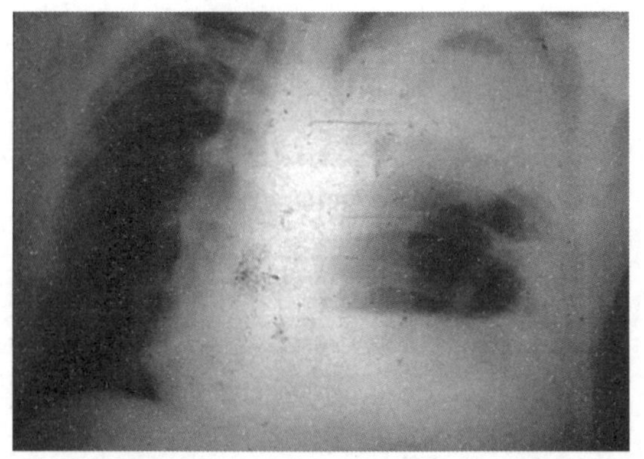

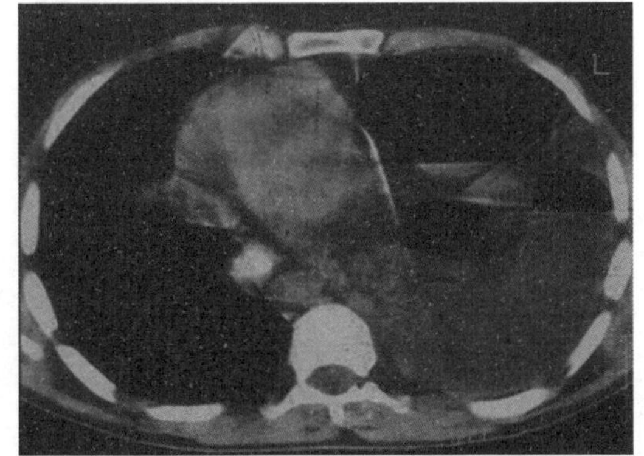

Figura 21.2. Radiografia de tórax mostrando hérnia diafragmática (à esquerda). Há ausência da linha diafragmática esquerda e nível hidroaéreo no local. Tomografia computadorizada de tórax mostrando herniação diafragmática do estômago (à direita) (Fonte: Acervo pessoal dos autores).

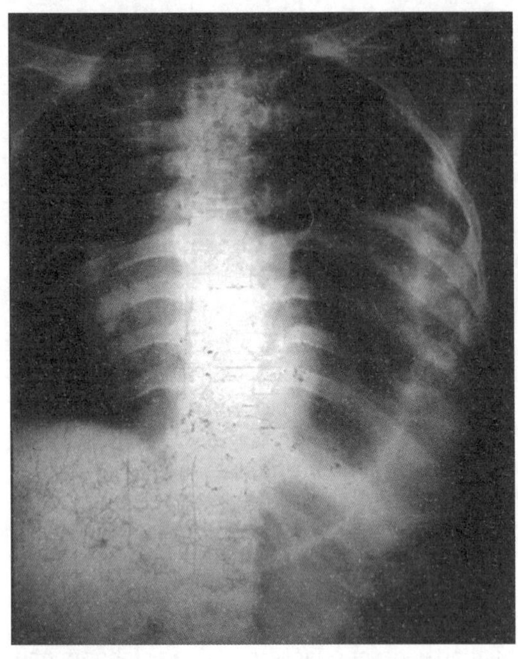

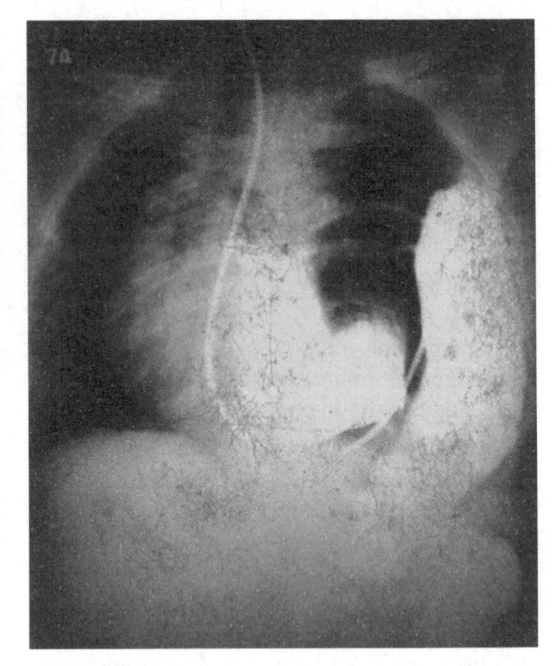

Figura 21.3. Radiografia de tórax à esquerda e enema opaco à direita, mostrando o cólon herniado para o interior da cavidade torácica esquerda (Fonte: Acervo pessoal dos autores).

Quadro 21.1. Exames historicamente utilizados no diagnóstico de lesão do diafragma
• Radiografia de tórax
• Radiografia simples de abdome
• Radiografia contrastada do tubo digestivo
• Realização de pneumoperitônio
• Lavado peritoneal diagnóstico
• Mapeamento hepático (cintilografia)
• Uso intraperitoneal de radioisótopos
• Ultrassonografia
• Tomografia computadorizada

Fonte: Elaborado pelos autores.

pos, para detectar sua migração para a cavidade torácica, e a realização de pneumoperitônio, tentando reproduzir um pneumotórax. Não é incomum que haja obliteração do orifício do diafragma por epíploo ou por alguma víscera que impede a comunicação entre as duas cavidades, não permitindo a migração de gás, líquido e radioisótopos do abdome para o tórax. Assim sendo, esses métodos apresentaram pouca ou nenhuma contribuição ao diagnóstico e por essa razão deixaram de ser utilizados. O mesmo vale para o lavado peritoneal diagnóstico, que hoje só deve ser realizado na ausência do ultrassom (eFAST – *extended focused assessment with sonography for trauma*), devido aos seus altos índices de falso-negativo[13,14].

A radiografia de tórax é normal na maioria dos doentes ou apresenta alterações inespecíficas, como elevação do diafragma e pequeno velamento do seio costofrênico, sugerindo hemotórax e pneumotórax. Os exames com contraste do tubo digestivo, com o objetivo de visualizar vísceras abdominais no tórax, só tem valor no trauma fechado com ruptura diafragmática e não tem indicação em pequenos ferimentos.

O exame ultrassonográfico traz pouco auxílio na avaliação do diafragma, podendo revelar sinais indiretos de lesão visceral, como hemotórax ou líquido na cavidade abdominal. Quando o ferimento está localizado na região precordial o ultrassom na sala de emergência ajuda no diagnóstico de hemopericárdio, não sendo mais o diafragma a preocupação principal.

A tomografia computadorizada tem sido avaliada e alguns trabalhos valorizam o seu emprego na detecção de lesão diafragmática[15,16]. Yucel, em 2015, analisou 43 doentes com ferimento na ZTTA esquerda, por arma branca. Desses, 30 apresentavam TC normal e 13 eram positivos para a lesão. Dos 30 pacientes com achado tomográfico normal, dois tinham ferimento do diafragma, e dos 13 casos positivos, a lesão foi confirmada em nove, revelando uma sensibilidade de 82%, especificidade de 88%, valor preditivo positivo de 69% e valor preditivo negativo de 93%. No entanto, a impressão predominante na literatura é de que os exames de imagem não são seguros para o diagnóstico de lesão do diafragma, especialmente em pequenos ferimentos provocados por arma branca. Até recentemente, a sensibilidade e o valor preditivo negativo dos testes diagnósticos foram considerados baixos[17-19]. Mais estudos são necessários para avaliar o real papel da tomografia nessa situação.

Videocirurgia no diagnóstico de lesão diafragmática

O advento da videocirurgia trouxe grande contribuição para o diagnóstico, podendo revelar a real incidência das lesões do diafragma nos ferimentos penetrantes por arma branca. Em doentes estáveis e sem sintomas, ela representa hoje o que representou a laparotomia sistemática no passado, mas com inúmeras vantagens. A laparoscopia diagnóstica é um procedimento menos invasivo, possibilita a avaliação adequada do diafragma, auxiliada pela distensão provocada pelo pneumoperitônio, permite o inventário da cavidade abdominal em busca de lesões associadas e apresenta menos risco de hérnia incisional e formação de bridas. Permite, ainda, a limpeza da cavidade torácica pela aspiração de sangue e coágulos acumulados, através do ferimento diafragmático[3,4,20,21].

Ao contrário dos exames anteriormente relacionados, a exploração laparoscópica é suficiente para excluir com segurança uma lesão oculta do diafragma, embora possa haver dificuldade na visualização da porção posterior do diafragma nos ferimentos posterolaterais[5].

Soldá e cols., em 1996, analisaram 73 vítimas de ferimentos penetrantes da transição toracoabdominal sem sinais abdominais e submetidos à videolaparoscopia diagnóstica. Sessenta e dois (85%) eram ferimentos por arma branca e 11 (15%), por projetil de arma de fogo. A lesão diafragmática foi identificada em 18 pacientes (24,6%), sendo oito delas lesões isoladas. Em 45 doentes (61,1%) o exame foi normal e não houve complicações relacionadas ao procedimento. Embora menos invasivo, o exame exigiu anestesia geral e na maioria deles não havia lesão. Chama a atenção a elevada incidência de lesões, onde quase a metade eram isoladas[21].

Nos casos em que existe hemotórax ou pneumotórax associados, a preferência deve ser pela toracoscopia[11] que, além da avaliação do diafragma, permite a inspeção do pericárdio quando houver suspeita de lesão cardíaca em ferimentos precordiais, inclusive com realização de janela pericárdica. A intubação seletiva com bloqueio pulmonar, embora não seja essencial, é recomendada, pois facilita o exame. Havendo ferimento no diafragma a laparoscopia se impõe para exploração da cavidade abdominal, com objetivo de descartar lesões associadas.

Os riscos decorrentes do emprego da laparoscopia estão relacionados à instalação de um pneumotórax hipertensivo e à dificuldade de ventilação pela insuflação do CO_2 na cavidade abdominal, que pode passar para o tórax através da lesão do diafragma. Ivatury e cols., em 1992, relataram um caso de pneumotórax hipertensivo após a realização de pneumoperitônio[22]. Embora isso possa ocorrer, é pouco provável, pois devido ao gradiente de pressão entre as duas cavidades, o ferimento diafragmático costuma estar obliterado por epíploon ou vísceras parcialmente aspiradas para o interior do tórax. Uma das formas de evitar o risco de pneumotórax é a instalação e manutenção do pneumoperitônio sob baixa pressão. Soldá, em 1995, não observou alterações hemodinâmicas e respiratórias em modelo experimental de lesão diafragmática, mantendo uma pressão de pneumoperitônio inferior a 16 mmHg[23].

Existe, ainda, o risco de aspiração de conteúdo gastrointestinal para o tórax quando houver perfuração de vísceras ocas associada, levando à contaminação e infecção pleural pós-operatória. Essa é uma complicação também observada em doentes submetidos a laparotomia que evoluem com empiema pleural de difícil tratamento[24]. No entanto, quando existe perfuração de víscera oca abdominal o doente usualmente apresenta sinais de irritação peritoneal e, nessa condição, a laparoscopia talvez não seja a melhor opção, mas sim a laparotomia exploradora. Eventualmente, pode-se iniciar por laparoscopia.

A laparoscopia tornou-se o padrão ouro para o diagnóstico de lesão diafragmática em doentes assintomáticos com ferimentos penetrantes por arma branca na zona de transição toracoabdominal.

Evolução da lesão diafragmática

todo paciente assintomático admitido no serviço de emergência com ferimento penetrante por arma branca na ZTTA, sem evidência de alterações torácicas e abdominais, deve ser submetido à laparoscopia diagnóstica. Se esse recurso não estiver disponível e for mantida observação clínica, esse doente poderá evoluir com uma lesão isolada do diafragma. Seguramente, alguns doentes recebem alta com lesão não diagnosticada do diafragma e correm o risco de apresentar uma hérnia diafragmática que pode se manifestar semanas, meses ou anos depois, o que torna difícil o acompanhamento clínico de longo prazo.

Nos ferimentos por arma branca as lesões são pequenas, geralmente menores que 2 ou 3 cm, e a tendência é de que este orifício aumente com o passar do tempo. Alguns fatores dificultam a cicatrização da ferida e favorecem o desenvolvimento de uma hérnia. O movimento constante do diafragma, sua espessura e o gradiente negativo de pressão entre a cavidade pleural e abdominal tendem a aspirar vísceras abdominais para o tórax[13,14,22], conforme já foi dito.

Uma lesão diafragmática pode se apresentar em três fases diferentes de evolução[25-27]:

1. *fase aguda* – o diagnóstico é feito, o tratamento é realizado e o doente se recupera ou evolui a óbito em função de lesões associadas;
2. *fase de latência* – o diagnóstico não é feito, o doente recebe alta e o orifício se alarga progressivamente, havendo herniação de vísceras para o tórax, com desenvolvimento de sintomas digestivos ou respiratórios. Nessa fase, a história pregressa de ferimento sugere a possibilidade de uma hérnia, o diagnóstico é confirmado por uma radiografia de tórax e o tratamento operatório é indicado;
3. *fase tardia* – é a mais grave, e está representada por complicações decorrentes da herniação através do diafragma. Em paciente com obstrução intestinal e histórico prévio de ferimento penetrante em topografia toracoabdominal deve ser descartada a hipótese de hérnia diafragmática. Nessa etapa, a mortalidade é elevada, principalmente se houver necrose com perfuração intestinal no interior da cavidade pleural (Figura 21.4).

No entanto, a história natural de uma lesão diafragmática ainda está definida, havendo incerteza sobre a possibilidade de cicatrização espontânea. Deve ser admitido que isso possa ocorrer, pois o número de ferimentos penetrantes da ZTTA não operados é muito maior que o de hérnias diagnosticadas tardiamente[26]. Estudos em modelo experimental de lesão diafragmática em ratos mostraram cicatrização espontânea em número significativo de indivíduos[28-30]. Os estudos experimentais são realizados com ferimentos diafragmáticos padronizados, pois o tamanho do orifício é um fator importante e não pode ser controlado no trauma em humanos. Além disso, o homem é bípede, o que não acontece com os animais, e isso pode

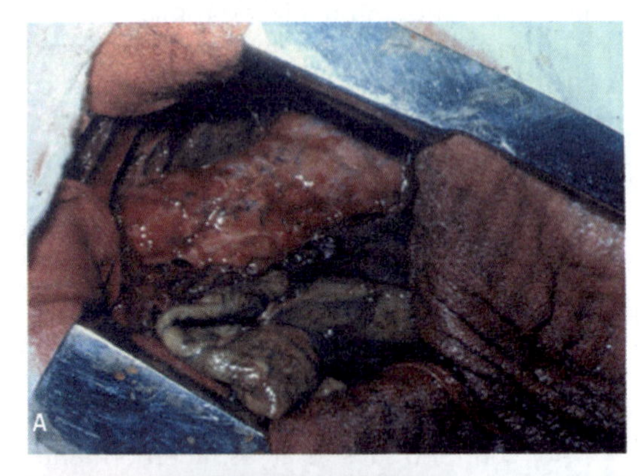

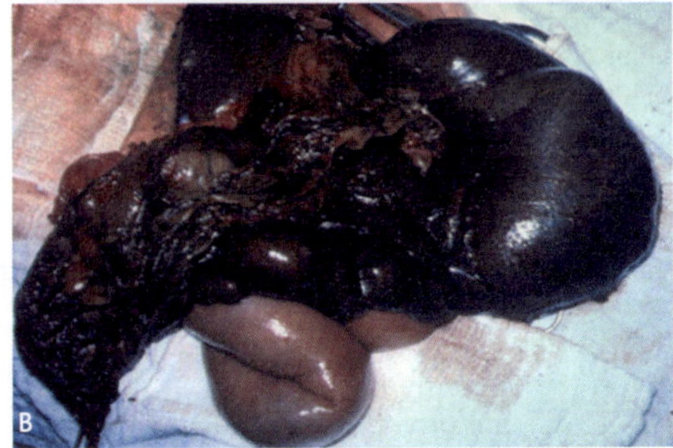

Figura 21.4. Hérnia diafragmática estrangulada. Toracotomia (A) e laparotomia (B), revelando isquemia e necrose das vísceras herniadas (Fonte: Acervo pessoal dos autores).

interferir no gradiente de pressão entre as cavidades e na aspiração de vísceras abdominais pelo tórax. Portanto, não é possível transportar a totalidade desses resultados para o homem.

Estes comentários estão relacionados ao hemidiafragma esquerdo, pois é rara a ocorrência de hérnia diafragmática direita secundária a ferimento penetrante do tórax inferior. Mesmo no trauma fechado, mais de 90% das lesões ocorrem à esquerda, ao menos nos doentes que chegam ao hospital. Na opinião dos autores, não procede a alegação de que o fígado protege o diafragma direito, pois para que ocorra a ruptura desse lado é necessário um trauma de alta energia, sendo que o fígado geralmente está envolvido, o que pode levar ao óbito antes da chegada do paciente ao hospital, em decorrência de hemorragia.

Feliciano e cols., em 1988, relataram 16 casos de diagnóstico tardio de lesão diafragmática por ferimento penetrante, em 15 o lado comprometido era o esquerdo. Em nove casos o agente era arma branca e sete eram decorrentes de projetil por arma de fogo, com o atendimento variando de 16 horas até 14 anos após evento, o que inclui doentes atendidos ainda na fase aguda do trauma. Na ocasião, esses autores afirmaram que poucos tópicos na cirurgia do trauma geravam mais controvérsias e publicações do que o diagnóstico tardio das lesões do diafragma[14].

O diagnóstico de hérnia diafragmática nas segunda e terceira fases não oferece dificuldades, pois baseia-se na história clínica, mas é preciso lembrar dessa possibilidade em todo paciente com passado de ferimento penetrante no tórax inferior. Os exames de imagem são fundamentais para a confirmação do diagnóstico.

Não é infrequente que não haja suspeição de hérnia mesmo após ser avaliada uma radiografia de tórax com imagem gasosa interpretada como pneumotórax. A indicação de drenagem pleural nesses casos aumenta o risco de fístula digestiva com contaminação da cavidade pleural.

Dúvidas e reflexões

Algumas questões são fundamentais no atendimento de doentes assintomáticos com ferimento penetrante da região toracoabdominal em serviços de emergência[31]:

a) *A laparoscopia ou toracoscopia deve ser realizada de forma sistemática para avaliar uma possível lesão diafragmática?*

A resposta é sim, pois somente a videocirurgia tem possibilidade de diagnosticar com precisão uma lesão do diafragma. Por outro lado, trata-se de um procedimento minimamente invasivo, que necessita de anestesia geral, com baixa morbidade, embora a maioria dos doentes não apresente lesão. Os riscos são menores do que não diagnosticar uma lesão do diafragma e suas eventuais complicações.

b) *É possível indicar apenas observação clínica no atendimento inicial e só intervir se houver comprovação de uma hérnia diafragmática?*

Havendo lesão do diafragma, uma hérnia pode se apresentar muitos anos após o trauma. Então, por quanto tempo esses doentes deverão ser observados? É difícil responder a essa questão, pois não é sabido se houve lesão, se irá surgir uma hérnia, nem quando isso ocorrerá. É preciso lembrar que os métodos de imagem são imprecisos em definir tal diagnóstico, exceto quando há clara herniação de vísceras. Dessa forma, adotar uma conduta expectante pode ser questionável.

c) *Toda lesão do diafragma deve ser suturada?*

Em princípio, sim, principalmente se a lesão for do hemidiafragma esquerdo. À direita há controvérsias. Alguns autores têm reportado o tratamento não operatório de ferimentos penetrantes de fígado[32,33] onde a tomografia computadorizada revela comprometimento do parênquima hepático e hemotórax, o que sugere a existência de lesão diafragmática concomitante. Os ferimentos do diafragma por projetil de arma de fogo são pequenos e a presença do fígado impediria a passagem de vísceras para o tórax. Contudo, há casos em que a penetração do projetil pode ser tangencial ao diafragma, determinando uma laceração maior. O fígado nem sempre impede que a lesão aumente, em função dos mecanismos já relacionados, e hérnias diafragmáticas tardias têm sido relatadas após ferimento por projetil de arma de fogo[14,34].

Um ferimento pequeno no diafragma direito associado a lesão do fígado pode evoluir com aspiração de bile para o tórax, determinando uma complicação que pode ser de difícil tratamento. Todas essas considerações constituem argumentos utilizados pelos defensores da sutura do diafragma tanto à direita quando à esquerda.

A lesão não diagnosticada do diafragma na região do pericárdio – evidentemente sem lesão cardíaca – é uma situação rara e que pode condicionar o aparecimento de uma hérnia peritoniopericárdica, com herniação de vísceras para o saco pericárdico, especialmente o estômago, acompanhada de sintomas como palpitações, arritmias e desconforto respiratório. Situação essa que um dos autores vivenciou num caso ocorrido 20 anos depois de um ferimento penetrante por arma branca[35] (Figura 21.5).

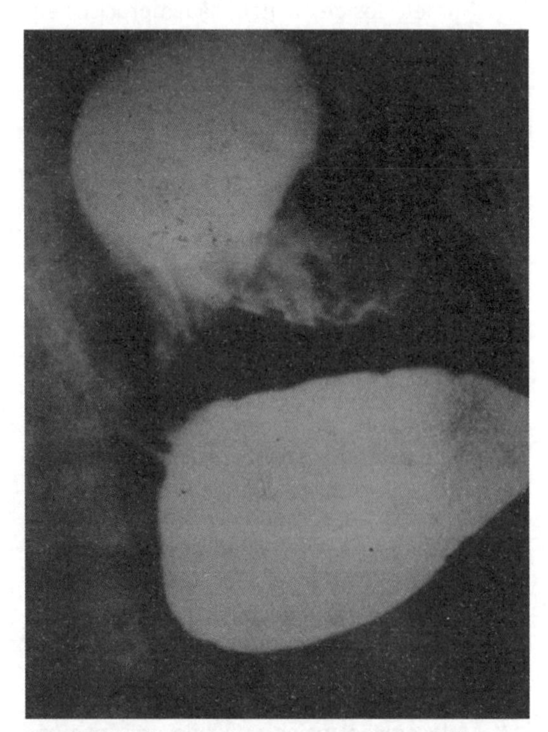

Figura 21.5. Radiografia contrastada mostrando o estômago parcialmente herniado para o saco pericárdico (Fonte: Acervo pessoal dos autores).

d) *É possível a cicatrização de uma lesão no diafragma?*

Essa questão permanece sem resposta. Como já foi comentado, os resultados de estudos experimentais sobre o assunto não são totalmente transponíveis para a clínica. A ausência de hérnia em vítima com uma eventual lesão não diagnosticada pode, em tese, se dever à cicatrização da ferida, tamponamento do orifício por epíploo ou bloqueio por vísceras.

Tratamento

A conduta a ser tomada nas vítimas de ferimento penetrante na zona de transição toracoabdominal é definida pelos seguintes parâmetros.

Instabilidade hemodinâmica

A instabilidade pode ser decorrente de sangramento do tórax, do coração ou do abdome. Nesse caso, há indicação de tratamento operatório imediato. É preciso definir se a melhor via de acesso é por toracotomia ou laparotomia. Em se tratando de um doente agônico ou em choque profundo a toracotomia de reanimação se impõe, independentemente do agente agressor. Caso contrário, deve ser realizado o eFAST, que orienta o tratamento. Se houver sangue no saco pericárdico a abordagem inicial deve ser por toracotomia. Se o exame for negativo para o tórax e positivo para o abdome, o acesso preferencial deve ser por laparotomia associada à drenagem pleural. Nos ferimentos por arma branca, havendo lesão cardíaca, é pouco provável que haja lesão concomitante do diafragma; situação inversa à do ferimento por projetil de arma de fogo, que pode lesar o coração e penetrar no abdome, obrigando também a realização de laparotomia.

Estabilidade hemodinâmica e presença de sinais e sintomas

Havendo dor abdominal, irritação peritoneal, peritonite ou hemoperitônio, está indicada a laparotomia. Nessa situação, sendo o ferimento por arma branca, estão dispensados os exames de imagem, exceto a radiografia de tórax para avaliar a existência de hemotórax ou pneumotórax. Se isso for confirmado, deve ser realizada primeiramente a drenagem torácica. Nos ferimentos por projetil de arma de fogo, quando não há orifício de saída, a realização de radiografias de tórax e abdome de frente e perfil, embora não altere a conduta, ajuda a identificar a localização do projetil e antecipar eventuais lesões. Nesses casos, a tomografia computadorizada é dispensável, pois também não modifica a orientação, mas ajuda na avaliação do trajeto.

Estabilidade hemodinâmica e ausência de sinais e sintomas

Essa situação já foi discutida anteriormente. O doente não tem nenhum sintoma abdominal e a radiografia de tórax é normal ou apresenta alterações mínimas ou inespecíficas. Nesse caso, é necessária a busca ativa de lesão do diafragma através de laparoscopia diagnóstica, que pode também se tornar terapêutica. É quase consenso na literatura o emprego da laparoscopia em doentes com ferimento penetrante por arma branca no hemitórax esquerdo e assintomáticos[21,36-38], tendo em vista o significativo aumento de lesões diagnosticadas após o advento da videocirurgia.

A realização de TC *multi-slice*, considerada relevante por alguns autores, para detectar lesão diafragmática[15-17]; merece considerações contrárias por parte dos autores deste capítulo, por dois motivos. Primeiro, se ela sugerir lesão, a laparoscopia estará indicada para confirmar e tratar o diafragma. Segundo, se não sugerir lesão, também não é capaz de excluí-la e, portanto, a laparoscopia também deve ser realizada. Nosso entendimento é de que o seu emprego está reservado a ferimentos por projetil de arma de fogo da ZTTA do lado direito, quando for preconizado o tratamento não operatório, conduta sobre a qual não há consenso. Talvez sua principal utilidade seja para confirmar que se trata realmente de um ferimento toracoabdominal e avaliar as vísceras comprometidas.

Caso o paciente apresente hemotórax ou pneumotórax, ou se o tórax for previamente drenado na sala de emergência no atendimento inicial, a opção deve ser pela toracoscopia e não pela laparoscopia.

Ferimento por arma branca ou por projetil de arma de fogo

A orientação no doente estável é diferente de acordo com o agente etiológico, principalmente quando o ferimento é do lado direito, tendo em vista a possibilidade de indicação de tratamento não operatório (Figura 21.6).

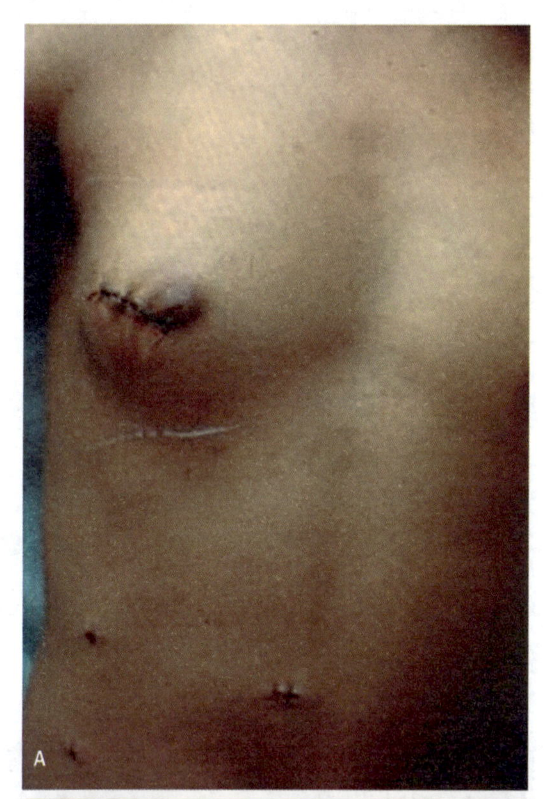

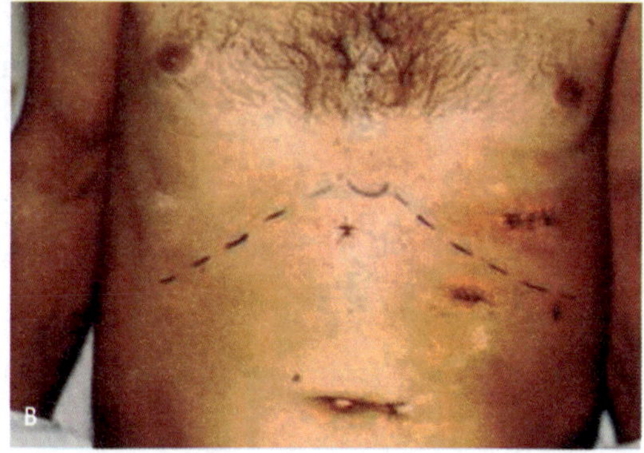

Figura 21.6. Dois pacientes com ferimentos penetrantes da ZTTA submetidos a laparoscopia. (A) Ferimento por projetil de arma de fogo ao nível do mamilo direito, com lesão do diafragma e do fígado. (B) Ferimento por arma branca no hemitórax esquerdo com lesão exclusiva do diafragma (Fonte: Acervo pessoal dos autores).

É pouco provável que uma vítima de ferimento por projetil de arma de fogo não apresente sintomas ou sinais sugestivos de lesão, portanto, quando é feita referência a um doente estável e assintomático, ela está quase restrita a ferimentos por arma branca.

Conclusão

As Figuras 21.7 e 21.8 apresentam as principais linhas de conduta preconizadas para o manejo dos ferimentos penetrantes da zona de transição toracoabdominal.

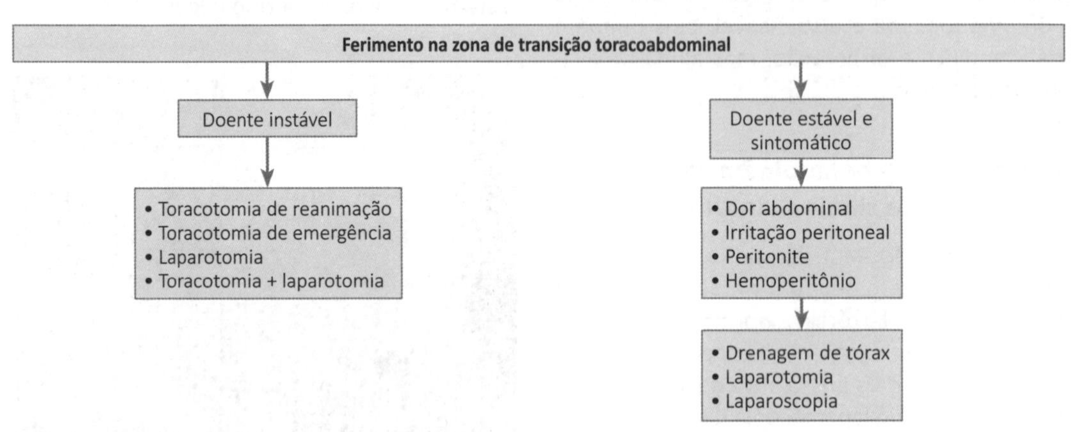

Figura 21.7. Conduta nos ferimentos da zona de transição toracoabdominal em doente instável e estável (Fonte: Elaborado pelos autores).

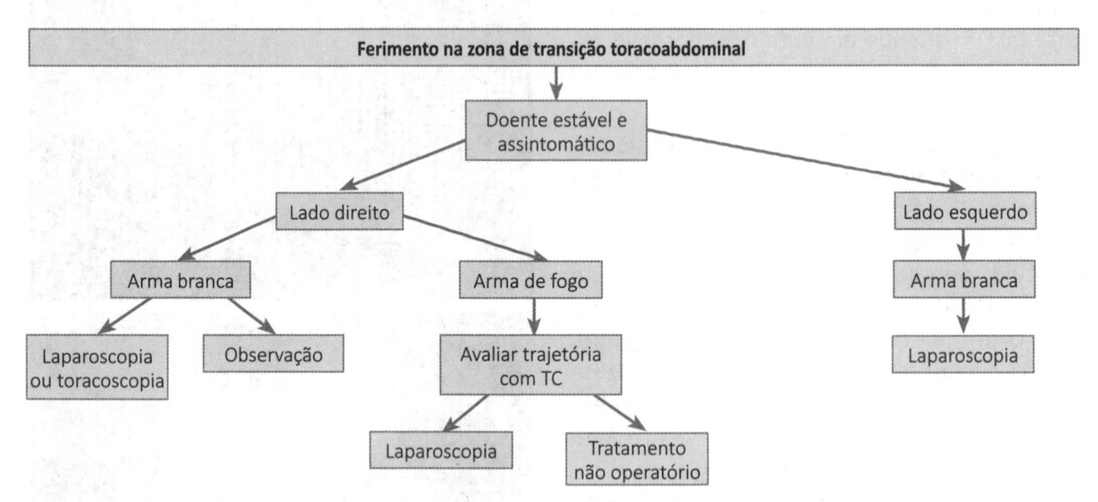

Figura 21.8. Conduta nos ferimentos da transição toracoabdominal em doente estável e assintomático (Fonte: Elaborado pelos autores).

Referências bibliográficas

1. Madden MR, Paull DE, Finkelstein JL, Goodwin CW, Marzulli V, Yurt RW, et al. Occult diaphragmatic injury from stab wounds to the lower chest and abdomen. J Trauma. 1989;29(3):292-98.
2. Parreira JG, Rasslan S, Razuk A. Ferimentos Cardíacos. In: Normando Jr GR, Moraes LAR. Traumatismo Torácico. Visão geral e especializada. Belém, PA: EDUFPA; 2007. p. 375.
3. Demetriades D, Kakoyiannis S, Parekh D, Hatzitheofilou C. Penetrating injuries of the diaphragm. Br J Surg. 1988;75(8):824-26.
4. Powell BS, Magnotti LJ, Schroeppel TJ, Finnell CW, Savage SA, Fischer PE, et al. Diagnostic laparoscopy for the evaluation of occult diaphragmatic injury following penetrating thoracoabdominal trauma. Injury. 2008;39(5):530-34.
5. Friese RS, Coln CE, Gentilello LM. Laparoscopy is sufficient to exclude occult diaphragm injury after penetrating abdominal trauma. J Trauma. 2005;58(4):789-92.
6. D'Souza N, Bruce JL, Clarke DL, Laing GL. Laparoscopy for Occult Left-sided Diaphragm Injury Following Penetrating Thoracoabdominal Trauma is Both Diagnostic and Therapeutic. Surg Laparosc Endosc Percutan Tech. 2016;26(1):e5-e8.
7. Wise L, Connors J, Hwang YH, Anderson C. Traumatic injuries to the diaphragm. J Trauma. 1973;13(11):946-50.
8. Shea L, Graham AD, Fletcher JC, Watkins GM. Diaphragmatic injury: a method for early diagnosis. J Trauma. 1982;22(7):539-43.
9. Hirshberg A, Thomson SR, Bade PG, Huizinga WKJ. Pitfalls in the management of penetrating trauma chest. Am J Surg. 1989;157:372-75.
10. Thompson JS, Moore EE, Van Duzer-Moore S, Moore JB, Galloway AC. The evolution of abdominal stab wound management. J Trauma. 1980;20(6):478-84.
11. Giannini JA, Rasslan S, Saad Jr R. Ferimentos penetrantes toraco-abdominais. In: Saad Jr R, Carvalho WR, Ximenes Neto M, Forte V. Cirurgia Torácica Geral. 2ª ed. São Paulo: Atheneu; 2011. p. 1015.
12. Jansen JO, Inaba K, Rizoli SB, Boffard KD, Demetriades D. Selective non-operative management of penetrating abdominal injury in Great Britain and Ireland: survey of practice. Injury. 2012;43(11):1799-04.
13. Merlotti GJ, Dillon BC, Lange DA, Robin AP, Barrett JA. Peritoneal lavage in penetrating thoraco-abdominal trauma. J Trauma. 1988;28(1):17-23.
14. Feliciano DV, Cruse PA, Mattox KL, Bitondo CG, Burch JM, Noon GP, et al. Delayed diagnosis of injuries to the diaphragm after penetrating wounds. J Trauma. 1988;28(8):1135-44.
15. Sliker CW. Imaging of diaphragm injuries. Radiol Clin North Am. 2006;44(2):199-11.
16. Stein DM, York GB, Boswell S, Shanmuganathan K, Haan JM, Scalea TM. Accuracy of computed tomography (CT) scan in the detection of penetrating diaphragm injury. J Trauma. 2007;63(3):538-43.
17. Yucel M, Bas G, Kulali F, Unal E, Ozpek A, Basak F, et al. Evaluation of diaphragm in penetrating left thoracoabdominal stab injuries: The role of multislice computed tomography. Injury. 2015;46(9):1734-37.
18. Anderson JE, Salcedo ES, Rounds KM, Galante JM. Getting a better look: Outcomes of laparoscopic versus transdiaphragmatic pericardial window for penetrating thoracoabdominal trauma at a Level I trauma center. J Trauma. 2016;81(6):1035-38.
19. Berg RJ, Karamanos E, Inaba K, Okoye O, Teixeira PG, Demetriades D. The persistent diagnostic challenge of thoracoabdominal stab wounds. J Trauma. 2014;76(2):418-23.
20. Solda SC, Rodrigues FCM, Martins L, Pinto MCC, Rasslan S. Lesão diafragmática isolada por ferimento penetrante tratada por videolaparoscopia. Rev Col Bras Cir. 1994;21:213-15.
21. Solda SC, Rodrigues FCM, Rasslan S. Video laparoscopia diagnóstica nos ferimentos da transição toracoabdominal. Rev Col Bras Cir. 1996;23:307-10.
22. Ivatury RR, Simon RJ, Weksler B, Bayard V, Stahl WM. Laparoscopy in the evaluation of the intrathoracic abdomen after penetrating injury. J Trauma. 1992;33(1):101-08.
23. Solda, SC. Repercussões hemodinâmicas e respiratórias da videolaparoscopia em modelo experimental de lesão diafragmática. Tese de Doutorado. Faculdade de Ciências Médicas da Santa Casa de São Paulo. 1995.
24. Bernini, CO. Ferimento toraco-abdominais: estudo de fatores determinates de complicações pleuro-pulmonares. Tese de Doutorado. Faculdade de Medicina da Universidade de São Paulo. 1991.
25. Carter BN, Giuseffi J. Strangulated Diaphragmatic Hernia. Ann Surg. 1948;128(2):210-25.
26. Saad Jr R, Gonçalves R. Toda lesão do diafragma por ferimento penetrante deve ser suturada? In: Saad Jr R, Carvalho WR, Ximenes Neto M, Forte V. Cirurgia Torácica Geral. 2a ed. São Paulo: Atheneu; 2011. p. 1021.
27. Rasslan S, Mandia Neto J, Fava J, Goncalves AJ, Gazzola N. Traumatic diaphragmatic hernia. Rev Assoc Med Bras. 1981;27(2):63-65.
28. Perlingeiro JA, Saad Jr R, Lancelotti CL, Rasslan S, Candelaria PC, Solda SC. Natural course of penetrating diaphragmatic injury: an experimental study in rats. Int Surg. 2007;92(1):01-09.
29. Goncalves R. Análise da evolução natural das feridas pérfuro-cortantes equivalentes a 30% do diafragma esquerdo. Estudo experimental em ratos. Tese de Mestrado. Faculdade de Ciências Médicas da Santa Casa de São Paulo. 2008.
30. Gamblin TC, Wall Jr CE, Morgan JH, Erickson DJ, Dalton ML, Ashley DW. The natural history of untreated penetrating diaphragm injury: an animal model. J Trauma. 2004;57(5):989-92.
31. Parreira JG, Rasslan S, Utiyama EM. Controversies in the management of asymptomatic patients sustaining penetrating thoracoabdominal wounds. Clinics. 2008;63(5):695-00.
32. Renz BM, Feliciano DV. Gunshot wounds to the right thoracoabdomen: a prospective study of nonoperative management. J Trauma. 1994;37(5):737-44.
33. Demetriades D, Hadjizacharia P, Constantinou C, Brown C, Inaba K, Rhee P, et al. Selective nonoperative mana-

gement of penetrating abdominal solid organ injuries. Ann Surg. 2006;244(4):620-28.

34. Baldassare E, Valenti G, Gambino M, Arturi A, Torino G, Porta IP, et al. The role of laparoscopy in the diagnosis and the treatment of missed diaphragmatic hernia after penetrating trauma. J Laparoendosc Adv Surg Tech A. 2007;17:302-06.
35. Telles FCS, Rasslan S. Hérnia peritônio pericárdica. Rev Assoc Med Brasil. 1974;20:223-25.
36. Zantut LF, Ivatury RR, Smith RS, Kawahara NT, Porter JM, Fry WR, et al. Diagnostic and therapeutic laparoscopy for penetrating abdominal trauma: a multicenter experience. J Trauma. 1997;42(5):825-9.
37. Leppäniemi A, Reijo H. Occult diaphragmatic injuries caused by stab wound. J Trauma. 2003;55(4):646-50.
38. Mjoli M, Clarke D. Laparoscopy in the diagnosis and repair of diaphragmatic in left side penetrating thoracoabdominal trauma. Surg Endosc. 2015;29(3):747-52.

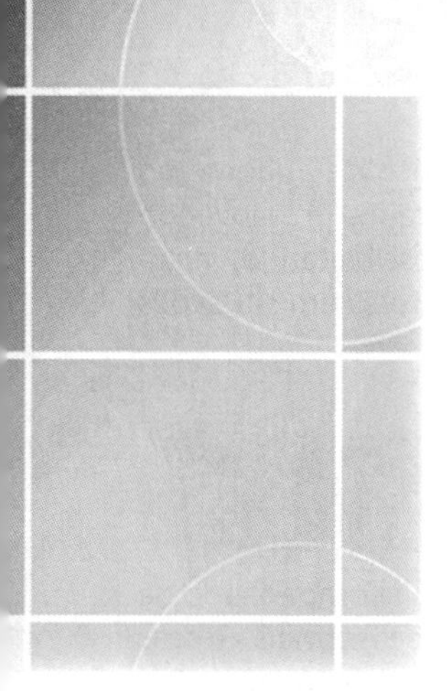

22

Trauma Abdominal Contuso no Paciente com Alteração de Consciência

Rafael Alencastro Brandão Ostermann

■ Resumo

O trauma abdominal constitui uma importante causa de morbimortalidade e de lesões despercebidas, representando um dos cenários mais frequentes na sala de emergência. A ocorrência de lesões intra e extra-abdominais associadas, como é frequente no trauma contuso, confere ainda maior complexidade a esse atendimento, dificultando uma tomada de decisão rápida.

A presença de alteração de sensório concomitante a trauma fechado de abdome é, sem dúvida, uma das situações mais desafiadoras do atendimento ao traumatizado. O exame clínico frustro e a menor capacidade de resposta do paciente exigem maiores cuidados e demandam maior apoio de exames complementares durante o atendimento inicial.

O programa *Advanced Trauma Life Support* (ATLS®), do Colégio Americano de Cirurgiões, desenvolveu diretrizes de atendimento ao paciente traumatizado grave, proporcionando uma rotina segura para avaliação de vítimas de trauma, reprodutível mesmo em locais de recursos menos complexos, com base na sistematização do processo. Uma rotina semiológica simplificada e ágil, aliada ao emprego de exames diagnósticos rotineiros, proporciona um grande incremento na qualidade assistencial e a antecipação de ocorrências que incluem o paciente com défice de consciência.

Nesse contexto, exames como o lavado peritoneal diagnóstico (LPD), ainda que menos utilizado hoje, avaliação focada estendida com ultrassonografia para o trauma (eFAST), tomografia computadorizada com contraste(TC) e videolaparoscopia diagnóstica ganharam espaço no algoritmo de avaliação desses pacientes, contribuindo para o diagnóstico. O tratamento não operatório, muito difundido nas últimas 2 décadas, possui indicação mais restrita em indivíduos com alteração de sensório associada, tornando a laparotomia exploradora mais frequente neste grupo.

Neste capítulo serão abordados os cuidados clínicos e a contribuição dos diferentes recursos diagnósticos no trauma abdominal contuso no indivíduo com défice de consciência, através da análise crítica de suas indicações e resultados.

- **Descritores:** Trauma abdominal, Alteração de sensório, Trauma cranioencefálico.
- **Nível de evidência científica predominante:** 2B.

Introdução

O trauma abdominal representa uma das maiores causas de morte por trauma. O profissional que atende na linha de frente das emergências, ao receber uma vítima de traumatismo no abdome, sabe que tem pela frente um grande desafio diagnóstico devido ao amplo espectro de lesões intracavitárias e à presença de lesões multissistêmicas associadas, que dificultam a avaliação inicial[1].

O percentual de indivíduos apresentando trauma abdominal contuso e trauma cranioencefálico (TCE) concomitante é impreciso na literatura, variando entre 25 e 40% na maioria das séries[2,3]. Essa associação é especialmente perigosa em decorrência das dificuldades diagnósticas e da maior gravidade que implica. Nas décadas que precederam o ATLS, o manejo desses pacientes era mais controverso e havia um maior contingente de falhas no atendimento inicial. De um lado, o neurocirurgião minimizava frequentemente a gravidade da lesão intra-abdominal em razão da maior preocupação com o TCE. De outro lado, o cirurgião de trauma relutava e sentia-se inseguro ao conduzir o atendimento de um paciente com distúrbio de consciência. Essa discrepância na tomada de decisões aumentava o número de lesões despercebidas e elevava o índice de mortes preveníveis[3].

A partir da década de 1980, a expansão universal do ATLS consolidou o exame clínico sistematizado às vítimas de trauma com uma série de recursos diagnósticos e tratamento que ganharam força e validação científica ao longo dos anos.

O exame clínico do abdome, com acurácia entre 50 e 60%, passou a ser complementado com o lavado peritoneal diagnóstico (LPD), hoje menos utilizado, com a avaliação focada com ultrassom para o trauma (FAST), com o FAST estendido ao tórax (eFAST), com a tomografia computadorizada (TC) e com a videolaparoscopia diagnóstica, formando um arsenal de coadjuvantes para o diagnóstico de trauma abdominal[4]. Esse incremento tecnológico foi particularmente importante para pacientes com trauma de abdome e cranioencefálico simultâneo, pelas razões já expostas anteriormente. A identificação mais segura da presença de líquido intracavitário e a melhor definição dos graus das lesões viscerais, por exemplo, possibilitaram uma nova visão frente ao trauma contuso de abdome no indivíduo com sensório alterado, promovendo redução da mortalidade e possibilitando, inclusive, o tratamento não operatório em situações específicas.

História e exame clínico na sala de emergência

O trauma multissistêmico acompanhado de TCE representa uma das situações mais críticas do atendimento às vítimas de trauma grave. Por essa razão, a história do evento e o exame físico representam pedras angulares na avaliação inicial desses pacientes, a par das limitações presentes. Informações sobre a cena, como: ocorrência de óbitos, características do dano veicular, uso de álcool e drogas, estado de consciência e resposta motora, em especial a Escala de Coma de Glasgow (ECG), estão entre as informações que mais contribuem para predizer a gravidade do caso. Entretanto, vale a pena ressaltar que a abordagem imediata das lesões ameaçadoras da vida deve, sempre, preceder a coleta de informações detalhadas.

Por outro lado, o exame abdominal, que costuma representar uma ferramenta propedêutica valiosa no diagnóstico de acometimento abdominal, perde a acurácia no indivíduo que apresenta comprometimento do estado de consciência, tornando imprecisas ou ausentes informações importantes a respeito da dor abdominal e da presença de irritação peritoneal. Powell e cols. relataram que a avaliação clínica isolada possui acurácia de 65% na detecção de sangue intra-abdominal. De forma geral, cerca de 40% dos casos de hemoperitônio são assintomáticos, fato que se acentua quando há défice sensorial[5]. Vários trabalhos apontam que a mortalidade é quatro vezes maior quando o trauma abdominal está associado a TCE, devido ao mascaramento dos diagnósticos associados e ao maior percentual de lesões ocultas a serem diagnosticadas[6].

Apesar das dificuldades supracitadas, alguns dados sobre a biomecânica do trauma podem fornecer informações importantes, mesmo no indivíduo que tem a resposta natural comprometida. O uso do cinto de segurança, considerado obrigatório em virtude de sua capacidade de reduzir o índice de lesões graves e a mortalidade, pode levar à chamada *Seat Belt Syndrome*, caracterizada por abrasões nas regiões do corpo em contato com o cinto, que podem representar um indicador potencial de lesão intra-abdominal[7]. O profissional que atende na sala de emergência deve estar atento para esse padrão biomecânico, considerando que esse achado pode ser uma evidência relevante, em especial no indivíduo com alteração do nível de consciência. Chandler e cols. relataram associação entre equimoses e abrasões cutâneas e lesões intra-abdominais na mesma topografia em até 65% dos casos[8]. Desgarros de mesentério, rupturas intestinais, fraturas pancreáticas e rupturas de bexiga estão entre as lesões prevalentes nesse cenário[9].

Embora menos acurado no indivíduo com alteração sensorial, o exame físico não deve ser negligenciado em detrimento de exames de imagem. A avaliação clínica sistematizada fornece informações importantes e, frequentemente, são observadas lesões que podem revelar o grau de risco de um trauma abdominal associado[10] (Quadro 22.1). Não obstante, a alteração de consciência pode estar relacionada a outros fatores, como obstrução de vias aéreas ocasionando hipóxia cerebral ou até mesmo quadros de hemorragia maciça levando ao choque e, consequentemente, a baixa perfusão cerebral. Alguns sinais, como a detecção de um abdome tenso e distendido acompanhado de instabilidade hemodinâmica, aumentam a suspeita de lesão abdominal e sangramento intracavitário, mesmo em um paciente confuso, obnubilado ou comatoso. Nesses casos, entretanto, devem ser descartadas causas extra-abdominais de sangramento, como hemotórax, fratura de bacia ou fratura de ossos longos. A presença de secreções biliares ou intestinais costuma causar irritação peritoneal mais evidente do que o sangue, tornando o abdome reflexamente mais rígido, ainda que o paciente não possa referir ou localizar a dor.

Quadro 22.1. Indicadores de trauma abdominal
• Fratura pélvica ou de ossos longos
• Fraturas de arcos costais inferiores
• Pneumotórax/hemotórax
• Fratura de coluna lombar
• Hematúria macroscópica
• Contusões causadas por cinto de segurança

Fonte: Evaluation and Management of Blunt Abdominal Trauma. Washington State Department of Health Office of Community Health Systems.

Avaliação diagnóstica complementar

■ Lavado peritoneal diagnóstico

Descrito originalmente por Root, em 1965, o LPD trouxe, à época, maior acurácia na avaliação das lesões intra-abdominais[11]. A técnica de instilar solução fisiológica através de um cateter introduzido sob visão direta no interior da cavidade abdominal superava o exame clínico e a paracentese tradicional na detecção de sangramento intraperitoneal.

Nas décadas que sucederam a descoberta, o LPD foi amplamente utilizado em diversos cenários do trauma abdominal em virtude de sua rapidez, praticidade e baixo risco. A presença de hipotensão arterial representava, então, uma de suas principais indicações, embora tenha sido no paciente com suspeita de trauma abdominal e alteração de sensório que o LPD angariou maior espaço. A inconfiabilidade do exame físico nessas circunstâncias tornou admissível a violação do peritônio em busca de maiores informações. Outras indicações, como abrasões pelo cinto de segurança, fraturas de costelas inferiores, fratura de pelve e pouca disponibilidade de ultrassom e de TC, também favoreceram o desenvolvimento e emprego do LPD[12].

Quando o LPD é utilizado durante o atendimento, as decisões críticas são tomadas com base na presença inequívoca de sangue ou na análise microscópica do líquido coletado. Há, no entanto, diversos trabalhos que ressaltam a existência de grande variabilidade interobservador na análise macroscópica desse material[13-15]. O método revelou outras limitações ao longo dos anos, como a dificuldade no diagnóstico diferencial entre pequenos e grandes sangramentos, que resulta em aumento significativo de laparotomias não terapêuticas e sua considerável morbidade. O exame também não revela a localização ou a severidade do trauma visceral, nem apresenta sensibilidade mínima para detecção de lesões no retroperitônio, o que compromete sobremaneira sua acurácia na detecção de lesões duodenopancreáticas e renais.

Além disso, o LPD pode prejudicar a sequência da avaliação abdominal ou avaliações posteriores. Por suas características invasivas e mecânicas, o procedimento altera o exame físico subsequente e, por esse motivo, o cirurgião responsável pelo atendimento definitivo é o profissional mais indicado para realizar o procedimento. Ressalte-se ainda, que durante a sua realização, pequenas quantidades de ar penetram na cavidade peritoneal e podem levar a um resultado falso-positivo para perfuração intestinal em uma radiografia simples realizada posteriormente. De forma semelhante, a recuperação incompleta do líquido infundido para realizar o LPD pode redundar em falsa interpretação de hemoperitonio à TC ou ultrassonografia realizadas *a posteriori*.

Devido aos avanços obtidos na portabilidade e na disponibilidade dos recursos de imagem, o LPD foi substituído com vantagens por técnicas não invasivas. Todavia, em países com grandes áreas territoriais pouco habitadas ou com recursos financeiros e tecnológicos limitados, o LPD permanece sendo uma valiosa alternativa na avaliação do trauma abdominal, especialmente nos casos em que há défice de consciência.

Avaliação focada com ultrassom para o trauma (FAST)

Os traumas torácico e abdominal contusos correspondem a uma parcela significativa nas estatísticas de trauma. Diante desse cenário, como já foi mencionado, novas tecnologias não invasivas foram progressivamente introduzidas na avaliação desses pacientes a partir da segunda metade do século XX. O FAST, incialmente chamado *Focused Abdominal Sonography for Trauma*, foi substituído evolutivamente pelo nome atual (*Focused Assesment with Sonography for Trauma*), considerando não apenas a avaliação da cavidade peritoneal, mas também do espaço pericárdico. A partir da década de 2000 o exame foi ampliado visando incluir a avaliação da cavidade pleural e, gradualmente, foi incorporado e batizado como eFAST (extended FAST)[16]. Seu objetivo fundamental é identificar líquido livre nas cavidades supracitadas. O eFAST é analisado com profundidade no capítulo 26 deste livro.

A presença de instabilidade hemodinâmica na chegada à emergência e a presença de alteração de sensório alçaram o FAST à categoria de exame imprescindível na avaliação do trauma na sala de emergência. O segundo grupo, em especial, tem ratificado o importante papel do ultrassom e da TC quando o exame abdominal está parcial ou completamente prejudicado, como ocorre em vítimas de traumatismo cranioencefálico.

Desde a sua aceitação durante o exame primário, inúmeros estudos têm avaliado a acurácia do FAST. Por ser examinador-dependente, a sensibilidade e a especificidade estão condicionadas à experiência do profissional que realiza o exame. Gracias e cols. demonstraram que para alcançar sensibilidade de 67% e especificidade estimada em 100% é necessária uma curva de aprendizagem correspondente a 100 exames realizados[17]. Conduzido em um ambiente adequado, por indivíduos qualificados, é possível atingir um nível considerável de resultados corretos de forma relativamente rápida, conforme relatado por Shackford e cols., que encontraram uma taxa de erro durante a fase inicial da curva de aprendizagem de 17%, que caiu para 5% após a realização de dez exames[18]. Outro fator que interfere na eficácia do exame é a quantidade de líquido livre intracavitário. Estudos têm demonstrado que um volume mínimo de 250 mL de líquido intracavitário seria suficiente para detecção ultrassonográfica. Contudo, o FAST depende do operador e do aparelho utilizado e perde acurácia na detecção de lesões viscerais na ausência de hemoperitônio[19], cenário que exige maior atenção no indivíduo com alteração de sensório, onde o exame abdominal já está comprometido.

Outra vantagem do exame é a sua reprodutibilidade, podendo ser realizado à beira do leito e de forma sequencial. Em decorrência do caráter enigmático do trauma abdominal contuso no paciente com sensório alterado, essa estratégia ganha força à medida que possibilita avaliar a presença de líquido intracavitário mais precocemente. Mohammad e cols. avaliaram o rendimento de exames subsequentes realizados 12 e 24 horas após um exame inicial negativo. Eles constataram aumento da sensibilidade encontrada no exame inicial (38,5%) em relação à avaliação realizada após 24 horas (85,5%), para o diagnóstico de lesões gastrointestinais[20].

Tomografia computadorizada

A tomografia computadorizada (TC) tornou-se referência nos últimos 20 anos como padrão ouro na avaliação do trauma abdominal contuso do paciente com estabilidade hemodinâmica. Método altamente sensível e específico, o exame tomográfico permite a detecção mais precisa de lesões intra-abdominais, bem como sua graduação, e sua utilização em pacientes estáveis com trauma abdominal contuso é quase mandatória.

Entre suas indicações está o estadiamento de lesões de vísceras sólidas como fígado, baço e rins, avaliação de hemo e pneumoperitônio, bem como a detecção de lesões retroperitoneais. Contudo, o método detecta com menor precisão as lesões diafragmáticas, intestinais e mesentéricas, sendo essas as causas de falso-negativo mais comuns. Essa limitação, no entanto, vem sendo trabalhada com modificações tecnológicas na metodologia de escaneamento[21].

Nos últimos anos, a TC assumiu um papel relevante na opção pelo tratamento não operatório seletivo do trauma contuso das vísceras abdominais. A presença de lesões graves sem sangramento ativo, sem lesões associadas comprometedoras (p. ex., TCE), sem extravasamento de secreções, com exame abdominal pouco reativo e com estabilidade hemodinâmica sustentada trouxe a oportunidade de beneficiar esse grupo com o tratamento não operatório. Cerca de metade das lesões esplênicas e a maioria das lesões hepáticas e renais contusas pode ser tratada de forma conservadora, em particular as lesões de graus I e II, que têm ocorrência mais frequente[22].

O paciente com défice sensorial constitui grupo especial, à medida que o exame físico perde força, exigindo um elevado índice de suspeição e cuidados redobrados. Ao contrário dos indivíduos que estão alertas, nos quais a TC reduz o índice de laparotomias não terapêuticas e a mortalidade, este grupo recebe intervenção cirúrgica mais precoce e com muito maior frequência, como forma de garantir a segurança dos pacientes. É necessário também levar em consideração que o TCE, frequentemente, mesmo com avanços bem ilustrados na literatura médica, constitui ainda um grande limitador à indicação do tratamento conservador do trauma abdominal contuso.

Alguns estudos demonstram os benefícios da TC de corpo total no atendimento ao trauma multissistêmico, não só por avaliar e graduar o trauma abdominal, mas por permitir a contextualização de todas as lesões entre elas. Penhasco e cols., em análise observacional retrospectiva, chegaram à conclusão de que a TC de corpo total é capaz de reduzir significativamente a mortalidade em pacientes com mais de 65 anos[23]. Em revisão sistemática de nove estudos com bom nível de evidência, realizada por Hajibandeh e cols., restou demonstrada a redução da mortalidade geral por trauma com o emprego da TC de corpo inteiro[24].

Videolaparoscopia

A cirurgia minimamente invasiva representa um dos maiores avanços da cirurgia contemporânea. A laparoscopia, desenvolvida desde primórdios do século XX, ganhou destaque nos algoritmos de avaliação e tratamento do trauma abdominal a partir da década de 1990. No diagnóstico de penetração abdominal e no trauma penetrante de abdome por arma branca, a utilização da videolaparoscopia diagnóstica pode reduzir o índice de laparotomias não terapêuticas, o tempo de hospitalização e incrementar o diagnóstico e o manejo de lesões diafragmáticas e intestinais não detectadas pelos métodos de imagem convencionais[25].

Por outro lado, os benefícios da videolaparoscopia no trauma contuso são menos claros. Uma das razões seria a diversidade de opções propedêuticas, incluindo a angioembolização e o tratamento não operatório, que ocupa espaço crescente nos últimos anos[26]. O método, entretanto, pode ser útil em casos de acúmulo isolado de líquido intra-abdominal de origem indeterminada[27]. Heng-fu Lin e cols., em estudo retrospectivo avaliando o papel da videolaparoscopia diagnóstica no trauma contuso, apresentam dados corroborando o benefício do método em casos de suspeita de lesão de víscera oca ou diafragma, falha do tratamento não operatório ou presença de líquido livre isolado intra-abdominal em paciente estável[28].

Todavia, o uso da laparoscopia está contraindicado em casos de TCE associado, em razão de aumentar a pressão intracraniana (PIC). A elevação da PIC é atribuída a aumento na pressão de CO_2, gás utilizado para realização do pneumoperitônio[29]. Essa alteração fisiológica tem sido relatada por diversos autores, com o acréscimo de que não só a difusão de CO_2 produziria esse efeito, mas também o aumento da pressão abdominal poderia contribuir para a hipertensão endocraniana e o dano cerebral secundário[29,30].

Conclusão

O trauma abdominal contuso em pacientes com défice de consciência representa um dos maiores desafios no atendimento ao trauma. O exame abdominal frustro, o risco de lesões despercebidas em situações de trauma multissistêmico e o alto índice de suspeição tornam esse cenário uma condição de alto risco que requer uso mais amiúde da propedêutica diagnóstica não invasiva e de intervenção cirúrgica precoce, com maior incidência de laparotomias não terapêuticas.

Referências bibliográficas

1. American College of Surgeons Committe on Trauma. Abdominal trauma. In: Advanced Trauma Life Support Program for Doctors. Student Course Manual. 8th ed. Chicago, IL; 2008. p. 111-29.
2. Paun S, Beuran M, Negoi I, Runcanu A, Gaspar B. Trauma epidemiology: where are we today? Chirurgia (Bucur). 2011;106(4):439-43.
3. Wilson C. The management of abdominal injuries in the presence of head injury. Calif Med. 1969;111(5):343-46.
4. Farrath S, Parreira JG, Perlingeiro JAG, Soldá SC, Assef JC. Fatores preditivos de lesões abdominais em vítimas de trauma fechado. Rev Col Bras Cir. 2012;39(4):295-01.
5. Schurink GW, Bode PJ, van Luijt PA, van Vugt AB. The value of physical examination in the diagnosis of patients with blunt abdominal trauma: a retrospective study. Injury. 1997;28(4):261-65.
6. Velmahos GC, Toutouzas KG, Radin R, Chan L, Demetriades D. Nonoperative Treatment of blunt injury to solid abdominal organs. Arch Surg. 2003;138:844-51.
7. Al-Ozaibi L, Adnan J, Hassan B, Al-Mazroui A, Al-Badri F. Seat belt syndrome: Delayed or missed intestinal injuries, a case report and review of literature. International Journal of Surgery Case Reports. 2016;20:74-76.
8. Chandler CF, Lane JS, Waxman KS. Seat-belt sign following blunt trauma is associated with increased incidence of abdominal injury. Am Surg. 1997;63(10):885-88.
9. Arumugam S, Al-Hassani A, El-Menyar A, Abdelrahman H, Parchani A, Peralta R. Frequency, causes and pattern of abdominal trauma: A 4-year descriptive analysis. J Emerg Trauma Shock. 2015;8(4):193-98.
10. Dunham CM, Hileman BM, Ransom KJ, Malik RJ. Trauma patient adverse outcomes are independently associated with rib cage fracture burden and severity of lung, head, and abdominal injuries. Int J Burn Trauma. 2015;5(1):46-55.
11. Root HD, Hauser CW, McKinley CR, Lafave JW, Mendiola RP Jr. Diagnostic peritoneal lavage. Surgery. 1965;57:633-37.
12. Feliciano DV. Abdominal Trauma Revisited. Am Surg. 2017;83(11):1193-02.
13. Whitehouse J, Weigelt JA. Diagnostic peritoneal lavage: a review of indications, technique, and interpretation. Scand J Trauma Resusc Emerg Med. 2009;17:13-17.
14. van der Vlies CH, Olthof DC, Gaakeer M, Ponsen KJ, van Delden OM, Goslings JC. Changing patterns in diagnostic strategies and the treatment of blunt injury to solid abdominal organs. International Journal of Emergency Medicine. 2011;4:47-56.
15. Rhodes CM, Smith HL, Sidwell RA. Utility and relevance of diagnostic peritoneal lavage in trauma education. J Surg Educ. 2011;68(4):313-17.
16. Körner M, Krötz MM, Degenhart C, Pfeifer KJ, Reiser MF, Linsenmaier U. Current Role of Emergency US in Patients with Major Trauma. Radiographics. 2008;28(1):225-42.
17. Gracias VH, Franke HL, Gupta R, Malcynski J, Gandhi R. Defining the learning curve for the Focused Abdominal Sonogram for Trauma (FAST) examination: implications for credentialing. Am Surg. 2001;67(4):364-68.
18. Shackford SR, Rogers FB, Osler TM, Trabulsy ME, Clauss DW, Vane DW. Focused abdominal sonogram for trauma: the learning curve of nonradiologist clinicians in detecting hemoperitoneum. J Trauma. 1999;46(4):553-62.
19. Ollerton JE, Sugrue M, Balogh Z, D'Amours SK, Giles A, Wyllie P. Prospective study to evaluate the influence of FAST on trauma patient management. J Trauma. 2006;60:785-791.
20. Mohammadi A, Ghasemi-Rad M. Evaluation of Gastrintestinal Injury in blunt abdominal trauma "FAST is not reliable": The role of repeated ultrasonography. World J Emerg Surg. 2012;7:02-06.
21. Pothmann CEM, Sprengel K, Alkadhi H, Osterhoff G, Allemann F, Jentzsch T, et al. Abdominal injuries in polytraumatized adults: Systematic review. Unfallchirurg. 2018;19(3):456-5.
22. Benjamin E, Cho J, Recinos G, Dilektasli E, Lam L, Demetriades D. Negative computed tomography can safely rule out clinically significant intra-abdominal injury in the asymptomatic patient after blunt trauma: Prospective evaluation of 1193 patients. J Trauma Acute Care Surg. 2018;84(1):128-32.
23. Peñasco Y, Sánchez-Arguiano MJ, González-Castro A, Rodríguez-Borregán JC, Jáuregui R, Escudero P, et al. Whole-body computed tomography as a factor associated with lower mortality in severe geriatric trauma with thoracic-abdominal-pelvic injury. Rev Esp Anestesiol Reanim. 2018;65(6):323-28.
24. Hajibandeh S. Systematic review: effect of whole-body computed tomography on mortality in trauma patients. J Inj Violence Res. 2015;7(2):64-74.

25. Como JJ, Bokhari F, Chiu WC, Duane TM, Holevar MR, Tandoh MA, et al. Practice management guidelines for selective nonoperative management of penetrating abdominal trauma. J Trauma. 2010;68(3):721-33.
26. Ahmed N, Whelan J, Brownlee J, Chari V, Chung R. The contribution of laparoscopy in evaluation of penetrating abdominal wounds. J Am Coll Surg. 2005;201(2):213-16.
27. Lin HF, Chen YD, Lin KL, Wu MC, Wu CY, Chen SC. Laparoscopy decreases the laparotomy rate for hemodynamically stable patients with blunt hollow viscus and mesenteric injuries. Am J Surg. 2015;210(2):326-33.
28. Lin HF, Chen YD, Chen SC. Value of diagnostic and therapeutic laparoscopy for patients with blunt abdominal trauma: A 10-year medical center experience. PLoS One. 2018;13(2):e0193379.
29. Mobbs RJ, Yang MO. The dangers of diagnostic laparoscopy in the head injured patient. J Clin Neurosci. 2002;9(5):592-93.
30. Josephs LG, Este-McDonald JR, Birkett DH, et al. Diagnostic laparoscopy increases intracranial pressure. J Trauma. 1994;36(6): 815-8.

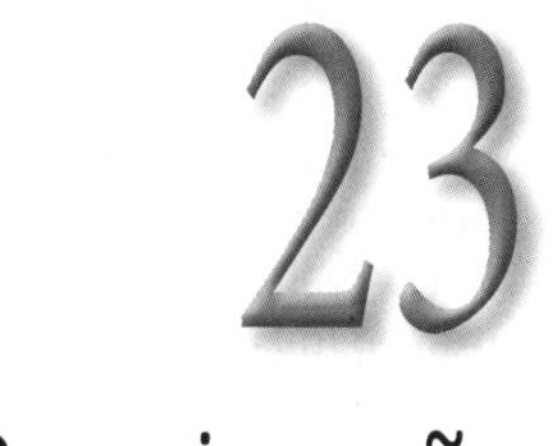

Toracotomia de Reanimação
Quando e Como

Miguel Júnior
Átila Velho

■ Resumo

Toracotomia de reanimação (TR) é um procedimento controverso e de último recurso, quase sempre realizado na própria sala de emergência. Está restrita a indicações específicas, de acordo com o mecanismo de trauma e o estado clínico do paciente. Sua realização se impõe para manejar certas situações, como tamponamento cardíaco e lesões cardiovasculares com hemorragia maciça, para realização de clampeamento da aorta descendente e tratamento da embolia gasosa. Seu uso se justifica em pacientes com trauma torácico penetrante, que se encontram em estado agônico na chegada à emergência (ou no pré-hospitalar) apesar da apropriada reanimação volêmica, ou naqueles com ausência de sinais vitais recebendo reanimação cardiopulmonar (RCP) efetiva por até 15 minutos, desde que haja recursos disponíveis para prosseguir a reanimação e promover o reparo definitivo dos danos. Poucas e controversas são suas indicações no trauma contuso, onde os resultados costumam ser pouco animadores. A abordagem preferencial é uma incisão anterolateral sobre o quinto espaço intercostal esquerdo, com objetivo primário de realizar manobras imediatas para controle de dano e interromper a hemorragia. A seguir, o saco pericárdico deve ser aberto e evacuado se houver sangramento ou coágulo, ao mesmo tempo em que medidas temporárias para controle de eventuais lesões cardíacas e embolia gasosa são iniciadas. A fim de otimizar o fluxo sanguíneo cerebral, a aorta descendente deve ser clampeada logo acima do diafragma, o que favorece o enchimento cardíaco e permite uma massagem cardíaca eficiente. Uma vez que o paciente recupere os sinais vitais, deve ser rapidamente deslocado para o bloco cirúrgico para o manejo definitivo das lesões pela equipe de cirurgia.

- **Descritores:** Hipovolemia, Ferimentos e lesões, Toracotomia, Trauma.
- **Nível de evidência científica predominante:** 3A.

Introdução

Desde sua primeira descrição formal há quase 50 anos, a TR está entre os procedimentos mais polares da medicina. Apesar da abundante literatura científica acerca de seu papel no trauma grave, sua indicação permanece controversa. A falta de randomização e os custos envolvidos sem dúvida contribuem para a polêmica. A questão nuclear, contudo, é que para tratar doentes que se apresentam *in extremis* são necessárias decisões imediatas de vida ou morte, decisões que buscam equilibrar uma derradeira chance de vida com o risco de reanimar pacientes com encefalopatia por anóxia severa e expor a equipe de saúde a agentes patogênicos transmitidos pelo sangue. Esses são os riscos potenciais que, somados a taxas de sobrevida limitadas, mantêm-se no centro da controvérsia[1-4].

Toracotomia de reanimação (TR) é a expressão mais utilizada para designar o ato operatório realizado na sala de emergência ou no pré-hospitalar, em vítimas em estado agônico. Outras formas de se referir a este procedimento são toracotomia de urgência ou toracotomia de emergência. A locução toracotomia de ressuscitação, na opinião dos autores, é um vício de tradução que deve ser evitado. A TR, portanto, não pode ser confundida com o ato realizado no Centro Cirúrgico ou Unidade de Tratamento Intensivo, horas após o trauma, por deterioração fisiológica[1,2].

A evolução do resgate pré-hospitalar tem tornado o trauma torácico um evento mais comum nas salas de emergência dos grandes centros urbanos. Essas vítimas, que antes perdiam a vida no local, agora representam um grande desafio às equipes de assistência ao trauma, que necessitam de elevada capacitação, experiência e apuro técnico para fazer frente a essa demanda com a necessária rapidez.

A TR, quando corretamente indicada e realizada, é um procedimento de grande valor para o tratamento dos ferimentos torácicos penetrantes com choque hipovolêmico profundo, pressão arterial sistólica inferior a 60 mmHg e parada cardiopulmonar à chegada. O procedimento deverá ser simultâneo ao protocolo de reanimação do ATLS[1].

Vítimas sem sinais vitais na admissão, com pupilas fixas e midriáticas, ausência de ritmo e sem atividade elétrica cardíaca, ou acometidas de trauma torácico contuso encerram pior prognóstico e, nesses casos, a indicação de TR tende a ser afastada ou, no máximo, esporádica, devendo ser rigorosamente avaliado pela equipe este tipo de indicação.

Seus principais objetivos estão direcionados à abordagem do colapso cardiovascular de fontes mecânicas ou hipovolemia extrema e visam: controlar o sangramento intratorácico, liberar o tamponamento pericárdico, abordar o sangramento cardíaco, tratar a embolia gasosa maciça, clampear a aorta torácica e realizar massagem cardíaca interna (MCI)[3].

Embora haja muitas indicações para uma TR[4,5], o benefício ótimo é alcançado pelo manejo experiente das lesões intratorácicas. A indicação, no entanto, não deve ser postergada no paciente moribundo, com uma ferida penetrante de tórax, quando essa é a única alternativa. A equipe cirúrgica deve estar habilitada para realizar rapidamente o procedimento, que inclui: toracotomia, pericardiotomia, cardiorrafia e clampeamento da aorta torácica. Também é preciso ter familiaridade com as técnicas de reparo vascular e controle do hilo pulmonar. Uma vez que as lesões intratorácicas ameaçadoras da vida foram controladas, o principal desafio é restaurar a integridade hemodinâmica e minimizar a lesão de reperfusão nos órgãos vitais.

Os principais fatores prognósticos parecem se relacionar ao grau de comprometimento fisiológico, mecanismo de trauma e tamponamento cardíaco[6,7]. Em particular as lesões penetrantes estão relacionadas aos melhores resultados obtidos com a TR[8-10].

Revisão da literatura

■ Aspectos epidemiológicos

O trauma torácico é responsável por cerca de 25% das mortes relacionadas ao trauma. Considerando as mortes imediatas, após acidente automobilístico as causas mais frequentes são as lesões cardíacas fechadas com lesões das câmaras e as lesões da aorta torácica. Já as mortes precoces (que ocorrem dentro da "hora de ouro") são causadas por acometimento das vias aéreas (obstrução ou pneumotórax hipertensivo), hemotórax maciço e tamponamento cardíaco. Cerca de 15% de todos os pacientes com trauma torácico necessitam de tratamento cirúrgico[1].

■ Segurança

A indicação e realização da TR deve ser amparada por um ambiente propício, com equipe ajustada e treinada para este ato, pois envolve o uso rápido de instrumentos cirúrgicos múltiplos e contato com o sangue do paciente. Por isso, a possibilidade de exposição a doenças infectocontagiosas durante o procedimento, como por exemplo o HIV, deve ser levada em consideração, ainda que o número total de casos de soroconversão após esse contato com o sangue contaminado não seja tão elevado quanto seria de se esperar. Não obstante, a aplicação correta das diretrizes apropriadas e o emprego seletivo para o uso deste tipo de abordagem minimizam a exposição da equipe a patógenos hematogênicos[11,12].

Indicações e resultados

A definição de termos como "ausência de sinais de vida" ou "sem sinais vitais", ajuda no entendimento atual das indicações da TR. Os autores definem "ausência de sinais de vida" como pressão arterial, esforço respiratório ou motor, atividade elétrica cardíaca ou atividade pupilar indetectáveis (ou seja, morte clínica). A expressão "sem sinais vitais" destina-se àqueles em que não há pulso ou pressão arterial detectáveis, mas que apresentam atividade elétrica no eletrocardiograma, esforço respiratório ou reatividade pupilar[4,13,14].

Os resultados da TR em um determinado serviço nem sempre expressam uma realidade universal (validade externa), pois podem estar presentes fatores que comprometem a semelhança das amostras, o que costuma estar relacionado à variedade de índices utilizados para caracterizar o estado fisiológico do paciente antes do procedimento. Neste mesmo sentido, há diferentes protocolos para indicação da TR nos diferentes centros de trauma, o que torna ainda mais difícil fazer uma análise comparativa empregando os dados da literatura[4,5].

Tyburski e cols. aferiram a mortalidade após toracotomia de urgência em lesões de coração e grandes vasos[6]. Esses pesquisadores descobriram que 20% dos pacientes com ferimentos por arma branca sobreviveram, sendo a presença de tamponamento o fator mais associado a esse desfecho. Deste contingente, 66% dos indivíduos com repleção pericárdica se mantiveram com vida, contra 47% daqueles em que não havia tamponamento. Nesta série, todos os pacientes que sofreram ferimento por arma de fogo evoluíram a óbito. Os principais fatores preditivos foram o estado fisiológico do paciente na chegada, o mecanismo de lesão e a presença de tamponamento. Isso ratifica a ideia de que ferimentos por arma branca representam a melhor oportunidade de obter bons resultados com aplicação da TR[7].

Em revisão sistemática de estudos europeus realizada por Narvestad, os doentes toracotomizados devido a trauma contuso se mantiveram vivos em 12,9% dos casos, contra 41,6% dos que possuíam lesões penetrantes[8].

O Comitê de Trauma do Colégio Americano de Cirurgiões, em revisão de 7.035 TR, encontrou uma sobrevida geral de 7,83%[9]. Esses números são comparáveis a estudo anterior realizado aos 25 anos de experiência, com 4.620 TR, que mostrou uma taxa global de 7,4%, uma taxa de 8,8% para o trauma penetrante e 1,4% para o trauma contuso[10].

Em uma revisão de 72 estudos, onde foram excluídos os procedimentos realizados no pré-hospitalar e na sala de cirurgia, Seamon e cols. analisaram 10.238 TR. Os pacientes que apresentavam pulso após lesão penetrante torácica evoluíram de maneira mais favorável, tanto quando apresentavam sinais de vida como na sua ausência (21% e 8,3%, respectivamente). Cabe ressaltar que, no primeiro grupo, a incidência de sequelas neurológicas foi significativamente menor do que no segundo grupo (3,9% e 11,7%, respectivamente). Naqueles que apresentavam pulso após lesão penetrante extratorácica, os resultados foram melhores na presença de sinais de vida do que na sua ausência (15,6% e 2,9%, respectivamente). A sobrevida das vítimas com trauma contuso sem pulso, mas com sinais de vida, foi baixa, mas quando não havia sinais de vida foi ainda mais desalentadora (4,6% e 0,7%, respectivamente)[4].

Via de regra, a TR está indicada depois de um trauma torácico penetrante nas seguintes situações: parada cardiorrespiratória com necessidade de MCI, lesões penetrantes da parte anterior do tórax com tamponamento cardíaco e lesões vasculares torácicas importantes na presença de instabilidade hemodinâmica, caracterizando hemorragia intratorácica exsanguinante. Esse procedimento é contraindicado quando: o paciente não possui sinais de vida na cena do trauma, houver assistolia na ausência de tamponamento cardíaco, apresentar ausência de pulso por mais de 15 min em qualquer momento e em presença de lesões incompatíveis com a vida[3,4,14-16].

No trauma fechado, a TR pode ser realizada em pacientes que perderam os sinais de vida a caminho ou dentro da sala de emergência ou apresentando tamponamento cardíaco rapidamente diagnosticado por ultrassom. Ela não deve ser realizada se houver lesões incompatíveis com a vida, necessidade de mais de 10 min de RCP ou ausência de sinais vitais na cena[3,4,14-16].

A *Eastern Association for the Surgery of Trauma* (EAST) compilou resultados e evidências do desempenho da TR em comparação com a massagem cardíaca externa, em doentes com diversas combinações de fatores preditivos de sobrevida analisados em conjunto, esperando obter recomendações com base em evidências por meio de votação entre seus membros, a partir das quais fosse possível traçar decisões mais seguras (Tabela 23.1), ainda que sem caráter absoluto[4] Esse estudo controverso, apresentado por uma importante sociedade dedicada ao trauma, possui aspectos consonantes com a maior parte dos trabalhos, mas também aspectos dissonantes, por isso deve ser cuidadosamente interpretado, até que seja possível estabelecer com segurança a validade externa dos dados.

Tabela 23.1. Diretrizes da EAST sobre o desempenho da TR, com base em múltiplos indicadores de sobrevida: população*, intervenção, comparação*** e evolução******

**População*	*Nível da indicação*
Ausência de pulso, com sinais de vida após ferimento penetrante de tórax	Indicação forte
Ausência de pulso e sem sinais de vida após ferimento penetrante de tórax	Indicação limitada
Ausência de pulso, com sinais de vida após ferimento penetrante extratorácico	Indicação limitada
Ausência de pulso e sem sinais de vida após ferimento penetrante extratorácico	Indicação limitada
Ausência de pulso, com sinais de vida após ferimento contuso	Indicação limitada
Ausência de pulso e sem sinais de vida após trauma contuso	Contraindicada

*** As intervenções consideradas foram a TR e massagem cardíaca externa.*

**** A análise se baseou na probabilidade de sobrevida com cada tipo de intervenção.*

***** A evolução considerou a sobrevida e a incidência de sequelas neurológicas.*

Fonte: Seamon MJ et al.[4].

A TR no pré-hospitalar é um tema ainda mais controverso. Quando aceita, ela está restrita aos doentes que apresentam uma ferida cardíaca simples seguida de tamponamento e parada cardíaca. Nesses casos, a realização de RCP externa seria ineficaz, pois o fluxo sanguíneo estaria impedido pelo tamponamento e a pericardiocentese poderia ser frustrada pela presença de sangue coagulado no saco pericárdico. Esses pacientes também requerem uma massagem de qualidade para assegurar o retorno da atividade cardíaca espontânea. Segundo seus defensores, todas essas manobras só poderiam ser realizadas mediante intervenção cirúrgica imediata[17,18].

■ Preparo

A preparação para toracotomia de urgência no serviço de trauma deve ser rotina, realizada sempre antes da chegada do doente. Um ambiente adequado, materiais cirúrgicos previamente organizados e protocolos preestabelecidos otimizam o momento e a eficácia do ato. Medidas rotineiras, como o uso de precauções universais, utilização de equipamentos de proteção individual, caixas cirúrgicas atualizadas e disponíveis de imediato e um armamentário cirúrgico completo são fundamentais para o sucesso.

Idealmente, os acessos venoso e arterial devem ser estabelecidos antes da realização de uma toracotomia, entretanto, um tempo excessivo não pode ser despendido nesta etapa, já que tais acessos podem ser obtidos mais rapidamente uma vez que o tórax esteja aberto. Locais potenciais incluem a inserção direta no átrio direito ou veia cava superior. Uma cânula pode também ser colocada diretamente na aorta ou no ventrículo esquerdo, para monitoramento da pressão. O paciente deve ficar em posição supina, com o lado a ser operado levemente para cima com a ajuda de um coxim. Campos cirúrgicos não são essenciais, mas são indicados. Embora nem sempre precisa, a melhor incisão para uso na TR deve ser determinada com base na lesão prévia, conforme sugerido pela avaliação inicial[2].

■ Pontos relevantes da tática operatória

Usualmente, a abordagem de escolha é a toracotomia anterolateral esquerda; suas vantagens no paciente gravemente enfermo incluem: acesso rápido com instrumentos simples, realização do procedimento com o paciente em posição supina e fácil extensão para o hemitórax direito (incisão tipo Clamshell), a fim de expor os espaços pleurais e as estruturas mediastinais anteriores e posteriores. As principais manobras através desta abordagem são: pericardiotomia, clampeamento da aorta torácica e MCI.

A toracotomia anterior bilateral deve ser reservada para pacientes com hipotensão extrema e com ferimento torácico à direita, pois isso proporciona acesso imediato a uma lesão pulmonar ou vascular do lado direito e também permite acesso ao pericárdio do lado esquerdo para MCI. Ela também pode ser considerada quando houver embolia aérea, pois proporciona acesso às câmaras cardíacas para aspiração, aos vasos coronários para massagem e a ambos os pulmões para a obliteração da fonte[3].

A esternotomia mediana permite uma boa exposição do mediastino anterior e médio e pode ser útil para lesões penetrantes do tórax superior anterior. Contudo, no contexto do atendimento de indivíduos agônicos, sua aplicação fica comprometida pela demora, indisponibilidade de equipamentos e dificuldade de acesso a algumas regiões, como o hilo pulmonar.

A toracotomia anterolateral é, geralmente, realizada no quinto espaço intercostal, logo abaixo da inserção do músculo peitoral maior, o que facilita sua realização. Se após a avaliação inicial houver previsão de que uma transecção esternal possa vir a ser necessária, a incisão deve, desde o início, se estendender ao lado direito do esterno, o que evita realizar uma incisão adicional, posteriormente. Sempre é bom lembrar que os músculos intercostais e a pleura parietal devem ser seccionados ao longo da margem superior do arco costal, a fim de evitar o feixe vasculonervoso intercostal. O sangramento da parede do tórax é mínimo nesses doentes e não costuma ser uma preocupação neste momento.

A presença de baixo débito devido a hemopericárdio necessita de imediata evacuação e controle hemorrágico. Nesses casos, o pericárdio deve ser aberto a partir do ápice cardíaco e estender-se superiormente, de modo a evitar o nervo frênico, o que permite a remoção completa dos coágulos e acesso às câmaras cardíacas para reparação de feridas e MCI[3].

O controle imediato da hemorragia é primordial para uma lesão cardíaca ou pulmonar. Com o coração batendo, os locais de sangramento devem ser controlados imediatamente, ainda que de forma transitória, com pressão digital na superfície do ventrículo, cateter de Foley, uso de grampeadores ou oclusão parcial por pinças vasculares no átrio ou grandes vasos*.

No coração sem atividade elétrica ou com contratilidade ineficaz, o reparo da lesão deve ocorrer antes da massagem cardíaca ou desfibrilação. As feridas cardíacas no ventrículo direito com paredes finas são mais bem reparadas com suturas ancoradas sobre tecidos sintéticos à base de politetrafluoroetileno extruído (PTFE) ou similares. Ao suturar uma laceração ventricular, deve-se ter cuidado para não incorporar um vaso coronário no reparo e, assim, evitar produzir áreas de isquemia cardíaca. As lacerações do apêndice venoso atrial podem ser reparadas com suturas simples. As feridas cardíacas posteriores podem ser particularmente traiçoeiras, pois requerem maior mobilização do coração, o que pode instabilizar os batimentos cardíacos. O fechamento dessas feridas é mais bem realizado no centro cirúrgico, com ambiente, iluminação e equipamentos adequados. Para uma ferida destrutiva do ventrículo ou feridas posteriores de difícil acesso, pode ser empregada a oclusão temporária das veias cavas ou um cateter do tipo Foley, para facilitar o reparo[11].

Em caso de laceração pulmonar significativa ou destruição disseminada do parênquima, o hilo da área do pulmão afetada deve ser ocluído com clampe vascular ou rotação pulmonar, até que um procedimento definitivo possa ser realizado. A embolia gasosa também pode ser manejada dessa forma inicialmente, para evitar embolia adicional, mas seu controle exige massagem cardíaca vigorosa, para deslocar o ar das artérias coronárias, e aspiração por agulha a partir do ápice do ventrículo esquerdo e da raiz da aorta.

Trabalho de Asensio e cols. sugere que técnicas de preservação pulmonar, como a tratotomia com grampeador linear, podem ser utilizadas em até 85% dos pacientes com lesão pulmonar grave, evitando ressecções anatômicas maiores, que costumam levar a maus resultados[17].

A persistência de uma pressão sistólica (PS) inferior a 70 mmHg após as medidas iniciais

Nota do editor: essas técnicas estão muito bem descritas em Jacobs LM, Gross RI, Luk SS. Advanced Trauma Operative Management: surgical strategies for penetrating trauma. 2ª ed. Woodbury (CT): Cine-Med Inc; 2004.

pode levar o cirurgião a optar pela oclusão da aorta torácica, para maximizar a perfusão coronariana e cerebral. Tipicamente realizada após a pericardiotomia, esta pode se tornar a primeira manobra a ser indicada em casos de lesão extratorácica e perda maciça de sangue[11].

O clampeamento da aorta torácica deve ser realizado por debaixo do hilo pulmonar esquerdo, com o cuidado de evitar a avulsão de pequenos ramos vasculares torácicos posteriores durante a dissecação do vaso[3].

A restauração da perfusão de órgãos e tecidos pode ser favorecida pela MCI, que produz melhor índice cardíaco do que a massagem cardíaca externa. Desfibrilação interna pode ser requerida para restaurar o débito cardíaco, mesmo com pressões de enchimento aparentemente adequadas, na presença de fibrilação ventricular e outras taquiarritmias graves[2].

Comentários

Os indicadores de sobrevida frequentemente relatados incluem: mecanismo de lesão, localização anatômica e grau de distúrbio fisiológico indicados pelo resultado da RCP pré-hospitalar, sinais de vida, ritmo cardíaco e sinais vitais. Embora haja uma variedade de combinações diferentes de fatores preditivos, a maioria dos relatos se concentra apenas no impacto independente de cada variável e não na análise de seu somatório, o que dificulta a adequada avaliação dos dados e sua extrapolação para a prática clínica.

Uma vez que a hemorragia tenha sido controlada e o débito cardíaco restabelecido, o doente deve ser rapidamente transportado para o centro cirúrgico. A exploração definitiva, o reparo e o fechamento apropriado do acesso cirúrgico são mais bem realizados por um cirurgião experiente, em um ambiente controlado e com recursos adequados. A reanimação hipotensiva deve ser aplicada, respeitadas suas contraindicações, pois minimiza a hemorragia e evita os graves danos causados pela reposição volumosa de soluções eletrolíticas. Uma vez que a função cardíaca efetiva foi recuperada, a prioridade do tratamento subsequente passa do reparo de danos e controle da hemorragia para a maximização do débito cardíaco e oferta de oxigênio aos tecidos.

A retirada do clampeamento da aorta está associada a queda da pressão sanguínea e reperfusão súbita de tecidos isquêmicos distais, com subsequente liberação de mediadores inflamatórios para o sistema cardiopulmonar, assim, um monitoramento cuidadoso é necessário no período pós-toracotomia imediato. Nesta fase, a capacidade de carreamento de oxigênio pode ser incrementada pela otimização da contratilidade cardíaca e manutenção dos níveis de hemoglobina acima de 10 mg/dL. Agentes inotrópicos podem ser úteis para melhorar o desempenho do miocárdio. As consequências do clampeamento da aorta, em especial a acidose metabólica e o comprometimento da função renal, acentuam-se sobremaneira quando a oclusão excede 30 minutos. Portanto, a liberação do fluxo deve ocorrer assim que a função cardíaca se restabeleça e a pressão arterial estabilize.

A descontinuidade dos esforços requer julgamento cuidadoso, levando em conta o mecanismo da lesão, a análise dos indicadores fisiológicos e discernimento sobre os fatores preditivos de um mau desfecho[19].

Protocolos específicos precisam ser estabelecidos para evitar prolongar esforços e riscos inúteis de reanimação. Neste sentido, Tisherman publicou recentemente um protocolo chamado *Emergency Preservation and Resuscitation*, onde é utilizada a hipotermia para ganhar tempo e melhorar a hemostasia antes que ocorram danos irreversíveis nos órgãos. Estudando grandes animais ele relata que o resfriamento para uma temperatura de 10°C durante parada cardíaca por exsanguinação, medido na membrana timpânica, pode permitir até 2 horas de parada circulatória e reparação de lesões simuladas com recuperação neurológica normal[20,21].

Conclusão

A indicação de TR muitas vezes não é feita, ou é perigosamente retardada, devido à falsa impressão de benignidade do quadro apresentado pelo paciente na admissão ou por desvio da atenção para lesões associadas presentes. Esse atraso, geralmente, está associado à espera por métodos diagnósticos que nem sempre estão disponíveis na sala de emergência, por falta de um protocolo que defina as condições para sua realização ou por falta de treinamento adequado da equipe no atendimento ao trauma.

Com base no entendimento de que é necessária uma maior definição quanto a sua indicação, que deve ser direcionada aos indivíduos com real chance de sucesso, reduzindo riscos e racionalizando custos, desponta a proposta de realização seletiva da TR utilizando uma análise multifatorial de fatores preditivos de sobrevida[4].

De qualquer forma, quando se procura analisar o uso do procedimento à luz das melhores informações disponíveis da maior parte dos estudos publicados, parece cristalino que os pacientes agônicos, portadores de ferimentos penetrantes de tórax, são os grandes eleitos para a TR.

Há outras vertentes na literatura, que propõem avaliar outras possibilidades, ainda que de forma restrita e individualizada, como é o caso da EAST que, igualmente ao que já foi dito, considera o trauma penetrante a única indicação forte e inconteste para a TR. Também, de forma equivalente à voz corrente, considera contraindicada a TR nos casos de trauma contuso sem sinais de vida. Por outro lado, a EAST considera analisar quatro combinações que estão descritas na Tabela 23.1 (2 a 5), e que são controversas entre seus próprios membros, as quais carecem de melhor comprovação científica, em particular nas situações em que não há sinais de vida presentes na abordagem inicial[4].

Portanto, infere-se que se trata de um procedimento de último recurso, predominantemente associado ao manejo do trauma torácico penetrante no paciente *in extremis*, onde alcança os melhores resultados, propicia o controle das lesões ameaçadoras à vida, evita indicação excessiva e reduz os riscos para a equipe de saúde. Sua indicação deve ser pautada de acordo com circunstâncias clínicas específicas, necessitando de recursos humanos treinados, materiais apropriados e estrutura que permita o manejo definitivo das lesões.

■ Referências bibliográficas

1. American College of Surgeons. Advanced Trauma Life Support. 9ª. ed. Chicago, Il: COT; 2012.
2. Mattox KL Feliciano DV, Moore, EE. Trauma. 8th ed. New York, NY: McGraw-Hill Medical; 2008.
3. Pust GD, Namias N. Resuscitative thoracotomy. Int J Surg. 2016;33B:202-08.
4. Seamon MJ, Haut ER, Van Arendonk K, Barbosa RR, Chiu WC, Dente CJ, et al. An evidence-based approach to patient selection for emergency department thoracotomy: A practice management guideline from the Eastern Association for the Surgery of Trauma. J Trauma Acute Care Surg. 2015;79(1):159-73.
5. Mollberg NM, Glenn C, John J, Wise SR, Sullivan R, Vafa A, et al. Appropriate Use of Emergency Department Thoracotomy: Implications for the thoracic surgeon. Ann Thorac Surg. 2011;92(2):455-61.
6. Tyburski JG, Astra L, Wilson RF, Dente C, Steffes C. Factors affecting prognosis with penetrating wounds of the heart. J Trauma. 2000;48(4):587-91.
7. Vodicka J, Spidlen V, Safránek J, Simánek V, Klecka J, Altmann P, et al. Penetrating thoracic injury. Seven year experience with its diagnostics and treatment. Rozhl Chir. 2007;Mar;86(3):120-05.
8. Narvestad JK, Meskinfamfard M, Søreide K. Emergency resuscitative thoracotomy performed in European civilian trauma patients with blunt or penetrating injuries: a systematic review. Eur J Trauma Emerg Surg. 2016;42(6):677-85.
9. Working Group, Ad Hoc Subcommittee on Outcomes, American College of Surgeons - Committee on Trauma. Practice management guidelines for emergency department thoracotomy. J Am Coll Surg. 2001;190(3):303-09.
10. Rhee PM, Acosta J, Bridgeman A, Wang D, Jordan M, Rich N. Survival after emergency department thoracotomy: review of published data from the past 25 years. J Am Coll Surg. 2000;190(3):288-98.
11. Fairfax LM, Hsee L, Civil ID. Resuscitative Thoracotomy in Penetrating Trauma. World J Surg. 2015;15:01-09.
12. Passos EM, Engels PT, Doyle JD, Beckett A, Nascimento B, Rizoli SB, et al. Societal costs of inappropriate emergency department thoracotomy. J Am Coll Surg. 2012;214(1):18-25.
13. DiGiacomo JC, Angus LDG. Thoracotomy in the emergency department for resuscitation of the mortally injured. Chin J Traumatol. 2017;20(3):141-46.
14. Slessor D, Hunter S. To Be Blunt: Are We Wasting Our Time? Emergency Department Thoracotomy Following Blunt Trauma: A Systematic Review and Meta-Analysis. Am Coll Emerg Physicians. 2015;65(3):297-07.
15. Dennis BM, Medvecz AJ, Gunter OL, Guillamondegui OD. Survey of trauma surgeon practice of emergency department thoracotomy. Am J Surg. 2016;212(3):440-05.
16. Burlew CC, Moore EE, Moore FA, Coimbra R, McIntyre RC, Davis JW, et al. Western Trauma Association critical decisions in trauma: resuscitative thoracotomy. J Trauma Acute Care Surg. 2012;73(6):1359-63.
17. Asensio JA, Ogun OA, Mazzini FN, Perez-Alonso AJ, Garcia-Núñez LM, Petrone P. Predictors of outcome in 101 patients requiring emergent thoracotomy for penetrating pulmonary injuries. Eur J Trauma Emerg Surg. 2018;44(1)55-61.
18. Chalkias A, Xanthos T. Should prehospital resuscitative thoracotomy be incorporated in advanced life support after traumatic cardiac arrest? Eur J Trauma Emerg Surg. 2014;40(3):395-07.
19. Paydar S, Moghaninasab A, Asiaei E, Sabetian FJG, Bolandparvaz S, Abbasi H. Outcome of Patients Underwent Emergency Department Thoracotomy

and Its Predictive Factors. Emerg (Tehran). 2014;2(3):125-09.

20. Tisherman SA, Alam HB, Rhee PM, Scalea TM, Drabek T, Forsythe RM, et al. Development of the emergency preservation and resuscitation for cardiac arrest from trauma clinical trial. J Trauma Acute Care Surg. 2017;83(5):803-09.
21. Qureshi A, Smith A, Wright F, Brenneman F, Rizoli S, Hsieh T, et al. J Am J Am Coll Surg. 2011;213(2):284-93.

24

Uso de Torniquete no Trauma de Extremidades

Gustavo Andreazza Laporte
Luciano Silveira Eifler
Ewerton Nunes Morais

■ Resumo

O torniquete é um dispositivo conhecido desde a antiguidade, com muitas variações no modelo utilizado, capaz de garrotear um membro sangrante e interromper a hemorragia. Sua história segue dois caminhos principais, um deles no ambiente da emergência pré-hospitalar e hospitalar, e o outro no ambiente da sala cirúrgica. Contudo, há poucos trabalhos na literatura médica sobre seu uso no ambiente da sala de emergência. Na sala cirúrgica, sua aplicação remonta as cirurgias de amputação de extremidades, onde propiciava um campo cirúrgico exangue para cirurgias de rotina, sejam ortopédicas, plásticas, vasculares ou oncológicas. No campo pré-hospitalar, no entanto, há uma discussão sobre o seu emprego com objetivo de salvar extremidades, iniciada no século XVI, que permanece até os dias de hoje, mesmo com trabalhos muito bem delineados, realizados durante as guerras do Iraque e Afeganistão, que estabelecem o seu real papel no trauma de extremidades no ambiente da emergência militar, que pode ser extrapolado para incidentes do ambiente civil. Na sala de emergência seu papel ainda é discutido, mas está indicado nos pacientes com choque devido a sangramento incontrolável de extremidades que não responde à compressão direta. Este capítulo irá abordar a história do torniquete, suas utilizações, indicações e complicações, com ênfase em seu valor em situações de emergência.

- **Descritores:** Choque, Torniquete, Trauma, Trauma de extremidades.
- **Nível de evidência científica predominante:** 2C.

Introdução

A par do grande avanço tecnológico da medicina, este dispositivo simples continua sendo uma efetiva arma terapêutica para o paciente com choque hipovolêmico devido a sangramento incontrolável de extremidades, ainda que o seu uso permaneça em debate até os dias atuais. Uma corrente defende que ele oferece um risco real ao membro lesado, enquanto a corrente contrária justifica este risco pela sua eficiência na interrupção do sangramento – que salva vidas – e alega que o membro pode ser recuperado após o emprego do artefato.

Estes aparatos foram utilizados pelos romanos e, curiosamente, aí pode ter se iniciado o grande debate acerca de sua utilidade, uma vez que o sistema circulatório era pobremente compreendido pelos médicos romanos e, portanto, o tratamento da hemorragia muitas vezes estava baseado em conclusões equivocadas[1].

A história recente do torniquete remonta ao século XVI, onde os primeiros relatos estão voltados para a utilização do dispositivo durante tempos de guerra, focando primariamente o controle do sangramento durante as cirurgias de amputação. Em 1517, um médico alemão, de nome Hans Von Gersdorff, publicou um livro de cirurgia do trauma chamado *Feldtbuch der Wundtartzney*, que incluiu uma das primeiras descrições sobre o seu uso para realização de uma amputação[2]. Em 1564, Ambroise Paré, famoso cirurgião militar francês, considerou-o um dos maiores avanços da cirurgia de extremidades, descrevendo que a aplicação de uma faixa ao redor e acima do local da amputação poderia manter os músculos retraídos, limitando a hemorragia e diminuindo a dor[3]. Esta técnica foi modificada por outro cirurgião francês, Guy de Chauliac, que recomendou colocar uma faixa apertada acima e abaixo do local de amputação a fim de reduzir a dor e minimizar o sangramento, pela compressão dos tecidos moles contra os ossos[4]. Outra inovação foi introduzida pelo cirurgião italiano Leonardo Botallo, que recomendava colocar três faixas ao redor do membro e realizar a amputação abaixo da duas primeiras[5].

O torniquete de nó de torção (*windlass style*) foi introduzido pelo médico alemão Wilhelm Fabry[3], também conhecido como Guilhelmus Fabricius Hildanus, considerado o pai da cirurgia alemã[4]. O seu emprego foi aprimorado no século XVIII, através da publicação cirúrgica denominada *Armamentarium Chirurgicum,* do renomado médico alemão Johannes Scultetus, na qual constavam diversos instrumentais cirúrgicos, alguns utilizados até os dias atuais, onde era demonstrado o dispositivo com compressor de parafuso[6] (*screw compressor*). Este aparato foi adaptado por Jean-Louis Petit, adicionando um parafuso mecânico a uma banda de couro para controle da compressão, desta forma o mecanismo mantinha a tensão sem a necessidade de um assistente[7]. Seu desenho permaneceu imutável nos 200 anos seguintes até o final do século XIX. Eles eram, então, indicados somente para cirurgias eletivas de membros, pois não havia evidências sobre seu uso em situações de emergência[1].

Os maiores avanços no desenvolvimento do torniquete foram relacionados à prática cirúrgica dos tempos de guerra. Em 1864, Joseph Lister foi o primeiro a descrever que era melhor um campo cirúrgico sem sangue para uma cirurgia de amputação da mão e que havia necessidade de elevar o membro antes de aplicar a compressão. Johann Friederich August von Smarch, professor de cirurgia de Kiel, expressou sua preocupação com o sangramento no campo cirúrgico da cirurgia de membros e desenvolveu uma faixa elástica para remover mecanicamente o sangue do segmento a ser operado. Uma grande inovação foi a introdução do sistema pneumático, em 1904, por Harvey Cushing, inspirado no manguito de aferir a pressão arterial[7], que passou a ser utilizado para este fim rotineiramente[8].

O primeiro uso do torniquete em campo de batalha ocorreu em Siège de Besançon, em 1674, quando Etienne Morel, um cirurgião do exército francês, declarou: "uma vez que os vasos sanguíneos foram comprimidos pela pressão da banda e sangrou muito pouco, eles puderam ser suturados sem pressa excessiva"[9]. Morel descreveu um dispositivo elaborado com um cinto e um pedaço de madeira que, por meio de torção, permitia aumentar a constrição, uma vez aplicado no membro afetado pelo trauma de guerra[10].

Houve muita discussão na área da medicina militar, nos mais diversos conflitos (Guerra Civil Americana e Batalha de Waterloo entre eles), sobre a utilização do torniquete, seu valor em relação a salvar vidas e a perda de membros provocada pela isquemia consequente a sua aplicação, em geral devida ao longo tempo que os militares feridos permaneciam no campo de batalha com o dispositivo aplicado aguardando o tratamento definitivo, assim como a inexistência de uma padronização do atendimento médico aos soldados feridos, naquele tempo. Em 1862, Jonathan Letterman[11], diretor médico das forças armadas de Potomac, conhecido como "Pai da Moderna Medicina de Campo", criou e implementou um sistema integrado e padronizado de tratamento e evacuação militar[12].

Na história do atendimento militar e pré-hospitalar um dos mais importantes cirurgiões dos Estados Unidos, Samuel Gross, registrou em seu *A Manual of Military Surgery*: "Quando a ferida é grave ou envolve uma grande artéria ou veia... O sangramento pode ser fatal em poucos minutos, a menos que seja prestada assistência imediata... Não é necessário que o soldado comum carregue um torniquete de Petit, mas cada soldado deve colocar em seu bolso um pedaço de madeira de seis polegadas de comprimento e um lenço ou pedaço de rolo, com uma compressa grossa, e ser informado como, onde e quando eles são usados"[13], defendendo o emprego de um aparelho simples e o treinamento adequado dos soldados com o seu manuseio. No entanto, o próprio Samuel pôde observar uma alta taxa de complicações decorrentes do uso inadequado desse instrumento, associada ao retardo de horas a dias na retirada dos soldados feridos dos campos de batalha, concluindo que o dispositivo, embora efetivo para salvar membros, necessitava que a vítima fosse prontamente socorrida.

Esse tema prosseguiu controverso no âmbito da medicina militar (pré-hospitalar e hospitalar) e, durante a Segunda Guerra Mundial, levou o influente cirurgião inglês Reginald Watson-Jones (1955) a recomendar em seus cursos de instrução sobre tratamento de acidentes ortopédicos a abolição do torniquete, alegando que mais membros eram perdidos com a sua utilização do que ao não usá-lo[14]. No entanto, neste mesmo conflito, os cirurgiões americanos recomendavam o uso somente para os casos de sangramento de grandes artérias, devendo ser instalado no momento da evacuação da vítima[15]. Neste contexto, em 1941, Hamilton Bailey determinou que as indicações a serem obedecidas deveriam ser: (a) controlar sangramento arterial, (b) interromper sangramento secundário – de retorno do membro e (c) criar um campo cirúrgico sem sangue[16].

Esse debate permaneceu até recentemente, quando nas guerras do Iraque e Afeganistão houve uma formalização das indicações do torniquete. O exército dos EUA formou uma equipe denominada *Deployed Combat Casualty Research Team* (Equipe de Investigação de Acidente de Combate), que acompanhava os soldados nos quais foi utilizado o aparelho, e constataram aumento da sobrevida neste grupo. A mortalidade por exsanguinação em campo de batalha caiu 7,4% em comparação com a guerra do Vietnam. Entre os militares feridos que não se enquadravam na indicação de seu uso não houve sobreviventes, mas naqueles em que a indicação foi respeitada a sobrevida atingiu 87% dos casos. Houve maior sobrevida quando o dispositivo foi colocado no pré-hospitalar em vez do intra-hospitalar (89% e 78%, respectivamente) e quando foi instalado antes que sobreviessem os sinais de choque (96% e 4%, respectivamente). A morbidade de sua aplicação foi baixa, com predomínio de paralisia neural (0,2 a 1,7% dos casos), em especial no membro superior, que apresentou resolução em até 47 dias. Não houve outras complicações decorrentes de sua indicação, mesmo eventos tromboembólicos, maior número de fasciotomias com base no tempo de permanência ou aumento do número de amputações[1,17,18].

No ambiente hospitalar, o emprego do torniquete foi aprovado pela queda da mortalidade e da morbidade em pacientes com trauma de extremidades, assim como por levar a menor necessidade de transfundir hemoderivados[19]. Recentemente, foi comprovada sua utilidade em situações civis de massa, como o atentado da maratona de Boston, onde a eficácia foi semelhante à do ambiente militar[20].

Em suma, desde seus primórdios a história da medicina acalentou discussões fervorosas em relação ao uso do torniquete. Um conflito apaixonado entre diferentes escolas, autores e médicos militares, baseado em uma oposição entre segurança e eficácia. Esta dicotomia se encerrou com os dados científicos coletados nas guerras do Iraque e Afeganistão e no atentado de Boston, onde seus atributos puderam ser mais bem estudados e ficou demonstrado tratar-se de um recurso útil, capaz de salvar vidas quando corretamente utilizado, seja em ambiente militar, seja em ambiente civil.

Indicações

Atualmente há dois grandes cenários de utilização do torniquete. Temos o uso eletivo, em cirurgias ortopédicas, plásticas, vasculares e oncológicas, de membros. Outro cenário em que seu emprego vem se solidificando com uma boa base científica, é na área de urgência, seja no pré-hospitalar ou no intra-hospitalar, na sala de emergência, tema de particular interesse neste texto.

Quando Aplicar

É de fundamental importância identificar o momento correto de aplicar o dispositivo, tanto no cenário pré-hospitalar quanto na sala de emergência. A situação padrão para sua aplicação é a vigência de intenso sangramento arterial de extremidades que não responde à compressão direta, onde há risco de exsanguinação, ou quando o choque hipovolêmico já está instalado, a premissa básica para sua execução é a presença de um coto de membro de tamanho suficiente para que o artefato possa ser aplicado[11].

Ou seja, o torniquete está indicado quando há sangramento arterial exsanguinante de membro onde haja condições para colocação do mecanismo, quando a compressão direta não é efetiva. Geralmente estas indicações são levadas a efeito quando outras medidas menos invasivas (compressão direta, elevação do membro, peso no local do ferimento) falharam ou quando a equipe que atende o caso não está treinada para empregar outros métodos. Entretanto, o retardo em instituí-lo, após tentativas com medidas menos invasivas, pode contribuir para agravar o prognóstico do paciente, razão pela qual deve ser utilizado o mais breve possível nas situações supracitadas, nas quais pode representar a diferença entre a vida e a morte[21].

Em algumas situações o dispositivo pode ser empregado como auxiliar no manejo do paciente como, por exemplo, quando o objetivo é a sua rápida evacuação até o local determinado para o atendimento definitivo, como ocorre em eventos onde há múltiplas vítimas, onde prepondera o objetivo de preservar o maior número possível de vidas. O momento de utilizar o torniquete às vezes pode parecer controverso pelo fato de que a sua indicação como primeira linha de tratamento é contrária aos ditames atuais do tratamento de emergência. As equipes de emergência têm sido treinadas para, primariamente, usar pressão direta, elevação do membro e identificar pontos de pressão para o controle dos sangramentos maiores das extremidades, o que costuma deixar o torniquete como segunda opção, utilizada em caso de falhar o procedimento padrão.

Durante os conflitos no Iraque e no Afeganistão houve uma mudança de paradigma em relação à hemorragia profusa detectada durante a avaliação primária. A nova regra para as forças armadas americanas passou a ser o MARCH, *Massive bleeding, Airway, Respiration, Circulation and Head Injury* (sangramento maciço, via aérea, respiração, circulação e trauma cranioencefálico), em reconhecimento de que a hemorragia maciça é a principal ameaça tratável à sobrevivência no campo de batalha[22]. Devido a esta mudança, os militares optaram por uma política de "quando em dúvida aplique o torniquete" para qualquer sangramento significativo de extremidades, antes que sobrevenha o choque hipovolêmico.

Embora seja compreensível que o campo de batalha difere do ambiente civil, há um crescente apoio a esta nova norma entre provedores civis pré-hospitalares e hospitalares[23]. É importante notar aqui, como já foi dito, que a maioria das complicações históricas do dispositivo se deu como resultado de uma remoção tardia[4]. Como a evacuação da cena se modernizou em ambos os cenários, civil e militar, esse tipo de situação se tornou muito menos significativo. Além das indicações mais bem definidas, há outras situações em que sua aplicação pode ser de grande utilidade (Quadro 24.1)[11,24].

Quadro 24.1. Outras indicações para utilização do torniquete
• Evento com múltiplas vítimas com hemorragia importante de membros e recursos limitados
• Ponto de hemorragia significativa inacessível devido à vítima presa às ferragens
• Hemorragia significativa de extremidades com necessidade de assegurar via aérea e respiração
• Hemorragia significativa de extremidades com evidência de choque hipovolêmico ou necessidade de outras intervenções para manter a vida
• Sangramentos de várias fontes
• Objeto empalado em extremidade com sangramento contínuo
• Em ambiente inseguro, como tiroteios, risco de explosão ou acidente industrial
• Para prevenir o choque hipovolêmico
• Incidentes rurais ou selvagens com recursos limitados e retardo do transporte para os cuidados definitivos

Fonte: Kue R et al.[24].

Onde aplicar

O lugar de colocação do torniquete é importante por dois motivos, o primeiro é que deve ser colocado no local em que é mais efetivo em fazer cessar a hemorragia. O segundo motivo é que o local escolhido deve ser aquele em que as possibilidades de complicações estão minimizadas. As instruções mais antigas orientavam o emprego na parte mais distal possível do membro, com objetivo de cessar o sangramento vigente. Uma medida mais precisa, relatada por alguns autores, é posicionar o aparelho a cerca de 5 cm proximal ao foco de sangramento arterial ou amputação traumática[25]. Há, no entanto, autores que recomendam aplicar na parte mais larga do membro, com objetivo de minimizar complicações[26], o que não é corroborado pela literatura[11].

No ambiente militar, a colocação do torniquete na extremidade distal não mostrou dificuldades significativas para controle da hemorragia e apresentou taxas de complicações geralmente baixas[27]. Também revelou que a aplicação do dispositivo na coxa é menos efetiva do que o uso na perna (73% e 100% de efetividade, respectivamente). Em relação às extremidades superiores, tanto a literatura civil quanto a militar sugerem que as taxas de complicações podem ser maiores com o garroteamento do braço ao invés do antebraço[18].

Modelo e tensão

A escolha do modelo adequado deve envolver sua capacidade e previsibilidade de parar o fluxo de sangue com o menor risco de lesão colateral ao paciente. Escolher um tipo de artefato que interrompa o fluxo de sangue é relativamente fácil, já que muitos projetos diferentes se mostram eficazes nessa tarefa, incluindo modelos pneumáticos ou de torção comercialmente disponíveis e até mesmo ferramentas improvisadas[11].

A grande preocupação quanto ao torniquete se refere à largura de sua fita, o que pode causar morbidade em longo prazo, por dois mecanismos: isquemia e compressão. Isquemia de tecidos é inevitável, pois a única intenção de aplicar o aparato é interromper o fluxo de sangue para o membro e, como foi dito anteriormente, muitos métodos parecem igualmente úteis para alcançar este resultado. Assim, a discussão se volta à compressão. Idealmente, o dispositivo deve exercer apenas pressão suficiente para obstruir o fluxo sanguíneo arterial subjacente ao distribuir as forças de compressão sobre os tecidos dos membros. Isto é importante porque foi determinado que a lesão do nervo não é causada por isquemia tecidual ou danos musculares, mas sim por ação direta dessas forças comprimindo os nervos subjacentes[11]. Ao distribuir a força sobre uma área mais ampla, a energia ou o gradiente de pressão pode ser mais bem distribuído[28]. Além disso, utilizar um artefato que tenha uma faixa mais larga fornece o benefício adicional de reduzir a pressão global necessária para impedir o fluxo local de sangue arterial.

O aumento da largura também apresenta algumas limitações, pois significa aumento da quantidade de tecidos a serem comprimidos que, por sua vez, aumenta o esforço necessário para produzir a tensão necessária[29]. Outro problema é a tendência de que os torniquetes com tira mais larga se curvem ou enrolem nas bordas, o que os torna funcionalmente mais estreitos, concentrando altas pressões ao centro. Há também a dificuldade de sua aplicação em membros amputados com cotos curtos.

Todavia, no contexto de um atendimento de emergência, o mais importante é achar o dispositivo mais conveniente e adequado para fazer cessar rapidamente o sangramento. Em geral costuma estar disponível o manguito do esfigmomanômetro, mas em situações atípicas é possível improvisar outro tipo de mecanismo que cumpra essa função.

Tempo de permanência

O tempo de permanência é um tema controverso e, simultaneamente, o menos discutido. O tempo de permanência é definido como o tempo no qual o fluxo arterial é interrompido com segurança. Diversos autores concordam em três pontos: (a) não há um tempo de garroteamento completamente seguro, (b) tempos mais longos estão associados a maior morbidade e (c) 2 horas é o tempo aceito com menor morbidade relacionada[11]. O tempo de 2 horas foi definido com base em pesquisas animais, pela óbvia impossibilidade ética de conduzir este tipo de estudo *in anima nobili*[30]. Este tempo é de consenso geral, uma vez que o risco de complicações aumenta quando o tempo de garroteamento é maior[11].

Conforme Olivecrona, o risco de complicações aumenta 20% para cada 10 minutos de tempo de permanência após atingidos os 100 min[31]. Outra fonte de dados sobre o tempo seguro de garroteamento provém novamente da experiência militar. Um estudo conduzido em soldados feridos em combate não revelou maior incidência de dor e paralisia neural entre militares com tempo de permanência entre 3 a 5 horas, quando comparados àqueles em que o tempo não ultrapassou 2 horas[18,32].

Retirada

Quando um torniquete for aplicado no ambiente de emergência, há apenas duas ocasiões em que ele pode ser liberado: para confirmar a persistência do sangramento ou quando o paciente se encontra no local do cuidado definitivo. A prática empregada na sala cirúrgica de utilizar períodos de reperfusão para estender o tempo de compressão não é aceitável no cenário pré-hospitalar e de emergência hospitalar. Este tipo de tentativa em um traumatizado grave compromete o objetivo primordial de sua aplicação e pode redundar em choque e exsanguinação[33]. Desfazer a compressão durante o percurso até o local definitivo é aceitável somente se o aparato tiver sido colocado antes de que uma avaliação completa tenha sido realizada, como ocorre em acidentes com múltiplas vítimas. Após esta avaliação, já com o paciente estável, a compressão pode ser aliviada lentamente para uma "conversão experimental"[34]. Se o sangramento parou ou pode ser controlado por outros métodos, o dispositivo pode ser mantido aliviado, mas no lugar, para o caso de ressangramento não controlável durante a reanimação. Todavia, se na ocasião da liberação da pressão o sangramento permanecer descontrolado, o torniquete deve ser reaplicado e mantido no local até que o cuidado definitivo esteja disponível[29].

Complicações

No cenário da emergência, o torniquete é uma ferramenta que salva vidas, mas não é inócuo, as complicações devem ser sempre lembradas. Deve-se considerar também que a maioria das pesquisas sobre as complicações do método foi feita na sala de cirurgia eletiva. No cenário da emergência, no entanto, seu uso não é um procedimento eletivo, ele é aplicado com o propósito principal de evitar um sangramento fatal. Por isso, a relação risco-benefício deve ser ponderada, ainda que o pêndulo costume se inclinar para o lado dos benefícios.

Apesar de todas as preocupações e advertências quanto ao torniquete, o índice geral de complicações é baixo, tanto na sala de cirurgia quanto na sala de emergência. Estudos em salas de cirurgia, que observam o tempo padrão de 120 minutos de duração, apresentam taxas de complicações de 0,07%[35]. Como já foi lembrado, a complicação mais frequente é a paralisia, reversível na maior parte dos casos em 2 a 6 meses[11]. Há pouca pesquisa no contexto da emergência, mas o que há disponível é muito semelhante à literatura relativa à sala cirúrgica. Os dados disponíveis retratam o uso de aparelhos improvisados entre as Forças de Defesa Israelenses, com uma taxa de complicações neurais de 0,9%[36]. Pesquisas realizadas durante os conflitos no Iraque e no Afeganistão encontraram uma taxa de paralisia de 1,7%[17], todas transitórias e com regressão em até 3 dias. Curiosamente, todas as paralisias neste estudo ocorreram quando um único torniquete foi aplicado no pré-hospitalar, mas não houve paralisia quando dois dispositivos foram utilizados em paralelo ou quando um manguito pneumático foi aplicado na sala de emergência[17].

São diversas as complicações que podem advir deste procedimento, mesmo com a sua correta indicação e aplicação. No entanto, com a exceção da dor, todas as complicações se manifestam após a sua liberação e estão mais afeitas ao departamento de emergência hospitalar do que aos profissionais do serviço pré-hospitalar. Em geral, as complicações costumam ser divididas em duas categorias: locais e sistêmicas (Tabela 24.1).

A complicação mais em evidência é a neuropraxia compressiva. Conforme relatado anteriormente, a lesão do nervo por compressão é, na maioria das vezes, transitória, mas também pode ser permanente. Uma segunda complicação local possível é a síndrome compartimental. Os estudos não esclarecem se esta complicação

Tabela 24.1. Complicações consequentes à utilização do torniquete

Complicações locais	*Complicações sistêmicas*
• Neuropraxia compressiva • Lesão vascular direta • Necrose de tecidos e óssea • Síndrome compartimental • Infecção • Dor • Diminuição da força muscular • Lesão por reperfusão • Trombose venosa profunda	• Hipertermia • Distúrbio hidroeletrolítico • Síndrome mionefrótica • Acidose lática e respiratória • Hipertensão • AVE isquêmico • Coagulopatia • Choque • Arritmias devidas a hipercalemia • Embolia pulmonar • Insuficiência renal aguda

Fonte: Lewis PC. Prehospital Tourniquets: Review, recomendations and future research. Annu Rev Nurs Res. 2014;32:203-232.

é causada mais frequentemente pelo torniquete ou se guarda relação com a ferida para a qual ele foi indicado[37], além disso, muitas fasciotomias são realizadas de forma profilática, sem qualquer evidência de síndrome compartimental. Importante lembrar que os relatos dessa complicação no campo pré-hospitalar são raros.

As complicações sistêmicas são as mais temidas no cenário da emergência. Quando a compressão sobre o membro isquêmico é liberada e a perfusão restabelecida, metabólitos tóxicos represados entram na circulação e podem levar à síndrome metabólica mionefrótica, caracterizada por acidose metabólica, hipercalemia, mioglobulinemia e mioglobinúria[38], que pode levar à insuficiência renal aguda. As células isquêmicas também podem liberar potássio nos espaços intersticiais e, quando a perfusão é restaurada, levar a hipercalemia e arritmias cardíacas[39]. Além disso, como resultado do metabolismo anaeróbio no membro isquêmico, a restauração da circulação pode levar a um desequilíbrio acidobásico que tende a se normalizar após 120 minutos da decompressão[40]. A reperfusão também pode desencadear atividade trombolítica, através da ativação das vias da antitrombina III e da proteína C[41], e trombose venosa profunda[42], com risco significativo de embolia[43]. Demonstrou-se que o risco de trombose pode ser minimizado com uma única dose pré-tratamento de ácido acetilsalicílico. Uma síndrome de longo prazo pode ocorrer, é a chamada síndrome pós-torniquete, ela costuma se resolver em até 3 semanas e consiste de fraqueza, parestesia, palidez e rigidez no membro afetado[44].

Importante salientar que, no ambiente hospitalar civil, utilizar este tipo de aparato levou a uma queda da morbimortalidade em pacientes com trauma de extremidades e também à menor necessidade de transfusão de hemoderivados[45-47]. *A priori*, seu uso em ambiente hospitalar parece ser mais seguro em relação à morbimortalidade quando comparado ao ambiente pré-hospitalar[48].

Conclusão

O torniquete foi usado desde a idade antiga pelo Império Romano. Nos primórdios, seu emprego foi abandonado devido à má compreensão da circulação sanguínea. Posteriormente, foi rejeitado pelos maus resultados obtidos em conflitos de guerra que, em realidade, deveram-se à lenta evacuação dos soldados feridos do campo de batalha. No início do século XX eles se tornaram dispositivos aceitos para cirurgias eletivas, mas permaneceram alvo de crítica no sistema de emergência, em particular no atendimento de lesões de guerra, pelo motivo acima exposto. A falta de evidências científicas, no que tange a pesquisas e resultados, fez com que seu uso, historicamente, fosse influenciado por informações e publicações negativas, o que restringiu sua credibilidade às salas de cirurgia.

Superar o passado e apoiar uma visão mais moderna ainda pode ser tarefa difícil, como mostra a conclusão de Galante e cols. no estudo em que o autor identifica três barreiras para a sua não incorporação à prática padrão do atendimento de emergência: (a) os padrões dos ferimentos civis são diferentes dos militares; (b) nenhum benefício foi comprovado a seu favor; e (c) os torniquetes têm complicações potencialmente perigosas[49]. Hoje, os tiroteios em massa e bombardeios em ambientes civis já não são raros e diferem do campo de batalha mais pela frequência do que por outras razões. Já as duas últimas barreiras citadas são produto de desinformação científica e remontam ao passado[11].

Considerando os dados da literatura vigente, é possível concluir que:

- o tempo de garroteamento de até 2 horas é seguro;
- estes dispositivos permanecerão sendo utilizados em situações emergenciais, tanto por profissionais quanto pela população leiga;
- os torniquetes pneumáticos são superiores ao demais, mas na falta deles outros métodos podem ser utilizados;
- a indicação precisa é a presença de lesão de membro com hemorragia exsanguinante antes mesmo que o choque hipovolêmico se instale, o que implica maior morbimortalidade;
- o local da colocação é o mais próximo possível da lesão;
- é fundamental que após a sua colocação o paciente seja removido prontamente para o local de tratamento definitivo;
- a taxa de complicações é baixa, desde que sejam respeitados o tempo, o local e a transferência imediata para o tratamento definitivo.

Referências bibliográficas

1. Krag JF Jr., Swan KG, Smith DC, Mabry RL, Blackbourne LH. Historical review of emergency tourniquet use to stop bleeding. Am J Surg. 2012;203(2):242-25.
2. Gersdorff HV. Feldtbuch der Wundtartzney. Disponível em: <http://www.nlm.nih.gov/exhibition/historicalanatomies/gersdorff_bio.html>. Acessado em: 01 fev. 2017.
3. Mabry RL. Tourniquet use on the battlefield. Mil Med. 2006;171(5):352-56.
4. Welling DR, Burris DG, Hutton JE, Minken SL, Rich NM. A balanced approach to tourniquet use: Lessons learned and relearned. J Am Coll Surg. 2006;203(1):106-15.
5. Wangensteen OH, Wangensteen SD. The rise of surgery from empiric craft to scientific discipline. Minneapolis, MN: University of Minnesota Press; 1978.
6. Schultheiss D, Jonas U. Johannes Scultetus (1595-1645). Urologic aspects in the "Armamentarium chirurgicum". Eur Urol. 1998;34(6):520-25.
7. Klenerman L. The tourniquet in surgery. J Bone Joint Surg Br. 1962;44:937-43.
8. Doyle GS, Taillac PP. Tourniquets: A review of current use with proposals for expanded prehospital use. Prehosp Emerg Care. 2008;12(2):241-56.
9. Laffin J. Combat surgeons. Wiltshire, United Kingdom: Sutton; 1999.
10. Schwartz AM. The historical development of methods of hemostasis. Surgery. 1958;44:604-10.
11. Lewis PC. Prehospital Tourniquets: Review, recomendations and future research. Annu Rev Nursing Research. 2014;32:203-32.
12. Richey SL. Tourniquets for the control of traumatic hemorrhage: A review of the literature. World J Emerg Surg. 2007;2:28.
13. Gross SD. A manual of military surgery, or hints on the emergencies of field, camp and hospital practices. Philadelphia, PA: J.B. Lippincott; 1861.
14. Watson-Jones R. Fractures and Joint injuries. Edinburg; London: Livingstone; 1955.
15. US Surgeon General's Office. Manual of therapy: European theater of operations. United States Army, 1944.
16. Bailey H. Surgery of modern warfare. Edinburgh, United Kingdom: E&S Livingstone; 1941.
17. Kragh JF, Littrel ML, Jones JA, Walters TJ, Baer DG, Wade CE, et al. Battle casualty survival with emergency tourniquet use to stop limb bleeding. J Emerg Med. 2011;41(6):590-97.
18. Kragh JF, Walters TJ, Baer DG, Fox CJ, Wade CE, Salinas J, et al. Practical use of emergency tourniquets to stop bleeding in major limb trauma. J Trauma. 2008;64(2):S38-S50.
19. Passos E, Dingley B, Smith A, Engels PT, Ball CG, Faidi S, et al. Tourniquet use for peripheral vascular injuries in the civilian setting. Injury. 2014;45(3):573-77.
20. King DR, Larentzakis A, Ramly EP. Tourniquet use at the Boston Marathon bombing: lost in translation. J Trauma Acute Care Surg. 2015;78:594-99.
21. Kragh JF, Walters TJ, Baer DG, Fox CJ, Wade CE, Salinas J, et al. Survival with emergency tourniquet use to stop bleeding in major limb trauma. Ann Surg. 2009;249(1):01-07.
22. Sebesta JA. Special lessons learned from Iraq. Surgical Clinics of North America. 2006;86(3):711-26.
23. Doyle GS, Taillac, PP. Tourniquets: A review of current use with proposals for expanded prehospital use. Prehosp Emerg Care. 2008;12(2):241-56.
24. Kue R, Temin E, Weiner SG, Gates J, Coleman M, Fisher J, et al. Tourniquet use in civilian emergency medical services setting: a descriptive analysis of the Boston EMS experience. Prehosp Emerg Care. 2015;19:399-04.
25. Lakstein D, Blumenfeld A, Sokolov T, Lin G, Bssorai R, Lynn M, et al. Tourniquets for hemorrhage control on the battlefield: A 4-year accumulated experience. J Trauma. 2003;54(5):S221-S25.
26. Basic Medical Specialist Manual 91B. US Army Medical Department Center and Schools, 1975.
27. Swan KG, Wright DS, Barbagiovanni SS, Swan BC, Swan KG. Tourniquets revisited. J Trauma. 2009;66(3):672-75.
28. McEwen JA, Casey V. Measurement of hazardous pressure levels and gradients produced on human limbs by non-pneumatic tourniquets. Paper presented at the Proceedings of the 32nd Conference of the Canadian Medical and Biological Engineering Society, Calgary, Canada, 2009.
29. Walters TJ, Mabry RL. Issues related to the use of tourniquets on the battlefield. Mil Med. 2005;170(9):770-75.
30. Wakai A, Winter DC, Street JT, Redmond PH. Pneumatic tourniquets in extremity surgery. J Am Acad Orthop Surg. 2001;9(5):345-51.
31. Olivecrona C, Lapidus L, Benson L, Blomfeldt R. Tourniquet time affects postoperative complications after knee arthroplasy. International Orthopaedics. 2013;37:827-32.
32. Wolff LH, Adkins TF. Tourniquet problems in war injuries. Bulletin of the US Army Medical Department. 1945;37:77-84.
33. Clifford CC. Treating traumatic bleeding in a combat setting. Mil Med. 2004;169(12):08-10.
34. Lee C, Porter KM, Hodgetts TJ. Tourniquet use in the civilian prehospital setting. Emerg Med J. 2007;24(8):584-87.
35. McEwen JA. Complications of and improvements in pneumatic tourniquets used in surgery. Med Instrum. 1981;15(4):253-57.
36. Middleton RW, Varian JP. Tourniquet paralysis. The Australian and New Zealand Journal of Surgery. 1974;44(2):124-28.
37. Odinsson A, Finsen V. Tourniquet use and its complications in Norway. J Bone and Joint Surg. 2006;88(8):1090-92.
38. Haimovici H. Muscular, renal, and metabolic complications of acute arterial occlusions: Myonephropathic-metabolic syndrome. Surgery. 1979;85(4):461-68.
39. Chaudry IH, Clemens MG, Baue AE. Alterations in cell function with ischemia and shock and their correction. Archives of Surgery. 1981;116:1309-17.
40. Klenerman L, Biswas M, Hulands GH, Rhodes AM. Systemic and local effects of the application of a tourniquet. J Bone Joint Surg. 1980;62(3):385-38.
41. Noordin S, McEwen JA, Kragh JF, Eisen A, Masri, BA. Surgical tourniquets in orthopaedics. J Bone Joint Surg. 2009;91(12):2958-67.
42. Parmet JL, Horrow JC, Berman AT, Miller F, Pharo G, Collins L. The incidence of large venous emboli during

total knee arthroplasty without pneumatic tourniquet use. Anesthesia & Analgesia. 1998;87(2):439-44.

43. Hirota K, Hashimoto H, Kabara S, Tsubo T, Sato Y, Ishihara H, et al. The relationship between pneumatic tourniquet time and the amount of pulmonary emboli in patients undergoind knee arthoscopic surgeries. Anesthesia & Analgesia. 2001;93:776-80.
44. Kam PC, Kavanagh R, Yoong FF. The arterial tourniquet: Pathophysiological consquences and anaesthetic implications. Anaesthesia. 2001;56(6):534-45.
45. Passos E, Dingley B, Smith A, Engels PT, Ball CG, Faidi S, et al. Tourniquet use for peripheral vascular injuries in the civilian setting. Injury. 2014;45(3):573-77.
46. Dubose JJ, Savage SA, Fabian TC, Menaker J, Scalea T, Holcomb JB, et al. The American Association for the Surgery of Trauma. PROspective Observational Vascular Injury Treatment (PROOVIT) registry: Multicenter data on modern vascular injury diagnosis, management, and outcomes. J Trauma Acute Care Surg. 2015;78(2):215-223.
47. Inaba K, Siboni S, Resnick S, Zhu J, Wong MD, Haltmeier T, et al. Tourniquet use for civilian extremity trauma. J Trauma Acute Care. 2015;79(2):232-37.
48. Kue R, Temin E, Weiner SG, Gates J, Coleman M, Fisher J, Dyer S. Tourniquet use in civilian emergency medical services setting: a descriptive analysis of the Boston EMS experience. Prehosp Emerg Care. 2015;19:399-04.
49. Galante JM, Smith C, Sena MJ, Scherer LA, Tharratt RS. Identification of barriers to adaptation of battlefield technologies into civilian trauma in California. Mil Med. 2013;178(11):1227-30.

PARTE 5

AVANÇOS

25

Ultrassom na Avaliação Inicial do Trauma Torácico

Marcelo Haertel Miglioranza
Daniel Fontana Pedrollo

Resumo

A maior portabilidade do moderno equipamento ultrassonográfico, permitindo exames à beira do leito, no bloco cirúrgico e na sala de emergência, tem propiciado um importante acréscimo de informações ao exame clínico convencional, contribuindo para a identificação de lesões e na tomada de condutas médicas. Nos últimos anos, vem se expandindo a utilização do ultrassom (US) como parte integrante da avaliação inicial ao trauma, auxiliando no diagnóstico precoce dos traumatismos pleuropulmonares, cardiovasculares e ósseos, bem como no manejo clínico e cirúrgico da via aérea difícil. Neste capítulo serão abordados os conceitos básicos da técnica, as situações em que o exame ultrassonográfico pode ser incorporado à avaliação inicial do trauma torácico e revisadas as evidências de sua aplicação.

- **Descritores:** Contusão pulmonar; Hemotórax; Trauma torácico; Ultrassom torácico.
- **Nível de evidência predominante:** 2B.

Introdução

O trauma de tórax, tanto contuso quanto penetrante, mostra-se desafiador em termos de diagnóstico e manejo. Lesões potencialmente complexas podem passar despercebidas, em função da sutileza dos achados clínicos, principalmente em cenários e ambientes extremos. A avaliação inicial do paciente com suspeita de trauma torácico consiste hoje nas informações sobre o evento e na avaliação do B, do ABC do trauma, complementadas pela radiografia simples de tórax à procura de alterações na parede torácica, pleuropulmonares, cardíacas e aórticas. Contudo, muitas vezes o diagnóstico da lesão e o planejamento da conduta dependem de complementação diagnóstica com emprego de tomografia computadorizada.

Desde o surgimento do ultrassom (US) como ferramenta diagnóstica, o método tem ganho importância crescente na avaliação do paciente traumatizado. Inicialmente incorporado na fase de avaliação inicial do trauma, por meio do protocolo FAST (*Focused Assesment with Sonography for Trauma*), o US se consolidou como recurso acurado para rastreamento e diagnóstico precoce de lesões traumáticas com risco de vida, sobretudo em presença de coleções hemorrágicas. Recentemente, sua utilização tem se estendido a ponto de constituir parte integral da avaliação dos pacientes traumatizados. Diversos estudos têm demonstrado o potencial do exame ultrassonográfico na avaliação inicial do trauma torácico, permitindo o diagnóstico precoce de lesões traumáticas pleuropulmonares, cardiovasculares, ósseas e, ainda, o manejo de certas situações que envolvem a manutenção da via aérea.

Revisão da literatura

Manejo da via aérea

A cricotireoidostomia, cirúrgica ou por punção, é um procedimento pouco frequente, mas essencial em situações extremas de via aérea difícil. Tradicionalmente, o procedimento cirúrgico para a obtenção de uma via aérea consiste na identificação dos marcadores anatômicos e da membrana cricotireoidea através da palpação digital das estruturas traqueais na região cervical anterior. Com os avanços dos dispositivos e das técnicas não cirúrgicas de manejo da via aérea, a falha na tentativa de intubação orotraqueal raramente ocorre e, devido à infrequência do procedimento, poucos médicos mantêm a destreza necessária para a rápida identificação da anatomia e execução do procedimento cirúrgico sob efeito do estresse e de condições adversas. Não raro, as lesões teciduais decorrentes do trauma também provocam deformações na região cervical, dificultando ainda mais a identificação das estruturas anatômicas pela palpação, o que se associa aos fatores anteriormente descritos para resultar num elevado índice de complicações da cricotireoidostomia, que variam de 9 a 40% em algumas séries[1-3].

Com o objetivo de fornecer segurança e agilidade, o US foi proposto como método auxiliar do procedimento cirúrgico de obtenção da via aérea, possibilitando a visualização em tempo real da anatomia da região cervical anterior e a identificação da estrutura anatômica traqueal para guiar o local de punção ou incisão[4]. O método consiste em utilizar um transdutor linear, de alta frequência, para localizar sagitalmente as estruturas anatômicas e marcar o ponto de inserção da agulha, no caso de uma punção, ou o local da incisão para o procedimento cirúrgico padrão, assim como para guiar a punção durante a sua execução (Figura 25.1).

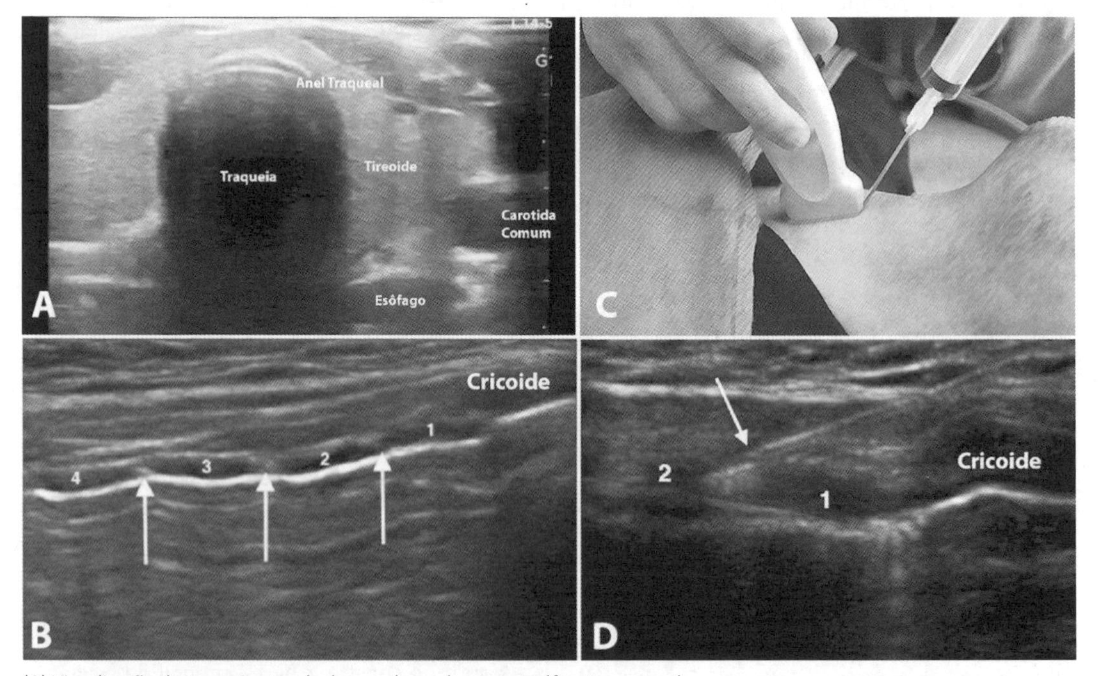

(A) Visualização da traqueia através de um plano ultrassonográfico transversal.
(B) Visualização da traqueia através de um plano ultrassonográfico longitudinal, onde é possível identificar a cartilagem cricoide, os anéis traqueais, que estão numerados, e as membranas entre os anéis, indicadas pelas setas.
(C) Imagem externa de uma de cricotireoidostomia por punção guiada por US.
(D) Imagem interna de uma cricotireoidostomia por punção guiada por US. Nela se identificam os anéis traqueais, que estão numerados, a cartilagem cricoide e a agulha com a ponta junto ao bordo inferior do primeiro anel traqueal, indicada pela seta.

Figura 25.1. Exame mostrando referências anatômicas cervicais e punção cricotireóidea guiada por US (Fonte: Acervo pessoal dos autores).

Estudos mostram que o uso do US é seguro e garante uma visualização rápida das estruturas anatômicas, mesmo em pacientes obesos, nos quais há dificuldade de identificação por meio da palpação digital[4-8]. A técnica com emprego da imagem ultrassonográfica pode ser um pouco mais demorada do que a técnica *standard*[7,9], porém apresenta taxas maiores de sucesso na realização do procedimento, tanto ao marcar o local de punção ou incisão, quanto ao guiar o procedimento em tempo real, além de reduzir a incidência de complicações e de mau posicionamento do tubo traqueal[4,5,10-14].

Outra aplicação do exame no manejo da via aérea é a sua utilização para confirmar o posicionamento do tubo orotraqueal, especialmente em ambientes extremos, onde a ausculta pulmonar é prejudicada por ruídos externos e a capnografia não está disponível. A técnica consiste em utilizar o transdutor linear para visualizar a linha pleural e identificar o deslizamento da pleura parietal sobre a visceral *(lung sliding*) em ambos os hemitórax, ajudando a confirmar a intubação da traqueia e a excluir a intubação seletiva[15]. É importante destacar que a ausência de deslizamento pleural não é um achado exclusivo da falha na intubação, haja vista que outras condições clínicas, como pneumotórax, podem ocasionar esse efeito. Assim, sugere-se complementar a técnica com a visualização por meio de US da posição do tubo na traqueia ou no esôfago, através da colocação de um transdutor linear transversalmente no colo, no plano da fúrcula esternal (Figura 25.2), o que permite uma acurácia de 98% em comparação aos 62% da ausculta pulmonar[16-20].

■ Pneumotórax

O pneumotórax é uma das mais frequentes e graves lesões decorrentes de trauma torácico fechado. Apesar de representar risco à vida, o pneumotórax é uma causa de morte tratável com procedimentos relativamente simples, desde que seja reconhecido a tempo. Diversos estudos observacionais sugerem que o US pode ser utilizado como um recurso efetivo para a triagem de pneumotórax no atendimento inicial dos pacientes com trauma torácico[21]. A técnica consiste no escaneamento de ambos os hemitórax com um transdutor linear (Figura 25.3), preferencialmente na região anterior, com o paciente em posição supina, reconhecendo o deslizamento pleural para exclusão do diagnóstico de pneumotórax ou identificação do ponto pleural (*lung point*) – local de justaposição da presença e da ausência de deslizamento pleural na mesma imagem, representando a borda do pneumotórax –, para confirmação do diagnóstico e quantificação do volume do pneumotórax (Figuras 25.4 e 25.5). É necessário salientar que a ausência de deslizamento das pleuras sugere, mas não define *per se* a presença de pneumotórax, sendo necessária a detecção do ponto de descolamento do pulmão para confirmá-lo. A exceção à regra é o

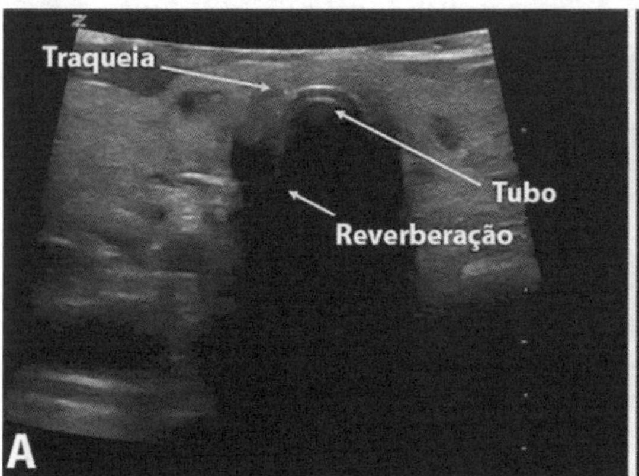

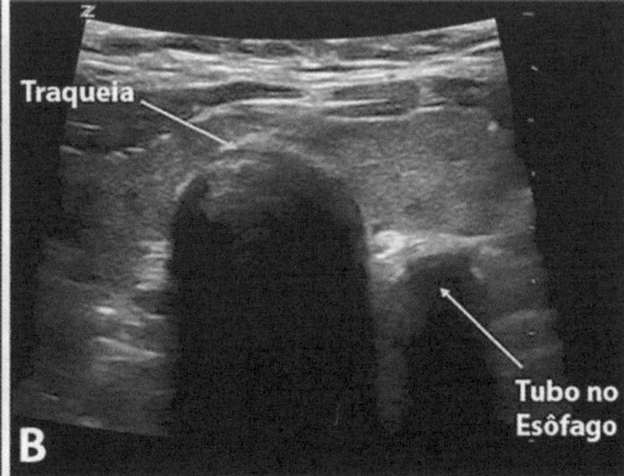

(A) Tubo adequadamente posicionado na traqueia, onde se identifica a silhueta do bordo anterior do tubo e artefatos de reverberação distais.
(B) Tubo posicionado no esôfago, facilmente identificado pelo US, imagem que resulta em aspecto de dupla traqueia.

Figura 25.2. Demonstração da localização do tubo orotraqueal através da ultrassonografia (Fonte: Acervo pessoal dos autores).

pneumotórax completo, onde não há ponto de descolamento, uma vez que todo o pulmão está descolado da parede torácica.

Além da simplicidade de sua utilização e ausência de radiação ionizante, estudos prospectivos demonstram que o US torácico apresenta resultados superiores aos da radiografia de tórax em posição supina, com sensibilidade de 53% *versus* 19% e especificidade de 95% a 99% *versus* 95%, respectivamente[22-26]. Nesses estudos, a principal causa de falha no diagnóstico ultrassonográfico esteve relacionada à presença de enfisema subcutâneo, intubação seletiva ou pneumotórax diminuto.

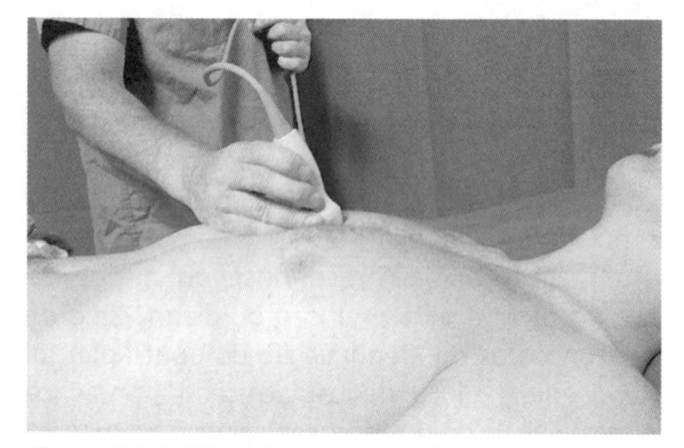

Figura 25.3. US torácico para avaliação de pneumotórax. Transdutor linear, de alta frequência, colocado na região anterossuperior do tórax, entre os espaços costais (Fonte: Acervo pessoal dos autores).

A utilização do US como método alternativo à radiografia de tórax tradicional se torna justificável quando se verifica o elevado número de casos de pneumotórax ocultos (não visualizados na radiografia) encontrados em vítimas de trauma. De acordo com alguns levantamentos, o pneumotórax oculto pode estar presente em 30 a 70% dos pacientes traumatizados[15,16]. Em estudo analisando exclusivamente vítimas de trauma, Blaivas e cols.[16] encontraram uma sensibilidade de 98% e especificidade de 99% para detecção de pneumotórax por ultrassonografia, enquanto a radiografia torácica apresentou sensibilidade de 76% e especificidade de 100%.

■ Hemotórax

Em pacientes sem alterações pleuropulmonares, a cavidade pleural é ocupada pelos pulmões repletos de ar, com um espaço virtual entre as pleuras parietal e visceral, o que dispersa a energia do US. Em pacientes com líquido no espaço pleural, uma imagem anecoica passa a ser visualizada entre a pleura parietal e a visceral (Figuras 25.6 e 25.7).

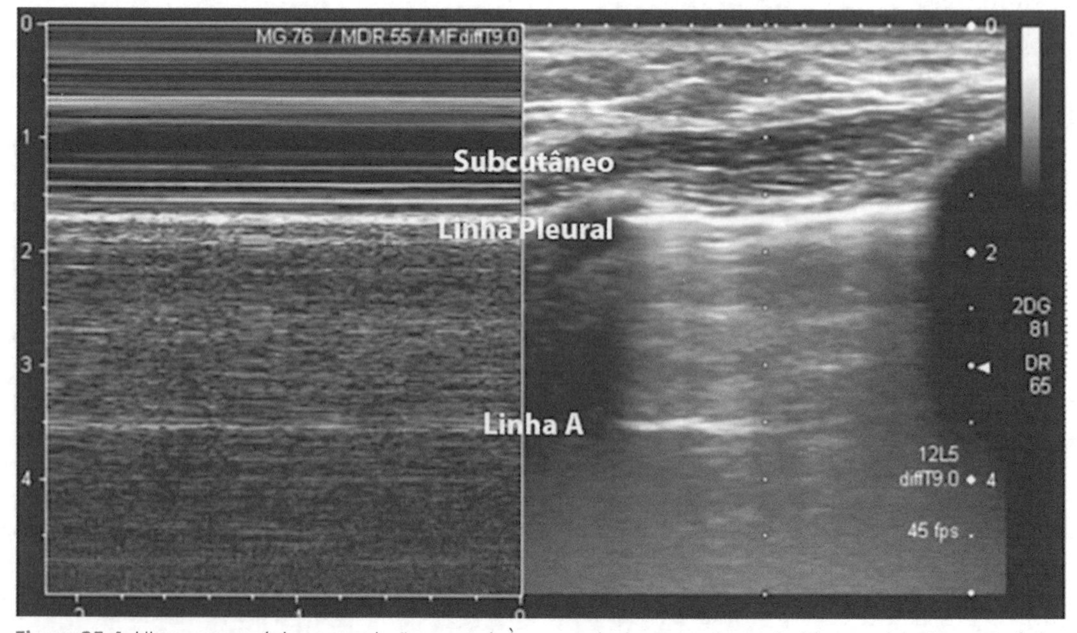

Figura 25.4. Ultrassom torácico em pulmão normal. À esquerda, imagem do modo-M com o sinal característico da "praia". À direita, imagem do modo bidimensional mostrando subcutâneo, linha pleural (com deslizamento das pleuras na imagem dinâmica) e linha A (Fonte: Acervo pessoal dos autores).

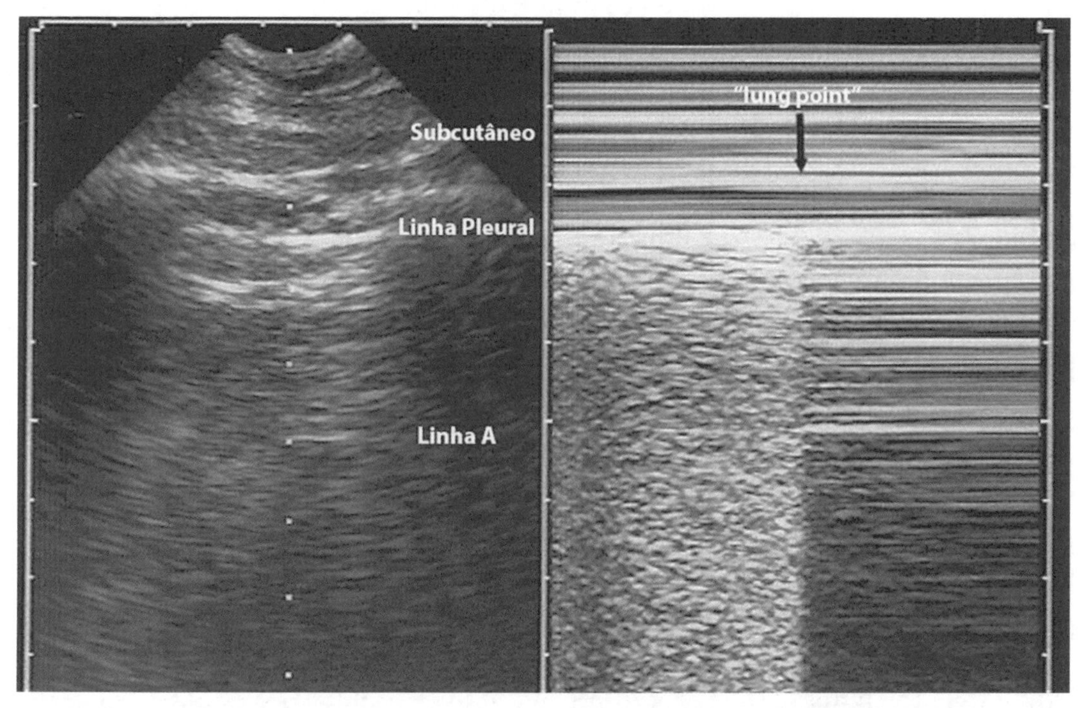

Figura 25.5. Ultrassom em caso de pneumotórax. À esquerda, imagem do modo bidimensional mostrando subcutâneo, linha pleural (sem deslizamento das pleuras na imagem dinâmica) e linha A. À direita, imagem do modo-M com o *lung point*, momento da transição do sinal da "praia" para "estratosfera" (pneumotórax) (Fonte: Acervo pessoal dos autores).

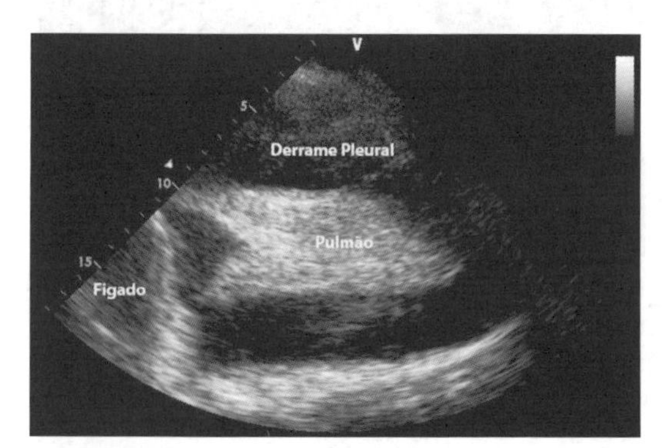

Figura 25.6. Hemotórax volumoso à direita, visualizado por janela torácica inferolateral direita. Notar a faixa anecoica que corresponde a derrame pleural em torno de pulmão atelectasiado. No lado esquerdo da imagem, a cúpula diafragmática e o fígado (Fonte: Acervo pessoal dos autores).

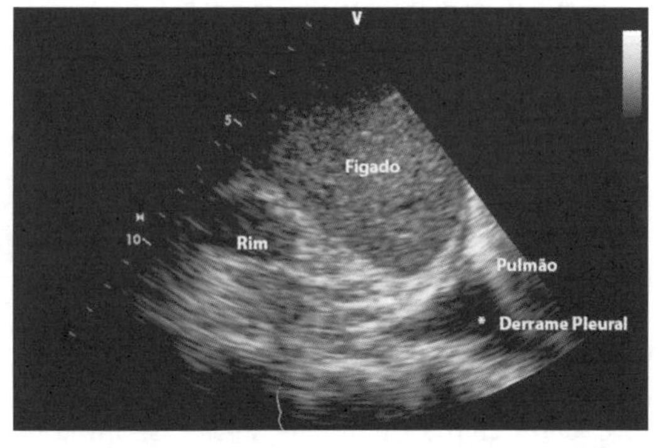

Figura 25.7. Hemotórax pequeno à direita, visualizado por janela torácica inferolateral direita. Notar a pequena região anecoica (*) que corresponde a derrame pleural localizado no seio costofrênico. No lado esquerdo da imagem, a cúpula diafragmática, o fígado e o rim (Fonte: Acervo pessoal dos autores).

Na presença de líquido livre intrapleural, o derrame irá se acumular nas regiões mais inferiores da cavidade, como no seio costofrênico, no caso de pacientes em posição supina ou ortostática. Muitas vezes é difícil distinguir entre um hemotórax ou um derrame crônico ou subcrônico, já que ambos podem conter líquido livre, fribrina e coágulos. Nos pacientes com trauma torácico ou abdominal, o diagnóstico de hemotórax deve ser inferido na identificação de líquido pleural ao correlacionar esse achado com os dados clínicos do caso. O exame ultrassonográfico do seio costofrênico faz parte do protocolo FAST (*Focused Assessment with*

Sonography for Trauma – abordado no Capítulo 26 deste livro) e consiste no uso de um transdutor convexo ou setorial posicionado longitudinalmente na linha axilar posterior e média, no plano da transição toracoabdominal, devendo ser visualizadas as regiões inferiores de ambos os hemitórax (Figura 25.8). O US possui grande precisão no diagnóstico de derrame pleural, mesmo os de pequeno volume[27-29].

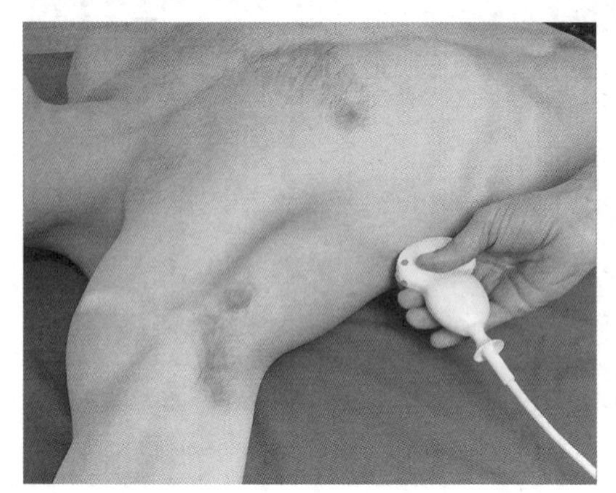

Figura 25.8. Janela torácica inferolateral. Transdutor posicionado no hemitórax direito, no plano da transição toracoabdominal, com a marca em sentido cranial (Fonte: Acervo pessoal dos autores).

▪ Contusão pulmonar

Contusões pulmonares são tipicamente resultantes da ação de instrumentos contundentes sobre o tórax, sendo os acidentes automobilísticos a principal causa, embora também possam ocorrer após traumas por explosão. Nas primeiras horas após o trauma torácico contuso o parênquima pulmonar se apresenta com infiltrado e edema intersticial (fase edematosa). Com o aumento progressivo da permeabilidade capilar e a diminuição da produção de surfactante, os alvéolos e brônquios terminais vão, gradativamente, ficando inundados de sangue, mediadores inflamatórios e restos de tecidos. Entre 24 e 48 horas após a lesão ocorre o colapso alveolar e a consolidação pulmonar secundária ao extravasamento desse material para o interior dos alvéolos, que pode culminar em síndrome da angústia respiratória aguda (SARA, fase consolidativa).

Via de regra, o diagnóstico está baseado na cinemática do trauma e, novamente, no quadro clínico do paciente e nos achados radiológicos (opacidades pulmonares focais ou difusas e consolidações, que surgem apenas na fase consolidativa). Contudo, o diagnóstico é difícil de ser realizado durante a avaliação inicial no ambiente de emergência, dada a baixa acurácia da radiografia simples de tórax e a necessidade de complementação com tomografia computadorizada de tórax. Estudos demonstram que o ultrassom é um método eficaz para o diagnóstico de edema intersticial, sendo capaz de detectar as contusões pulmonares em um estágio bem mais precoce do que a radiografia de tórax (sensibilidade de 94,6% e 27%, respectivamente)[30]. A técnica de exame consiste no uso de um transdutor convexo ou setorial para escaneamento do pulmão e identificação de áreas de infiltração alveolar (presença de linhas B focais) e de consolidações (Figura 25.9). Convém lembrar que linhas B também são encontradas na fibrose pulmonar e no edema pulmonar cardiogênico, onde aparecem de forma difusa em ambos os hemitórax.

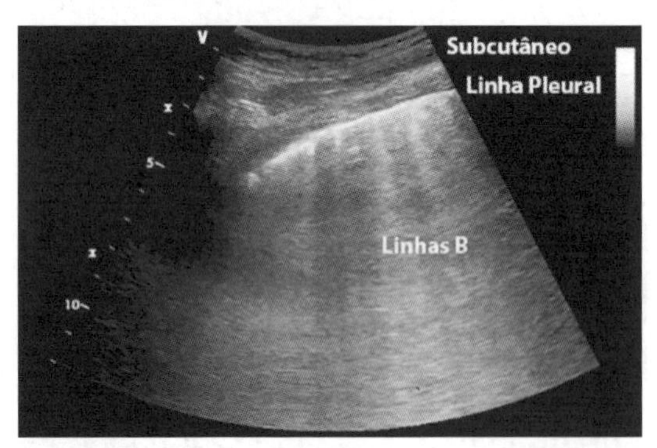

Figura 25.9. Trauma torácico com contusão pulmonar em fase edematosa. A imagem mostra a presença de linhas B, sinal compatível com infiltrado e edema intersticial (Fonte: Acervo pessoal dos autores).

▪ Lesões cardíacas e da aorta torácica

o trauma cardíaco fechado compõe um espectro de alterações que englobam desde lesões clinicamente silenciosas, arritmias e anormalidades da contratilidade miocárdica (disfunção cardíaca), até lesões graves com choque cardiogênico, rupturas valvares e do miocárdio septal, ventricular ou atrial e infarto por laceração ou trombose coronariana[31]. Diversas forças podem estar relacionadas com o trauma cardíaco fechado, incluindo compressão do coração entre a coluna e o esterno, flutuações abruptas de pressão no tórax e abdome, cisalhamento por desaceleração rápida e impactos por explosão[31,32]. Ademais, fragmentos de fraturas ósseas também podem lesionar diretamente o coração.

O diagnóstico de trauma cardíaco costuma não ser fácil e uma avaliação por ultrassonografia, através da janela subcostal do FAST, é o método de escolha para fornecer informações iniciais sobre a presença de derrame pericárdico (sensibilidade de 100% e especificidade de 97%) e de alterações grosseiras na função e estrutura do coração[33]. Posteriormente, uma avaliação ecocardiográfica transtorácica detalhada deve ser realizada em todos os pacientes com trauma torácico fechado ou choque refratário sem etiologia determinada, com vistas a identificar alterações que possam requerer intervenção imediata[34-37]. No trauma torácico penetrante, especialmente quando localizado em topografia precordial, o ecocardiograma também pode ser utilizado para excluir o envolvimento cardíaco[38-41]. Devido à concomitância de lesões torácicas associadas, o exame realizado por via transtorácica pode apresentar imagens subótimas para avaliação devido a uma janela acústica desfavorável e, portanto, pode ser necessária abordagem por via transesofágica. Estudo prospectivo demostrou que o ecocardiograma transesofágico é superior à modalidade transtorácica para investigar instabilidade hemodinâmica persistente ou lesões cardíacas relacionadas ao trauma, proporcionando imagens de ótima qualidade em 98% dos casos em comparação aos 60% da via transtorácica[37].

A lesão traumática da aorta, quando não for imediatamente fatal, pode se apresentar como pseudoaneurisma, espessamento e hematoma miointimal ou dissecção da camada íntima, os quais podem progredir para a ruptura caso não sejam identificados e reparados a tempo. A ultrassonografia transtorácica, como parte do FAST, fornece uma pobre visualização da aorta torácica, limitando a avaliação diagnóstica. Técnicas mais sofisticadas e semi-invasivas de US, como o estudo transesofágico, permitem a avaliação de porções da aorta ascendente, arco aórtico e da aorta descendente com uma acurácia próxima à da tomografia computadorizada. Dessa forma, a tomografia computadorizada e o ecocardiograma transesofágico são atualmente considerados os métodos de escolha para avaliar a aorta com suspeita de lesão traumática[42].

Avaliação de lesões ósseas torácicas

O exame das estruturas ósseas torácicas é idealmente realizado com um transdutor linear de alta frequência. As fraturas de arcos costais e esterno são achados relativamente comuns no trauma torácico contuso. Em pacientes hemodinamicamente estáveis, as lesões ósseas torácicas são usualmente suspeitadas pela sensibilidade localizada durante a palpação e pesquisada através da radiografia torácica simples, exame que possui baixa sensibilidade[43].

Alterações no exame que não correspondem ao ponto álgico devem ser avaliadas com atenção diante da possibilidade de erro de interpretação da imagem pelo operador. A presença de enfisema subcutâneo prejudica, e praticamente impossibilita, a realização do exame de forma adequada.

■ Fraturas costais

Fraturas costais devem ser presumidas em todo paciente com história de trauma que apresenta sensibilidade localizada em um ou mais pontos da caixa torácica. Na avaliação dos arcos costais o exame é realizado no sentido longitudinal e transversal, buscando regiões de descontinuidade do periósteo[47,48].

Aproximadamente 50% dessas lesões podem não ser visualizadas ao exame radiológico comum, sobretudo na sua fase aguda e quando envolvem as regiões anteriores e laterais dos arcos costais[44,45]. Fraturas costais ou de junção costocondral podem ser reconhecidas na ultrassonografia pela descontinuidade da linha cortical óssea, da junção costocondral ou da cartilagem, com sensibilidade de 80% e especificidade de 83% em comparação aos 24% e 92% da radiografia de tórax, respectivamente[43,45].

■ Fratura de esterno

Em geral, a presença de fratura do esterno está associada a maior possibilidade de trauma cardíaco e é considerada um indicativo de gravidade e de cinemática de risco. Se não ocorrerem lesões associadas essas fraturas podem ser de pouca importância clínica, no entanto, ocasionalmente, podem ocorrer complicações de longo prazo como a não consolidação, a consolidação viciosa (deformidade) e a formação de pseudoartrose, que podem requerer intervenções cirúrgicas.

Sensibilidade à palpação da região esternal deve lembrar a possibilidade de fratura nesse local, assim como colisões frontais em alta velocidade, que também podem causar esse tipo de fratura. O exame radiológico indicado é a radiografia focada em perfil ou a tomografia de tórax que, em pacientes graves, podem ser difíceis de realizar em um primeiro momento.

As evidências atuais consistem em pequenos estudos prospectivos e retrospectivos que sugerem que o exame ultrassonográfico de fraturas de esterno é tão sensível quanto a radiografia e pode ser melhor do que ela quando for realizado por operador experiente[43,46].

A anatomia e o desenvolvimento do esterno devem ser considerados quando é realizado o exame. O manúbrio está conectado ao corpo do esterno por uma articulação que forma o ângulo manúbrio-esternal (ângulo de Louis), situado ao nível do segundo espaço intercostal. Na avaliação do esterno não se deve confundi-lo com um foco de fratura[47]. Inferiormente, o esterno termina no apêndice xifoide, localizado no nível de T11 e T12.

O esterno é ecogênico e forma sombra acústica ao exame, que deve ser realizado com o transdutor em posição longitudinal, deslizando-o no sentido craniocaudal desde a região do manúbrio até o processo xifoide. Uma fratura está presente quando ocorre descontinuidade do periósteo (Figura 25.10). Se houver um claro desnível ou se ambas as partes do esterno se movimentam independentemente do ritmo respiratório, provavelmente há uma fratura envolvendo o córtex anterior e posterior.

Comentários

Os autores deste capítulo alinham-se com aqueles trabalhos que consideram recomendável realizar ultrassonografia de tórax nos pacientes hemodinamicamente estáveis, com trauma torácico. Os aparelhos são cada vez menores, imediatamente disponíveis e o exame não é invasivo. No geral, o US parece ter sensibilidade superior e especificidade similar à da radiografia de tórax anteroposterior em posição supina, na identificação de pneumotórax em adultos. O volume e a localização do pneumotórax afetam a acurácia do exame, bem como da radiografia simples. Pneumotórax pequenos, com localização apical e medial, são mais difíceis de detectar.

As linhas A podem ser encontradas tanto em pacientes normais quanto em pacientes com pneumotórax. A detecção do pneumotórax se baseia na ausência de deslizamento pleural e de linhas B, sendo a identificação do *lung point* o sinal confirmatório. A presença de deslizamento pleural exclui o diagnóstico de pneumotórax na topografia examinada.

As linhas B são artefatos de imagem do ultrassom gerados pelo espessamento dos septos interalveolares, presentes na síndrome

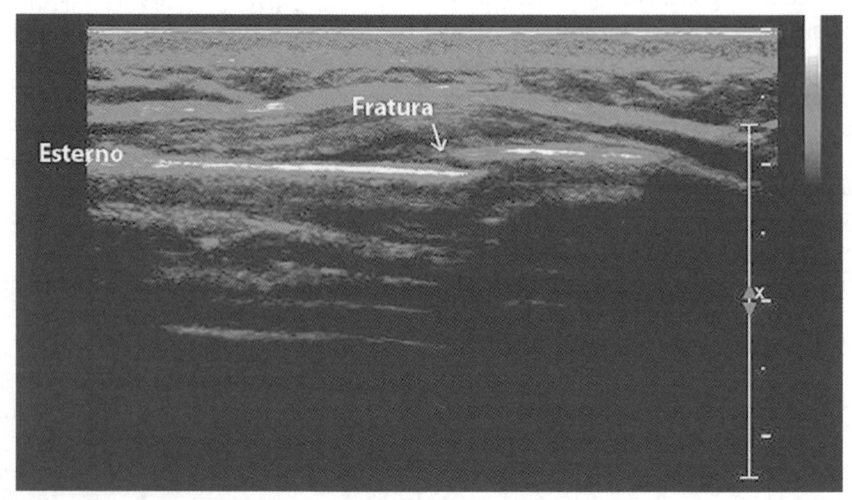

Figura 25.10. Fratura de esterno avaliada com US. Observa-se a linha hiperecogênica do periósteo com descontinuidade no local da fratura (seta) (Fonte: Acervo pessoal dos autores).

intersticial alveolar. Podem estar presentes em diversas patologias do parênquima pulmonar que vão desde o edema intersticial da contusão pulmonar até alterações como fibrose e edema cardiogênico. Assim, a presença de linhas B sempre deve ser contextualizada com o quadro clínico e sua distribuição na topografia torácica (p. ex., sua presença de forma difusa em ambos os hemitórax está associada a edema pulmonar cardiogênico).

A sensibilidade limitada do ultrassom, especialmente no trauma torácico penetrante, impede o seu uso como ferramenta definitiva para descartar lesões intratorácicas maiores. Nesses casos, o exame ultrassonográfico seriado pode ser uma alternativa para melhorar a acurácia do método.

Quando o coração pode ser claramente visualizado através de janela subcostal, a sensibilidade do exame ultrassonográfico para identificar derrame pericárdico é de aproximadamente 100%, evitando a necessidade de um exame ecocardiográfico convencional. No entanto, se o exame for inadequado por má visualização do coração ou por achados ambíguos, o ecocardiograma transtorácico convencional, sempre que o caso permitir, poderá elucidar a suspeita de comprometimento cardíaco.

Conclusão

O US é um exame de simples aplicação no ambiente de emergência para o atendimento do paciente traumatizado. Trata-se de um método portátil, de baixo custo e sem radiação ionizante, que pode ser realizado de forma rápida e seriada para a identificação de lesões e para o acompanhamento da resposta terapêutica. Diversos estudos observacionais prospectivos e alguns ensaios clínicos consideram-no adequado para diagnosticar lesões traumáticas pleuropulmonares, cardiovasculares e ósseas, além de guiar o manejo da via aérea. Sua versatilidade e seu elevado potencial diagnóstico permitem que seja incorporado à avaliação inicial do paciente com suspeita de trauma torácico.

■ Referências bibliográficas

1. Bair AE, Panacek EA, Wisner DH, Bales R, Sakles JC. Cricothyrotomy: a 5-year experience at one institution. J Emerg Med. 2003;24(2):151-56.
2. McGill J, Clinton JE, Ruiz E. Cricothyrotomy in the emergency department. Ann Emerg Med. 1982;11(7):361-64.
3. Barbetti JK, Nichol AD, Choate KR, Bailey MJ, Lee GA, Cooper DJ. Prospective observational study of postoperative complications after percutaneous dilatational or surgical tracheostomy in critically ill patients. Crit Care Resusc. 2009;11(4):244-49.
4. Nicholls SE, Sweeney TW, Ferre RM, Strout TD. Bedside sonography by emergency physicians for the rapid identification of landmarks relevant to cricothyrotomy. Am J Emerg Med. 2008;26(8):852-56.
5. Rudas M, Seppelt I. Safety and efficacy of ultrasonography before and during percutaneous dilatational tracheostomy in adult patients: a systematic review. Crit Care Resusc. 2012;14(4):297-01.
6. Rajajee V, Fletcher JJ, Rochlen LR, Jacobs TL. Real-time ultrasound-guided percutaneous dilatational tracheostomy: a feasibility study. Crit Care. 2011;15(1):R67.
7. Barbe N, Martin P, Pascal J, Heras C, Rouffiange P, Molliex S. Locating the cricothyroid membrane in learning phase: value of ultrasonography?. Ann Fr Anesth Reanim. 2014;33(3):163-66.
8. Siddiqui N, Arzola C, Friedman Z, Guerina L, You-Ten KE. Ultrasound Improves Cricothyrotomy Success in Cadavers with Poorly Defined Neck Anatomy: A Randomized Control Trial. Anesthesiology. 2015;123(5):1033-41.
9. Yildiz G, Goksu E, Senfer A, Kaplan A. Comparison of ultrasonography and surface landmarks in detecting the localization for cricothyroidotomy. Am J Emerg Med. 2016;34(2):254-56.
10. Sustic A, Kovac D, Zgaljardic Z, Zupan Z, Krstulovic B. Ultrasound-guided percutaneous dilatational tracheostomy: a safe method to avoid cranial misplacement of the tracheostomy tube. Intensive Care Med. 2000;26(9):1379-81.
11. Rudas M, Seppelt I, Herkes R, Hislop R, Rajbhandari D, Weisbrodt L. Traditional landmark versus ultrasound guided tracheal puncture during percutaneous dilatational tracheostomy in adult intensive care patients: a randomised controlled trial. Crit Care. 2014;18(5):514.
12. Dinh VA, Farshidpanah S, Lu S, Stokes P, Chrissian A, Shah H, et al. Real-time sonographically guided percutaneous dilatational tracheostomy using a long-axis approach compared to the landmark technique. J Ultrasound Med. 2014;33(8):1407-15.
13. Yavuz A, Yilmaz M, Goya C, Alimoglu E, Kabaalioglu A. Advantages of US in percutaneous dilatational tracheostomy: randomized controlled trial and review of the literature. Radiology. 2014;273(3):927-36.
14. Rajajee V, Williamson CA, West BT. Impact of real-time ultrasound guidance on complications of percutaneous dilatational tracheostomy: a propensity score analysis. Crit Care. 2015;19:198.
15. Weaver B, Lyon M, Blaivas M. Confirmation of endotracheal tube placement after intubation using the ultrasound sliding lung sign. Acad Emerg Med. 2006;13(3):239-44.
16. Blaivas M, Lyon M, Duggal S. A prospective comparison of supine chest radiography and bedside ultrasound for the diagnosis of traumatic pneumothorax. Acad Emerg Med. 2005;12(9):844-49.

17. Ramsingh D, Frank E, Haughton R, Schilling J, Gimenez KM, Banh E, et al. Auscultation versus Point-of-care Ultrasound to Determine Endotracheal versus Bronchial Intubation: A Diagnostic Accuracy Study. Anesthesiology. 2016;124(5):1012-20.
18. Chou HC, Chong KM, Sim SS, Ma MH, Liu SH, Chen NC, et al. Real-time tracheal ultrasonography for confirmation of endotracheal tube placement during cardiopulmonary resuscitation. Resuscitation. 2013;84(12):1708-12.
19. Chou EH, Dickman E, Tsou PY, Tessaro M, Tsai YM, Ma MH, et al. Ultrasonography for confirmation of endotracheal tube placement: a systematic review and meta-analysis. Resuscitation. 2015;90:97-103.
20. Das SK, Choupoo NS, Haldar R, Lahkar A. Transtracheal ultrasound for verification of endotracheal tube placement: a systematic review and meta-analysis. Can J Anaesth. 2015;62(4):413-23.
21. Dulchavsky SA, Schwarz KL, Kirkpatrick AW, Billica RD, Williams DR, Diebel LN, et al. Prospective evaluation of thoracic ultrasound in the detection of pneumothorax. J Trauma. 2001;50(2):201-05.
22. Kirkpatrick AW, Sirois M, Laupland KB, Liu D, Rowan K, Ball CG, et al. Hand-held thoracic sonography for detecting post-traumatic pneumothoraces: the Extended Focused Assessment with Sonography for Trauma (EFAST). J Trauma. 2004;57(2):288-95.
23. Soldati G, Testa A, Sher S, Pignataro G, La Sala M, Silveri NG. Occult traumatic pneumothorax: diagnostic accuracy of lung ultrasonography in the emergency department. Chest. 2008;133(1):204-11.
24. Alrajab S, Youssef AM, Akkus NI, Caldito G. Pleural ultrasonography versus chest radiography for the diagnosis of pneumothorax: review of the literature and meta-analysis. Crit Care. 2013;17(5):R208.
25. Zhang M, Liu ZH, Yang JX, Gan JX, Xu SW, You XD, et al. Rapid detection of pneumothorax by ultrasonography in patients with multiple trauma. Crit Care. 2006;10(4):R112.
26. Wilkerson RG, Stone MB. Sensitivity of bedside ultrasound and supine anteroposterior chest radiographs for the identification of pneumothorax after blunt trauma. Acad Emerg Med. 2010;17(1):11-07.
27. Brooks A, Davies B, Smethhurst M, Connolly J. Emergency ultrasound in the acute assessment of haemothorax. Emerg Med J. 2004;21(1):44-46.
28. Ma OJ, Mateer JR. Trauma ultrasound examination versus chest radiography in the detection of hemothorax. Ann Emerg Med. 1997;29(3):312-16.
29. Sisley AC, Rozycki GS, Ballard RB, Namias N, Salomone JP, Feliciano DV. Rapid detection of traumatic effusion using surgeon-performed ultrasonography. J Trauma. 1998;44(2):291-97.
30. Soldati G, Testa A, Silva FR, Carbone L, Portale G, Silveri NG. Chest ultrasonography in lung contusion. Chest. 2006;130(2):533-38.
31. Elie MC. Blunt cardiac injury. Mt Sinai J Med. 2006;73(2):542-52.
32. Schultz JM, Trunkey DD. Blunt cardiac injury. Crit Care Clin. 2004;20(1):57-70.
33. Chelly MR, Margulies DR, Mandavia D, Torbati SS, Mandavia S, Wilson MT. The evolving role of FAST scan for the diagnosis of pericardial fluid. J Trauma. 2004;56(4):915-17.
34. van Wijngaarden MH, Karmy-Jones R, Talwar MK, Simonetti V. Blunt cardiac injury: a 10 year institutional review. Injury. 1997;28(1):51-55.
35. Labovitz AJ, Noble VE, Bierig M, Goldstein SA, Jones R, Kort S, et al. Focused cardiac ultrasound in the emergent setting: a consensus statement of the American Society of Echocardiography and American College of Emergency Physicians. J Am Soc Echocardiogr. 2010;23(12):1225-30.
36. Karalis DG, Victor MF, Davis GA, McAllister MP, Covalesky VA, Ross JJ, et al. The role of echocardiography in blunt chest trauma: a transthoracic and transesophageal echocardiographic study. J Trauma. 1994;36(1):53-58.
37. Chirillo F, Totis O, Cavarzerani A, Bruni A, Farnia A, Sarpellon M, et al. Usefulness of transthoracic and transoesophageal echocardiography in recognition and management of cardiovascular injuries after blunt chest trauma. Heart. 1996;75(3):301-06.
38. Levitov A, Frankel HL, Blaivas M, Kirkpatrick AW, Su E, Evans D, et al. Guidelines for the Appropriate Use of Bedside General and Cardiac Ultrasonography in the Evaluation of Critically Ill Patients-Part II: Cardiac Ultrasonography. Crit Care Med. 2016;44(6):1206-27.
39. Rozycki GS, Feliciano DV, Schmidt JA, Cushman JG, Sisley AC, Ingram W, et al. The role of surgeon-performed ultrasound in patients with possible cardiac wounds. Ann Surg. 1996;223(6):737-46.
40. Rozycki GS, Feliciano DV, Ochsner MG, Knudson MM, Hoyt DB, Davis F, et al. The role of ultrasound in patients with possible penetrating cardiac wounds: a prospective multicenter study. J Trauma. 1999;46(4):543-52.
41. Plummer D, Brunette D, Asinger R, Ruiz E. Emergency department echocardiography improves outcome in penetrating cardiac injury. Ann Emerg Med. 1992;21(6):709-12.
42. Baliga RR, Nienaber CA, Bossone E, Oh JK, Isselbacher EM, Sechtem U, et al. The role of imaging in aortic dissection and related syndromes. JACC Cardiovasc Imaging. 2014;7(4):406-24.
43. Rainer TH, Griffith JF, Lam E, Lam PK, Metreweli C. Comparison of thoracic ultrasound, clinical acumen, and radiography in patients with minor chest injury. J Trauma. 2004;56(6):1211-13.
44. Livingston DH, Shogan B, John P, Lavery RF. CT diagnosis of Rib fractures and the prediction of acute respiratory failure. J Trauma. 2008;64(4):905-11.
45. Kara M, Dikmen E, Erdal HH, Simsir I, Kara SA. Disclosure of unnoticed rib fractures with the use of ultrasonography in minor blunt chest trauma. Eur J Cardiothorac Surg. 2003;24(4):608-13.
46. Engin G, Yekeler E, Guloglu R, Acunas B, Acunas G. US versus conventional radiography in the diagnosis of sternal fractures. Acta Radiol. 2000;41(3):296-99.
47. Jin W, Yang DM, Kim HC, Ryu KN. Diagnostic values of sonography for assessment of sternal fractures compared with conventional radiography and bone scans. J Ultrasound Med. 2006;25(10):1263-68.
48. You JS, Chung YE, Kim D, Park S, Chung SP. Role of sonography in the emergency room to diagnose sternal fractures. J Clin Ultrasound. 2010;38(3):135-57.

26

Utilização do FAST Estendido (eFAST)

Marcelo Haertel Miglioranza
Daniel Fontana Pedrollo

■ **Resumo**

A avaliação focada com ultrassom para o trauma (*Focused Assessment Sonography for Trauma* – FAST) é uma importante metodologia de rastreamento, em especial na sala de emergência, utilizada como parte da avaliação inicial na identificação de lesões no paciente traumatizado. A técnica foi originalmente desenvolvida para detecção de líquido livre acumulado em recessos da cavidade peritoneal, no espaço pleural e no saco pericárdico, sem preocupação de determinar a etiologia da alteração. Nas últimas décadas, no entanto, a miniaturização e o avanço tecnológico dos equipamentos se somaram à exploração de novas áreas de aplicabilidade e levaram ao aprimoramento da técnica e ampliação de seu alcance, o que determinou o surgimento da terminologia *extended-FAST* (eFAST), para se referir à adição do rastreamento de lesões torácicas ligadas ao trauma. Neste capítulo, serão abordados os conceitos básicos da técnica para a realização do exame e analisados os mais importantes aspectos e evidências clínicas relacionados a sua aplicação.

- **Descritores:** eFAST, Avaliação Focada com Ultrassom para o Trauma, Trauma Abdominal, Trauma Torácico.
- **Nível de evidência científica predominante:** 2B.

Introdução

O FAST, que tem o significado atual de *Focused Assessment with Sonography for Trauma* (avaliação focada com ultrassonografia para o trauma), foi introduzido na década de 1970 com objetivo de detectar líquido livre na cavidade peritoneal, no espaço pleural e saco pericárdico, onde essas coleções se apresentam como uma imagem hipoecoica ou anecoica ao exame. Entretanto, com a evolução tecnológica e a expansão de sua área de ação, a avaliação do tórax pelo ultrassom (US) foi incorporada ao FAST tradicional em meados da década de 2000, dando origem ao "FAST estendido" (*extended-FAST*) ou eFAST. Essa nova sistemática inseriu janelas torácicas anterossuperiores (para detecção de pneumotórax) e inferolaterais (para detecção de líquido livre pleural), somadas às antigas janelas subxifoide, hepatorrenal, esplenorrenal e suprapúbica.

Como uma proporção substancial das lesões traumáticas envolve a topografia torácica, abdominal ou toracoabdominal, o FAST possibilitou uma rápida avaliação dessas lesões, à beira do leito, especialmente em vítimas instáveis que não poderiam ser transportadas ao centro de radiologia para tomografia computadorizada (TC). A detecção de fluido livre intraperitoneal, nos espaços pleurais e no pericárdio, então, passou a ser realizada, rotineiramente, na chegada do paciente ao serviço de trauma.

Outras aplicações do método incluem a detecção de lesões em órgãos sólidos, pneumotórax e fraturas, a realização de exames em série e o uso no transporte pré-hospitalar. Descrenças remanescentes se devem à inevitável comparação do US com a TC e, ainda, ao fato de o exame haver migrado para as mãos da equipe de trauma.

O diagnóstico rápido e acurado das lesões em vítimas de trauma é considerado um desafio, especialmente na vigência de estado mental alterado e de lesões múltiplas que podem mascarar a presença de lesões mais importantes. Na avaliação do paciente com suspeita de trauma abdominal, além dos dados do evento e da avaliação inicial há outros três recursos complementares de avaliação, aplicáveis conforme a situação: lavado peritoneal diagnóstico (LPD), TC e FAST.

O LPD apresenta grande sensibilidade na detecção de hemoperitônio, mesmo em volumes diminutos, mas por se tratar de exame invasivo que não está ao alcance de todos os profissionais, tende a ceder espaço para o US, que oferece cada vez mais portabilidade, disponibilidade e rapidez de execução, fatores imprescindíveis para pacientes instáveis, além de eficácia, que também o credencia para os pacientes estáveis. Por oferecer maior especificidade, a TC com contraste ocupa a preferência para os casos em que há estabilidade hemodinâmica, quando está disponível. Além disso, o LPD também não oferece informações sobre o retroperitônio, tem baixa especificidade quanto à origem do sangramento e requer que o médico detenha conhecimentos e habilidades cirúrgicas. Embora seu uso sofra a tendência de diminuir progressivamente, à medida que os equipamentos de US se tornem mais acessíveis, não se pode esquecer que em países com grandes extensões territoriais ou recursos limitados pode haver áreas onde sua aplicação pode representar não só a melhor, mas a única alternativa razoável à indicação sistemática de laparotomia exploradora.

Em contrapartida, a TC possui maior sensibilidade e especificidade para detectar lesões anatômicas decorrentes do trauma abdominal e pélvico, além de ensejar o manejo não operatório. No entanto, além de expor à radiação ionizante, requer administração de contraste endovenoso e, principalmente, necessita de transporte para o setor de radiologia, o que impede seu uso no paciente instável.

Revisão da literatura

Inúmeros estudos mostram que o eFAST deve ser empregado na avaliação inicial do paciente traumatizado como ferramenta de triagem não invasiva, com aplicação rápida nos mais variados cenários e elevadas acurácia e reprodutibilidade[1,2]. O US possui a vantagem de não empregar radiação ionizante ou fármacos, podendo ser realizado de forma seriada na avaliação do paciente traumatizado.

Nos centros de trauma, a principal utilização do eFAST durante a avaliação inicial está na identificação de líquido livre intracavitário no paciente com trauma torácico, abdominal ou toracoabdominal (Quadros 26.1 e 26.2). Mais recentemente, seu uso tem se ampliado da simples detecção da presença de sangramento intracavitário para a sua quantificação e localização. A única contraindicação à realização do exame, uma vez que haja examinador treinado, é a necessidade de cirurgia imediata.

A utilização do US como método alternativo à radiografia de tórax tradicional se torna ainda mais justificável quando é verificado o elevado número de pneumotórax ocultos (não visualizados na radiografia) encontrados em vítimas

Quadro 26.1. Principais situações clínicas implicadas na indicação do eFAST
• Instabilidade hemodinâmica
• Impossibilidade de transporte para realização da TC no setor de radiologia
• Exame clínico difícil devido à alteração do estado de consciência
• Choque refratário, sem etiologia determinada

Quadro 26.2. Principais tipos de trauma implicados na indicação do eFAST
• Trauma cardíaco (penetrante e contuso)
• Trauma torácico
• Trauma abdominal contuso
• Trauma pediátrico
• Trauma na gestante

de trauma. De acordo com a literatura, o pneumotórax oculto pode estar presente em 30 a 70% dos pacientes traumatizados[3,4]. Em estudo analisando exclusivamente vítimas de trauma, Blaivas e cols.[5] encontraram uma sensibilidade de 98% e especificidade de 99% para detecção de pneumotórax por ultrassonografia, enquanto a radiografia torácica apresentou sensibilidade de 76% e especificidade de 100%[6].

O diagnóstico de pneumotórax de volume pequeno a moderado, apenas com exame físico e radiografia de tórax em supino, é reptante, e lesões ocultas podem passar despercebidas em até 76% dos casos de trauma fechado. Utilizando a TC como referência, a sensibilidade do eFAST supera a da radiografia de tórax anteroposterior (49% e 21%, respectivamente). Em pacientes com instabilidade hemodinâmica o eFAST apresenta sensibilidade de 77%, embora haja relatos de índices menores (43%), ainda assim superiores aos da radiografia de tórax (11%)[7].

A superioridade do US na detecção de pneumotórax em vítimas de trauma grave é explicável pelo efeito que a gravidade exerce sobre a localização da coleção de ar na cavidade pleural. Devido às restrições de mobilização do paciente traumatizado, as radiografias de tórax são habitualmente realizadas com o paciente em posição supina (decúbito dorsal) e, portanto, o ar acumulado tende a se localizar à frente do pulmão, no tórax anterior, o que dificulta sua percepção no exame radiológico[6].

A inclusão do eFAST em protocolos de avaliação de trauma reduz o tempo para a realização da cirurgia, a dependência da TC e o tempo de hospitalização[8]. Nos pacientes com trauma penetrante, o exame também pode ser útil para confirmar a ocorrência de penetração do ferimento, ao identificar a presença de líquido livre na cavidade (tórax e abdome) ou no saco pericárdico, principalmente em lesões precordiais ou inferiores do tórax. Em uma revisão de casos com múltiplos ferimentos em região torácica e abdominal, o uso precoce do eFAST se mostrou recomendável para determinar a sequência dos procedimentos a serem realizados[9].

A detecção precoce de lesões intestinais e mesentéricas com US é difícil, uma vez que o volume da hemorragia ou o conteúdo extravasado, geralmente é pequeno logo após a lesão. O pneumoperitônio da perfuração intestinal pode imitar o ar no interior das alças, embora o gás livre se desloque para áreas menos típicas da cavidade abdominal com a movimentação do examinando (fenômeno da mudança). O gás intestinal, o enfisema subcutâneo e a obesidade são obstáculos à visualização do US, assim como a gordura perirrenal que se sobrepõe à interface hepatorrenal e esplenorrenal. Comparar as imagens de ambos os rins é recomendável nesses casos.

O US não avalia bem o retroperitônio e possui baixa sensibilidade para lesões viscerais, em particular as de baixo grau e, via de regra, não identifica a etiologia do sangramento. Estudos comparando FAST com TC revelam uma sensibilidade abaixo de 30% na detecção de lesões em órgãos sólidos. Quase 1/3 dos exames pode ser negativo em lesões de grau II, resultado atribuído a comprometimento isolado de órgãos sólidos sem fluido livre presente (falso-negativo). A suspeição clínica, o tipo de trauma, alterações no exame clínico e no estado hemodinâmico devem fazer parte da decisão de ampliar ou não a investigação após um FAST inicial negativo (Figura 26.1)[10].

Em locais onde a TC não está disponível o eFAST favorece a avaliação do paciente, identificando precocemente a necessidade de transporte para um centro de trauma e do concurso de especialistas[11].

No trauma da gestante, principal causa de morte materna não obstétrica, o US oferece inegáveis vantagens em relação aos outros métodos. Além de identificar a presença de hemoperitônio, o exame permite avaliar o *status* do feto, os batimentos cardíacos fetais, a idade gestacio-

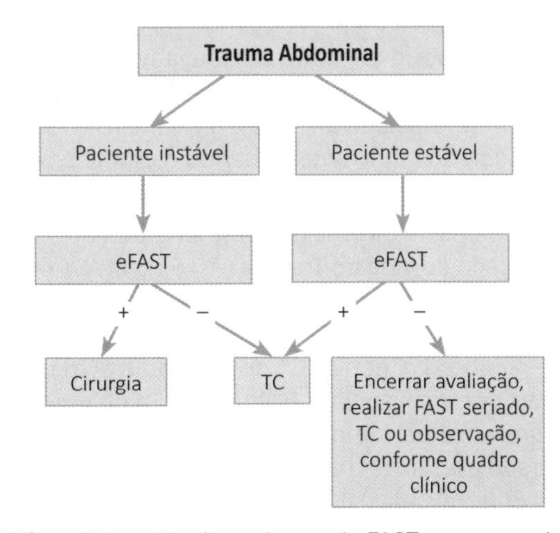

Figura 26.1. Algoritmo do uso do FAST no trauma abdominal contuso (Fonte: Richards JR, McGahan JP[10]).

nal aproximada e a placenta, sem necessidade de contraste e sem expor à radiação[12].

Como o útero gravídico distorce as referências usuais, a avaliação do hemoperitônio na gravidez requer técnica e experiência para a distinção entre fluido intra e extrauterino. A presença de líquido intraperitoneal, que costuma ter origem em hemorragias de órgãos sólidos, também pode representar líquido amniótico secundário a ruptura uterina. Nas gestantes com FAST negativo ou duvidoso, a monitoração cardiotocográfica é útil para triagem do descolamento da placenta[13].

Messinger e cols. relatam sensibilidade e valor preditivo positivo de 85,7% e especificidade e valor preditivo negativo de 99,7%, concluindo que a ultrassonografia abdominal é um exame de imagem eficaz e suficiente em pacientes grávidas com trauma abdominal. Quando realizado como parte da avaliação inicial, empregando um protocolo de trauma adaptado para a gravidez, o US minimiza o atraso no diagnóstico, elimina o risco de radiação e proporciona alta sensibilidade para lesões na população gestante[14].

No trauma pediátrico o uso e os resultados do FAST parecem ser semelhantes aos do adulto em casos de trauma abdominal com hipotensão associada[15], muito embora seja consenso que nesta faixa etária há um índice maior de lesões intra-abdominais sem líquido livre peritoneal. Uma metanálise determinou que para detecção de hemoperitônio no grupo pediátrico a sensibilidade é de 66% e a especificidade é de 95%. Estudo observacional prospectivo sobre o uso do FAST no trauma abdominal pediátrico sugere que o exame é mais útil quando positivo (valor preditivo positivo), pois sua negatividade não exclui a existência de lesão intra-abdominal (valor preditivo negativo). O US e o exame físico são considerados suficientes, quando o exame é negativo, em cerca de 50% das crianças avaliadas[16].

Conforme diretriz do programa de Suporte Avançado de Vida ao Trauma (ATLS), o eFAST geralmente é realizado durante o exame primário, na etapa de avaliação da circulação e controle de hemorragia (letra "C" do ABC do trauma) e inicia por uma janela subxifoide, a fim de excluir a presença de tamponamento cardíaco, considerado a lesão de maior risco à vida. Entretanto, em determinadas situações, a ordem das janelas ultrassonográficas pode ser alterada em função do mecanismo de trauma e diante da suspeita clínica de um determinado tipo de lesão. Em geral, é recomendável a utilização de um transdutor convexo ou setorial, de baixa frequência (2,5 a 5 MHz), mas pode ser utilizado um transdutor linear, de alta frequência (8 MHz), para a avaliação de pneumotórax, uma vez que ele possibilita melhor visualização da pleura.

Um aspecto importante diz respeito ao treinamento necessário para se tornar um operador experiente. O primeiro consenso do FAST, em 1999, especificou que ao menos 200 exames supervisionados devem ser realizados até atingir esse grau. Em estudos comparando operadores experientes e inexperientes, a detecção de lesões de órgãos sólidos foi quase o dobro no primeiro grupo[10].

Como realizar o eFAST

■ Janela subxifoide ou subcostal

O exame do coração é realizado pela janela subxifoide, na qual o transdutor é colocado levemente deitado sobre o abdome do paciente, direcionado para o seu ombro esquerdo, com o marcador voltado para a direita do paciente (posição transversa), logo abaixo do apêndice xifoide (Figura 26.2). Essa abordagem resulta em um corte com as quatro câmaras do coração, onde as câmaras direitas estão na região superior da tela do aparelho (mais próximas do transdutor) e as câmaras esquerdas, na região inferior (mais longe do transdutor) (Figura 26.3).

A detecção de líquido pericárdico é elemento-chave no exame ultrassonográfico do coração no trauma. Quando o derrame pericárdico está presente se observa uma faixa anecoica no entorno cardíaco, entre as lâminas parietal e visceral do pericárdio (Figura 26.4). No mesmo exame, é possível obter informações relativas à presença de tamponamento cardíaco, disfunção contrátil ventricular e outros sinais de acometimento do coração, além de acessar o estado hemodinâmico do paciente.

■ Janelas torácicas inferolaterais

As regiões mais inferiores da cavidade pleural podem ser examinadas com uma janela ultrassonográfica semelhante à do exame dos flancos abdominais. O transdutor convexo ou

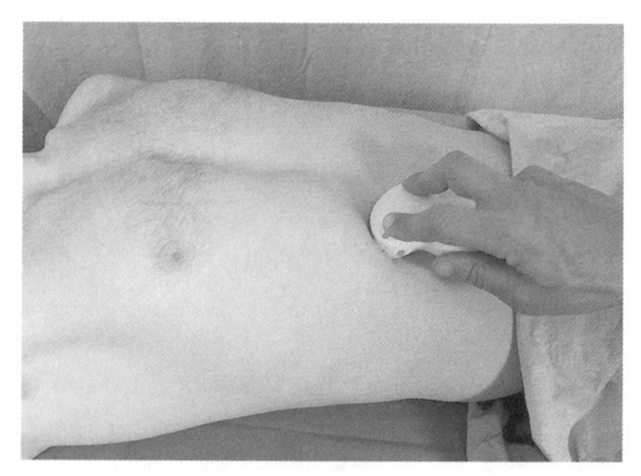

Figura 26.2. Janela subxifoide ou subcostal. Notar o posicionamento do transdutor, levemente deitado sobre o abdome do paciente e direcionado para o ombro esquerdo (Fonte: Acervo pessoal dos autores).

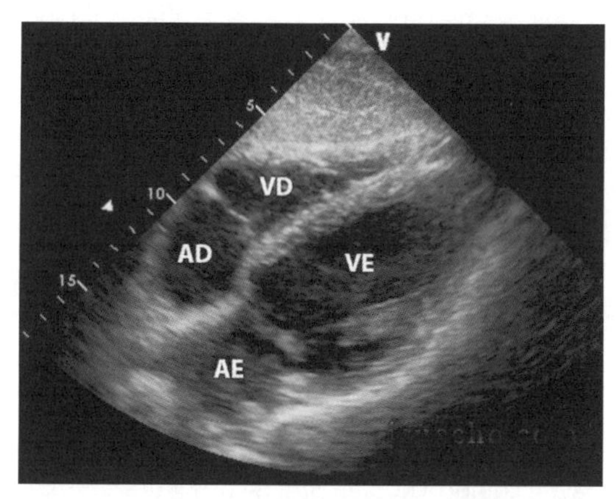

Figura 26.3. Janela subxifoide em exame normal. Na região superior da imagem está o fígado, logo abaixo, a câmara ventricular direita (VD) e atrial direita (AD). Na base da imagem está o ventrículo esquerdo (VE) e o átrio esquerdo (AE) (Fonte: Acervo pessoal dos autores).

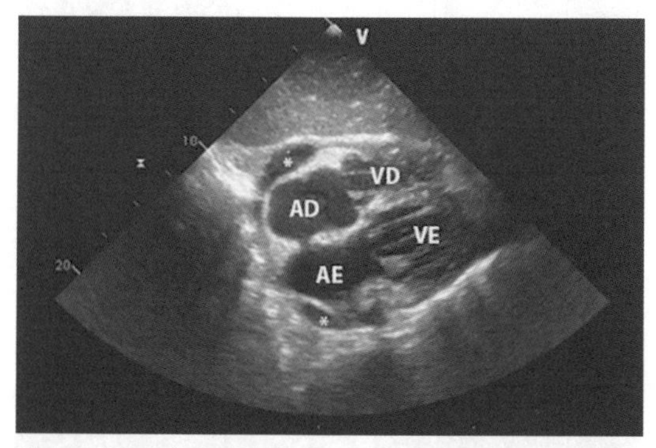

Figura 26.4. Janela subxifoide em presença de derrame pericárdico de grau leve (ver asteriscos) com localização justa-atrial direita (AD) e justa-atrial esquerda (AE) (Fonte: Acervo pessoal dos autores).

setorial é posicionado na região inferolateral de ambos os hemitórax, no plano da transição toracoabdominal, produzindo imagem no plano coronal (Figura 26.5).

A busca por fluido livre é iniciada pela cavidade pleural direita. Em presença de derrame pleural, será observada uma imagem anecoica, em faixa, em torno do pulmão afetado, separando a pleura parietal da visceral, acima do diafragma. Em geral, a borda do pulmão acometido costuma ser bem visualizada devido à presença de atelectasias nas áreas pulmonares justaderrame (Figura 26.6). Deve-se aproveitar o momento do exame de cada hemitórax para, concomitantemente, iniciar o exame da cavidade abdominal ipsilateral, deslizando o transdutor em direção caudal para os respectivos flancos. Assim, ambos os lados devem ser examinados: espaço pleural direito e bolsa hepatorrenal; espaço pleural esquerdo e recesso esplenorrenal.

Ma e cols.[17] constataram que o eFAST constitui uma ferramenta com sensibilidade e especificidade adequadas para detecção de hemotórax em pacientes traumatizados, críticos ou não. Pesquisas demonstram que o US é bastante sensível para detecção de líquido pleural, com capacidade de identificar volumes tão pequenos quanto 20 mL de fluido[2]. Quando comparado à radiografia de tórax, possui a mesma sensibilidade (96%), mas especificidade (100%) e acurácia (99%) maiores[17].

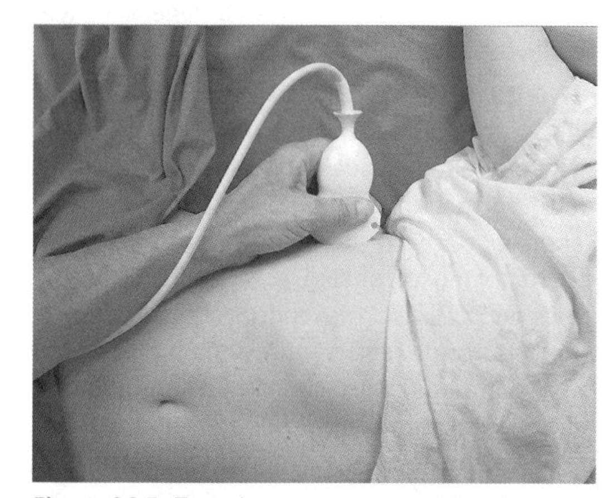

Figura 26.5. Transdutor convexo posicionado na região inferolateral do hemitórax direito, no plano da transição toracoabdominal, com a marca em direção cranial (janela inferolateral). Notar que para visualização do flanco abdominal direito (janela hepatorrenal) basta deslizar caudalmente o transdutor, alguns centímetros. O mesmo processo deve ser repetido no lado esquerdo (Fonte: Acervo pessoal dos autores).

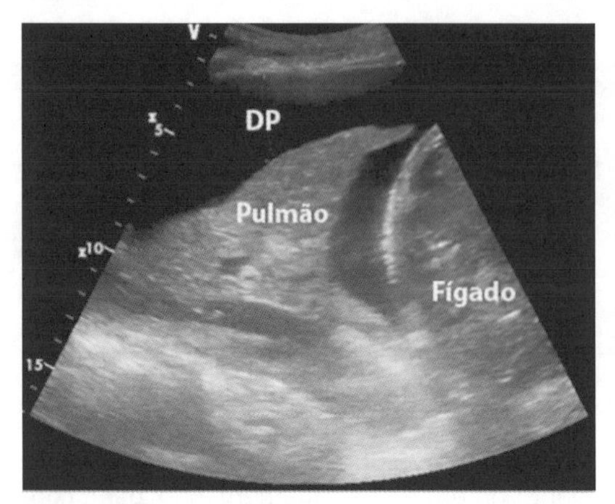

Figura 26.6. Derrame pleural volumoso em hemitórax direito, visível a partir de janela torácica inferolateral direita. Notar faixa anecoica que corresponde a derrame pleural (DP) circundando o pulmão atelectasiado. À direita, a cúpula diafragmática e o fígado (Fonte: Acervo pessoal dos autores).

■ Janelas abdominais

A principal proposta do FAST, desde a sua implementação, é identificar líquido livre nas regiões posteriores da cavidade peritoneal do paciente traumatizado posicionado em decúbito dorsal, presumindo que possa ser sangue e, por consequência, sinal de lesão em órgãos abdominais[14,18]. O líquido livre abdominal, seja sangue ou não, aparecerá na imagem como uma coleção anecoica e o exame somente será considerado negativo se todas as janelas estiverem livres da presença de líquido.

O exame é iniciado pela janela hepatorrenal, junto à transição toracoabdominal direita (flanco direito), obtida pela colocação do transdutor entre a linha hemiclavicular e axilar posterior, logo abaixo do rebordo costal, através de um plano coronal (Figura 26.5). O exame deve ser realizado movendo sistematicamente o transdutor da região anterior para a posterior do abdome, para visualização adequada da região pleural, subfrênica, hepatorrenal (espaço de Morrison) e o polo inferior do rim direito (Figura 26.7). O espaço hepatorrenal deve ser meticulosamente examinado por se tratar do recesso mais posterior da cavidade peritoneal, local de maior sensibilidade para detecção de líquido livre. O acúmulo de líquido isoladamente, entre fígado e diafragma é menos comum de ocorrer, mas também deve ser examinado.

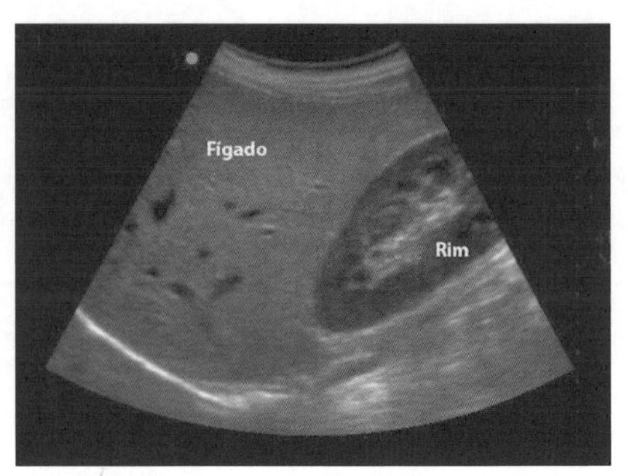

Figura 26.7. Janela hepatorrenal negativa para líquido livre. Nesse caso, o espaço de Morrison é virtual (Fonte: Acervo pessoal dos autores).

O exame prossegue com a janela esplenorrenal, na transição toracoabdominal esquerda (flanco esquerdo), obtida pela colocação do transdutor na linha axilar posterior, logo abaixo do rebordo costal, por meio de um plano coronal. A exemplo do lado direito, o transdutor também deve ser movido da região anterior para posterior, a fim de visualizar as regiões pleural, subfrênica, periesplênica e polo inferior do rim esquerdo (Figura 26.8). Nessa região, mais frequentemente, o líquido se acumula entre o rim e o baço (recesso esplenorrenal), mas é necessário estar atento à possibilidade de haver líquido subdiafragmático (Figura 26.9), o que costuma ocorrer com maior frequência do que do lado direito, devido ao menor tamanho do baço em relação ao fígado.

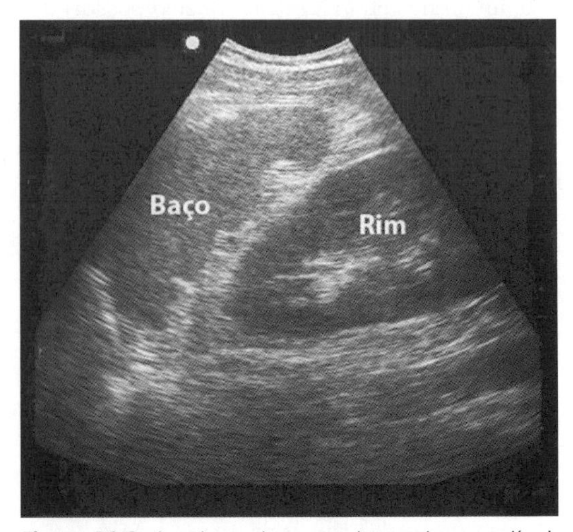

Figura 26.8. Janela esplenorrenal negativa para líquido livre (Fonte: Acervo pessoal dos autores).

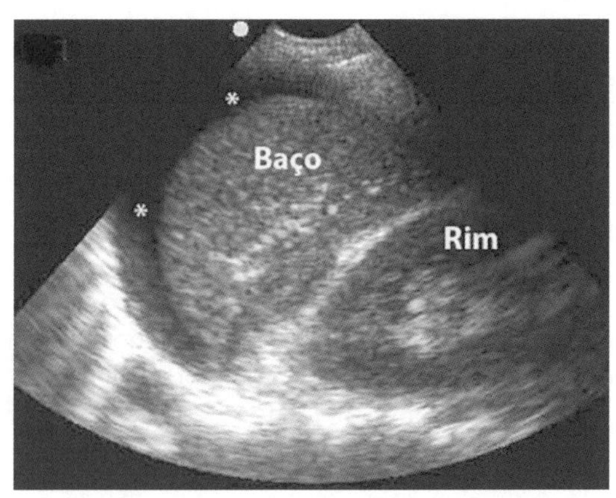

Figura 26.9. Janela esplenorrenal positiva para líquido livre. Nesse caso se observa uma faixa anecoica (asteriscos), correspondendo a líquido livre subdiafragmático (Fonte: Acervo pessoal dos autores).

Diversos estudos, tentando determinar a quantidade mínima de líquido detectável pelo ultrassom, concluíram que pode variar conforme a janela avaliada, sendo 160 mL na pelve e 620 a 670 mL no espaço hepatorrenal, em decúbito dorsal. A posição de Trendelenburg permite melhor visualização de líquido livre, possibilitando a detecção de volumes de até 400 mL na loja hepatorrenal e 100 mL no saco de Douglas[19,20].

Janela pélvica

A última região analisada pelo eFAST é a pélvica. Como o fundo de saco de Douglas é o espaço mais caudal do abdome, o transdutor convexo ou setorial deve ser posicionado na região suprapúbica, logo acima da sínfise pubiana (Figura 26.10). O erro mais comum na localização da bexiga é a colocação do transdutor em uma região mais cranial ao local correto. O exame é realizado utilizando um plano sagital, movendo o transdutor para ambos os lados, a fim de visualizar toda a bexiga e o espaço retrovesical ou retrouterino[18,21]. Em seguida, ele deve ser girado 90º, no sentido anti-horário, gerando um plano transversal, antes de ser movido em direção cranial e caudal para analisar todo o peritônio pélvico.

A bexiga propicia uma ótima janela ultrassonográfica para visualização da pelve quando está parcialmente repleta; quando está vazia, impossibilita a visualização de pequenas quantidades de líquido. Trabalhos sugerem que a bexiga parcialmente vazia ou muito distendida é a

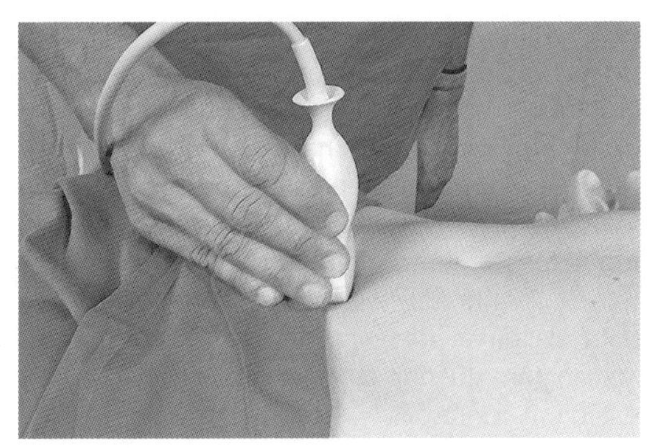

Figura 26.10. Janela pélvica. Transdutor convexo posicionado em região suprapúbica, logo acima da sínfise, com a marcação para a direita. Imagem no plano transversal (Fonte: Acervo pessoal dos autores).

principal razão pela qual o líquido livre não é visualizado durante o eFAST[22]. Caso o paciente esteja com sonda vesical, é recomendado encher parcialmente a bexiga com solução fisiológica para criar uma janela ultrassonográfica.

Janelas torácicas anterossuperiores

Para a janelas torácicas anterossuperiores pode ser utilizado um transdutor de baixa frequência, convexo ou setorial, mas a opção preferencial é pelo transdutor linear de alta frequência. O transdutor é posicionado nos espaços intercostais das regiões anterossuperiores de ambos os hemitórax e a detecção do pneumotórax passa pela interpretação dos artefatos gerados pela imagem ultrassonográfica (Figura 26.11).

A respiração normal promove um deslizamento entre as superfícies das pleuras parietal

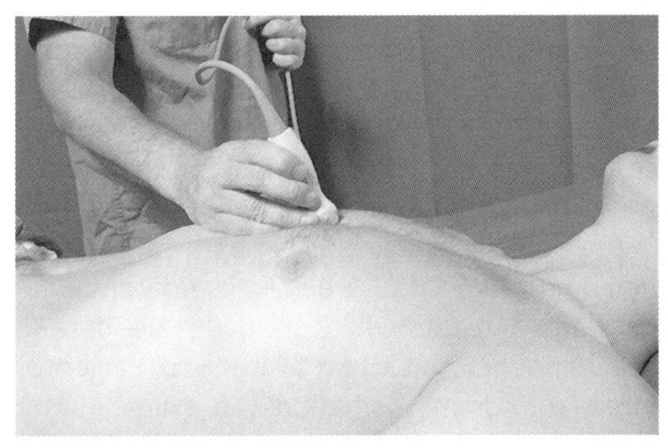

Figura 26.11. Janela torácica anterossuperior. O transdutor linear é colocado na região anterior e superior do tórax, entre os espaços costais (Fonte: Acervo pessoal dos autores).

e visceral (*lung sliding*), a presença desse achado nas regiões mais superiores e anteriores do hemitórax, com o paciente em decúbito dorsal, exclui a presença de uma câmara de pneumotórax separando as pleuras de seu contato fisiológico. A presença de linhas B, artefato gerado por espessamento dos septos interalveolares (p. ex., infiltrado intersticial), também serve para excluir a presença de pneumotórax, pois só ocorrem quando as duas superfícies pleurais estão em contato.

Na ausência de deslizamento das pleuras deve ser procurado o ponto pleural (*lung point*), local onde se encontra o descolamento do pulmão, que corresponde à interseção entre a presença de deslizamento pleural e sua ausência na mesma imagem, representando a borda do pneumotórax, sinal bastante específico, utilizado para confirmar e quantificar o volume do pneumotórax. É importante ressaltar que a ausência de deslizamento das pleuras é sugestiva, mas não definitiva, sendo necessária a detecção do ponto de descolamento do pulmão para estabelecer o diagnóstico. Normalmente, essa área será encontrada no exame das regiões mais laterais do tórax. A exceção a essa regra é o pneumotórax completo, no qual não há ponto pleural, uma vez que todo o pulmão está descolado da parede torácica.

■ Outras aplicações do eFAST

O uso do eFAST no pré-hospitalar está se tornando mais comum à medida que o equipamento se torna mais compacto e leve. Seu uso no campo faz com que seja ideal para a triagem rápida em incidentes com múltiplas vítimas e em áreas de batalha[23].

Tem sido usado com sucesso no transporte médico aéreo de pacientes feridos, com relatos de acurácia moderada em transporte de helicóptero, nas mãos de profissionais não médicos treinados (paramédicos), com sensibilidade de 46% e especificidade de 94,1% para detecção de hemoperitônio[24]. Quick e cols. estudaram a capacidade de paramédicos treinados de identificar um pneumotórax com US torácico. Pacientes intubados foram submetidos ao exame, tanto em voo quanto no serviço de emergência, e os achados comparados com radiografia de tórax e TC. Em 149 indivíduos examinados em voo a sensibilidade foi de 68%, a especificidade 96% e a acurácia 91%. No departamento de emergência a sensibilidade foi de 84%, a especificidade 98% e a acurácia 96%[25].

O papel do US contrastado para o trauma ainda não está claro, mas parece ser promissor para melhorar a detecção de lesões em órgãos sólidos. Suas possíveis aplicações incluem a varredura em série de lesões conhecidas, o acompanhamento de pacientes com achados inconclusivos à TC e pacientes com hipersensibilidade a agentes de contraste iodados.

Comentários

As condutas baseadas nos achados do eFAST dependem do contexto do trauma e do estado ventilatório e hemodinâmico dos pacientes, não excluindo o concurso de um cirurgião, sempre que possível. Em pacientes hemodinamicamente instáveis, com líquido livre abdominal identificado pelo eFAST, uma imediata laparotomia exploradora pode representar medida salvadora da vida. A presença de derrame pericárdico e instabilidade hemodinâmica também remete à necessidade de avaliação pela equipe cirúrgica. Mesmo sem sinais inequívocos de tamponamento cardíaco, a pericardiocentese de alívio pode estar indicada quando não há resposta às outras medidas instituídas para controle do choque em presença de líquido livre no entorno do coração.

A ausência de líquido livre na cavidade peritoneal ao eFAST não exclui definitivamente a presença de trauma abdominal, devendo ser considerada, sempre que possível, a possibilidade de realizar um US seriado ou outro exame de imagem nos casos de alto risco, a fim de complementar a avaliação. Há relatos de que o exame em série reduz significativamente a taxa de falso-negativos e eleva a sensibilidade para detecção de fluido livre.

Mulheres em idade reprodutiva muitas vezes têm uma mínima quantidade de líquido livre na pelve. Esse fluido está associado à ovulação e é considerado fisiológico. No entanto, quando o líquido livre for evidenciado no eFAST em gestante que sofreu trauma abdominal ou torácico significativo, a melhor iniciativa é manter a suspeição de que há uma lesão até que isso possa ser elucidado.

Conclusão

O eFAST é um método amplamente disponível, isento de radiação ionizante, que oferece grande portabilidade, baixo custo e permite realizar exames de forma rápida e repetida, em tempo real, capaz de acrescentar informações importantes para o diagnóstico e tratamento das lesões traumáticas, seja na sala de emergência ou em qualquer outro cenário. Apesar de poucos ensaios clínicos randomizados terem sido realizados, há diversos estudos observacionais prospectivos que apontam sua eficácia em fornecer informações precisas e úteis durante a avaliação inicial do paciente com trauma de tórax, de abdome ou ambos. Portanto, pode ser considerado um método elegível para a avaliação inicial do trauma grave, em particular nos pacientes instáveis hemodinamicamente, com alteração do nível de consciência ou sem diagnóstico da origem do choque, predominantemente no trauma contuso, mas também em certos casos de traumatismo penetrante.

Em resumo, o eFAST possui elevada sensibilidade para a identificação de pneumotórax, hemotórax, hemopericárdio e hemoperitônio e de líquido livre intracavitário, com sensibilidade menor para a detecção de lesão de órgão sólido, especialmente em paciente estável e sem líquido livre detectável. Nesses casos, o exame seriado representa uma alternativa capaz de elevar a sensibilidade para níveis submáximos.

■ Referências bibliográficas

1. Hoffmann R, Nerlich M, Muggia-Sullam M, Pohlemann T, Wippermann B, Regel G, et al. Blunt abdominal trauma in cases of multiple trauma evaluated by ultrasonography: a prospective analysis of 291 patients. J Trauma. 1992;32(4):452-58.
2. Rothlin MA, Naf R, Amgwerd M, Candinas D, Frick T, Trentz O. Ultrasound in blunt abdominal and thoracic trauma. J Trauma. 1993;34(4):488-95.
3. Schwarz KL, Kirkpatrick AW, Billica RD, Williams DR, Diebel LN, Campbell MR, et al. Prospective evaluation of thoracic ultrasound in the detection of pneumothorax. J Trauma. 2001;50(2):201-5.
4. Kirkpatrick AW, Sirois M, Laupland KB, Liu D, Rowan K, Ball CG, et al. Hand-held thoracic sonography for detecting post-traumatic pneumothoraces: the Extended Focused Assessment with Sonography for Trauma (eFAST). J Trauma. 2004;57(2):288-95.
5. Blaivas M, Lyon M, Duggal S. A prospective comparison of supine chest radiography and bedside ultrasound for the diagnosis of traumatic pneumothorax. Acad Emerg Med. 2005;12(9):844-49.
6. Ball CG, Kirkpatrick AW, Laupland KB, Fox DL, Litvinchuk S, Dyer DM, et al. Factors related to the failure of radiographic recognition of occult posttraumatic pneumothoraces. Am J Surg. 2005;189(5):541-46.
7. 7. Abdulrahman Y, Musthafa S, Hakim SY, Nabir S, Qanbar A, Mahmood, et al. Utility of extended FAST in blunt chest trauma: is it the time to be used in the ATLS algorithm? World J Surg. 2015;39(1):172-78.
8. Melniker LA, Leibner E, McKenney MG, Lopez P, Briggs WM, Mancuso CA. Randomized controlled clinical trial of point-of-care, limited ultrasonography for trauma in the emergency department: the first sonography outcomes assessment program trial. Ann Emerg Med. 2006;48(3):227-35.
9. Asensio JA, Arroyo H Jr, Veloz W, Forno W, Gambaro E, Roldan GA, et al. Penetrating thoracoabdominal injuries: ongoing dilemma-which cavity and when? World J Surg. 2002;26(5):539-43.
10. Richards JR, McGahan JP. Focused Assessment with Sonography in Trauma (FAST) in 2017: What Radiologists Can Learn. Radiology. 2017;283(1):30-48.
11. Kirkpatrick AW, Sirois M, Laupland KB, Goldstein L, Brown DR, Simons RK, et al. Prospective evaluation of hand-held focused abdominal sonography for trauma (FAST) in blunt abdominal trauma. Can J Surg. 2005;48(6):453-60.
12. Ma OJ, Mateer JR, DeBehnke DJ. Use of ultrasonography for the evaluation of pregnant trauma patients. J Trauma. 1996;40(4):665-68.
13. Sadro C, Bernstein MP, Kanal KM. Imaging of trauma: Abdominal trauma and pregnancy–a radiologist's guide to doing what is best for the mother and baby. Am J Roentgenol. 2012;199(6):1207-19.
14. Meisinger QC, Brown MA, Dehqanzada ZA, Doucet J, Coimbra R, Casola G. A 10-year restrospective evaluation of ultrasound in pregnant abdominal trauma patients. Emerg Radiol. 2015;23(2):105-09.
15. Holmes JF, Brant WE, Bond WF, Sokolove PE, Kuppermann N. Emergency department ultrasonography in the evaluation of hypotensive and normotensive children with blunt abdominal trauma. J Pediatr Surg. 2001;36(7):968-73.
16. Fox JC, Boysen M, Gharahbaghian L, Cusick S, Ahmed SS, Anderson CL, et al. Test characteristics of focused assessment of sonography for trauma for clinically significant abdominal free fluid in pediatric blunt abdominal trauma. Acad Emerg Med. 2011;18(5):477-82.
17. Ma OJ, Mateer JR. Trauma ultrasound examination versus chest radiography in the detection of hemothorax. Ann Emerg Med. 1997;29(3):312-16.
18. Rose JS. Ultrasound in abdominal trauma. Emerg Med Clin North Am. 2004;22(3):581-99.
19. Branney SW, Wolfe RE, Moore EE, Albert NP, Heinig M, Mestek M, et al. Quantitative sensitivity of ultrasound in detecting free intraperitoneal fluid. J Trauma. 1995;39(2):375-80.
20. Jehle DVK, Stiller G, Wagner D. Sensitivity in detecting free intraperitoneal fluid with the pelvic views of the FAST exam. Am J Emerg Med. 2003;21(6):476-78.
21. American College of Emergency Physicians. Emergency ultrasound imaging criteria compendium. American College of Emergency Physicians. Ann Emerg Med. 2006;48(4):487-10.

22. Sirlin CB, Casola G, Brown MA, Patel N, Bendavid EJ, Deutsch R, et al. Us of blunt abdominal trauma: importance of free pelvic fluid in women of reproductive age. Radiology. 2001;219(1):229-35.
23. Smith IM, Naumann DN, Marsden ME, Ballard M, Bowley DM. Scanning and war: utility of FAST and CT in the assessment of battlefield abdominal trauma. Ann Surg. 2015;262(2):389-96.
24. Press GM, Miller SK, Hassan IA, Alade KH, Camp E, Junco DD, et al. Prospective evaluation of prehospital trauma ultrasound during aeromedical transport. J Emerg Med. 2014;47(6):638-45.
25. Quick JA, Uhlich RM, Ahmad S, Barnes SL, Coughenour JP. In-flight ultrasound identification of pneumothorax. Emerg Radiol 2016;23(1):3-7.

27

Reanimação Pró-Coagulante

Helio Machado Vieira Junior
Domingos André Fernandes Drumond

Resumo

Apesar de o número de óbitos por trauma ter crescido cerca de 23% em alguns países na última década, a principal causa de morte prevenível continua a mesma: o sangramento. A discrasia sanguínea contribui para manutenção e agravamento do sangramento e exerce um papel importante na letalidade, juntamente com a acidose e a hipotermia. Sabe-se que 25% a 35% dos pacientes com lesões graves apresentam coagulopatia induzida pelo trauma (CIT) já na admissão hospitalar. Várias estratégias de reposição volêmica vêm sendo desenvolvidas com o objetivo de corrigir a coagulopatia. Os protocolos de transfusão maciça (PTM), a reanimação de controle de dano (*damage control resuscitation*), a transfusão com sangue total e a reanimação pró-coagulante (ou reanimação hemostática) são exemplos dos esforços em busca de uma solução para o problema. A reanimação pró-coagulante tem como objetivos a restauração e a manutenção da perfusão tecidual dos pacientes com choque hemorrágico, priorizando um o estado de coagulação eficaz. As estratégias para alcançar esses objetivos compreendem o tratamento da hipotermia, a correção da acidose, o uso limitado de cristaloides, o uso de hemoderivados em proporções próximas às do sangue total e o tratamento da fibrinólise associada à perda volêmica.

- **Descritores:** Choque, Coagulação Sanguínea, Ferimentos e Lesões, Hipovolemia.
- **Nível de evidência científica predominante:** 2C.

Introdução

O sangramento descontrolado após um evento traumático é a principal causa de morte prevenível entre os indivíduos com lesões traumáticas[1]. Na última década, o reconhecimento da fisiopatologia peculiar da hemorragia pós-traumática foi importante para o desenvolvimento de novas estratégias para o seu tratamento. Estudos demonstram que até 1/3 dos pacientes com perda volêmica decorrente de trauma já apresentou algum grau de coagulopatia na admissão hospitalar[2]. A taxa de mortalidade e falência de múltiplos órgãos é maior nos pacientes que apresentam coagulopatia do que naqueles em que não há alterações nos exames de coagulação durante a admissão. A coagulopatia induzida pelo trauma (CIT), também chamada de coagulopatia traumática aguda, coagulopatia precoce do trauma ou coagulopatia associada ao trauma, é reconhecida hoje como uma condição primária multifatorial que resulta de choque hemorrágico, lesão tecidual com produção do complexo trombina-trombomodulina e ativação da fibrinólise e de cascatas anticoagulação[1]. O paciente com CIT pode apresentar acidose, hipotermia, hemodiluição, hipoperfusão e consumo de fatores de coagulação. A tentativa de correção e certos fatores ambientais podem influenciar na gravidade das alterações da coagulação. É importante lembrar que o processo de coagulação sofre outras influências, como a idade, comorbidades, medicações, fluidos intravenosos administrados no pré-hospitalar, inflamação e trauma cranioencefálico (TCE) associado[2] (Figura 27.1).

A avaliação da coagulopatia no paciente traumatizado é realizada na maioria dos centros através de exames estáticos, como a razão normalizada internacional (RNI) do tempo de protrombina, tempo parcial de tromboplastina (PTT), contagem de plaquetas e concentração de fibrinogênio[3]. Os métodos que avaliam as propriedades viscoelásticas do sangue total, como o tromboelastograma (TEG) e a tromboelastometria rotacional (ROTEM), podem suprir as deficiências desses testes estáticos tradicionais, uma vez que permitem avaliar a coagulação de forma rápida e qualitativa, sendo úteis no atendimento ao trauma, com a vantagem de caracterizarem a qualidade do trombo[3,4]. Essa análise se estende desde o tempo de formação do coágulo até sua quebra por fibrinólise (Tabela 27.1).

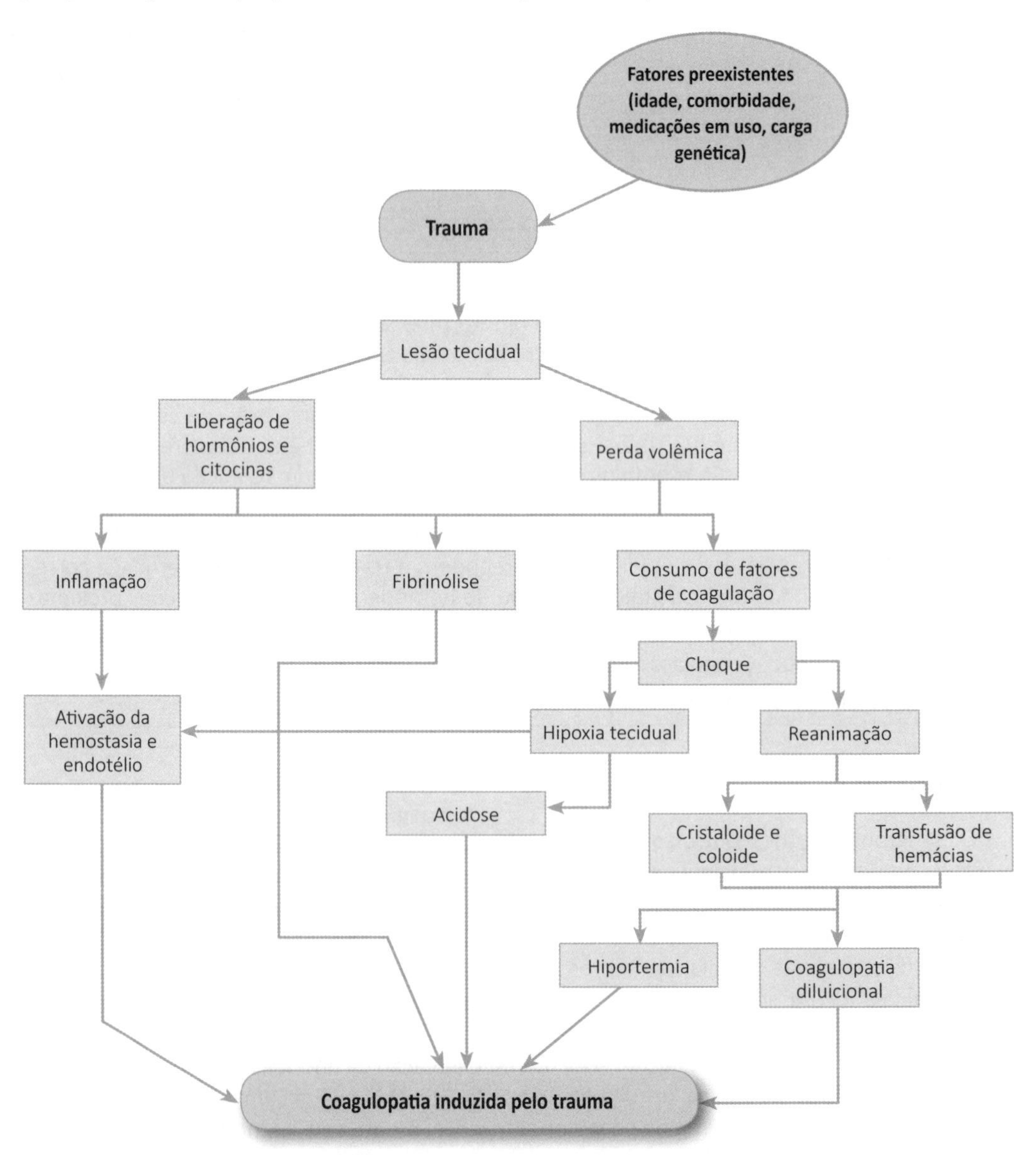

Figura 27.1. Esquema da coagulopatia induzida pelo trauma (CIT) (Fonte: *The European guideline on management of major bleeding and coagulopathy following trauma: fourth edition*).

Tabela 27.1. Métodos para avaliar a coagulação

Métodos		*Vantagens*	*Desvantagens*
Testes tradicionais	TAP, RNI e PTT	• Facilidade de acesso • Monitorar status do sangramento • Auxiliar na determinação do hemoderivado a transfundir • Servir como marcadores da CIT	• Não conseguir avaliar tendência ao sangramento • Não refletir a função plaquetária • Não fornecer dados sobre a formação de trombina e funções da coagulação
Exames de viscoelasticidade	TEG e ROTEM	• Resultados rápidos • Refletir as propriedades laboratoriais do coágulo • Auxiliar na definição da necessidade de transfusão maciça	• Não estar amplamente disponível

Fonte: Elaborada pelos autores.

A reposição volêmica praticada em pacientes traumatizados nas últimas décadas se caracterizou pelo uso de líquidos intravenosos de maneira a restabelecer completamente o volume circulatório e de concentrado de hemácias, muitas vezes de maneira não sistematizada e, em certas ocasiões, guiada pelos resultados do hemograma. Em presença de coagulograma alterado eram utilizados então outros hemoderivados, sempre com objetivo de obter a normovolemia. Essa prática foi amplamente utilizada até que suas desvantagens foram evidenciadas, podendo levar ao esgotamento dos fatores de coagulação e ao aumento da coagulopatia diluicional. Os efeitos indesejados são vários: edema tecidual, síndromes compartimentais, alterações ventilatórias por edema pulmonar e alterações na fisiologia esplâncnica, entre outros. Um dos desafios que se apresenta como novo paradigma é o de preservar a coagulação ao mesmo tempo em que se mantém um débito cardíaco mínimo capaz de manter as funções orgânicas vitais. É neste contexto que o presente capítulo discute a reanimação pró-coagulante ou reanimação hemostática.

Revisão da literatura

Necessidade de controle agressivo da coagulopatia

A hemorragia e o trauma cranioencefálico são as duas causas mais importantes de morte por causas externas; elas abrangem, em até 20% dos casos, algum elemento potencialmente prevenível. Portanto, a causa de morte prevenível mais frequente após trauma grave é o sangramento[5]. Alterações da coagulação são um achado comum nesses pacientes e até 25% dos traumatizados graves já se apresentam com quadro de coagulopatia instalado durante a avaliação inicial.

MacLeod e cols., em 2003, publicaram que a coagulopatia precoce é um fator preditivo de mortalidade no trauma[6]. Em uma análise retrospectiva, esses autores concluíram que em pacientes portadores de coagulopatia a mortalidade é de 46%, enquanto naqueles que não apresentam esta alteração é apenas de 11%.

Em 2015 foi publicado o ensaio clínico randomizado PROPPR, com 680 pacientes, o maior ensaio com hemoderivados aprovados já realizado até aquele momento. Nesse estudo foi verificada a importância dos hemoderivados administrados precocemente na admissão hospitalar, como fator capaz de diminuir significativamente as taxas de mortalidade por sangramento[7]. A coagulopatia induzida pelo trauma tem uma etiologia complexa e multifatorial, além de ser altamente variável de paciente para paciente, o que torna o seu controle precoce uma necessidade.

Importância de reduzir o volume de soluções cristaloides

A diluição do sangue diminui a quantidade de fatores de coagulação. A reposição volêmica agressiva com soluções eletrolíticas leva a um estado de hemodiluição que, associado à hipotermia e à acidose, favorece a instalação da CIT. O estudo *Prospective, Observational, Multicenter, Major Trauma Transfusion* (PROMMTT) descreve que a administração de cristaloides em ambiente pré-hospitalar, associada a défice de base maior do que 6 mEq/L e hipotermia, são fatores que induzem o desenvolvimento de CIT[8]. Ao diluir o sangue, essas soluções reduzem sua capacidade de carrear oxigênio e, no caso de soluções salinas, podem exacerbar a acidose. Grande parte dos cristaloides administrados (cerca de 75%) é perdida para o espaço extravascular, causando edema intersticial e desencadeando a cascata de alterações descritas anteriormente.

■ Acidose e coagulopatia

A acidose no paciente traumatizado, que costuma decorrer principalmente do aumento de lactato, influencia a coagulação e a *performance* hemodinâmica[9]. O lactato é produzido pelo metabolismo anaeróbio e pelos efeitos adrenérgicos das catecolaminas endógenas. Modelos experimentais comprovam que a acidose tem um papel importante no desenvolvimento da CIT, pois quando o pH chega 7,1 ocorre a depleção de 34% do fibrinogênio, o número de plaquetas cai pela metade e a formação de trombina cai quase 50%. Essas alterações levam a um aumento do TP e do PTT, e diminuição significativa do ângulo alfa e da amplitude máxima no tromboelastograma. Com pH abaixo de 7,4 as plaquetas mudam de formato e perdem seus pseudópodes, os fatores de coagulação funcionam mal, principalmente os fatores V, VIIa e X e a trombina tem sua formação diminuída[10]. Estes e outros processos fisiopatológicos levam a piora da coagulação em presença de acidose.

Um pH abaixo de 7,1 pode levar a efeitos hemodinâmicos importantes, como diminuição do débito cardíaco, aumento da propensão a arritmias, diminuição do tônus vascular sistêmico com vasodilatação arterial, diminuição da resposta às catecolaminas e vasoconstrição pulmonar.

■ Hipotermia e coagulopatia

Segundo Jurkovitch e cols., a hipotermia está associada a aumento progressivo da mortalidade, podendo chegar a 100% em temperaturas abaixo de 32ºC[11]. Na presença de baixas temperaturas a cascata de coagulação funciona de maneira precária, chegando a ser suprimida quando a temperatura alcança os 33ºC. A atividade plaquetária também se deteriora e ocorre a perda de 15% na taxa de produção de tromboxano B2 para cada grau de queda da temperatura corporal.

■ Reanimação pró-coagulante

Os principais elementos presentes no processo de reanimação pró-coagulante estão listados na Figura 27.2.

Controle rápido da fonte de sangramento

Todas as estratégias de reanimação têm o objetivo comum de fazer cessar o sangramento, restabelecer a homeostase e recuperar a pressão de perfusão normal (Figura 27.3). Os pacientes que se apresentam com choque hemorrágico e têm uma fonte de sangramento identificada devem ser submetidos a procedimentos imediatos capazes de controlar este sangramento, a menos que as medidas de reanimação inicial tenham sido eficazes em estabelecer este controle[12].

A cirurgia para controle de danos é uma das técnicas que possibilita alcançar essa meta e

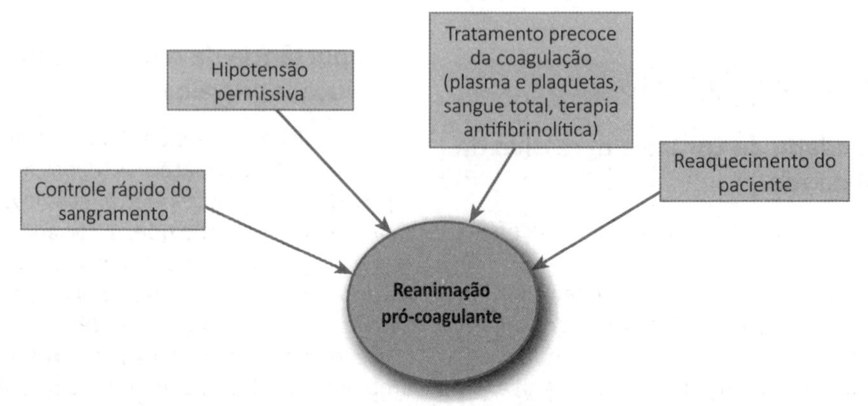

Figura 27.2. Elementos da reanimação pró-coagulante (Fonte: Elaborada pelos autores).

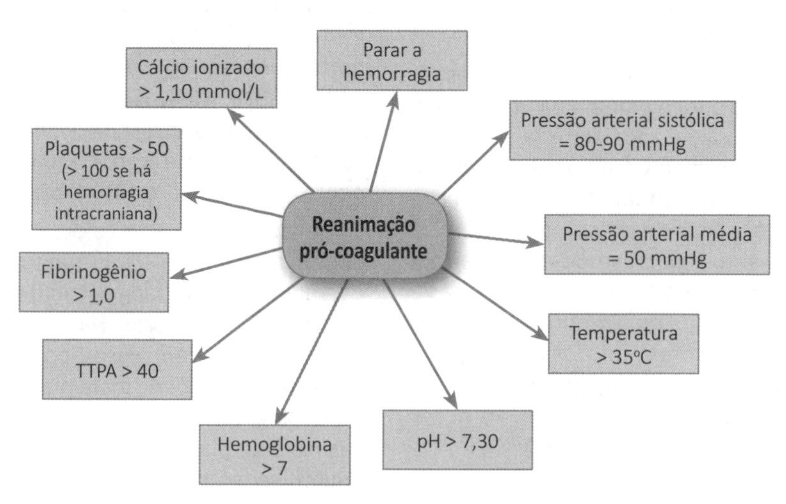

Figura 27.3. Objetivos a serem alcançados com a reanimação pró-coagulante (Fonte: Elaborada pelos autores).

tem como princípios o controle da hemorragia e a limitação da contaminação, sem o objetivo de tratar definitivamente as lesões em um primeiro momento. Após um procedimento abreviado, que normalmente inclui um fechamento abdominal alternativo, o paciente é transferido à unidade de terapia intensiva (UTI) para correção da hipotermia e prosseguimento da reanimação. O controle de danos, quando bem indicado, é capaz de diminuir a necessidade de reposição volêmica, reduzindo a incidência de acidose, hipotermia e coagulopatia nos pacientes que chegam à UTI[13]. Entre as suas indicações estão a incapacidade de obter hemostasia, lesões vasculares inacessíveis, procedimentos demorados em pacientes com instabilidade persistente, lesões extra-abdominais que ameaçam a vida e impossibilidade de fechamento do abdome por edema de alças intestinais[14]. Esse tipo de cirurgia exige que a equipe de anestesia esteja preparada e que a comunicação entre cirurgião e anestesista seja clara, objetiva e com linguagem padronizada, a fim de obter o melhor resultado possível.

Hipotensão permissiva

O conceito de hipotensão permissiva em pacientes com trauma tem exatamente 1 século[15]. Em 1918, Canon e cols. descreveram o seu uso em pacientes com trauma grave, demonstrando que a reanimação volêmica antes do controle do sangramento poderia ser deletéria e postularam que manter a pressão sistólica entre 70 e 80 mmHg deveria ser o objetivo até o controle definitivo do sangramento. Entretanto, nas décadas de 1950 e 1960, do século passado, estudos experimentais passaram a recomendar a reposição volêmica agressiva e precoce[16], o que foi amplamente aceito e estimulado, passando a ser o padrão de conduta na reanimação após trauma. Em 1994, uma estratégia composta por restrição de volume e reposição retardada para a reanimação de pacientes vítimas de trauma foi proposta por Bickel e cols. Esse ensaio prospectivo incluiu vítimas de trauma penetrante de tronco e descreveu melhores desfechos no grupo de pacientes com reposição volêmica iniciada somente após o controle cirúrgico da hemorragia[17]. Desde então, vários pesquisadores relataram a eficácia da hipotensão permissiva de maneira experimental e em ensaios clínicos[17-21].

A hipotensão permissiva é contraindicada em pacientes com TCE associado ou com doença coronariana[22]. Segundo Chestnut e cols., pacientes com trauma cranioencefálico e pressão arterial sistólica menor que 90 mmHg podem apresentar um aumento de até 150% na mortalidade[23].

Atualmente, o protocolo da décima edição do Suporte Avançado de Vida no Trauma (ATLS), do Colégio Americano de Cirurgiões, propõe uma reanimação balanceada com reposição volêmica de até 1 L de solução cristaloide antes do controle do sangramento, independentemente do tipo e da topografia da lesão.

Em relação ao uso de vasopressores, as diretrizes europeias para o manejo da hemorragia maciça e coagulopatia após trauma recomendam o seu uso em caso de hipotensão severa, ameaçadora da vida, conduta tradicionalmente evitada pela possibilidade de aumento da mortalidade[1]. Enquanto alguns estudos demonstram aumento de 80% na mortalidade em 12 horas e o dobro da mortalidade em 24 horas, com o uso de drogas vassopressoras[24], outros demonstram que pode haver melhora na sobrevida em 5 dias quando se faz uso de vasopressores em doses baixas (13% e 25%, respectivamente)[25].

Tratamento precoce das alterações da coagulação

O melhor entendimento dos mecanismos envolvidos na coagulação tem levado a estratégias de reposição volêmica que visam restabelecer o seu funcionamento normal. Existe, atualmente, o entendimento de que para ser mais eficaz, a oferta de hemoderivados deve ser iniciada antes mesmo do conhecimento do *status* fisiológico e das lesões do paciente, e isso tem sido utilizado na prática por meio de transfusão de plasma, plaquetas e outros fatores, de forma mais liberal e precoce.

O tratamento antecipado das alterações da coagulação inicia com o controle de sangramentos externos (compressão direta, uso de compressas com hemostáticos tópicos e torniquetes) e prossegue com a administração precoce de menores alíquotas de líquidos em favor de maior volume de concentrado de hemácias e uso de ácido tranexâmico.

A terapia com hemocomponentes foi avaliada em alguns estudos prospectivos randomizados[6,8] que apontam a melhora da sobrevida em 6 horas quando se oferece maior razão de plasma ou de plaquetas por unidade de concentrado de hemácias, como descrito pelo PROMMTT[8]. Já o ensaio denominado CRASH-2, com foco no uso do ácido tranexâmico, revelou diminuição da mortalidade em pacientes traumatizados que foram submetidos ao uso do fármaco[26]. Ele teria ação na redução da resposta antifibrinolítica em pacientes graves que tendem à hiperfibrinólise.

O estudo PROPPR avaliou estratégias de transfusão utilizando plasma, plaquetas e concentrado de hemácias na razão de 1:1:1 *versus* 1:1:2, em um total de 680 pacientes. Houve redução da mortalidade em 30 dias, porém sem significância estatística. Na avaliação de 24 horas, porém, o grupo 1:1:1 teve restabelecimento da coagulação mais precoce e mortalidade significativamente menor (9,2% e 14,6%, respectivamente)[7].

A discussão que se coloca entre os que defendem a estratégia 1:1:1 (que supostamente se assemelha mais ao sangue total) e seus oponentes tem vários motivos. Há quem defenda que os estudos possuem vieses, pois o grupo de pacientes que recebem mais plasma e plaquetas é menos grave, por isso conseguem receber o plasma e as plaquetas a tempo. É preciso responder se eles sobrevivem porque recebem mais plasma e plaquetas ou se recebem mais plasma e plaquetas porque sobrevivem. Além disso, a administração de plasma em maiores volumes poderia causar lesão aguda do parênquima pulmonar e submeter os pacientes a maior risco de doenças transmissíveis. O fato é que ainda há uma lacuna científica sobre qual a melhor proporção.

Uma tática que parece ser apropriada é iniciar a reposição volêmica com concentrado de hemácias, plasma e plaquetas e, a despeito da proporção escolhida, aguardar que os exames laboratoriais estejam prontos e possam guiar o tratamento. A transfusão maciça guiada pelo resultado da TEG é melhor do que aquela baseada nos exames laboratoriais clássicos, pois a mortalidade é menor e a necessidade de hemoderivados diminui[27].

Em resumo, as alterações da coagulação devem ser tratadas com conhecimento da fisiopatologia do trauma grave, evitando a hemodiluição, diminuindo a hiperfibrinólise e impedindo a depleção de fibrinogênio e a inativação das plaquetas.

Hemácias e plasma

Em todo paciente com sangramento importante a hemoglobina deve ser mantida entre 7 a 9 g/dL[1]. Para isso, o concentrado de hemácias deve ser administrado rapidamente, após aquecido, com o uso de filtro para macroagregados. A autotransfusão pode diminuir o uso de sangue, entretanto o seu efeito na mortalidade não está comprovado, segundo dados de uma revisão sistemática publicados em 2015, da base de dados Cochrane[28].

O plasma por sua vez, deve ser descongelado, filtrado e administrado na razão de pelo menos 1:2 de concentrado de hemácias. É sempre bom lembrar que ele não deve ser utilizado em substituição ao fibrinogênio e que há complicações associadas ao seu uso, como lesão pulmonar aguda (TRALI), sepse e incompatibilidade ABO.

Os concentrados de complexo de protrombínicos, também conhecidos como complexo do fator IX, assim como os concentrados de fibrinogênio, podem ser utilizados para a correção da fibrinólise e incremento da força e da formação de coágulos, quando há alteração. Entretanto, o seu uso deve ser guiado pelo resultado de tromboelastograma, pois o uso às cegas pode, além de não trazer benefício, aumentar o risco de tromboembolismo[29].

Plaquetas

A disfunção plaquetária é comum em pacientes traumatizados graves, em particular em pacientes com TCE associado[30], situação em que algumas diretrizes sugerem benefício na reposição precoce de plaquetas[1]. As plaquetas devem ser filtradas, mas não aquecidas, para serem administradas. O primeiro estudo prospectivo multicêntrico que observou o que acontecia com os pacientes em um intervalo de tempo, de acordo com o uso de plaquetas, foi o PROMMTT. Ele demonstrou que aqueles pacientes que recebiam o esquema 1:1 (plasma ou plaquetas e concentrado de hemácias) tinham maior chance de sobrevida nas primeiras 6 horas, resultado que não se repetiu após 30 dias. O ensaio PROPPR também sugere que a estratégia 1:1:1 seja utilizada, mas ambos os estudos sofrem críticas, como a presença de viés de sobrevivência e o fato de não serem duplo-cegos.

Fibrinogênio e crioprecipitado

O fibrinogênio, chamado fator I da coagulação, é responsável pela estabilidade do coágulo, ativação e agregação plaquetária e, em concentrações adequadas, pode compensar estados de baixas quantidades de trombina. No trauma, em casos de hemorragia ou transfusão maciça, o estoque de fibrinogênio deve ser reposto utilizando crioprecipitado sempre que o nível sérico de fibrinogênio for menor que 100 a 150 mg/dL[1,31]. O crioprecipitado é um derivado do sangue preparado de tal forma que contém quantidades significativas de fator VIII e fibrinogênio, além de fator de von Willebrand, fator XIII e fibronectina. Comparado ao plasma fresco congelado, o crioprecipitado contém quantidades muito maiores de fibrinogênio por unidade de volume (15 g/L no crioprecipitado *vs.* 2,5 g/L no plasma fresco congelado)[1]. Como o crioprecipitado contém anticorpos ABO, sempre que possível, procurar utilizar componente ABO compatível. Enquanto é aguardado o tromboelastograma, ainda durante a avaliação inicial, é possível iniciar com plasma até obter os resultados. A reposição deve ser feita na proporção de uma a duas bolsas para cada 10 kg de peso, utilizando filtro padrão. Diversos estudos evidenciam os benefícios do uso de fibrinogênio, a sua suplementação melhora a sobrevida e ajuda a restaurar a coagulação mais rapidamente[32,33].

Sangue total

A medicina militar desde há muito defende o emprego de sangue total para reanimação das vítimas de trauma grave. No ambiente civil, o advento da separação dos componentes do sangue, por várias razões, alterou essa realidade. O fato é que o sangue reconstituído apresenta menos vantagens no que se refere ao restabelecimento da coagulação. O uso de sangue total predomina apenas em ambientes de guerra e escassez de recursos, onde não há a possibilidade de fracionar o sangue. Contudo, o interesse pelo sangue total reacendeu com o uso de terapias do tipo 1:1:1 e vários estudos e iniciativas defendem seu uso também em ambiente civil[34] (o uso de sangue total no trauma é analisado no capítulo 14 deste livro).

Ácido tranexâmico

O estudo CRASH-2[26] demonstrou uma diminuição significativa da mortalidade em pacientes traumatizados com hemorragia presumível, que receberam ácido tranexâmico sem que tenha havido aumento de fenômenos tromboembólicos. Com base nesse estudo, o seu uso estaria justificado na suspeita clínica de hemorragia grave na dose de 1 g aplicada até 10 minutos após o evento, seguida de uma segunda dose igual passadas 8 horas do trauma.

Reaquecimento

O reaquecimento corporal é uma etapa importante para preservação do processo de coagulação, pois a hipotermia agrava a disfunção plaquetária e diminui a formação de trombina. Para combater a hipotermia o paciente deve ser adequadamente protegido com cobertura térmica e a sala de atendimento deve ser mantida em temperatura de 23 a 26ºC a fim de minimizar a perda de calor[35]. Mantas com aquecimento devem ser posicionadas preferencialmente sobre o tronco e líquidos aquecidos devem ser infundidos. Existem no mercado aquecedores de sangue ou fluidos para infusão rápida que podem ser utilizados, bem como aquecedores radiantes, semelhantes aos usados em berçários. O reaquecimento do paciente traumatizado pode ser dividido em três fases e a estratégia varia de acordo com a temperatura do paciente[36].

A reanimação hemostática se baseia na correção dos problemas incipientes da coagulação que devem ter a sua importância reconhecida. O uso precoce de hemoderivados, a correção da hiperfibrinólise e o reaquecimento corporal são os principais objetivos do tratamento.

O atendimento médico sistematizado, seguindo os princípios descritos acima, pode reduzir a mortalidade do traumatizado grave, entretanto, ensaios prospectivos randomizados ainda precisam ser realizados para estabelecer as melhores estratégias de reanimação volêmica e o uso mais racional do sangue e seus derivados.

Comentários

Segundo Holcomb, "O atendimento ideal do paciente vítima de trauma é a doença negligenciada da era moderna". As doenças cardiovasculares matam menos a cada ano, a mortalidade pelo vírus HIV diminuiu e até mesmo mortes por câncer tiveram queda em suas taxas. Por outro lado, as mortes por trauma sofreram aumento de 24% entre os anos de 2000 e 2010. O sangramento é a maior causa de morte evitável e esforços para interromper a hemorragia e restabelecer a coagulação são objeto de cada vez mais estudos. O problema é complexo e um dos alvos de estudo é a coagulopatia induzida pelo trauma.

A coagulopatia é causada por fatores endógenos, mas o tratamento inadequado pode levar a sua piora. A correção da acidose e da hipotermia deve ser buscada ativamente e a hemodiluição, provocada pelo excesso de reposição de volume, precisa ser evitada. A terapia baseada em exames básicos é insuficiente para a correção adequada das alterações da coagulação e o uso de exames de viscoelasticidade (TEG e ROTEM) é fundamental para alcançar melhores resultados.

Conclusão

Os objetivos da reanimação pró-coagulante estão dirigidos à correção da acidose, hipotermia e coagulopatia. O tromboelastograma deve fazer parte da avaliação do paciente com quadro hemorrágico, uma vez que permite detectar com mais precisão as alterações presentes e as necessidades específicas de reposição. Uma das bases para que isso seja alcançado é o uso balanceado de hemoderivados (plaquetas, plasma e concentrado de hemácias) na razão de 1:1:1. Essa transfusão deve ser iniciada precocemente e pode ser complementada com crioprecipitado, quando necessário. O uso de ácido tranexâmico na avaliação inicial exerce um significativo papel na correção da hiperfibrinólise. A doença trauma dificulta a realização de ensaios clínicos mais precisos devido à heterogeneidade dos casos. Um sistema de registro de dados mais acurado, que permita a análise de grandes grupos de pacientes, pode abrir a perspectiva para respostas mais precisas no futuro. Um resumo do manejo do paciente com défice de coagulação pode ser visto na Figura 27.4.

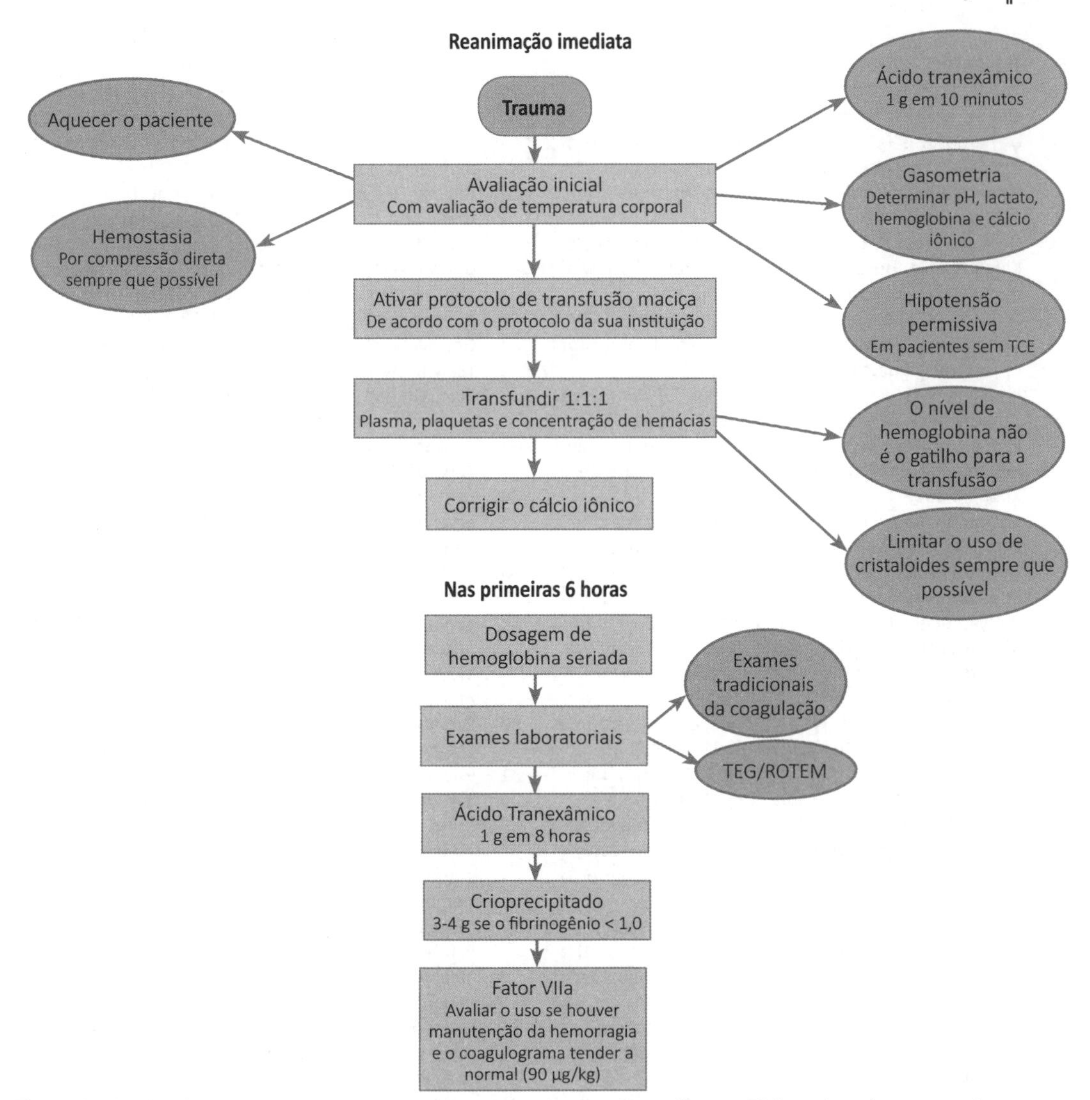
Reanimação imediata
Trauma
Aquecer o paciente
Avaliação inicial
Com avaliação de temperatura corporal
Hemostasia
Por compressão direta sempre que possível
Ácido tranexâmico
1 g em 10 minutos
Gasometria
Determinar pH, lactato, hemoglobina e cálcio iônico
Ativar protocolo de transfusão maciça
De acordo com o protocolo da sua instituição
Hipotensão permissiva
Em pacientes sem TCE
Transfundir 1:1:1
Plasma, plaquetas e concentração de hemácias
O nível de hemoglobina não é o gatilho para a transfusão
Corrigir o cálcio iônico
Limitar o uso de cristaloides sempre que possível
Nas primeiras 6 horas
Dosagem de hemoglobina seriada
Exames tradicionais da coagulação
Exames laboratoriais
TEG/ROTEM
Ácido Tranexâmico
1 g em 8 horas
Crioprecipitado
3-4 g se o fibrinogênio < 1,0
Fator VIIa
Avaliar o uso se houver manutenção da hemorragia e o coagulograma tender a normal (90 µg/kg)

Figura 27.4. Algoritmo para aplicação da reanimação pró-coagulante (Fonte: Elaborada pelos autores).

■ Referências bibliográficas

1. Rossaint R, Bouillon B, Cerny V, Coats TJ, Duranteau J, Fernández-Mondéjar E, et al. The European guideline on management of major bleeding and coagulopathy following trauma. Crit Care. 2016;20:100.
2. MacLeod JB, Lynn M, McKenney MG, Cohn SM, Murtha M. Early coagulopathy predicts mortality in trauma. J Trauma. 2003;55(1):39-44.
3. Gonzalez E, Moore EE, Moore HB, Chapman MP, Chin TL, Ghasabyan A, et al. Goal-directed Hemostatic resuscitation of trauma-induced Coagulopathy: a pragmatic randomized clinical trial comparing a Viscoelastic assay to conventional coagulation assays. Ann Surg. 2016;263(6):1051-59.
4. Zamper RPC, Amorim TC, Costa LGV, Takaoka F, Serpa Neto A. O papel da tromboelastometria na avaliação e no tratamento da coagulopatia em pacientes submetidos ao transplante hepático. Disponível em: <http://www.scielo.br/scielo.php?script=sci_arttext&pid=S1679-45082017000200243&lng=en>. o.
5. Holcomb JB. What is new in the treatment of trauma induced coagulopathy? Expert Review of Hematology. 2015;8(6):703-05.
6. MacLeod JB, Lynn M, McKenney MG, Cohn SM, Murtha M. Early coagulopathy predicts mortality in trauma. J Trauma. 2003;55(1):39-44.
7. Holcomb JB, Tilley BC, Baraniuk S, Fox EE, Wade CE, Podbielski JM, et al. Transfusion of Plasma, Platelets, and Red Blood Cells in a 1:1:1 vs a 1:1:2 Ratio and Mortality in Patients with Severe Trauma: The PROPPR Randomized Clinical Trial. JAMA. 2015;313(5):471-82.
8. Holcomb JB, del Junco DJ, Fox EE, Wade CE, Cohen MJ, Schreiber MA, et al. The Prospective, Observational, Multicenter, Major Trauma Transfusion (PROMMTT)

Study: Comparative Effectiveness of a Time-varying Treatment with Competing Risks. JAMA Surg. 2013;148(2):127-36.
9. Lier H, Krep H, Schroeder S, Stuber F. Preconditions of hemostasis in trauma. A review. The influence of acidosis, hypocalcemia, anemia, and hypothermia on functional hemostasis in trauma. J Trauma Acute Care. 2008;65(4):951-60.
10. Hess JR, Brohi K, Dutton RP, Hauser CJ, Holcomb JB, Kluger Y, et al. The coagulopathy of trauma: a review of mechanisms. J Trauma. 2008;65(4):748-54.
11. Jurkovich GJ, Greiser WB, Luterman A, Curreri PW. Hypothermia in trauma victims: an ominous predictor of survival. J Trauma. 1987;27(9):1019-24.
12. Rossaint R, Bouillon B, Cerny V, Coats TJ, Duranteau J, Fernández-Mondéjar E, et al. The European guideline on management of major bleeding and coagulopathy following trauma: fourth edition. Crit Care 2016;20:100.
13. Cotton BA, Reddy N, Hatch QM, LeFebvre E, Wade CE, Kozar RA, et al. Damage control resus- citation is associated with a reduction in resuscitation volumes and improvement in survival in 390 damage control laparotomy patients. Ann Surg. 2011;254(4):598-05.
14. Moore EE, Burch JM, Franciose RJ, Offner PJ, Biffl WL. Staged physiologic restoration and damage control surgery. World J Surg. 1998;22(12):1184–90.
15. Maier RV. A Century of Evolution in Trauma Resuscitation. J Am Coll Surg. 2014;219(3):335-45.
16. Shires T, Coln D, Carrico J, Lightfoot S. Fluid therapy in hemorrhagic shock. Arch Surg. 1964;88:688-93.
17. Bickell WH, Wall MJ, Pepe PE, Martin RR, Ginger VF, Allen MK, et al. Immediate versus delayed fluid resuscitation for hypotensive patients with penetrating torso injuries. N Engl J Med. 1994;331(17):1105-09.
18. Brown JB, Cohen MJ, Minei JP, Maier RV, West MA, Billiar TR, et al. Goal-directed resuscitation in the prehospital setting: a propensity-adjusted analysis. J Trauma Acute Care Surg. 2013;74(5):1207-14.
19. Dutton RP, Mackenzie CF, Scalea TM. Hypotensive resuscitation during active hemorrhage: impact on in-hospital mortality. J Trauma. 2002;52(6):1141-46.
20. Morrison CA, Carrick MM, Norman MA, Scott BG, Welsh FJ, Tsai P, et al. Hypotensive resuscitation strategy reduces transfusion requirements and severe postoperative coagulopathy in trauma patients with hemorrhagic shock: preliminary results of a randomized controlled trial. J Trauma. 2011;70(3):652-63.
21. Schreiber MA, Meier EN, Tisherman SA, Kerby JD, Newgard CD, Brasel K, et al. A controlled resuscitation strategy is feasible and safe in hypotensive trauma patients: Results of a prospective randomized pilot trial. J Trauma Acute Care Surg. 2015;78(4):687-95.
22. Simmons JW, Powell MF. Acute traumatic coagulopathy: pathophysiology and resuscitation. Br J Anaesth. 2016;117(3):iii31-iii43.
23. Chesnut RM, Marshall LF, Klauber MR, Blunt BA, Baldwin N, Eisenberg HM, et al. The role of secondary brain injury in determining outcome from severe head injury. J Trauma 1993;34(2):216-22.
24. Sperry JL, Minei JP, Frankel HL, West MA, Harbrecht BG, Moore EE, et al. Early use of vasopres- sors after injury: caution before constriction. J Trauma. 2008;64(1):09-14.
25. Cohn SM, McCarthy J, Stewart RM, Jonas RB, Dent DL, Michalek JE. Impact of low-dose vasopressin on trauma outcome: prospective randomized study. World J Surg. 2011;35:430–39.
26. Roberts I, Shakur H, Coats T, Hunt B, Balogun E, Barnetson L, et al. The CRASH-2 trial: a randomised controlled trial and economic evaluation of the effects of tranexamic acid on death, vascular occlusive events and transfusion requirement in bleeding trauma patients. Health Technol Assess. 2013;17(10):01-79.
27. Gonzalez E, Moore EE, Moore HB, Chapman MP, Chin TL, Ghasabyan A, et al. Goal- directed Hemostatic Resuscitation of Trauma-induced Coagulopathy: a pragmatic randomized clinical trial com- paring a viscoelastic assay to conventional coagulation assays. Ann Surg. 2016;263(6):1051-59.
28. Li J, Sun SL, Tian JH, Yang K, Liu R, Li J. Cell salvage in emergency trauma surgery. Cochrane Database Syst Rev. 2015;1:CD007379.
29. Tauber H, Innerhofer P, Breitkopf R, Westermann I, Beer R, El Attal R, et al. Prevalence and impact of abnormal ROTEM(R) assays in severe blunt trauma: results of the 'Diagnosis and Treatment of Trauma-Induced Coagulopathy (DIA-TRE-TIC) study'. Br J Anaesth. 2011;107(3):378-87.
30. Simmons JW, Pittet JF, Pierce B. Trauma-Induced Coagulopathy. Curr Anesthesiol Rep. 2014;4(3):189-99.
31. Hayakawa M, Gando S, Ono Y, Wada T, Yanagida Y, Sawamura A. Fibrinogen level deteriorates before other routine coagulation parameters and massive transfusion in the early phase of severe trauma: a retrospective observational study. Semin Thromb Hemost. 2015;41(1):35-42.
32. Maegele M, Lefering R, Yucel N, Tjardes T, Rixen D, Paffrath T, et al. Early coagulopathy in multiple injury: an analysis from the German Trauma Registry on 8724 patients. Injury. 2007;38(3):298-04.
33. Davenport R, Brohi K. Fibrinogen depletion in trauma: early, easy to estimate and central to trauma-induced coagulopathy. Crit Care. 2013;17:190.
34. Yazer MH, Jackson B, Sperry JL, Alarcon L, Triulzi DJ, Murdock A. Initial safety and feasibility of cold stored uncrossmatched whole blood transfusion in civilian trauma patients. J Trauma Acute Care Surg. 2016;81(1):21-26.
35. Inaba K, Berg R, Barmparas G, Rhee P, Jurkovich GJ, Recinos G, et al. Prospective evaluation of ambient operating room temperature on the core temperature of injured patients undergoing emergent surgery. J Trauma Acute Care Surg. 2012;73(6):1478-83.
36. Perlman R, Callum J, Laflamme C, Tien H, Nascimento B, Beckett A, et al. A recommended early goal-directed management guideline for the prevention of hypothermia-related transfusion, morbidity, and mortality in severely injured trauma patients. Crit Care. 2016;20:107.
37. Rhee P, Joseph B, Pandit V, Aziz H, Vercruysse G, Kulvatunyou N, et al. Increasing trauma deaths in the united states. Ann Surg. 2014;260(1):13-21.
38. Norton R, Kobusingye O. Injuries. N Engl J Med. 2013;368(18):1723-30.

28

Telepresença no Atendimento à Distância

Antonio C. Marttos Jr.
Mariana F. Jucá Moscardi

■ **Resumo**

A telemedicina é definida como a realização de serviços de saúde a distância, fazendo uso de informação e canais de comunicação adaptados. Já a tele tutoria cirúrgica é usada por um especialista com o objetivo de orientar um cirurgião que se encontra em lugar distante, em casos mais difíceis ou raros, fazendo uso de tecnologia.

A última década trouxe avanços tecnológicos em escala vertiginosa na medicina contemporânea e a telemedicina tornou-se gradativamente um pilar na comunicação entre profissionais da saúde. Seu uso foi gradualmente ampliado para diversos campos da atuação médica e o trauma desponta como uma das áreas onde vem ganhando grande notoriedade.

O uso deste recurso permite melhorar a comunicação entre equipes de centros de trauma qualificados e aquelas que atuam em hospitais de menor porte, proporcionando apoio em situações mais complexas. O emprego da teletutoria também foi testado com sucesso na sala de trauma, encurtando o tempo de atendimento e agilizando o tratamento definitivo de pacientes com trauma grave.

Os benefícios dessa abordagem podem ser vistos e comprovados também nas discussões de casos entre equipes de hospitais diferentes, por vezes intercontinentais, propiciando a interlocução sobre cenários mais complexos. A telemedicina possui destacada atuação também na sala cirúrgica, auxiliando em tomadas de decisão mais críticas.

O presente capítulo detalha todas essas abordagens e apresenta o grande o potencial e o caráter irreversível dessa modalidade de assistência, principalmente no que se refere ao paciente gravemente traumatizado.

- **Descritores:** Serviços Médicos de Emergência, Sistemas de Comunicação entre Serviços de Emergência, Telemedicina, Telerreabiltação.
- **Nível de evidência científica predominante:** 3B.

A importância da telemedicina

Nos últimos anos houve um crescimento vertiginoso do uso dessa ferramenta. Análises estimam que até 2020 o mercado de telemedicina se situe entre 20 e 30 bilhões de dólares e que sejam realizados mais de 100 milhões de atendimentos anuais[1-3]. Aproximadamente metade dos hospitais dos EUA possuem programas de telemedicina ativos e estão rapidamente incorporando o uso de tecnologias mais sofisticadas nos atendimentos[4].

Esse desempenho é particularmente importante se forem confirmadas as previsões de pesquisadores norte-americanos, que alertam para um déficit de especialistas e cirurgiões gerais da ordem de aproximadamente 7% em 2020 e de cerca de 20% até 2050[5].

Uma das áreas em que mais se necessita de recursos de telemedicina é o trauma. Uma pesquisa entre cirurgiões de áreas rurais americanas solicitou que eles selecionassem as especialidades às quais teriam interesse em fazer uso da telemedicina. As duas escolhas mais frequentes foram: consulta intraoperatória de achados inesperados (67,7%) e atendimento aos pacientes traumatizados (32,9%)[2]. Além disso, uma revisão sistemática, publicada em 2015, mostrou que houve melhora nos cuidados com o paciente traumatizado grave em serviços que dispunham de "teletrauma"[1].

As zonas rurais são carentes de profissionais que, geralmente, ficam isolados em sua prática médica e, frequentemente, é necessário percorrer grandes distâncias para chegar a hospitais que contêm com mais recursos[6]. A implementação da telemedicina pode solucionar o desafio de levar especialistas a esses lugares mais remotos[7,8]. Essa solução poderia evitar transferências para avaliações, principalmente nos casos de pacientes cujo tratamento é conservador ou expectante. Além de ganhar um tempo precioso para o paciente – capaz de aumentar as suas chances de sobrevida – permite otimizar os recursos do sistema de saúde.

Em revisão recente, foi concluído que estudos suficientes já foram conduzidos para provar que a telemedicina melhora o acesso à informação de alta qualidade, sendo bem aceita por médicos e pacientes[9]. Vários trabalhos também já demostraram a importância da telemedicina no atendimento de emergência[10,11]. Esse tipo de suporte, proporcionado pela tecnologia de telepresença, faz com que os profissionais se sintam mais seguros e confiantes[1,2].

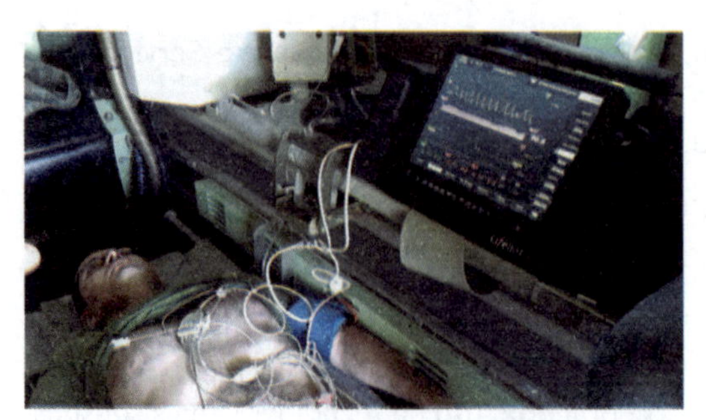

Figura 28.1. Emprego da telemedicina no transporte pré-hospitalar. Os dados colhidos pelo monitor são transferidos em tempo real para o hospital que receberá o paciente (Fonte: Acervo pessoal dos autores)

Além de apoiar os profissionais em casos específicos, a telemedicina apresenta um benefício adicional significativo na educação médica e na formação cirúrgica. É possível aumentar o conhecimento médico em diferentes áreas, capacitando médicos para casos não usuais[12]. Dessa maneira, além de proporcionar conselhos em tempo real, a telemedicina consiste em ferramenta segura para jovens profissionais, especialmente cirurgiões, implementarem o conhecimento recém-adquirido[13].

Telemedicina entre hospitais

É possível fazer consultas via teletutoria entre médicos, entre um médico e outros profissionais de saúde (paramédicos, bombeiros, equipe de enfermagem, etc.) e até entre médicos e o paciente diretamente, embora essa prática ainda não tenha o respaldo e a regulamentação do Conselho Federal de Medicina. O tipo de interação depende da legislação vigente do país ou região e da viabilidade de cada serviço.

A interação, via teletutoria, mais usual e aceitável mundialmente é a que ocorre entre médicos. Ela pode ser feita sempre que um profissional menos especializado ou de alguma área remota se depara com um caso difícil, que demanda a interação com um especialista. Com auxílio de câmeras, computadores e robôs, o especialista pode inclusive ver o paciente em tempo real, conferir dados de seu monitor e de outros instrumentos como ventilador, drenos, cateteres e toda a sala de emergência, obtendo informações mais completas para embasar a sua recomendação.

Ainda que a transferência seja indispensável, a teletutoria no atendimento inicial do paciente traumatizado pode ser uma ferramenta importantíssima, uma vez que a equipe de trauma que receberá este paciente já terá feito uma avaliação preliminar do caso e poderá se preparar melhor para dar seguimento ao tratamento. Além disso, pode orientar seu colega sobre o que deve ser feito no atendimento primário e garantir uma transferência mais segura e ágil do paciente.

Telemedicina na sala de trauma

A agitação comum dos centros de trauma, decorrente de múltiplos atendimentos simultâneos, frequentemente remete a situações de extrema complexidade que podem demandar a opinião urgente de diversos especialistas, nem sempre disponíveis no local. É nesse momento crucial que a telepresença pode conectar o médico do trauma com especialistas ou profissionais mais experientes.

Um estudo recente com a presença de um robô na sala de trauma de um centro de nível 1 demonstrou excelentes resultados, tendo resposta positiva da maioria dos médicos *in loco* e daqueles que estavam à distância. No estudo, 70% dos médicos *in loco* e 98% dos médicos remotos sentiram que apenas o telefone não seria tão efetivo quanto a telepresença na sala de trauma[14]. Essa ferramenta pode ganhar importância crucial em atendimentos de múltiplas vítimas e cenários de catástrofes, pois reduz o tempo de atendimento dos pacientes, uma vez que os cuidados *on-line* são imediatos e não necessitam de deslocamento.

A telemedicina pode ainda ser uma solução inteligente para vários problemas enfrentados por profissionais da área médica, como sobrecarga de trabalho, número excessivo de plantões, estresse crônico e até mesmo a síndrome de *burnout,* que são apontados como aspectos negativos e até dissuasivos na escolha da profissão e fazem muitos estudantes de medicina, residentes e até médicos experimentados desistirem da especialidade, reduzindo ainda mais a oferta de médicos[15].

Telemedicina no centro cirúrgico

Da mesma maneira que a telemedicina pode ser útil na sala de trauma, ela pode ser estendida para o centro cirúrgico. O cirurgião pode controlar a distância uma câmera instalada no centro cirúrgico e auxiliar um colega a realizar as manobras cirúrgicas necessárias para o atendimento do trauma. Essa abordagem já foi testada em diversos estudos, com sucesso no manejo operatório e altos índices de satisfação dos cirurgiões envolvidos[15,16].

Esse recurso pode ser aplicado em diferentes contextos no centro cirúrgico: em grandes hospitais de trauma e hospitais-escola, quando é necessária a intervenção conjunta do cirurgião do trauma com outro especialista; em hospitais de menor porte, onde a cirurgia não pode ser adiada para depois da transferência; em cirurgias realizadas em ambientes de guerras e catástrofes e, talvez, até em procedimentos pré-hospitalares.

Dessa maneira, testar essa tecnologia em diferentes locais de um hospital e em diferentes níveis do atendimento hospitalar é fundamental para expandir suas possibilidades visando à excelência no atendimento ao traumatizado grave.

Telemedicina nas visitas médicas

Há diversos lugares no hospital, além da sala de trauma, onde este recurso pode trazer benefícios efetivos no cuidado com o paciente traumatizado grave. Um deles é nas visitas diárias. As visitas à UTI e enfermarias podem ser feitas com auxílio da telemedicina, substituindo a forma convencional de discussão de casos. Um robô pode ser guiado entre os leitos dos pacientes enquanto a equipe de saúde (médicos, en-

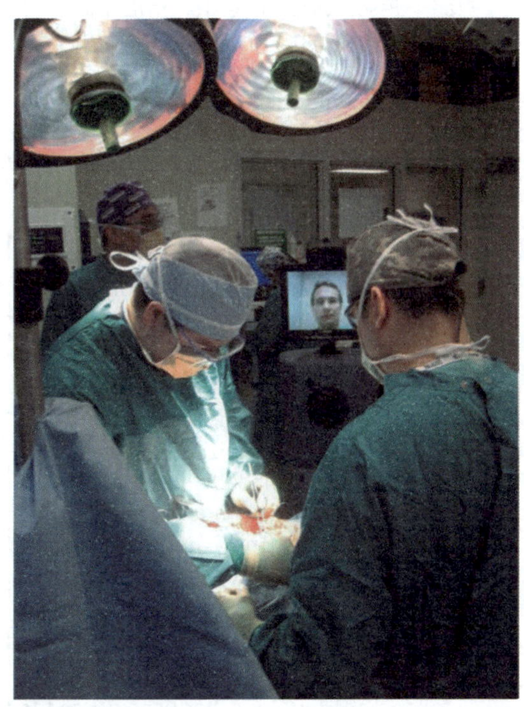

Figura 28.2. Um exemplo de como a telemedicina pode ser usada em uma sala cirúrgica. Um robô, guiado por um cirurgião remoto, observa e colabora com a cirurgia (Fonte: Acervo pessoal dos autores).

fermeiros, estudantes, etc.) permanece em uma sala de reuniões separada. O médico pode se comunicar em tempo real com o paciente através de microfones e câmeras instaladas no robô.

É importante ressaltar que o robô não substitui a necessidade de contato direto e exame físico diário do médico com o paciente. O *staff* e/ou os residentes devem manter a rotina de passar leito a leito examinando todos os doentes num primeiro momento. O uso do robô se torna uma ferramenta extremamente útil na hora em que o cirurgião mais experiente vai passar visita com os outros médicos (situação muito comum em hospitais-escola), evitando uma segunda rodada à beira do leito.

Nessas visitas, o uso do robô apresenta várias vantagens. Os pacientes ficam mais confortáveis e menos ansiosos sem uma grande quantidade de pessoas discutindo os casos na presença deles, usando termos técnicos e de difícil compreensão, e por um período muitas vezes prolongado. Diminuir a circulação entre os leitos também ajuda a reduzir o risco de transmissão de microrganismos entre os pacientes.

Além disso, esse método proporciona à equipe de saúde um ambiente privativo para tratar as várias questões relacionadas ao caso. A discussão em uma sala à parte permite ainda um maior aprendizado e interação dos estudantes que, muitas vezes, ficam inibidos de formular perguntas diante do paciente. Esse recurso permite dar caráter mais reservado às discussões e preservar a confidencialidade do paciente. Finalmente, é mais ergonômico para equipe médica que, nas visitas convencionais, chega a ficar em pé por várias horas.

A telemedicina consegue, de forma segura, combinar os benefícios de uma visita à beira do leito com aquela realizada em uma sala isolada. E, na impossibilidade de implantação de um robô num determinado hospital, pode ser considerado o uso de câmeras fixas nos leitos ou mesmo de uma única câmera móvel, conduzida por um auxiliar, enquanto os demais integrantes da visita permanecem em uma sala separada.

Já foi demonstrado que a adoção dessa ferramenta em UTI de trauma aumenta a eficiência das discussões sobre os pacientes durante as visitas remotas, melhora a comunicação entre os profissionais e, potencialmente, pode aumentar a qualidade e a velocidade das intervenções, com impacto positivo nos desfechos de saúde dos pacientes[17].

Telemedicina no aprimoramento dos conhecimentos

A telemedicina tem se tornado um aliado fundamental da equipe de trauma, que precisa se manter sempre atualizada e pronta para atender às mais complexas situações. Ela facilita o acesso a novos conhecimentos e a discussão acadêmica com outros profissionais. Essas interações, algumas em tempo real, ajudam a aumentar a confiança e agilidade do médico assistente na condução dos atendimentos.

As teleconferências acadêmicas já são uma realidade na cirurgia e em outras especialidades. Há 7 anos ocorre semanalmente uma teleconferência internacional envolvendo diferentes centros de trauma ao redor do mundo. A cada semana um dos hospitais participantes apresenta um caso clinicamente relevante sobre o qual todos os representantes dos diferentes hospitais podem dar sua opinião. Essa teleconferência é vista por experientes cirurgiões do trauma, emergencistas, médicos residentes, estudantes de medicina e outros especialistas.

O conhecimento compartilhado entre serviços de várias partes do mundo promove um ambiente rico para o aprendizado de diferentes condutas, técnicas e manobras que podem ser aplicadas em uma mesma situação. Essa interação deixa os participantes mais preparados para enfrentar casos raros ou difíceis quando os mesmos surgem na sala de trauma. Um caso que poderia causar apreensão e ansiedade passa a ser mais fácil de manejar, uma vez que aquela situação já foi vista e discutida pelo médico durante uma teleconferência.

Um estudo realizado na população americana e canadense confirma que o trauma contuso é a principal causa de lesão, presente em 78,4% dos casos[18]. Nas teleconferências, os casos discutidos semanalmente são muito diferentes dos casos encontrados usualmente nas salas de trauma. Eles são, em sua maioria, lesões penetrantes (48%) e, em termos de distribuição anatômica, predomina a dis-

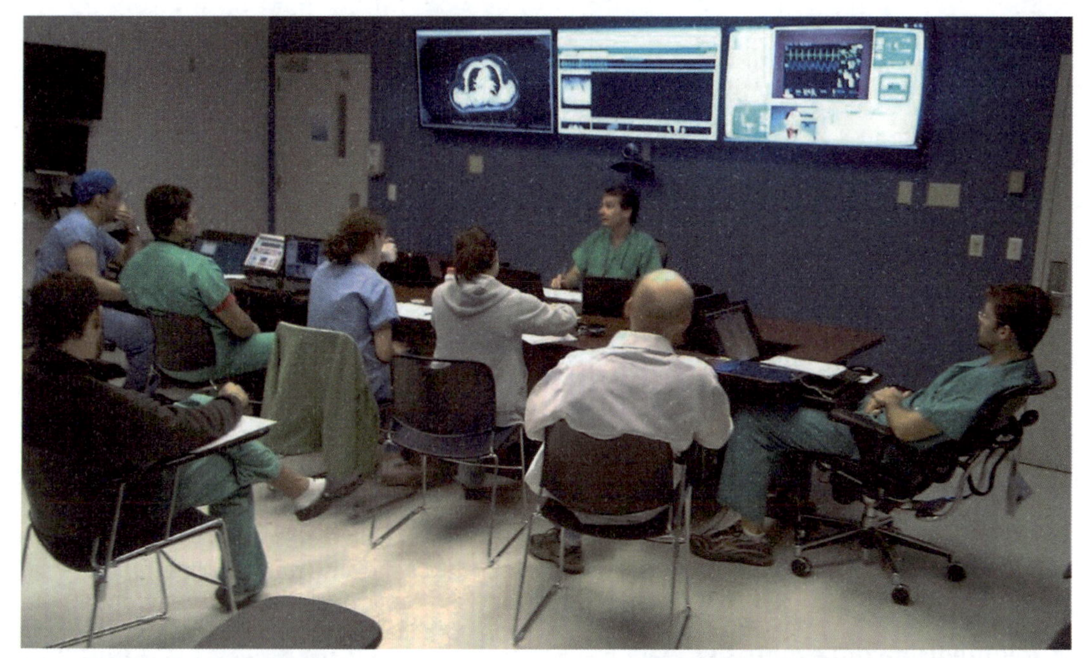

Figura 28.3. Visita matinal da UTI utilizando telemedicina. Nesta tomada é possível ver o monitor do paciente em tempo real, além de seu prontuário e exames de imagem (Fonte: Acervo pessoal dos autores).

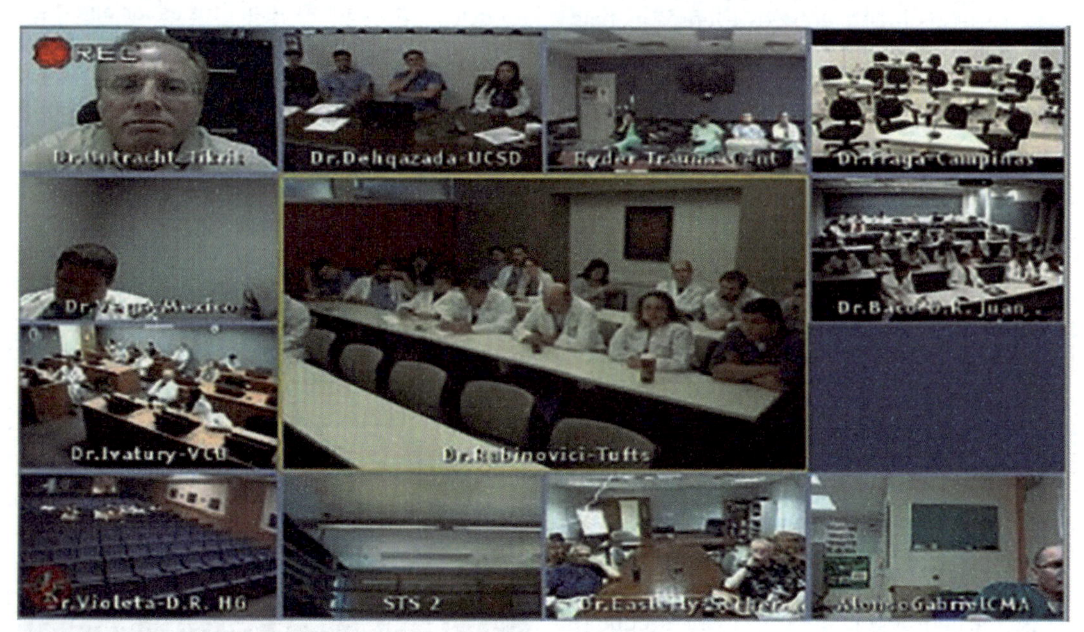

Figura 28.4. Exemplo de uma conferência internacional transmitida via telemedicina (Fonte: Acervo pessoal dos autores).

cussão sobre lesões torácicas (41%), uma vez que traumas penetrantes de tórax apresentam maior potencial para um manejo difícil. Essa diferença estatística entre as teleconferências e a realidade da sala de trauma demonstra a importância desse tipo de abordagem a fim de ampliar o conhecimento e o aprendizado. Essas teleconferências já foram aprovadas como uma maneira eficiente de educação em trauma em estudos prévios[11].

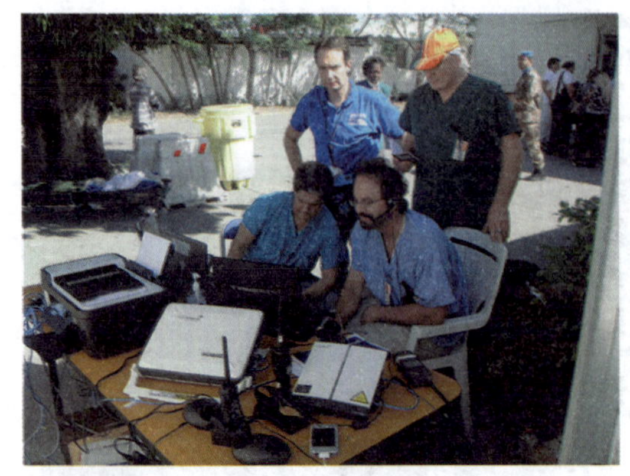

Figura 28.5. Uso da telemedicina em ajuda humanitária às catástrofes. Terremoto no Haiti em 2010. Em pé: o autor e o Dr. Enrique Ginzburg. Sentados: os Drs. Marchena e Michael Kelley (Fonte: Acervo pessoal dos autores).

Telemedicina em eventos globais

Há uma série de exemplos de como a telemedicina pode ser empregada como um importante recurso durante grandes eventos globais, melhorando a comunicação entre os profissionais de saúde.

Em 2010 houve um grande terremoto no Haiti, com aproximadamente 300.000 mortes confirmadas. Uma força-tarefa de diversos países foi até o local do acidente para prestar assistência aos sobreviventes logo nas primeiras 24 h após o ocorrido. Um time da Universidade de Miami foi para o Haiti com um conjunto de equipamentos de telemedicina a fim de implantar a tecnologia necessária para a realização de teleconsultas. Já nos primeiros dias após o terremoto, médicos em Miami puderam auxiliar em múltiplos casos sem sair dos Estados Unidos. O sistema se mostrou fundamental para o rastreamento de vítimas, triagem, manejo de pacientes críticos e tomadas de decisão pelos médicos locais[19].

E mesmo depois de as primeiras equipes de socorro deixarem o país, a Universidade de Miami permaneceu prestando esse auxílio para um hospital de 240 leitos. Aproximadamente 300 profissionais de saúde continuaram contribuindo com o tratamento dos doentes, graças à tecnologia instalada previamente, promovendo suporte 24 h por dia para esse hospital no Haiti. Essa ferramenta ficou ativa por vários meses para que os médicos da UTI de Miami pudessem se comunicar com os médicos da UTI do Haiti em suas visitas diárias.

Outro exemplo de aplicação foi nos Jogos Olímpicos, o maior evento esportivo do mundo, com atletas e visitantes de 216 países. Estima-se que mais de 10.000 atletas participam e milhões de espectadores assistem aos Jogos a cada 4 anos. Devido ao aumento abrupto da população nesses locais, nem sempre é possível oferecer medicina de ponta aos atletas. Nos Jogos Olímpicos de Londres, de 2012, a telemedicina conectou especialistas no Brasil, no Reino Unido e nos Estados Unidos para dar apoio especializado a todos os atletas.

Um grupo de médicos estava equipado com dispositivos móveis (*smartphones*, *tablets* e robôs) com capacidade de videoconferência. Esta rede forneceu acesso remoto a especialistas em tempo real para auxiliar em casos de lesões traumáticas, emergências ou potenciais cenários de catástrofe. Foram realizadas consultas especializadas para as seguintes especialidades: trauma, ortopedia, cardiologia, cuidados intensivos, neurologia e oftalmologia. O conceito foi testado e implementado em inúmeros casos reais, onde a consulta de um especialista era necessária. O evento foi um sucesso e demonstrou como a telemedicina pode ser uma ferramenta importante na assistência ao paciente, mesmo durante grandes eventos globais. A mesma estratégia foi implementada com sucesso no Brasil, durante os Jogos Olímpicos de 2016.

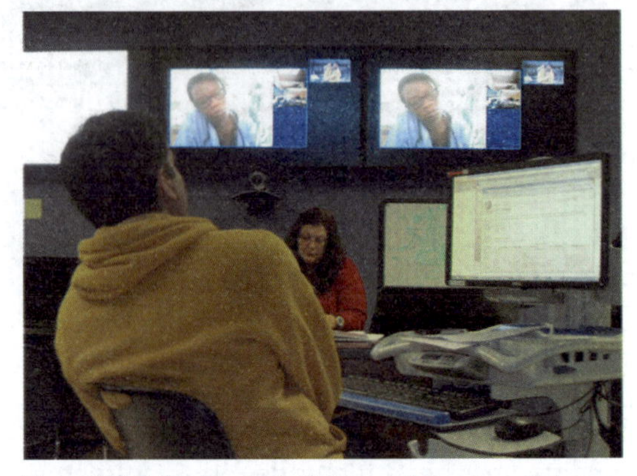

Figura 28.6. Dr. Shailesh Garg, em Miami, em teleconferência com a Dra. Kathleen Charles, no Haiti (Fonte: Acervo pessoal dos autores).

Conclusão

A telemedicina é um recurso valioso, que pode ter múltiplas aplicações em um hospital. Por se tratar de uma tecnologia recente ainda são diversas as possibilidades de ampliar o seu uso, com benefícios substanciais para médicos e pacientes.

Através dos exemplos apresentados não é difícil identificar o impacto e a efetividade da telemedicina na otimização dos serviços de trauma e cirurgia, entre outros. Além de agilizar o atendimento do paciente com trauma grave ela permite aprofundar as discussões e a troca de experiência entre os profissionais, aprimoramento e expandindo o conhecimento médico, razão pela qual tem se tornado uma ferramenta importante na troca de experiências e no ensino entre hospitais-escola ao redor do mundo.

Trata-se de uma ferramenta acessível e com ótimo custo-benefício. No entender dos autores, deve ser considerada a expansão da telemedicina no atendimento hospitalar, pois consideram que essa ferramenta está pronta para revolucionar os conceitos tradicionais de assistência médica.

■ Referências bibliográficas

1. Ward MM, Jaana M, Natafgi N. Systematic review of telemedicine applications in emergency rooms. Int J Med Inform. 2015;84(9):601-16.
2. Glenn IC, Bruns NE, Hayek D, Hughes T, Ponsky TA. Rural surgeons would embrace surgical telementoring for help with difficult cases and acquisition of new skills. Surg Endosc. 2017;31(3):1264-68.
3. Deloitte. eVisits: The 21st century housecall. Disponível em: <http://www2.deloitte.com/qa/en/pages/technology-media-and-telecommunications/articles/2014predictions-eVisits.html>. Acessado em: mar. 2017.
4. Association AT. Telemedicine frequently asked questions (FAQs). Disponível em: <http://www.americantelemed.org/about-telemedicine/faqs>. Acessado em: mar. 2017.
5. Williams TE, Ellison EC. Population analysis predicts a future critical shortage of general surgeons. Surgery. 2008;144(4):548-56.
6. Shively EH, Shively SA. Threats to rural surgery. Am J Surg. 2005;190(2):200-05.
7. Stingley S, Schultz H. Helmsley trust support for telehealth improves access to care in rural and frontier areas. Health Aff (Millwood). 2014;33(2):336-41.
8. Saliba V, Legido-Quigley H, Hallik R, Aaviksoo A, Car J, McKee M. Telemedicine across borders: a systematic review of factors that hinder or support implementation. Int J Med Inform. 2012;81(12):793-09.
9. Ekeland AG, Bowes A, Flottorp S. Methodologies for assessing telemedicine: a systematic review of reviews. Int J Med Inform. 2012;81(1):01-11.
10. Mirhashemi S, Rasouli HR, Mirhashemi AH. Necessity of Telemedicine. Trauma Mon. 2015;20(4):e25616.
11. Marttos AC, Kuchkarian FM, Abreu-Reis P, Pereira BM, Collet-Silva FS, Fraga GP. Enhancing trauma education worldwide through telemedicine. World J Emerg Surg. 2012;7(1):S4.
12. Brodie M, Flournoy RE, Altman DE, Blendon RJ, Benson JM, Rosenbaum MD. Health information, the Internet, and the digital divide. Health Aff (Millwood). 2000;19(6):255-65.
13. Bogen EM Augestad KM, Patel HR, Lindsetmo RO. Telementoring in education of laparoscopic surgeons: An emerging technology. World J Gastrointest Endosc. 2014;6(5):148-55.
14. Marttos A, Kelly E, Graygo J, Rothenberg P, Alonso G, Kuchkarian FM, et al. Usability of telepresence in a level 1 trauma center. Telemed J E Health. 2013;19(4):248-51.
15. Rotondo MET. EAST provider of surgical care survey. Eastern Association for the Surgery of Trauma Future of Surgery Committee. 2004.
16. Marttos A, Kuchkarian FM, Palaios E, Rojas D, Abreu-Reis P, Schulman C. Surgical telepresence: the usability of a robotic communication platform. World J Emerg Surg. 2012;7 (1):S11.
17. Lazzara EH, Benishek LE, Patzer B, Gregory ME, Hughes AM, Heyne K, et al. Utilizing Telemedicine in the Trauma Intensive Care Unit: Does It Impact Teamwork? Telemed J E Health. 2015;21(8):670-76.
18. Minei JP, Schmicker RH, Kerby JD, Stiell IG, Schreiber MA, Bulger E, et al. Severe traumatic injury: regional variation in incidence and outcome. Ann Surg. 2010;252(1):149-57.
19. Callaway DW, Peabody CR, Hoffman A, Cote E, Moulton S, Baez AA, et al. Disaster mobile health technology: lessons from Haiti. Prehosp Disaster Med. 2012;27(2):148-52.

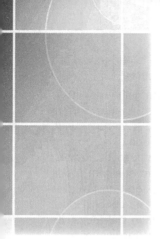

29

Drones no Atendimento de Emergência e Trauma

Luciano Silveira Eifler

Resumo

Os VANT (Veículos Aéreos Não Tripulados) ou ARP (Aeronaves Remotamente Pilotadas), também conhecidos por drones e originalmente utilizados em missões militares, estão rapidamente expandindo suas aplicações também na agricultura, indústria, comércio, construção civil, segurança pública, saúde e uma infinidade de outras utilizações.

Com o crescimento acelerado da comercialização desses equipamentos, estimado em mais de meio milhão de peças vendidas nos EUA, o desafio das agências de aviação é regulamentar e supervisionar sua utilização para garantir o regramento e a segurança de sua operação.

Os drones podem se deslocar por muitos quilômetros, realizar entregas, transportar equipamentos, medicamentos, gravar e transmitir imagens em tempo real, tornando-se ferramentas de grande utilidade no atendimento de emergência, trauma, resgate e salvamento, transformando a medicina de emergência do século XXI.

- **Descritores:** Atendimento Pré-Hospitalar, Drones, Resgate, Veículos Aéreos não Tripulados.
- **Nível de evidência científica predominante:** 2C.

Introdução

Os primeiros veículos aéreos não tripulados foram inspirados na bomba V1, também conhecida como *Buzz*, criada pela Alemanha durante a Segunda Guerra Mundial, capaz de voar em linha reta grandes distâncias a uma velocidade constante. Na década de 1960, durante a guerra do Vietnã, o uso de drones se tornou comum. O modelo AQM-34 *Ryan Firebee* realizava fotos durante os voos, sendo utilizado em missões de reconhecimento e espionagem.

Entre os anos 1970 e 1980, várias tecnologias evoluíram, como o Sistema de Posicionamento Global (GPS), *links* pra transmissão de dados, comunicação por satélite e componentes eletrônicos mais leves, permitindo a criação de drones com navegação autônoma de grande precisão. Em setembro de 1975 Abraham Karen, um engenheiro aeronáutico israelita, considerado "Pai dos Drones", criou o modelo Albatross, que podia permanecer no ar por mais de 56 horas, tornando-se um marco na indústria deste tipo de equipamento. Logo em seguida, um segundo modelo chamado *Amber*, com recursos ainda mais sofisticados, abriu caminho para uma nova era nas aeronaves militares não tripuladas.

Em 1990, agências de pesquisas e programas de defesa norte-americanos como a DARPA (*Defense Advanced Research Projects Agency*), Pentágono e CIA (*Central Intelligence Agency*) financiaram pesquisas que levaram à criação de um drone chamado Predador (*Predator*) capaz de voar longas distâncias através de sinais de satélite. A força aérea norte-americana criou em 1995 o primeiro esquadrão aéreo de drones predadores, que 5 anos mais tarde foram utilizados para localizar o terrorista Osama Bin Laden em uma fazenda no Afeganistão. Somente em 2001 os Predadores foram equipados com mísseis, iniciando uma nova fase de drones como armas de guerra[3].

Utilizado em ações militares de defesa, espionagem e combate, os drones são comumente vistos no meio civil como ferramentas de guerra e máquinas para matar. Sem dúvida, a tecnologia atual atingiu um desenvolvimento fantástico, permitindo pilotar aeronaves não tripuladas em distâncias intercontinentais e atuar em território inimigo, sem colocar em risco seus combatentes. Esta visão bélica, associada ao uso militar desperta temor e, ao mesmo tempo, preconceito por parte da população civil. Recentemente, com a comercialização de modelos não militares, os drones se tornaram cada vez mais acessíveis e passaram a fazer parte do dia a dia da população no mundo todo. O aumento crescente de novos pilotos e adeptos ao uso de drones, está criando uma infinidade de novas aplicações e diferentes maneiras de executar serviços de forma inovadora.

Drones em campanhas humanitárias

A utilização de drones na saúde, em missões não militares, está relacionada com a entrega de equipamentos e suprimentos médicos, transporte de amostras laboratoriais em áreas remotas, aquisição de imagens em desastres e busca e salvamento de vítimas em ambientes de difícil acesso. A organização "Médicos sem Fronteiras", em 2014, realizou estudo piloto em uma aldeia remota na ilha de Papua Nova Guiné utilizando drones para transporte de amostras de escarro que seriam submetidas a testes de tuberculose no hospital de Kerema, na região central do país.

O transporte de amostras laboratoriais foi descrito em agosto de 2016 por um estudo desenvolvido pela Universidade de *Stony Brook*, NY, em cooperação com o Governo de Madagascar, Agência Norte-americana de Desenvolvimento Internacional (USAID) e *startup* americana *Vauy,* com sede em Michigan, EUA. Espécimes de sangue e fezes coletados em uma área rural de Madagascar (distrito de Ifanadiana) foram transportadas até a estação de pesquisa da Universidade de *Stony Brook* por um voo totalmente autônomo realizado por um drone. A aeronave percorreu uma distância de 13 km em uma região montanhosa de difícil acesso em apenas alguns minutos[4].

Mais recentemente, em julho de 2017, a Unicef (Fundo das Nações Unidas para a Infância) em conjunto com o governo Malaui, na África Oriental, criou o primeiro corredor aéreo humanitário para o tráfego de drones. Uma área com raio de 40 km que será usada por universidades, setor privado e instituições com iniciativas na saúde, que irá beneficiar comunidades isoladas fornecendo transporte de itens médicos, vacinas e amostras para exames laboratoriais[5,6].

As aeronaves não tripuladas são ferramentas com grande potencial e representam uma nova era no auxílio de campanhas humanitárias, possibilitando o acesso à saúde para comunidades isoladas.

Atendimento a desastres, resgates e salvamentos

Em desastres naturais, como o terremoto no Haiti em 2010, o furacão *Sandy* em 2012, nos EUA e Caribe, e o terremoto no Nepal em 2015, os drones foram extremamente úteis para apoiar ações de reconhecimento nas áreas afetadas e entregar suprimentos em localidades de difícil acesso. Em outubro de 2016, equipes de resgate em montanha, do estado de Oregon, nos EUA, publicaram relato de caso utilizando um drone *Phantom 3* em missão de resgate e salvamento de vítima que sofreu queda em um *canyon*. O equipamento transmitiu imagens de alta resolução, em tempo real, sendo possível confirmar o óbito da vítima, evitando assim a necessidade de escalar a montanha em uma perigosa operação noturna de rapel, que colocaria em risco as equipes de salvamento[7,8].

O emprego de drones em simulação de incidentes com múltiplas vítimas foi descrito por pesquisadores da Universidade de Murcia, na Espanha, e publicado em maio de 2017. Foram avaliados aspectos referentes à percepção dos responsáveis pelo comando da operação e equipes de atendimento pré-hospitalar. Na fase de discussão após o simulado, a visualização das imagens aéreas modificou o entendimento e a percepção do incidente. Como conclusão, os autores relatam que os drones são recursos importantes na gestão e no aprendizado de incidentes envolvendo múltiplas vítimas em ambientes externos, podendo representar os "olhos" do coordenador médico responsável pelo Sistema de Comando de Incidente (SCI)[9].

Projeto herói

A Cruz Vermelha Austríaca, em parceria com a Land Rover, desenvolveu o Projeto Herói, composto por um veículo personalizado (*Land Rover Discovery*) com sistema de comunicação avançado e equipado com um drone que decola de um "heliponto" no teto do automóvel, servindo para apoio em missões especiais de busca e salvamento. A aeronave é integrada a um sistema de aterrissagem com tecnologia magnética, que permite o pouso mesmo com o veículo em movimento[10].

O projeto foi apresentado em Genebra, em março de 2017, no evento *Motor Show* e propõe diminuir o tempo de resposta de operações de resgate em montanhas, facilitando a logística de busca, diminuindo custos e aumentando a eficiência das equipes na localização de vítimas e desaparecidos.

Ajuda que vem do céu

Em emergências médicas, para as quais a rapidez é parte fundamental do processo de atendimento, a possibilidade de enviar socorro voando representa uma grande vantagem e aumenta as taxas de sobrevivência. O vídeo de um drone ambulância, disponível na rede social de vídeos (*Youtube)*, demonstra um projeto desenvolvido por Alec Momont e a incrível entrega de um desfibrilador externo automático para uso em vítima de parada cardíaca. Em poucos minutos após o colapso a vítima é desfibrilada e a equipe de resgate acompanha, interage e orienta todo processo antes da chegada da ambulância, através de recursos de telemedicina embarcados no equipamento. O protótipo é real e já prevê uma solução que em breve estará em uso para otimizar a questão do tempo de resposta no atendimento pré-hospitalar de paradas cardíacas[11].

Artigo recentemente, publicado no periódico *Circulation,* tem entre os autores o pesquisador ialiano anteriormente citado. A proposta da publicação é discutir a viabilidade do drone ambulância. Ao final do texto, os autores concluem que o projeto é custo-efetivo na missão de salvar vidas e convoca pesquisadores e a comunidade científica mundial a se alinharem ao projeto[12].

Uma empresa iraniana, a *RTS Lab*, desenvolveu um drone chamado *PARS*, um protótipo para salvamento de vítimas em risco de afogamento que utiliza grandes boias que são lançadas sobre a vítima com muito mais rapidez e eficiência do que um salva-vidas humano. O equipamento foi utilizado em uma série de testes no mar Cáspio e avaliado quanto à estabilidade de voo, mecanismo de liberação de boias e uso em condições diurnas e noturnas. Segundo os pesquisadores, o drone *PARS* superou as expectativas e demonstrou ser uma ferramenta eficiente para salvamento de vítimas em risco de afogamento. Durante os testes, o veículo realizou um atendimento simulado a 75 m da praia em menos de 22 segundos, enquanto o salva-vidas humano demorou 91 segundos para nadar até o local do resgate[13]. Nos testes noturnos, um conjunto de luzes de *LED* ilumina o alvo, facilitando a operação do piloto em terra.

Legislação e regulamentação

O uso de drones pode ser dividido em quatro grandes categorias: militar, governamental, comercial e pessoal. No Brasil a Agência Nacional de Aviação Civil (ANAC) divulgou, em maio de 2017, as normas para sua utilização em território nacional com o objetivo de que sejam usados de maneira segura. Sua elaboração segue as orientações das agências de aviação norte-americana, australiana e europeia[14].

A idade mínima para pilotar aeronaves não tripuladas é 18 anos e sobrevoar áreas de segurança como presídios, instalações militares e infraestruturas críticas, como usinas termelétricas e estações de energia, não é permitido, assim como áreas próximas a aeroportos e heliportos. O voo totalmente autônomo também é proibido, pois nessa situação o piloto remoto não é capaz de intervir em caso de necessidade. Os voos automatizados são permitidos e diferem do anterior, já que esta modalidade possibilita a intervenção a qualquer momento.

Para operar no Brasil também é necessária certificação da ANATEL (Agência Nacional de Telecomunicações), responsável pela homologação dos sistemas de radiocomunicação que controlam os drones[15].

Drones com até 250 g não precisam ser cadastrados ou registrados, independentemente de sua utilização (uso recreativo ou não), mas aparelhos mais pesados do que isso são classificados em três classes, conforme o peso e as respectivas exigências de navegação:

- Classe 1 – aeronaves acima de 150 kg – necessitam de certificação similar à das aeronaves tripuladas, registro e matrícula no sistema aeronáutico brasileiro.
- Classe 2 – aeronaves acima de 25 kg até 150 kg – o regulamento estabelece requisitos técnicos que devem ser observados pelos fabricantes exigindo também registro e matrícula no sistema aeronáutico brasileiro.
- Classe 3 – aeronaves com até 25 kg – para drones que forem realizar voos além da linha de visão ou acima de 120 m é necessária autorização de projeto de voo pela ANAC. Voos abaixo desta altura em linha de visada não necessitam de autorização prévia, porém as aeronaves devem ser cadastradas pela ANAC por meio do Sistema de Aeronaves Não Tripuladas (SISANT) apresentando informações sobre o operador e o equipamento.

Em relação ao peso dos equipamentos, a ANAC também proíbe voo de aeronaves com mais de 250 g diretamente sobre pessoas, sendo necessário observar a distância horizontal mínima de 30 m do público caso não haja nenhuma barreira física de proteção.

As operações por órgãos de segurança pública, polícia, fiscalização tributária e aduaneira, defesa civil, corpo de bombeiros ou de outros órgãos a serviço desses, não estão obrigadas a observar os critérios de distanciamento de terceiros. Essas operações são de inteira responsabilidade desses serviços, que devem avaliar o risco operacional de cada missão e obedecer às regras de utilização do espaço aéreo estabelecidas pelo Departamento de Controle do Espaço Aéreo (DECEA).

Seguro com cobertura de danos a terceiros é obrigatório na operação de aeronaves não tripuladas de uso não recreativo acima de 250 g (exceto as operações de aeronaves pertencentes a entidades controladas pelo estado).

A infração a essas regras pode gerar penalidades severas e sanções também nas esferas civil, administrativa e penal, além da apreensão do equipamento.

Aspectos técnicos e funcionamento dos drones

Os drones atuais, de uso comercial e recreativo, apresentam funcionalidades avançadas de navegação com sensores anticolisão, GPS, que permite diversos modos de navegação manual e automatizada, e câmeras de alta definição (4K), para gravação ou transmissão em tempo real para *tablets* ou *smartphones* integrados ao controle de navegação. Podem ainda gerar *link* de transmissão ao vivo para centrais de comando ou qualquer pessoa que possua uma conexão com a *internet*. Apresentam autonomia aproximada de 30 a 40 minutos alimentados por bateria de lítio, alcançam velocidade de 65 km/h ou mais, na dependência do modelo, e podem alcançar distâncias de até 8 km a partir da base de controle.

Outras funcionalidades comuns nos modelos mais modernos: modo de navegação *Follow me* (segue pontos de interesse) em linha reta ou em forma orbital, tecla *Return to Home* (retorna automaticamente para o ponto de decolagem quando a bateria está terminando), navegação automatizada com plano de voo predefinido e muitos outros recursos que facilitam a navegação, mesmo de pilotos pouco experientes.

Várias empresas produzem drones de uso comercial ou recreativo. O modelo da Chinesa DJI (*Dà-Jiāng Innovations Science and Technology*) detém mais de 85% do mercado mundial e recebeu, em 2017, o prêmio *Emmy for Technology and Engineering* como reconhecimento pela excelência e criatividade de seus produtos[16].

Prova de conceito – centro de comando

Em Porto Alegre, capital do estado do Rio Grande do Sul, foi realizada, em julho de 2017, uma prova de conceito com uso de drone para transmissão de imagens aéreas em tempo real para o telão (*videowall*) do Centro Integrado de Comando da Cidade (CEIC). O objetivo foi avaliar a qualidade de transmissão da imagem, distância e alcance de voo e demonstrar a possibilidade de uso do equipamento como ferramenta no socorro a incidentes com múltiplas vítimas, em apoio a missões críticas envolvendo a guarda municipal, defesa civil, Serviço de Atendimento Móvel de Urgência (SAMU) e outros integrantes da sala de comando[17].

O CEIC é a central de inteligência da prefeitura municipal e reúne diversos serviços públicos responsáveis pelo videomonitoramento e planejamento de grandes eventos. Conta com um *videowall* de 16 m de comprimento por 3 m de altura, com 39 telas de 55 polegadas de alta resolução. A sala de controle tem 24 posições de trabalho, com 48 monitores que podem reproduzir e controlar mais de 1.000 câmeras em operação 24 horas por dia, distribuídas por várias regiões da cidade, possibilitando a integração em situações de crise e emergência (Figura 29.1).

Nessa prova de conceito o equipamento utilizado foi o drone *Mavic PRO,* do fabricante *DJI,* com autonomia aproximada de 30 minutos de voo e deslocamento na velocidade de até 65 km/h, cobrindo uma distância de 8 km a partir da base de controle. O dispositivo vem equipado com câmera de alta resolução (4K) com envio de vídeo em tempo real por serviço de *streaming live* diretamente para o *videowall* do centro de comando. Para controle da aeronave foi utilizado o console de comando conectado em um *smartphone Iphone Apple* modelo 7 e *software* de navegação *DJI Go App v.4.* Uma conexão 4G transmitiu o *link* de vídeo ao vivo (Figura 29.2).

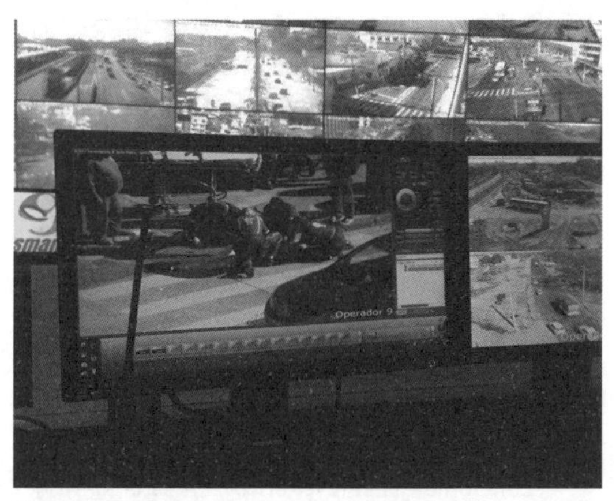

Figura 29.1. Estação de trabalho do CEIC, em Porto Alegre (Fonte: Acervo pessoal do autor).

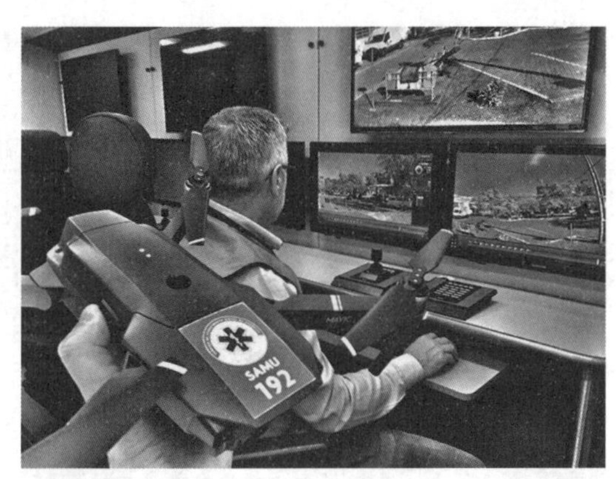

Figura 29.2. Transmissão de imagens para o *videowall* durante prova de conceito (Fonte: Acervo pessoal do autor).

O sistema foi utilizado para cobertura de dois eventos com público estimado em 1.000 e 15.000 pessoas, sendo as imagens transmitidas simultaneamente para o centro de comando e centro de comando móvel (micro-ônibus da guarda municipal com estação de videomonitoramento). O tempo médio de voo nas duas operações foi de 40 minutos, com intervalo para a troca de bateria, cada uma com autonomia de 30 min, percorrendo um raio de 2.423 m e uma altitude de até 162 m. Não foi realizado voo direto sobre o público, observando o distanciamento de 30 metros horizontais (Figura 29.3).

Para transmissão das imagens ao vivo (*streaming*) foi utilizado o serviço *Youtube Live.* As imagens reproduzidas na estação de trabalho do centro de comando foram espelhadas para o *videowall* através do sistema Digifort (*software* de gestão de imagens para videomonitoramento).

A prova de conceito realizada demonstrou grande potencial na utilização de drones em missões críticas, servindo de referencial para ações futuras e novos projetos. O emprego dessa tecnologia proporciona a implementação de medidas preventivas em eventos de grande porte e qualifica a assistência no atendimento de emergências clínicas e traumáticas e, provavelmente, deverá se tornar uma importante ferramenta para gestão de crise.

Conclusão

A expansão dos drones no mundo civil e sua rápida popularização estão causando uma revolução tecnológica que pode ser comparada com

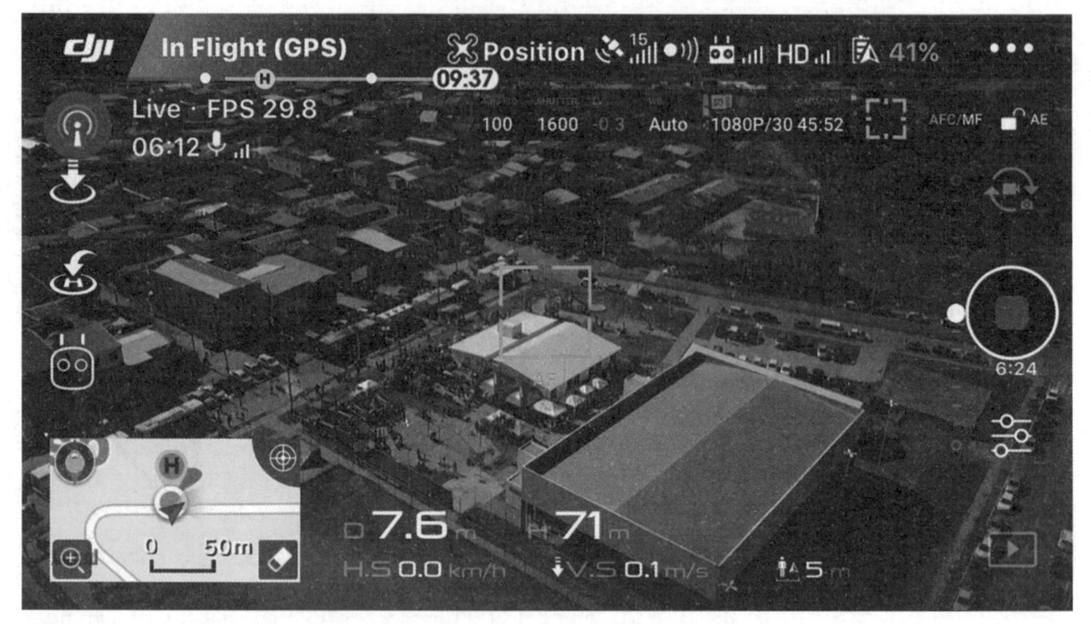

Figura 29.3. Console de navegação do drone *Mavic Pro* (Fonte: Acervo pessoal do autor).

eventos como a criação da *Internet* e a utilização de *smartphones*. Na área da saúde, é possível sua utilização em várias atividades relacionadas à medicina de emergência, resgate, busca e salvamento, trauma, atendimento pré-hospitalar, gestão de crise, planejamento de incidentes com múltiplas vítimas, campanhas humanitárias, entre outras tantas missões críticas.

Em breve, os drones irão incorporar sistemas de inteligência artificial e sensores de telemetria, integrar-se com *softwares* de telemedicina, dispor de maior autonomia e maior conectividade na transmissão de dados, proporcionando ainda mais eficiência na assistência médica e humanitária.

■ Conflito de interesses

O autor informa que não há conflito de interesses entre suas atividades pessoais e profissionais que possam envolver equipamentos e produtos mencionados neste capítulo com caráter meramente ilustrativo.

■ Referências bibliográficas

1. Balasingam M. Drones in medicine-The rise of the machines. International Journal of Clinical Practice. 2017;71(9):e12989.
2. Boucher P. Domesticating the Drone: The Demilitarisation of Unmanned Aircraft for Civil Markets. Science and Engineering Ethics. 2014;21(6):1393-12.
3. History of U.S. Drones. Understanding Empire: Technology, Power, Politics. 2018. Disponível em: <https://understandingempire.wordpress.com/2-0-a--brief-history-of-u-s-drones/>. fev.
4. Drones Used to Improve Healthcare Delivery in Madagascar – Stony Brook University Newsroom. Stonybrook.edu. 2018. Disponível em: <https://www.stonybrook.edu/newsroom/general/2016_08_05_DronesInMadagascar.php>. Acessado em: 19 fev. 2018.
5. Lippi G, Mattiuzzi C. Biological samples transportation by drones: ready for prime time? Ann Transl Med. 2016;4(5):92.
6. Amukele T, Sokoll L, Pepper D, Howard D, Street J. Can Unmanned Aerial Systems (Drones) Be Used for the Routine Transport of Chemistry, Hematology, and Coagulation Laboratory Specimens? PLOS ONE. 2015;10(7):e0134020.
7. Karaca Y, Cicek M, Tatli O, Sahin A, Pasli S, Beser M, et al. The potential use of unmanned aircraft systems (drones) in mountain search and rescue operations. Am J Emerg Med. 2018;36(4):583-88.
8. Van Tilburg C. First Report of Using Portable Unmanned Aircraft Systems (Drones) for Search and Rescue. Wilderness & Environmental Medicine. 2017;28(2):116-18.
9. Fernandez-Pacheco A, Rodriguez L, Price M, Perez A, Alonso N, Rios M. Drones at the service for training on mass casualty incident. Medicine. 2017;96(26):e7159.
10. Project Hero. Media.landrover.com. 2018. Disponível em: <http://media.landrover.com/news/2017/03/project-hero-new-land-rover-discovery-featuring-world--first=-drone-technology-created?q=&start0=&brand-landrover#!>. Acessado em 19 fev. 2018.

11. Drones For Good. Alec Momont. 2018.. Disponível em: <http://www.alecmomont.com/projects/dronesforgood>. Acessado em: 19 fev. 2018
12. Van de Voorde P, Gautama S, Momont A, Ionescu C, De Paepe P, Fraeyman N. The drone ambulance (A-UAS): golden bullet or just a blank? Resuscitation. 2017;116:46-48.
13. Drones para Salvamento Acuatico en Playas. Emergencia.com: Urgencias y Emergencias médicas, Catástrofes y Rescate. 2018. Disponível em: <https://www.e-mergencia.com/threads/drones-para-salvamento-acuatico-en-playas.31387/>. Acessado: em 19 fev. 2018.
14. Regras sobre Drones – Anac.gov.br. 2018. Disponível em: <http://www.anac.gov.br/noticias/2017/regras-da-anac-para-uso-de-drones-entram-em-vigor/release_drone.pdf>. Acessado em: 19 fev. 2018.
15. Anatel.gov.br. 2018. Disponível em: <http://www.anatel.gov.br/Portal/verificaDocumentos/documento.asp?numeroPublicacao=346061&pub=original&filtro=1&documentoPath=346061.pdf>. Acessado em: 19 fev. 2018.
16. 1DJI Wins 2017 Emmy® Award for Technology and Engineering. DJI Official. 2018. Disponível em: <https://www.dji.com/newsroom/news/dji-wins-2017-emmy-award-for-technology-and-engineering>. Acessado em: 19 fev. 2018.
17. Prova de Conceito no Centro Integrado de Comando de Porto Alegre. SBAIT News. 2018. Disponível em: <https://sbaitbrasil.wordpress.com/2017/08/12/prova-de-conceito-com-uso-de-drones-e-realizada-em-porto-alegre-rs/>. Acessado em: 20 fev. 2018.

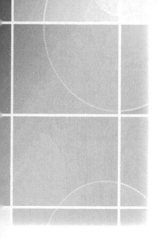

Índice Remissivo

A

B

C

D

E

F

G

H

I

J

L

M

N

O

P

Q

R

S

T

U

V

Z